Série Terapias de Suporte em Oncologia
Um Cuidado Centrado no Paciente
Nutrição Clínica na Oncologia

STSO | Série Terapias de Suporte em Oncologia
Um Cuidado Centrado no Paciente
Organizadores da Série
Marcus Vinícius Rezende Fagundes Netto
Denise Tiemi Noguchi

- Nutrição Clínica na Oncologia
- Nutrologia na Oncologia
- Odontologia na Oncologia
- Psicologia na Oncologia

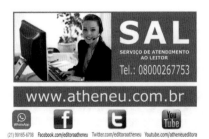

Série Terapias de Suporte em Oncologia
Um Cuidado Centrado no Paciente

Organizadores da Série
Marcus Vinícius Rezende Fagundes Netto
Denise Tiemi Noguchi

Nutrição Clínica na Oncologia

Editores do Volume
Silvia Maria Fraga Piovacari
Ana Paula Noronha Barrâre

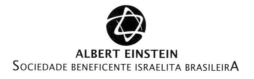

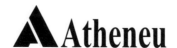

EDITORA ATHENEU

São Paulo	*— Rua Avanhandava, 126 – 8° andar* *Tel.: (11) 2858-8750* *E-mail: atheneu@atheneu.com.br*
Rio de Janeiro	*— Rua Bambina, 74* *Tel.: (21)3094-1295* *E-mail: atheneu@atheneu.com.br*

CAPA/PRODUÇÃO EDITORIAL: Equipe Atheneu
DIAGRAMAÇÃO: Know-How Editorial

CIP-BRASIL. CATALOGAÇÃO NA PUBLICAÇÃO
SINDICATO NACIONAL DOS EDITORES DE LIVROS, RJ

N97

Nutrição clínica na oncologia / editores do volume Silvia Maria Fraga Piovacari, Ana Paula Noronha Barrére; organização da série Marcus Vinícius Rezende Fagundes Netto, Denise Tiemi Noguchi. – 1. ed. – Rio de Janeiro: Atheneu, 2019. (Terapias de suporte em oncologia: um cuidado centrado no paciente)

Inclui bibliografia
ISBN 978-85-388-1010-0

1. Câncer – Pacientes – Cuidado e tratamento. 2. Câncer – Aspectos nutricionais. 3. Câncer – Dietoterapia. I. Piovacari, Silvia Maria Fraga. II. Barrére, Ana Paula Noronha. III. Netto, Marcus Vinícius Rezende Fagundes. IV. Noguchi, Denise Tiemi. IV. Série.

19-57687	CDD: 616.9940654 CDU: 616-006:613.2

Meri Gleice Rodrigues de Souza – Bibliotecária – CRB-7/6439

12/06/2019   18/06/2019

NETTO, M. V. R. F.; NOGUCHI, D. T.

Série Terapias de Suporte em Oncologia – Um Cuidado Centrado no Paciente – Volume Nutrição Clínica na Oncologia

© *Direitos reservados à EDITORA ATHENEU – São Paulo, Rio de Janeiro, 2019*

Organizadores da Série

Marcus Vinícius Rezende Fagundes Netto

Psicanalista. Psicólogo do Centro de Hematologia e Oncologia do Hospital Israelita Albert Einstein (HIAE). Pós-Graduado em Psicanálise, Subjetividade e Cultura pela Universidade Federal de Juiz de Fora (UFJF). Especialista em Psicologia Hospitalar pela Faculdade de Medicina da Universidade de São Paulo (FMUSP). Especialista em Cuidados Paliativos e Psico-Oncologia pelo Instituto Pallium Latinoamerica – Buenos Aires – Argentina. Mestre em Psicanálise: Clínica e Pesquisa pela Universidade do Estado do Rio de Janeiro (UERJ). Doutorando do Programa de Pós-Graduação em Psicologia Clínica pela Universidade de São Paulo (USP).

Denise Tiemi Noguchi

Médica responsável pela Equipe de Medicina Integrativa do Centro de Oncologia e Hematologia do Hospital Israelita Albert Einstein (HIAE). Médica pela Faculdade de Ciências Médicas da Santa Casa de São Paulo (FCMSCSP). Especialista em Pediatria pela Sociedade Brasileira de Pediatria (SBP) e de Cancerologia Pediátrica pela Sociedade Brasileira de Cancerologia (SBC). Especialização em Medicina Paliativa pelo Instituto Paliar e Centro Universitário São Camilo. Pós-Graduação em Bases de Medicina Integrativa pelo Instituto Israelita de Ensino e Pesquisa Albert Einstein.

Editores do Volume

Silvia Maria Fraga Piovacari

Nutricionista. Coordenadora de Nutrição Clínica do Hospital Israelita Albert Einstein (HIAE). Coordenadora da Pós-Graduação em Nutrição Hospitalar do Instituto Israelita de Ensino e Pesquisa Albert Einstein. Graduada em Nutrição pelo Centro Universitário São Camilo. Pós-Graduada em Nutrição Clínica pelo Centro Universitário São Camilo. Especialista em Nutrição Clínica pela Associação Brasileira de Nutrição (Asbran) e em Nutrição Parenteral e Enteral pela Sociedade Brasileira de Nutrição Parenteral e Enteral (SBNPE/Braspen). MBA Executivo em Gestão de Saúde Einstein pelo Insper, com extensão internacional em Barcelona, Espanha. Mestranda em Ensino em Saúde pelo Instituto Israelita de Ensino e Pesquisa Albert Einstein.

Ana Paula Noronha Barrére

Nutricionista graduada pela Pontifícia Universidade Católica de Campinas (PUCCamp). Nutricionista Clínica Sênior do Hospital Israelita Albert Einstein (HIAE). Mestre em Ciências da Saúde pelo Instituto Israelita de Ensino e Pesquisa Albert Einstein. Especialista em Terapia Nutricional Parenteral e Enteral pela Sociedade Brasileira de Nutrição Parenteral e Enteral (SBNPE/Braspen), em Nutrição Funcional pela VP Consultoria Nutricional, em Nutrição Hospitalar Geral pelo Instituto Central do Hospital das Clínicas da Faculdade de Medicina de São Paulo (ICHCFMUSP). Membro da SBNPE/Braspen e do Academy of Nutrition and Dietetics.

Colaboradores

Bárbara Valença Caralli Leoncio

Nutricionista Clínica do Hospital Israelita Albert Einstein (HIAE). Graduada pela Universidade Estadual de Campinas (Unicamp). Especialista em Nutrição Clínica e Terapia Nutricional pelo Ganep Nutrição Humana. Especialista em Oncologia pelo Instituto de Ensino e Pesquisa do HIAE.

Bianca Laselva de Sá

Nutricionista. Graduada pelo Centro Universitário Senac. Especialista em Doenças Crônicas Não Transmissíveis e em Oncologia pelo Instituto de Ensino e Pesquisa do Hospital Israelita Albert Einstein (HIAE). Estagiária no Centro de Transplante do Jackson Memorial Hospital, Miami, Flórida (EUA).

Branca Jardini de Freitas

Nutricionista Clínica do Departamento de Pacientes Graves do Hospital Israelita Albert Einstein (HIAE). Membro da Equipe Multiprofissional de Terapia Nutricional do HIAE. Especialista em Nutrição Parenteral e Enteral pela Sociedade Brasileira de Nutrição Parenteral e Enteral (SBNPE/Braspen). Residência em Nutrição Hospitalar pela Pontifícia Universidade Católica de Campinas (PUCCamp). Pós--Graduação em Gestão em Saúde pela Fundação Getulio Vargas (FGV).

Claudia Regina Laselva

Enfermeira e Mestre em Nefrologia – Ciências Básicas pela Universidade Federal de São Paulo (Unifesp). MBA Executivo em Gestão de Saúde pelo Insper, com extensão internacional na Tufts University, em Boston (MA). Diretora de Operações da Unidade Morumbi e Diretora de Enfermagem da Sociedade Beneficente Israelita Brasileira Albert Einstein.

Cristiane Cominetti

Nutricionista, Mestre e Doutora em Ciência dos Alimentos pela Faculdade de Ciências Farmacêuticas da Universidade de São Paulo (FCFUSP). Pós-Doutorado em Ciência dos Alimentos pela FCFUSP. Professora-Adjunta da Faculdade de Nutrição da Universidade Federal de Goiás (FANUTUFG). Professora Permanente dos Programas de Pós-Graduação em Nutrição e Saúde da FANUTUFG e em Ciências da Saúde da Faculdade de Medicina da Universidade Federal de Goiás. Membro da Comissão de Comunicação da Sociedade Brasileira de Alimentação e Nutrição (SBAN). Líder do Grupo de Pesquisa em Genômica Nutricional (GPGEN).

Dyaiane Marques dos Santos

Nutricionista. Especialista em Doenças Crônicas Não Transmissíveis pelo Hospital Israelita Albert Einstein (HIAE). Pós-Graduada em Gestão de Negócios com Ênfase em Marketing pela Escola Superior de Propaganda e Marketing (ESPM). Especialista em Nutrição Enteral e Parenteral pela Sociedade Brasileira de Nutrição Parenteral e Enteral (SBNPE/Braspen).

Denise Tiemi Noguchi

Médica responsável pela Equipe de Medicina Integrativa do Centro de Oncologia e Hematologia do Hospital Israelita Albert Einstein (HIAE). Médica pela Faculdade de Ciências Médicas da Santa Casa de São Paulo (FCMSCSP). Título de Especialista em Pediatria pela Sociedade Brasileira de Pediatria (SBP) e de Cancerologia Pediátrica pela Sociedade Brasileira de Cancerologia (SBC). Especialização em Medicina Paliativa pelo Instituto Paliar e Centro Universitário São Camilo. Pós-Graduação em Bases de Medicina Integrativa pelo Instituto Israelita de Ensino e Pesquisa Albert Einstein.

Diogo Oliveira Toledo

Especialista em UTI pela Associação de Medicina Intensiva Brasileira (AMIB). Especialista em Terapia Nutricional Parenteral e Enteral pela Sociedade Brasileira de Nutrição Parenteral e Enteral (SBNPE/Braspen). Médico pela Faculdade de Medicina de Itajubá (FMIT). Residência Médica em Clínica Médica e em UTI pelo Instituto de Assistência Médica ao Servidor Público Estadual de São Paulo (IAMSPE). Especialista em Nutrologia pela Associação Brasileira de Nutrologia (Abran). Coordenador da Equipe Multiprofissional de Terapia Nutricional do Hospital São Luiz Itaim, do Hospital Israelita Albert Einstein (HIAE) e do Hospital Vila Nova Star. Presidente da SBNPE/Braspen.

Drielle Schweiger Freitas Bottairi

Nutricionista Clínica do Hospital Israelita Albert Einstein (HIAE). Graduada pelo Centro Universitário São Camilo (CUSC). Pós-Graduada em Nutrição nas Doenças Crônicas não Transmissíveis.

Evandro José de Almeida Figueiredo

Médico graduado pela Faculdade de Medicina de Itajubá (FMIT). Coordenador Clínico da Equipe Multiprofissional de Terapia Nutricional do Hospital Israelita Albert Einstein (HIAE). Residência Médica em Clínica Médica no Hospital Universitário Alzira Velano (Unifenas). Residência Médica em Terapia Intensiva no HIAE. Médico Intensivista do Departamento de Pacientes Graves do HIAE.

Fabiana Lucio

Nutricionista Clínica do Centro de Oncologia e Hematologia do Hospital Israelita Albert Einstein (HIAE). Especialista em Nutrição nas Doenças Renais da Criança e do Adulto pela Universidade Estadual de Campinas (Unicamp).

Fabiano Girade Corrêa

Médico. Coordenador da Equipe Multiprofissional de Terapia Nutricional do Hospital Santa Helena – Rede D'Or. Especialista em Medicina Intensiva pela Associação de Medicina Intensiva Brasileira (AMIB). Especialista em Nutrição Parenteral e Enteral pela Sociedade Brasileira de Nutrição Parenteral e Enteral (SBNPE/Braspen). Especialista em Nutrição Clínica pelo Ganep Nutrição Humana e em Nutrologia pela Associação Brasileira de Nutrologia (Abran).

Gabriela Tavares Braga Bisogni

Nutricionista Clínica do Centro de Prevenção e Tratamento da Obesidade do Hospital Israelita Albert Einstein (HIAE). Especialista em Obesidade e Cirurgia Bariátrica pelo Centro Integrado de Nutrição (CINNutri) e em Gastroenterologia pela Universidade Estadual de Campinas (Unicamp).

Giovanna Guimarães Lopes

Nutricionista Clínica do Hospital Israelita Albert Einstein (HIAE). Graduada em Nutrição pelo Centro Universitário São Camilo (CUSC). Pós-Graduada em Nutrição Clínica e Hospitalar pelo Instituto Israelita de Ensino e Pesquisa Albert Einstein. Qualificada Educadora em Diabetes pelo International Diabetes Federation e Sociedade Brasileira de Diabetes (SBD).

Glaucia Fernanda Corrêa Gaetano Santos

Nutricionista Clínica Sênior do Hospital Israelita Albert Einstein (HIAE). Especialista em Nutrição Humana Aplicada à Prática Clínica pelo Instituto de Metabolismo e Nutrição (Imen). Especialista em Nutrição Parenteral e Enteral pela Sociedade Brasileira de Nutrição Parenteral e Enteral (SBNPE/Braspen). Especialista em Nutrição Clínica pela Associação Brasileira de Nutrição (Asbran).

Juliana Moura Nabarrete

Nutricionista Clínica do Centro de Oncologia e Hematologia do Hospital Israelita Albert Einstein (HIAE). Graduada pela Universidade São Judas Tadeu (USJT). Especialista em Nutrição Clínica Pediátrica pelo Hospital das Clínicas da Faculdade de Medicina da Universidade de São Paulo (HCFMUSP). Nutricionista do Ambulatório de Oncopediatria do HIAE.

Julieta Regina Moraes

Nutricionista Clínica do Departamento de Pacientes Graves do Hospital Israelita Albert Einstein (HIAE). Especialista em Nutrição Clínica pela Associação Brasileira de Nutrição (Asbran). Especialista em Nutrição Parenteral e Enteral pela Sociedade Brasileira de Nutrição Parenteral e Enteral (SBNPE/Braspen). Especialista em Nutrição Clínica pelo Ganep Nutrição Humana. Especialista em Terapia Nutricional em Cuidados Intensivos pelo Ganep Nutrição Humana. Pós-Graduada em Vigilância Sanitária de Alimentos pela Universidade de São Paulo (USP).

Kathucia Franco Ferreira dos Santos

Nutricionista Clínica III do Hospital Nove de Julho. Especialista em Nutrição Parenteral e Enteral pela Sociedade Brasileira de Nutrição Parenteral e Enteral (SBNPE/Braspen). Especialista em Nutrição Clínica pela Associação Brasileira de Nutrição (Asbran). Especializanda em Terapia Nutricional em Pacientes Graves pelo Instituto Israelita de Ensino e Pesquisa Albert Einstein (IEP/HIAE). Especialista em Nutrição nas Doenças Crônico-Degenerativas pelo IEP/HIAE. Especialista em Fisiologia do Exercício pela Universidade Federal de São Paulo (Unifesp).

Lara Natacci

Nutricionista. Doutoranda em Educação e Saúde com foco em Comportamento Alimentar pela Faculdade de Medicina da Universidade de São Paulo (FMUSP). Mestre em Ciências pela FMUSP. *Coach* de bem--estar pela American College of Sports and Medicine. Especialista em Nutrição Clínica Funcional pela Universidade Ibirapuera (UNIB). Especialista em Distúrbios do Comportamento Alimentar na Université de Paris 5 René Descartes – Paris, França. Especialista em Bases Fisiológicas da Nutrição no Esporte da Universidade Federal de São Paulo (Unifesp).

Lilian Mika Horie

Nutricionista. Mestre em Ciências pela Faculdade de Medicina da Universidade de São Paulo (FMUSP). Especialista em Terapia Nutricional Parenteral e Enteral pela Sociedade Brasileira de Nutrição Parenteral e Enteral (SBNPE/Braspen). Especialização em Nutrição Hospitalar pelo Instituto Central do Hospital das Clínicas da Faculdade de Medicina da Universidade de São Paulo (ICHCFMUSP).

Luana Cristina de Almeida Silva

Nutricionista Clínica Assistencial da Prevent Senior. Docente da Graduação em Nutrição da Faculdade Hotec. Graduada em Nutrição pela Universidade Federal de São Paulo (Unifesp). Mestre em Ciências pelo Programa de Pós-Graduação em Psicobiologia da Unifesp. Especialista em Oncologia pela Faculdade Israelita de Ciências da Saúde do Hospital Israelita Albert Einstein (HIAE).

Luciana Mariz Tavares Bianchi

Formada em Nutrição pela Universidade Católica de Brasília (UCB). Pós-Graduada em Nutrição Clínica pela Universidade Gama Filho (UGF). Pós-Graduada em Oncologia pelo Instituto Israelita de Ensino e Pesquisa Albert Einstein.

Marcelo Macedo Rogero

Nutricionista formado pela Faculdade de Saúde Pública da Universidade de São Paulo (FSPUSP). Especialista em Nutrição em Esporte pela Associação Brasileira de Nutrição (Asbran). Mestre e Doutor em Ciência dos Alimentos pela Faculdade de Ciências Farmacêuticas da Universidade de São Paulo (FCFUSP). Pós-doutorado em Ciência dos Alimentos pela FCFUSP. Pós-Doutorado pela Faculdade de Medicina da Universidade de Southampton, Inglaterra. Professor-Associado do Departamento de Nutrição da FSPUSP. Coordenador do Laboratório de Genômica Nutricional e Inflamação (Genuin).

Márcia Tanaka

Nutricionista do Centro de Oncologia e Hematologia do Hospital Israelita Albert Einstein (HIAE). Especialista em Nutrição Parenteral e Enteral pela Sociedade Brasileira de Nutrição Parenteral e Enteral (SBNPE/Braspen). Especialista em Nutrição Clínica pela Associação Brasileira de Nutrição (Asbran). Especialista em Oncologia pelo Instituto Israelita de Ensino e Pesquisa Hospital Israelita Albert Einstein (IEP/HIAE). Especialista em Doenças Crônico Degenerativas pelo IEP/HIAE.

Marcus Vinícius Rezende Fagundes Netto

Psicanalista. Psicólogo do Centro de Hematologia e Oncologia do Hospital Israelita Albert Einstein (HIAE). Pós-Graduado em Psicanálise, Subjetividade e Cultura. Especialista em Psicologia Hospitalar pela Faculdade de Medicina da Universidade de São Paulo (FMUSP). Especialista em Cuidados Paliativos e Psico-oncologia pelo Instituto Pallium – Buenos Aires. Mestre em Psicanálise: Clínica e Pesquisa pela Universidade Estadual do Rio de Janeiro (UERJ). Doutorando do Programa de Pós-Graduação em Psicologia Clínica pela Universidade de São Paulo (USP).

Maria Aderuza Horst

Graduação em Nutrição pela Universidade Estadual do Centro-Oeste (Unicentro). Doutorado e Pós-Doutorado em Ciência dos Alimentos pela Faculdade de Ciências Farmacêuticas da Universidade de São Paulo (FCFUSP). Pós-Doutorado pela Universidade Federal de São Paulo (Unifesp). Professora da Faculdade de Nutrição da Universidade Federal de Goiás (UFG). Professora Permanente do Programa de Pós-Graduação Nutrição e Saúde. Líder do grupo de pesquisa "Genômica Nutricional e Alterações Metabólicas Relacionadas às Doenças Crônicas Não Transmissíveis".

Maria Carolina Gonçalves Dias

Nutricionista-chefe da Divisão de Nutrição e Dietética do Instituto Central do Hospital das Clínicas da Faculdade de Medicina da Universidade de São Paulo (ICHCFMUSP). Coordenadora Administrativa da Equipe Multiprofissional de Terapia Nutricional do Hospital das Clínicas (EMTNHC). Mestre em Nutrição Humana pela Universidade de São Paulo (USP). Especialista em Nutrição Parenteral e Enteral pela Sociedade Brasileira de Nutrição Enteral e Parenteral (SBNPE/Braspen). Especialista em Nutrição Clínica pela Associação Brasileira de Nutrição (Asbran). Especialista em Administração Hospitalar pelo Instituto de Pesquisas Hospitalares (IPH). Tutora da Residência de Nutrição Clínica em Gastroenterologia do ICHCFMUSP.

Maria Claudia Lima

Nutricionista. Especialista em Nutrição Clínica e Terapia Nutricional pelo Ganep Nutrição Humana. Especialista em Nutrição Parenteral e Enteral pela Sociedade Brasileira de Nutrição Parenteral e Enteral (SBNPE/Braspen).

Maria Emilia Fabre

Nutricionista Clínica do Centro Médico Florianópolis. Membro da Equipe Multiprofissional de Terapia Nutricional do Centro de Pesquisas Oncológicas (Cepon). Especialista em Terapia Nutricional pela Sociedade Brasileira de Nutrição Parenteral e Enteral (SBNPE/Braspen).

Maria Lucia Facundo de Souza Saito

Enfermeira. Coordenadora de Enfermagem da Unidade de Gastroenterologia do Hospital Israelita Albert Einstein (HIAE). Membro da Equipe Multiprofissional de Terapia Nutricional do HIAE. Especialista em Gerenciamento em Enfermagem pela Faculdade de Enfermagem do Hospital Israelita Albert Einstein (FEHIAE). Especialista em Estomaterapia pela Universidade Estadual de Campinas (Unicamp).

Mariana Jimenez Marcatto Izeppe

Nutricionista. Especialista em Nutrição Funcional pela VP Consultoria Nutricional. Especialista em Nutrição Clínica e Terapia Nutricional pelo Ganep Nutrição Humana. Especialista em Nutrição Esportiva pelo Centro de Estudos de Fisiologia do Exercício e Treinamento (Cefit). Cursando Food and Beverage Management no Centennial College, Toronto, Canadá.

Mariana Nicastro

Nutricionista Clínica do Hospital Israelita Albert Einstein (HIAE). Especialista em Terapia Nutricional e Nutrição Clínica pelo Ganep Nutrição Humana. Especialista em Oncologia Multiprofissional pelo Instituto Israelita de Ensino e Pesquisa Albert Einstein.

Mariana Staut Zukeran

Nutricionista do Hospital Israelita Albert Einstein (HIAE). Mestre em Ciências pelo Programa de Nutrição Humana Aplicada da Universidade de São Paulo (PRONUTUSP). Especialista em Nutrição Clínica pela Associação Brasileira de Nutrição (Asbran). Especialização em Nutrição em Gerontologia pelo Hospital das Clínicas da Faculdade de Medicina da Universidade de São Paulo (HCFMUSP). Especialização em Nutrição Clínica Funcional pela Universidade Cruzeiro do Sul (Unicsul). Especialização em Saúde da Mulher no Climatério pela Faculdade de Saúde Pública da Universidade de São Paulo (FSPUSP). Especialização em Nutrição Clínica pelo Ganep Nutrição Humana.

Mayumi Shima

Nutricionista Clínica Sênior do Departamento de Pacientes Graves do Hospital Israelita Albert Einstein (HIAE). Mestre em Ciência da Saúde pelo Instituto Israelita de Ensino e Pesquisa Albert Einstein. Especialista em Nutrição Clínica pela Associação Brasileira de Nutrição (Asbran). Especialista em Nutrição Parenteral e Enteral pela Sociedade Brasileira de Nutrição Parenteral e Enteral (SBNPE/Braspen). Especialização em Nutrição Clínica pelo Instituto Central do Hospital das Clínicas da Faculdade de Medicina da Universidade de São Paulo (ICHCFMUSP). Especialização em Nutrição Funcional pela VP Consultoria Nutricional.

Melina Gouveia Castro

Médica Nutróloga pela Faculdade de Medicina da Universidade de São Paulo (FMUSP). Doutora em Ciências pela FMUSP. Coordenadora da Equipe Multiprofissional de Terapia Nutricional do Hospital Estadual Mario Covas – Faculdade de Medicina do ABC. Médica Nutróloga da Equipe Multidisciplinar de Terapia Nutricional do Hospital Israelita Albert Einstein (HIAE).

Mirna Maria Dourado Gomes da Silva

Nutricionista Clínica da Unidade de Pediatria e UTI Pediátrica do Hospital Israelita Albert Einstein (HIAE). Especialista em Nutrição Clínica em Pediatria pelo Instituto da Criança do Hospital das Clínicas da Faculdade de Medicina da Universidade de São Paulo (HCFMUSP). Especialista em Nutrição Humana Aplicada e Terapia Nutricional pelo Instituto de Metabolismo e Nutrição (Imen).

Paula de Carvalho Morelli

Nutricionista Clínica do Hospital Israelita Albert Einstein (HIAE). Especialista em Nutrição Humana Aplicada e Terapia Nutricional pelo Instituto de Metabolismo e Nutrição (Imen). Especialista em Nutrição Clínica pela Associação Brasileira de Nutrição (Asbran).

Polianna Mara Rodrigues de Souza

Médica Geriatra pela Universidade Federal de São Paulo (Unifesp). Especialização em Cuidados Paliativos pela Asociación Pallium Latinoamérica. Responsável pelas Áreas de Cuidados Paliativos e Oncogeriatria da Clínica de Suporte ao Paciente Oncológico do Centro de Oncologia e Hematologia do Hospital Israelita Albert Einstein (HIAE).

Priscila Barsanti de Paula Nogueira

Nutricionista da Equipe Multiprofissional de Terapia Nutricional do Hospital Israelita Albert Einstein (HIAE). Especialista em Nutrição Parenteral e Enteral pela Sociedade Brasileira de Nutrição Parenteral e Enteral (SBNPE/Braspen). Especialista em Nutrição nas Doenças Crônico Degenerativas pelo Instituto Israelita de Ensino e Pesquisa Albert Einstein. Especialista em Nutrição Clínica pelo Centro Universitário São Camilo (CUSC) e pela Associação Brasileira de Nutrição (Asbran).

Renata Varkulja de Andrade

Nutricionista pelo Centro Universitário São Camilo (CUSC). Especialista em Nutrição Clínica pela Associação Brasileira de Nutrição (Asbran). Especialista em Fisiologia do Exercício pela Universidade Federal de São Paulo (Unifesp).

Rodrigo Costa Gonçalves

Especialista em Terapia Intensiva pela Associação de Medicina Intensiva Brasileira (AMIB). Especialista em Nutrologia pela Associação Brasileira de Nutrição (Abran) e em Nutrição Parenteral e Enteral pela Sociedade Brasileira de Nutrição Parenteral e Enteral (SBNPE/Braspen). Coordenador Clínico da Comissão Multidisciplinar em Terapia Nutricional (CMTN) do Hospital de Urgências da Região Noroeste de Goiânia (HUGOL).

Rogerio Dib

Fisioterapeuta do Departamento de Pacientes Graves e da Equipe Multiprofissional de Terapia Nutricional do Hospital Israelita Albert Einstein (HIAE). Especialista em Fisiologia do Exercício pela Universidade Federal de São Paulo (Unifesp). Especialista em Fisioterapia Respiratória pela Unifesp. Especialista em UTI Pediátrica e Neonatal pelo Hospital das Clínicas da Faculdade de Medicina da Universidade de São Paulo (HCFMUSP).

Roselaine Maria Coelho de Oliveira

Nutricionista. Especialista em Nutrição Clínica pela Associação Brasileira de Nutrição (Asbran). Especialista em Nutrição em Saúde Pública pela Universidade Federal de São Paulo (Unifesp) e em Terapia Nutricional Parenteral e Enteral pela Sociedade Brasileira de Nutrição Parenteral e Enteral (SBNPE/Braspen). Consultora de Qualidade na Diretoria de Prática Assistencial, Qualidade, Segurança e Meio Ambiente da Sociedade Beneficente Israelita Brasileira Albert Einstein (SBIBAE).

Samir Quaresma

Coordenador de Gastronomia e Atendimento ao Cliente do Hospital Moinhos de Vento. Chefe de Cozinha do Bistrô Moinhos. Gastrônomo pela Universidade São Judas (USJ). Especialista em Segurança Alimentar e Gestão de Qualidade pela USJ.

Sandra Regina Perez Jardim Alves de Souza

Nutricionista Sênior do Serviço de Alimentação do Hospital Israelita Albert Einstein (HIAE). *Lean Belt* na metodologia Lean Six Sigma. Especialista em Nutrição Clínica pelo Centro Universitário São Camilo (CUSC).

Tatiana Scaccheti

Nutricionista. Coordenadora de Nutrição do Hospital Municipal Dr. Gilson de Cassia Marques de Carvalho (Vila Santa Catarina/Sociedade Beneficente Israelita Brasileira Albert Einstein – SBIBAE). Especialista em Nutrição Clínica pela Associação Brasileira de Nutrição (Asbran). Especialista em Nutrição Parenteral e Enteral pela Sociedade Brasileira de Nutrição Parenteral e Enteral (SBNPE/Braspen). Especialista em Geriatria e Gerontologia pelo Instituto Israelita de Ensino e Pesquisa Albert Einstein. Especialista em Fisiologia do Exercício pela Universidade Federal de São Paulo (Unifesp).

Tatiane Ramos Canero

Gerente de Apoio Assistencial e Fluxo do Paciente do Hospital Israelita Albert Einstein (HIAE). Graduada em Enfermagem pela Faculdade de Enfermagem do HIAE, com especialização em Enfermagem em Cuidados Intensivos e Gestão da Qualidade em Saúde (FEHIAE). Formação *Black Belt* – Lean Six Sigma. MBA Executivo em Gestão de Saúde Einstein pelo Insper.

Thais de Campos Cardenas

Nutricionista pela Universidade de São Paulo (USP). Mestre em Nutrição Humana pela USP. Especialista em Nutrição Clínica pela Associação Brasileira de Nutrição (Asbran). Coordenadora Responsável pelo Serviço de Nutrição e pela Equipe Multiprofissional de Terapia Nutricional do Instituto Brasileiro de Controle do Câncer Unidade Mooca.

Thais Eliana Carvalho de Lima

Nutricionista Ambulatorial do Centro de Infusão do Hospital Nove de Julho. Especialista em Nutrição nas Doenças Crônicas Não Transmissíveis pelo Instituto Israelita de Ensino e Pesquisa do Hospital Israelita Albert Einstein. Pós-Graduanda no MBA em Gestão de Projetos pela Escola Superior de Agricultura "Luiz de Queiroz" da Universidade de São Paulo (ESALQ/USP). Docente do Curso de Pós-Graduação em Nutrição Hospitalar e Pacientes Graves do IEP/HIAE.

Thais Manfrinato Miola

Coordenadora de Nutrição Clínica do AC Camargo Cancer Center. Doutoranda em Ciências na Área de Oncologia pela Fundação Antônio Prudente (FAP). Mestre em Ciências na área de Oncologia pela FAP. Coordenadora do Programa de Residência Multiprofissional em Nutrição do AC Camargo Cancer Center. Especialista em Nutrição Clínica pela Faculdade Colégio Brasileiro de Estudos Sistêmicos (CBES). Especialista em Nutrição Oncológica pela FAP. Presidente do Núcleo Multidisciplinar de Apoio à Cirurgia Oncológica (NumacoSBCO).

Thaisa de Assis

Nutricionista da Universidade Federal de São Paulo (Unifesp) – *Campus* Hospital Universitário/Hospital São Paulo. Graduada pela Universidade Estadual Paulista "Júlio de Mesquita Filho" (Unesp). Pós-graduada em Residência Multiprofissional em Cuidados Intensivos de Adultos pela Unifesp.

Vanessa Ramis Figueira

Nutricionista Clínica Sênior. *Green Belt* na Metodologia Lean Six Sigma. Responsável Técnica pelo Lactário, Banco de Leite Humano e Dietas Enterais do Hospital Israelita Albert Einstein (HIAE). Membro da Equipe Multiprofissional de Terapia Nutricional do HIAE. Especialista em Nutrição Parenteral e Enteral pela Sociedade Brasileira de Nutrição Parenteral e Enteral (SBNPE/Braspen). Especialista em Nutrição Clínica pela Associação Brasileira de Nutrição (Asbran) e pelo Centro Universitário São Camilo (CUSC).

Dedicatórias

Dedicamos esta obra aos nossos pais,
Ataliba Fraga e Esmeralda Telles Fraga
(*in memoriam*);
Ademar Barrére e Ana Lucia Cruz Noronha Barrére.

Agradecemos pela nossa formação, apoio, estímulo, direcionamento e dedicação em todas as fases de nossas vidas, pois sem eles não seríamos o que somos hoje.

Com todo nosso amor, respeito e gratidão.

Silvia Maria Fraga Piovacari
Ana Paula Noronha Barrére

Agradecimentos

Agradecemos ao Hospital Israelita Albert Einstein (HIAE), pela oportunidade de realização desta importante
obra, contribuindo com a prática de nutrição clínica na oncologia em nosso país.

À equipe de nutrição e equipe assistencial, pelo convívio e aprendizado diários.

Aos nossos competentes colegas, pela dedicação e colaboração na elaboração dos capítulos.

Aos pacientes, nossos maiores motivadores, que impulsionaram a concretização desta obra.

À Editora Atheneu, pelo significativo apoio para a produção deste trabalho.

Apresentação

Os avanços técnico-científicos no campo da medicina têm possibilitado o aumento das chances de cura de neoplasias antes fatais e, ao mesmo tempo, proporcionado um controle de sintomas mais eficaz e consequente melhora na qualidade de vida dos pacientes acometidos por uma doença oncológica ainda incurável.

Todavia, independentemente disso, o diagnóstico de câncer representa um marco na vida do paciente e de seus familiares e pode levar a questões antes nunca consideradas.

Com isso, antes, a percepção era de que se tinha um corpo sadio, agora é de um "corpo que se trai, que prega uma peça de mau gosto em si mesmo"*. Além disso, antes, a expectativa era de uma vida promissora e cheia de planos, agora há muitas incertezas e "uma maior consciência da própria finitude". Finalmente, antes, havia a identificação com certos papéis e funções sociais que conferiam um lugar subjetivo ao paciente – pai, mãe, marido, namorada, médico, arquiteto, artista – agora, em alguns casos, a sensação é de ser "somente um paciente oncológico".

Assim, independentemente do sentido atribuído ao câncer, que pode ser entendido, por exemplo, como um alerta para se viver melhor e "parar de reclamar à toa", ou visto como uma ameaça ou "sentença de morte", fato é que a vida do paciente e de sua família nunca mais será vivida da mesma forma, mesmo quando há cura.

Ou seja, ao estar frente a frente com alguém cuja existência foi atravessada por uma doença oncológica, é importante estarmos avisados de que seu sofrimento extrapola a esfera física. Ora, o corpo não se resume ao organismo. O corpo é também invólucro de uma história singular, permeada por crenças e relações.

Tendo isso em vista, o Centro de Oncologia e Hematologia do Hospital Israelita Albert Einstein (HIAE), oferece a seus pacientes as chamadas "Terapias de Suporte", que compõem o tratamento oncológico por meio da atuação de profissionais da Enfermagem, Psicologia, Nutrologia, Nutrição, Oncogeriatria, Cuidados Paliativos, Odontologia, Medicina Integrativa e Fisioterapia, com vistas a prestar uma assistência coordenada e individualizada ao paciente oncológico e familiares, levando em consideração suas necessidades físicas, psíquicas, espirituais e sociais.

---

* As passagens entre aspas fazem referência a falas de pacientes comumente escutadas pelos mais diversos profissionais da equipe de saúde na oncologia.

Assim, o leitor tem em mãos o testemunho de anos de trabalho de profissionais das mais diversas áreas, que decidiram dividir suas experiências e conhecimentos para compor aqui a Série *Terapias de Suporte em Oncologia – Um Cuidado Centrado no Paciente*. Nosso objetivo principal é, portanto, instrumentalizar e sensibilizar estudantes e profissionais da saúde com relação à importância do trabalho interdisciplinar, naquilo que se refere ao cuidado integrado ao paciente e sua família.

O conteúdo técnico-científico dos textos presentes na Série *Terapias de Suporte em Oncologia – Um Cuidado Centrado no Paciente* é de responsabilidade dos autores, bem como dos organizadores de cada um dos volumes.

Marcus Vinícius Rezende Fagundes Netto
Denise Tiemi Noguchi
Organizadores da Série

Wilson Leite Pedreira Junior
Presidente do Grupo Cura/Merya. Ex-Diretor Executivo de Oncologia e Hematologia do Hospital Israelita Albert Einstein (HIAE). Doutor em Pneumologia pela Faculdade de Medicina da Universidade de São Paulo (FMUSP). MBA pela Fundação Dom Cabral (FDC). Pós-MBA pela Northwestern University – Kellogg School of Management

Prefácio

A Editora Atheneu produz mais uma obra de importância ímpar para a literatura científica do Brasil. O convite para escrever o prefácio de um livro vem sempre carregado de sentimentos e responsabilidades. A gratidão pela generosidade do convite e a responsabilidade para endossar conteúdos e nomes de professores, pesquisadores e clínicos do mais alto significado da área de Nutrição do país, a *Série Terapias de Suporte em Oncologia – Um Cuidado Centrado no Paciente*, da Sociedade Beneficente Israelita Brasileira – Hospital Albert Einstein, cujos organizadores Marcus Vinícius Rezende Fagundes Netto e Denise Tiemi Noguchi nos presentearam no Volume *Nutrição Clínica*, com a presença das Editoras, as Nutricionistas Clínicas Especialistas Silvia Maria Fraga Piovacari e Ana Paula Noronha Barrére.

Pela Organização Mundial da Saúde, em 2030 serão 27 milhões de novos casos de Câncer e quase 75 milhões de pessoas terão a doença, e, para o Brasil, as estimativas para o biênio 2018-2019 são de aproximadamente 600 mil novos casos para cada ano, dando uma magnitude do problema desta doença, em termos de saúde, em todo o mundo. O tratamento nutricional ao paciente oncológico deve ser o mais precoce possível, pois mais de 85% deles desenvolvem desnutrição. Diante desse cenário, a atuação em todos os níveis de atenção, desde a promoção, prevenção e tratamento, é importante e deve ser incentivada e desenvolvida de forma multidisciplinar. O paciente oncológico é um desafio que envolve a equipe de saúde e os familiares, acarretando inúmeros cuidados para minimização e monitoramento das alterações do estado nutricional dos pacientes, assim como possíveis desgastes para o alívio dos sintomas. O planejamento dietético demanda cuidados fundamentais para a preservação da vida e da melhor qualidade de vida, necessitando de atenção e avaliação nutricional constantes.

Com a visão nutricional e a prática do manejo com o paciente oncológico, as Editoras conseguiram reunir didaticamente todos os aspectos necessários ao entendimento e reflexão dos múltiplos e desafiadores aspectos do paciente oncológico.

O volume Nutrição Clínica foi concebido em 10 Partes, contemplando desde a Avaliação Nutricional em seus múltiplos aspectos, como triagem, antropometria, exames bioquímicos e avaliação dietética, até orientações para caquexia e sarcopenia. A Parte II apresenta a importância da alimentação na prevenção, a Parte III as necessidades nutricionais, a Parte IV engloba tratamento cirúrgico, radioterapia, quimioterapia, estratégias e cuidados na oncopediatria e onco-hematologia. Na Parte V, abordam-se os cuidados paliativos. Na Parte VI, apresentam-se os itens referentes à reabilitação e ao pós tratamento. Encontram-se na Parte VII os diferentes protocolos (nutrição oral, enteral e parenteral). As estratégias para melhorar a aceitação alimentar estão detalhadas na Parte VIII (gastronomia hospitalar, *comfort food* e humanização). A Parte IX traz as estratégias para melhorar a aceitação alimentar em ambiente domiciliar, enfocando a educação necessária ao paciente. As oficinas de nutrição e as atualizações mais recentes estão na Parte X, com genômica nutricional e fitoterapia. Todos os capítulos do Volume Nutrição Clínica foram desenvolvidos por especialistas convidados por reconhecidamente terem, em suas áreas de conhecimento, a *expertise* do conteúdo abordado e por apresentarem as mais recentes pesquisas e publicações sobre a Oncologia em Nutrição. O conjunto dos saberes contidos em cada parte do livro constitui, no todo, uma oportunidade única de atualização, aplicação de novos conhecimentos e reflexão sobre os recentes resultados das pesquisas nessa área da Nutrição Clínica. Tenho certeza de que essa obra editada pelas nutricionistas Dra. Piovacari e Dra. Barrére contribuirá muito para o avanço do melhor cuidado nutricional ao paciente oncológico em seus protocolos e detalhamento das estratégias para promoção, prevenção e tratamento do câncer. Agradeço a oportunidade de poder recomendar a leitura e parabenizo pelo trabalho em tão importante obra da área da Nutrição, que deverá servir de consulta e referência para todos que atuam na área da Saúde.

Sonia Tucunduva Philippi
Docente e pesquisadora do Departamento de Nutrição
da Faculdade de Saúde Pública da Universidade
de São Paulo (FSPUSP). Mestre e Doutora em Saúde Pública
e Livre-Docente pela FSPUSP.

Sumário

Parte I
AVALIAÇÃO

1. Triagem e risco nutricional 7
   - Ana Paula Noronha Barrére ■ Juliana Moura Nabarrete
   - Silvia Maria Fraga Piovacari ■ Tatiana Scaccheti

2. Avaliação antropométrica 19
   - Ana Paula Noronha Barrére ■ Priscila Barsanti de Paula Nogueira
   - Roselaine Maria Coelho de Oliveira ■ Silvia Maria Fraga Piovacari

3. Avaliação clínica e exames bioquímicos 41
   - Fabiano Girade Corrêa ■ Rodrigo Costa Gonçalves

4. Avaliação dietética 47
   - Silvia Maria Fraga Piovacari ■ Gabriela Tavares Braga Bisogni

5. Composição corporal em oncologia 61
   - Lilian Mika Horie ■ Ana Paula Noronha Barrére ■ Diogo Oliveira Toledo
   - Rodrigo Costa Gonçalves

6. Caquexia e sarcopenia no câncer 73
   - Mariana Staut Zukeran ■ Maria Carolina Gonçalves Dias

Parte II
PREVENÇÃO

7. Importância da alimentação na prevenção do câncer 85
   - Bárbara Valença Caralli Leoncio ■ Luana Cristina de Almeida Silva
   - Mariana Jimenez Marcatto Izeppe

Parte III
ASPECTOS NUTRICIONAIS

8. Necessidades nutricionais 105
- Glaucia Fernanda Corrêa Gaetano Santos ■ Juliana Moura Nabarrete
- Thais de Campos Cardenas

Parte IV
TRATAMENTO

9. Modulação nutricional no tratamento cirúrgico oncológico 115
- Thais Manfrinato Miola ■ Priscila Barsanti de Paula Nogueira
- Maria Claudia Lima

10. Modulação nutricional em radioterapia, quimioterapia e imunoterapia 121
- Ana Paula Noronha Barrére ■ Maria Emilia Fabre ■ Márcia Tanaka

11. Estratégias nutricionais em oncopediatria 131
- Juliana Moura Nabarrete ■ Mirna Maria Dourado Gomes da Silva

12. Cuidado nutricional em onco-hematologia 145
- Bianca Laselva de Sá ■ Mariana Nicastro

Parte V
CUIDADOS PALIATIVOS

13. Atenção nutricional no cuidado paliativo 155
- Fabiana Lucio ■ Polianna Mara Rodrigues de Souza

Parte VI
SOBREVIVENTES

14. Reabilitação e qualidade de vida 163
- Thaisa de Assis ■ Rogerio Dib ■ Diogo Oliveira Toledo

15. Abordagem nutricional pós-tratamento 173
- Ana Paula Noronha Barrére ■ Paula de Carvalho Morelli
- Renata Varkulja de Andrade

Parte VII
PROTOCOLOS

16. Manejo de sintomas 183
- Ana Paula Noronha Barrére ■ Giovanna Guimarães Lopes
- Luciana Mariz Tavares Bianchi

17. Terapia nutricional enteral... 199
- Branca Jardini de Freitas ■ Dyaiane Santos
- Maria Lucia Facundo de Souza Saito

18. Terapia nutricional parenteral 213
- Mayumi Shima ■ Kathucia Franco Ferreira dos Santos
- Evandro José de Almeida Figueiredo

19. Terapia nutricional oral... 223
- Drielle Schweiger Freitas Bottairi ■ Julieta Regina Moraes
- Vanessa Ramis Figueira

Parte VIII
ESTRATÉGIAS PARA MELHORAR A ACEITAÇÃO ALIMENTAR

20. Gastronomia hospitalar... 237
- Thais Eliana Carvalho de Lima ■ Sandra Regina Perez Jardim Alves de Souza
- Samir Quaresma

21. Comfort food.. 243
- Samir Quaresma ■ Fabiana Lucio ■ Thais Eliana Carvalho de Lima

22. Ações de humanização em nutrição 247
- Thais Eliana Carvalho de Lima ■ Mirna Maria Dourado Gomes da Silva
- Márcia Tanaka

Parte IX
ESTRATÉGIAS EDUCACIONAIS

23. Educação do paciente.. 257
- Lara Natacci ■ Silvia Maria Fraga Piovacari ■ Tatiane Ramos Canero

Parte X
ATUALIDADES

24. Genômica nutricional 269
- Cristiane Cominetti ■ Marcelo Macedo Rogero ■ Maria Aderuza Horst

25. Fitoterapia e câncer 285
- Lilian Mika Horie ■ Melina Gouveia Castro

Índice remissivo 295

Introdução

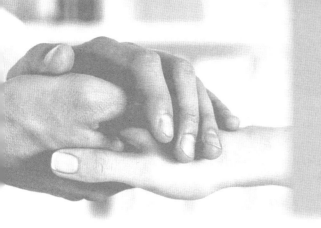

Claudia Regina Laselva
Silvia Maria Fraga Piovacari

Na atualidade, o câncer é a segunda causa de morte por doença no Brasil, e as estimativas para o biênio 2018-2019 apontam a ocorrência de cerca de 600 mil novos casos da doença, sendo os cânceres mais comuns diagnosticados globalmente os de pulmão, mama e intestino grosso. Esse número deverá subir para 22 milhões por ano nas próximas duas décadas.

Dados estimados da Organização Mundial da Saúde (OMS) mostram que determinados fatores da alimentação são responsáveis por aproximadamente 30% dos cânceres nos países desenvolvidos e 20% nos países em desenvolvimento.

A nutrição contribui como fator de prevenção primária do câncer de duas maneiras: pela ingestão de alimentos que atuam como fator de proteção contra a doença e evitando o consumo de alimentos que contenham fatores cancerígenos.

O sobrepeso e a obesidade foram responsáveis por cerca de 481 mil de todos os novos casos de câncer no mundo em 2012. Esse dado foi destaque de um estudo realizado pela Internacional Agency for Research on Cancer da WHO em 2012. A pesquisa revela que o câncer, devido ao sobrepeso e à obesidade, é mais comum em países desenvolvidos, registrando 393 mil novos casos em comparação com 88 mil novos casos que surgiram em países menos desenvolvidos. A América do Norte é a região mais afetada, com 111 mil casos, e, em um grande contraste, a África constatou 7.300 casos.

O número de cânceres ligados à obesidade e ao excesso de peso deve aumentar globalmente, juntamente com o desenvolvimento econômico. Esse estudo destaca a importância de serem colocadas em prática medidas de controle de peso eficientes, para conter o elevado número de cânceres associados ao excesso de peso corporal.

Quando instalada a doença, de forma geral, metade dos pacientes oncológicos apresenta perda de peso no percurso do tratamento. No momento do diagnóstico, mais de 80% dos pacientes com câncer gastrointestinal e aproximadamente 60% com câncer de pulmão poderão apresentar perda de peso significativa. Entretanto, a prevalência dessa perda é variável, sendo mais frequente nos pacientes com tumores sólidos.

A desnutrição no ambiente hospitalar é um fato muito mais comum do que imaginamos, e muitas vezes é negligenciado, apesar de afetar adversamente a saúde do indivíduo, tendo como principais complicações: aumento no tempo de internação, piora no sistema imunológico, demora no processo de cicatrização, aumento do risco de complicações cirúrgicas, de infecções, de lesão por pressão, de mortalidade, acarretando, consequentemente, aumento dos custos hospitalares.

Em uma revisão sistemática com 66 publicações latino-americanas (12 países e 29.474 pacientes), Correia et al. (2016) verificaram alta prevalência de desnutrição em pacientes hospitalizados. Trata-se de um dos maiores problemas de saúde pública em países subdesenvolvidos e também em nações desenvolvidas. Varia de 20 a 50% em adultos hospitalizados, e, no momento de admissão, a prevalência pode chegar a 40 a 60% em países latino-americanos. Referem um aumento deste quadro durante a hospitalização, principalmente em idosos, pacientes críticos ou submetidos a procedimentos cirúrgicos, promovendo importante impacto econômico e de saúde em países latino-americanos.

A crise econômica global criou um futuro financeiro incerto para as instituições de saúde em todo o mundo, devido às prováveis lacunas de orçamento entre a demanda por serviços de cuidados à saúde e os recursos financeiros disponíveis.

O Institute for Healthcare Improvement (IHI), nos últimos 20 anos, vem atuando na disseminação e inovação de ideias em assistência médica e desenvolveu o conceito de Triple AIM, tornando-se uma busca contínua na criação de valor entre as organizações de saúde (Bisognano e Kenney, 2015):
- melhorar a experiência da assistência – prestar uma assistência que seja efetiva, segura e confiável a cada paciente sempre;
- melhorar a saúde de uma população, alcançando comunidades e organizações, enfocando a prevenção e o bem-estar, controlando as condições crônicas;
- diminuir os custos *per capita*.

Figura 1
Contexto mundial Triple AIM.

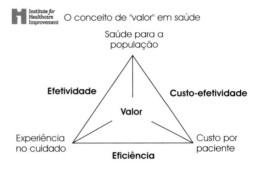

Fonte: Bisognano et al., 2015.

Nesse sentido, entende-se o compromisso dos profissionais na promoção deste conceito de valor em saúde. O objetivo é melhorar a experiência do cuidado por intermédio de assistência que seja efetiva, segura e confiável a cada paciente, alcançar comunidades e organizações, com foco em prevenção, tratamento e bem-estar, auxiliar no controle das condições crônicas e na redução dos custos *per capita* dos cuidados de saúde.

É evidente a importância da nutrição e o quanto ela influencia na saúde humana. Quando adequada, favorece uma vida saudável, e, quando inadequada, é potencial causadora ou agravadora de doenças. Sua relevância cresce quando se analisa o tema na perspectiva de um ambiente hospitalar.

A identificação precoce do risco nutricional, por meio de instrumentos recomendados, possibilita estabelecer uma conduta nutricional mais apropriada, sendo esse o grande desafio dos profissionais de saúde. Os conhecimentos crescentes entre os profissionais de nutrição e da saúde em geral, aliados aos avanços significativos em nutrição, resultam em um atendimento direcionado e especializado ao paciente hospitalizado.

Dessa maneira, é de extrema importância a integração da equipe multidisciplinar, desenvolvimento de protocolos para prática clínica na uniformização de condutas para auxílio na tomada de decisão à beira-leito, estabelecendo as melhores práticas assistenciais, visando à desospitalização segura, continuidade da assistência e segurança do paciente.

As readmissões hospitalares, quando não planejadas, podem representar deficiências no atendimento e no planejamento de alta. Quanto menor o intervalo entre a primeira admissão e a readmissão, maior a possibilidade de o retorno por complicação ter sido potencialmente evitável.

O gerenciamento dos pacientes por meio de recursos como a telemedicina ou telenutrição pode ser aplicado cm diversas situações, para facilitar e assegurar a continuidade da assistência. A telemedicina possibilita reduzir a dificuldade de acesso, pois torna possível o atendimento sem necessidade presencial do profissional de saúde e paciente no mesmo local simultaneamente.

Este livro é uma valiosa contribuição para profissionais da equipe multidisciplinar que atuam em oncologia e abordará diversas estratégias e ferramentas para auxiliar nas melhores práticas e condutas no tratamento dos pacientes oncológicos.

≡ Referências

1. Correia MITD, Perman MI, Waitzberg DL. Hospital malnutrition in latin america: a systematic review. Clin Nutr. 2016: 1-10. DOI 10.2016/j.clnu.2016.06.025.
2. Barrere APN, Pereira A, Hamerschlak N, Piovacari SMF. Guia nutricional em oncologia. Rio de Janeiro: Atheneu; 2017.
3. Piovacari SMF, Toledo DO, Figueiredo EJA. Equipe multiprofissional de terapia nutricional: EMTN em prática. Rio de Janeiro: Atheneu; 2017.
4. Bisognano M, Kenney C. Buscando o triple AIM na saúde – IHI, Atheneu; 2015.
5. WHO – International Agency for Research on Cancer. The Lancet Oncology, 2012.
6. Lancet 2016 April 2;387:1377-96 [www.thelancet.com]
7. Craven E, Conroy S. Hospital readmissions in frail older people. Reviews in Clinical Gerontology 2015:25;107-116.
8. The Advisory Board International – Nursing executive center. Building peer accountability: toolkit for improving communication and collaboration. Washington: Advisory Board Research; 2011.

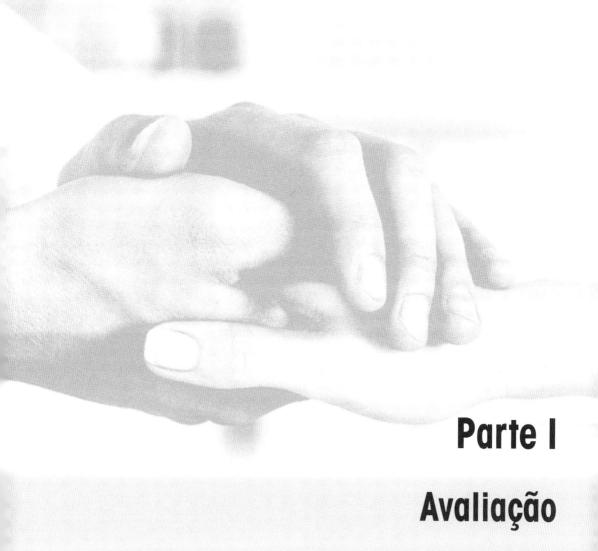

Parte I

Avaliação

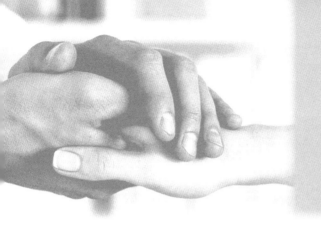

Capítulo 1

Ana Paula Noronha Barrére
Juliana Moura Nabarrete
Silvia Maria Fraga Piovacari
Tatiana Scaccheti

Triagem e risco nutricional

≡ Desnutrição no câncer

O câncer encontra-se entre as principais causas de morbimortalidade em todo o mundo, e sua incidência deverá aumentar significativamente nas próximas décadas.

A desnutrição é frequente nesses pacientes e proporciona desfechos clínicos desfavoráveis, como piora da função imunológica, aumento do risco de infecções, de permanência hospitalar, de mortalidade, menor tolerância ao tratamento proposto e piora da qualidade de vida. A Sociedade Europeia de Nutrição Enteral e Parenteral (European Society Parenteral and Enteral Nutrition – Espen) estima que 10 a 20% das mortes de pacientes oncológicos podem ser atribuídas à desnutrição, e não à própria neoplasia.

De forma geral, metade dos pacientes oncológicos apresenta perda de peso no percurso de sua doença, entretanto, sua prevalência é variável, sendo mais frequente nos pacientes com tumores sólidos.

Sabe-se que a desnutrição ou subnutrição poderá variar de 10 a 85% dos casos, de acordo com tipo de tumor e o tempo de sua evolução. Além disso, o tratamento e alterações metabólicas também podem comprometer o estado nutricional, alterar ingestão, digestão e/ou absorção de nutrientes.

Em 1998, o inquérito brasileiro, Ibranutri, avaliou 4 mil pacientes internados na rede pública hospitalar de vários estados brasileiros, confirmando a prevalência da desnutrição em 48,1% dos pacientes. Em 2016, outro estudo (Correia MID et al.) com aproximadamente 30 mil pacientes corroborou a manutenção da alta prevalência de desnutrição em pacientes hospitalizados.

Por isso, a identificação precoce do estado nutricional é importante, pois possibilita estabelecer uma conduta dietoterápica mais apropriada e especializada. Diagnosticar e tratar a desnutrição e/ou subnutrição e os distúrbios metabólicos é de grande relevância nessa população.

Estudo de Hébuterne et al. (2014) destacou que apenas 30 a 60% dos pacientes com câncer em risco de desnutrição receberam intervenção nutricional especializada (aconselhamento nutricional, terapia nutricional oral, enteral e/ou parenteral). Em outro estudo de Attar et al. (2012), referiu classificação inadequada da gravidade da desnutrição em 40% dos pacientes, o que resultou em ausência de intervenções nutricionais necessárias em indivíduos gravemente desnutridos.

A assistência nutricional ao paciente oncológico deve ser individualizada e incluir vários processos como: triagem, avaliação, conduta e monitoramento nutricional durante todo o percurso da doença. Tais medidas têm o objetivo de prevenir ou reverter o declínio do estado nutricional, evitar a progressão para um quadro de caquexia, auxiliar na redução de proteólise, contribuir na melhora do balanço nitrogenado e da resposta imunológica.

Fukuda et al. (2015) relatam risco de 36% de infecções no local cirúrgico em pacientes malnutridos contra 14% em pacientes bem nutridos. Outros autores, como Aaldriks et al. (2013), descrevem que pacientes desnutridos apresentam menor tolerância à quimioterapia e maior risco de **mortalidade**.

Por isso, é fundamental que todos os pacientes possam ser submetidos à triagem nutricional precoce, a fim de detectar aqueles que estão em maior risco e instituir terapia nutricional mais apropriada.

≡ Triagem nutricional

A triagem nutricional é o processo para identificar os pacientes em risco nutricional, com a intenção de estabelecer plano de cuidados e otimizar a qualidade no atendimento.

Existem vários instrumentos com componentes relevantes, devendo ser confiáveis, práticos, de fácil execução e interpretação, de baixo custo e não invasivos.

A Diretriz da Sociedade Brasileira de Nutrição Parenteral e Enteral (Braspen) (Horie et al., 2019), o Consenso Brasileiro de Nutrição Oncológica e a European Society of Parenteral and Enteral Nutrition (Espen) recomendam a aplicação da triagem nutri-

cional a pacientes internados e ambulatoriais, que poderá ser realizada semanalmente ou conforme a necessidade do paciente, estando indicada a utilização do instrumento em até 48 horas da internação ou na consulta ambulatorial inicial.

Com o objetivo de investigar o risco nutricional de pacientes hospitalizados por meio da Mini Avaliação Nutricional (MAN) e NRS-2002, Ócon-Bretón et al. (2012) avaliaram 57 pacientes internados na clínica médica e cirúrgica de um hospital e constataram 38,6% dos pacientes em risco nutricional de acordo com o NRS-2002, e 49,1% de acordo com a MAN. A sensibilidade para prever complicações foi de 81,8% para NRS 2002, e 72,7% para a MAN, e a especificidade foi de 71,7 e 56,5%, respectivamente. Em seu estudo, Almeida et al. (2012), com o objetivo de selecionar o método de triagem mais consistente para integração efetiva na prática clínica das enfermarias cirúrgicas, analisaram 300 pacientes na admissão utilizando índice de massa corporal (IMC), perda de peso > 5% nos seis meses anteriores, NRS-2002, Malnutrition Universal Screening Tool (MUST), Índice de Risco Nutricional (IRN) em comparação com a ASG. O estudo demonstrou que todos os métodos concordaram entre si, com exceção do IMC e IRN. A sensibilidade e especificidade do MUST *versus* ASG foi de 95%.

A seleção do método de triagem deve considerar critérios como: quem utilizará, como será registrado e o tempo necessário para o profissional executar esta ferramenta. Há muitos instrumentos disponíveis, e alguns não validados para os pacientes oncológicos. A maioria das ferramentas considera altura, peso, IMC, alterações ponderais e na ingestão alimentar, gravidade da doença e comorbidades associadas.

A seguir, serão descritos alguns métodos de triagem nutricional em pacientes adultos e pediátricos.

■ População adulta

De acordo com a Academy of Nutrition and Dietetics, três instrumentos são mais apropriados para triar os pacientes oncológicos (Quadro 1.1).

Quadro 1.1
Instrumentos de "triagem" para pacientes oncológicos adultos de acordo com a ADA.

Instrumentos	Observações
Malnutrition Screening Tool (MST)	Somente triagem, aplicável para pacientes hospitalizados e ambulatoriais
Malnutrition Screening Tool for Cancer Patient (MSTC)	Inclui ECOG *performance status*, aplicável para pacientes hospitalizados
Malnutrition Universal Screening Tool (MUST)	Incluem ambos os critérios de triagem e de avaliação, aplicável para pacientes hospitalizados

Legenda: ECOG: Eastern Cooperative Oncology Group.
Fonte: Adaptado de Levin (2013).

Além disso, a Espen também sinaliza que podem ser utilizados os instrumentos Nutrition Risk Screening (NRS) 2002 e Mini Avaliação Nutricional (MAN) resumida para esta finalidade.

O Malnutrition Screening Tool (MST) foi desenvolvido para ser aplicado em pacientes adultos na admissão hospitalar. Contempla questões sobre alterações de peso e ingestão alimentar. Para seu desenvolvimento, foram incluídos os seguintes critérios: aplicável em população adulta heterogênea, de fácil acesso (utilizar dados rotineiramente disponíveis), ser rápido, simples e não invasivo. Poderá ser preenchido pela equipe multiprofissional ou por pacientes e familiares. O MST não considera dados laboratoriais.

- **MUST (Malnutrition Universal Screening Tool):** é uma ferramenta desenvolvida por um grupo multidisciplinar. Pode ser utilizada em pacientes adultos com o objetivo de detectar a desnutrição proteico-energética ou risco em desenvolvê-la. Contempla parâmetros de percentual de perda de peso nos últimos seis meses,

IMC e ingestão alimentar inadequada por mais de cinco dias. A MUST possui validade satisfatória e excelente reprodutividade entre os entrevistadores.

Quadro 1.2
Malnutrition Screening Tool (MST).

Você perdeu peso recentemente involuntariamente?	
Não	0
Sim	2
Se sim, quantos quilos você perdeu?	
1 a 5	1
6 a 10	2
11 a 15	3
> 15	4
não sabe ao certo	2
Você vem se alimentando menos por diminuição do apetite?	
Não	0
Sim	1
Total de pontos	
Pontuação de 2 ou mais: paciente em risco de desnutrição	

Fonte: Adaptado de Ferguson et al. (1999).

Figura 1.1
Malnutrition Universal Screening Tool (MUST).

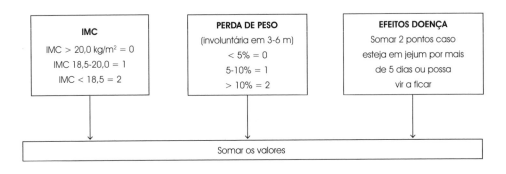

Fonte: Adaptada de Stratton et al., 2004.

- **NRS – 2002:** método de triagem nutricional que tem como diferencial considerar a idade do paciente. Consiste na pontuação de acordo com estado nutricional, gravidade da doença e ajuste por idade para os pacientes com mais de 70 anos. Além disso, o risco nutricional também é analisado pelas variáveis IMC, alterações de peso e de ingestão alimentar. Tem seu uso recomendado pela European Society for Parenteral and Enteral Nutrition (Espen). Pode ser aplicada a todos os pacientes, incluindo os oncológicos, independentemente da doença e da idade. A NRS – 2002 demonstra capacidade de prever mortalidade, morbidade e aumento do período de internação em pacientes com risco nutricional. É uma ferramenta de rastreamento nutricional eficiente, rápida e facilmente aplicável no momento da internação hospitalar.

Quadro 1.3
Nutrition Risk Screening (NRS) 2002.

Passo 1 – Triagem inicial

1	O IMC do paciente está < 20,5?
2	O paciente perdeu peso nos últimos 3 meses?
3	O paciente diminuiu a ingestão dietética na última semana?
4	Trata-se de um paciente gravemente doente? (ex. em UTI)

Se a resposta for afirmativa a qualquer uma dessas questões, vá para o passo 2 da triagem.
Se a resposta for negativa a todas as questões, o paciente deve ser reavaliado semanalmente; entretanto, se o paciente for elegível para cirurgia de grande porte, o cuidado nutricional preventivo deverá ser considerado para evitar complicações do estado nutricional.

Passo 2 – Triagem final

	Deterioração do estado nutricional	Gravidade da doença (grau de estresse)
0: ausente	Estado nutricional normal	Requerimento nutricional normal
1: leve	Perda de peso > 5% em 3 meses ou Ingestão alimentar < 50 a 75% das necessidades há uma semana	Fratura de quadril, pacientes crônicos (especialmente cirróticos), doença pulmonar obstrutiva crônica, pacientes em hemodiálise, diabéticos e oncológicos
2: moderado	Perda de peso > 5% em 2 meses ou IMC 18,5-20,5 kg/m² + piora nas condições gerais ou Ingestão alimentar de 20 a 60% das necessidades há uma semana	Cirurgia abdominal de grande porte, acidente vascular cerebral, pneumonia grave, leucemia
3: grave	Perda de peso > 5% em 1 mês (> 15% em 3 meses) ou IMC < 18,5 kg/m² + piora nas condições gerais ou Ingestão alimentar de 0 a 25% das necessidades há uma semana	Traumatismo craniano, transplante de medula óssea, pacientes críticos (Apache ³ 10)
Subtotal		
Idade	• Se 70 anos ou mais: adicionar 1 ponto ao somatório total	
Total	• Se 3 ou mais pontos: paciente está em risco nutricional, e um plano de intervenção deverá ser iniciado • Se < 3 pontos: repetir a triagem semanalmente. Para pacientes pré-cirúrgicos, uma intervenção nutricional preventiva é indicada para evitar riscos nutricionais associados	

Legenda: IMC: índice de massa corporal; Apache: Acute Physiology and Chronic Health Disease Classification System.

Fonte: Adaptado de Kondrup et al., 2003.

• **Mini Avaliação Nutricional (MAN):** foi desenvolvida para avaliação nutricional de idosos. É sensível em identificar risco nutricional e desnutrição em estágios iniciais. Inclui aspectos físicos e mentais que frequentemente atingem o idoso, além de utilizar parâmetros antropométricos, laboratoriais e hematológicos. Valores menores de escores de MAN revelaram associação com maior tempo de hospitalização e maior mortalidade.

Existem duas versões: a completa e a reduzida (MAN-VR). A versão completa apresenta questões relacionadas à avaliação antropométrica, avaliação global (perguntas relacionadas ao estilo de vida, à medicação, mobilidade e problemas psicológicos), avaliação dietética e autoavaliação (percepção sobre sua saúde e a condição nutricional).

A MAN-VR inclui apenas a triagem nutricional e a avaliação antropométrica (IMC e CP), sendo considerada um método de triagem nutricional sensível e validado.

A soma dos escores da MAN permite a identificação do estado nutricional, além de reconhecer fatores de risco associados. A sensibilidade dessa escala é de 96%, a especificidade 98%, e o valor prognóstico para desnutrição 97%, considerando o estado clínico referência. Trata-se de uma ferramenta simples e útil na prática clínica para realizar avaliação nutricional de pacientes idosos. Embora essa ferramenta não seja específica para pacientes com câncer, vários estudos demonstram que a MAN tem sido um bom instrumento para diagnosticar desnutrição, tendo boa associação com parâmetros laboratoriais de inflamação e caquexia.

Figura 1.2
Mini Avaliação Nutricional (MAN).

Triagem

A Nos últimos três meses, houve diminuição da ingesta alimentar devido a perda do apetite, problemas digestivos ou dificuldade para mastigar ou deglutir?
0 = diminuição grave da ingesta
1 = diminuição moderada da ingesta
2 = sem diminuição da ingesta ☐

B Perda de peso nos últimos 3 meses
0 = superior a 3 kg
1 = não sabe informar
2 = entre 1 e 3 kg
3 = sem perda de peso ☐

C Mobilidade
0 = restrita ao leito ou à cadeira de rodas
1 = deambula, mas não é capaz de sair de casa
2 = normal ☐

D Passou por algum *stress* psicológico ou doença aguda nos últimos três meses?
0 = sim   2 = não ☐

E Problemas neuropsicológicos
0 = demência ou depressão graves
1 = demência ligeira
2 = sem problemas psicológicos ☐

F Índice de massa corporal = peso em kg/estatura em m$^{(2)}$
0 = IMC < 19
1 = 19 ≤ IMC < 21
2 = 21 ≤ IMC < 23
3 = IMC ≥ 23 ☐

Pontuação da triagem (subtotal, máximo de 14 pontos) ☐☐
12-14 pontos: estado nutricional normal
8-11 pontos: sob risco de desnutrição
0-7 pontos: desnutrido
Para uma avaliação mais detalhada, continue com as perguntas do item G ao R

Avaliação global

G O doente vive na sua própria casa (não em instituição geriátrica ou hospital)
1 = sim   0 = não ☐

H Utiliza mais de três medicamentos diferentes por dia?
0 = sim   1 = não ☐

I Lesões de pele ou escaras?
0 = sim   1 = não ☐

J Quantas refeições faz por dia?
0 = uma refeição
1 = duas refeições
2 = três refeições ☐

K O doente consome:
• pelo menos uma porção diária de leite ou derivados (leite, queijo, iogurte)? sim ☐ não ☐

• duas ou mais porções semanais de leguminosas ou ovos? sim ☐ não ☐
• carne, peixe ou aves todos os dias sim ☐ não ☐
0,0 = nenhuma ou uma resposta "sim"
0,5 = duas respostas "sim"
1,0 = três respostas "sim" ☐☐

L O doente consome duas ou mais porções diárias de fruta ou produtos hortícolas?
0 = não   1 = sim ☐

M Quantos copos de líquidos (água, sumo, café, chá, leite) o doente consome por dia?
0,0 = menos de três copos
0,5 = de três a cinco copos
1,0 = mais de cinco copos ☐

N Modo de se alimentar
0 = não é capaz de se alimentar sozinho
1 = alimenta-se sozinho, porém com dificuldade
2 = alimenta-se sozinho sem dificuldade ☐

O O doente acredita ter algum problema nutricional?
0 = acredita estar desnutrido
1 = não sabe dizer
2 = acredita não ter um problema nutricional ☐

(Continua)

(Continuação)

P Em comparação com outras pessoas da mesma idade, como o doente considera a sua própria saúde?
0,0 = pior
0,5 = não sabe
1,0 = igual
2,0 = melhor ☐,☐

Q Perímetro braquial (PB) em cm
0,0 = PB < 21
0,5 = 21 ≤ PB ≤ 22
1,0 = PB > 22 ☐,☐

R Perímetro da perna (PP) em cm
0 = PP < 31
1 = PP ≥ 31 ☐

Avaliação global (máximo 16 pontos) ☐☐,☐
Pontuação da triagem ☐☐,☐
Pontuação total (máximo 30 pontos) ☐☐,☐

Avaliação do estado nutricional

de 24 a 30 pontos	☐	estado nutricional normal
de 17 a 23,5 pontos	☐	sob risco de desnutrição
menos de 17 pontos	☐	desnutrido

Vellas B, Villars H, Abellan G et al. Overview of the MNA® – its history and challenges. J Nut Health Aging. 2006;10:456-65.
Rubenstein LZ, Harker JO, Salva A, Guigoz Y, Vellas B. Screening for Undernutrition in Geriatric Practice: developing the short-form mini nutritional assessment (MNA-SF). J. Geront; 2001;56A:M366-377.
Guigoz Y. The Mini-Nutritional Assessment (MNA®) Review of the literature: what does it tell us? J Nutr Health Aging. 2006;10:466-87.
® Société des Produits Nestlé, S.A., Vevey, Switzerland, Trademark Owners.
© Nestlé, 1994, Revision 2006. N67200 12/99 10M.
Para mais informações: www.mna-elderly.com.

Figura 1.3
Mini Avaliação Nutricional Versão Reduzida (MAN-VR).

Paciente: _____ Data: ___/ ___/ _____

A. Nos últimos 3 meses, houve diminuição da ingestão alimentar devido a perda de apetite, problemas digestivos ou dificuldade para mastigar ou deglutir?
• Diminuição grave da ingestão = 0
• Diminuição moderada da ingestão = 1
• Sem diminuição da ingestão = 2

B. Perda de peso nos últimos 3 meses:
• > 3 kg = 0
• Não soube informar = 1
• Entre 1 e 3 kg = 2
• Sem perda de peso = 3

C. Mobilidade
• Restrita ao leito ou à cadeira de rodas = 0
• Deambula, mas não é capaz de sair de casa = 1
• Normal = 2

D. Passou por algum estresse psicológico ou doença aguda nos últimos 3 meses?
• Sim = 0
• Não = 2

E. Problemas neuropsicológicos:
• Demência ou depressão graves = 0
• Demência leve = 1
• Sem problemas psicológicos = 2

F1. Índice de massa corporal (kg/altura^2[m]):
• IMC < 19 = 0
• IMC de 19 a 21 = 1
• IMC de 21 a 22 = 2
• IMC ≥ 23 = 3
Observação: se o cálculo do IMC não for possível, substituir a questão F1 pela F2. Não preencha a questão F2 se a questão F1 já tiver sido completada.

F2. Circunferência da panturrilha (CP), em centímetros (cm):
• CP < 31 = 0
• CP ≥ 31 = 3

Escore de triagem (subtotal máximo de 14 pontos): ____
12 a 14 pontos: estado nutricional normal
8 a 11 pontos: sob risco de desnutrição
0 a 7 pontos: desnutrido

Vellas B, Villars H, Abellan G, et al. Overview of the MNA® – its history and challenges. J Nut Health Aging. 2006;10:456-65.
Rubenstein LZ, Harker JO, Salva A, Guigoz Y, Vellas B. Screening for undernutrition in geriatric practice: developing the short-form Mini Nutritional Assessment (MNA-SF). J. Geront. 2001;56A:M366-377.
Guigoz Y. The Mini-Nutritional Assessment (MNA®) Review of the literature:=what does it tell us? J Nutr Health Aging. 2006;10:466-87.
® Société des Produits Nestlé, S.A., Vevey, Switzerland, Trademark Owners.
© Nestlé, 1994, Revision 2006. N67200 12/99 10M.

• **Nutriscore:** é um instrumento elaborado para a população oncológica adulta ambulatorial. Envolve dados sobre alterações de perda de peso, de ingestão alimentar, tipo de tumor e tratamento antineoplásico. Foram analisados 394 pacientes e, de acordo com Arribas et al. (2017), verificaram-se 97,3% de sensibilidade e 95,5% de especificidade. Revelou ser um método prático, rápido e com nível elevado de acurácia na triagem nesta população.

Vale ressaltar que o Nutriscore não foi traduzido/validado para a língua portuguesa.

Figura 1.4
Nutriscore

A. Have you lost weight involuntarily in the last 3 months?

- No   = 0
- I am not sure = 2

If yes, how much weight (in kilograms) have you lost?

- 1-5   = 1
- 6-10   = 2
- 11-15   = 3
- > 15   = 4
- Unsure   = 2

B. Have you been eating poorly in the last week because of a decreased appetite?

- No   = 0
- Yes   = 1

Location/Neoplasm	Nutritional risk	Score
Head and neck Upper GI tract: oesophagus, gastric, pancreas, intestines Lymphoma that compromised GI tract	High(*)	+ 2
Lung Abdominal and pelvis: liver, billiary tract, renal, ovaries, endometrial	Medium	+ 1
Breast Central nervous system Bladder, prostate Colorectal Leukaemia, other lymphomas Others	Low	+ 0
Treatment	**Yes (+ 2)**	**No (+ 0)**
The patient is receiving concomitant chemo/radiotherapy		
The patient is receiving hyper fractionated radiation therapy		
Haematopoietic stem cell transplantation		
	Yes (+ 1)	**No (+ 0)**
The patient is receiving chemotherapy		
The patient is only receiving radiotherapy		
	Yes (+ 0)	**No (+ 0)**
Other treatments or only symptomatic treatment		

(*) Please repeat the screening every week for those patients at high risk.
Total score
Score ≥ 5: the patient is at nutritional risk. Please refer to a dietician.
Fonte: Arribas et al., 2017.

- **Nutrition Risk in Critically Ill (NUTRIC):** foi elaborado por Heyland et al. para a população de pacientes em cuidados intensivos. O instrumento usa escores tradicionais de gravidade utilizados habitualmente nas Unidades de Terapia Intensiva (UTIs), The Acute Physiology and Chronic Health Evaluation II (Apache II) e The Sequential Organ Failure Assessment (Sofa). É composto por 6 variáveis, e a pontuação final varia de 0 a 10, quando avaliada IL-6, sendo considerados pacientes de alto risco os que apresentam pontuação ≥ 6. Também validado sem IL-6, mas a pontuação varia de 0 a 9, sendo considerados de alto risco os pacientes com pontuação ≥ 5.

Figura 1.5
NUTRIC Score

Parâmetros	Intervalo	Pontuação
Idade	< 50	0
	50 a < 75	1
	≥ 75	2
Apache II	< 15	0
	15 a < 20	1
	20 a 28	2
	≥ 28	3
Sofa	< 6	0
	6 a < 10	1
	≥ 10	2
N. Comorbidades	0 a 1	0
	≥ 2	1
Dias de internamento antes da admissão à UCI	0 a < 1	0
	≥ 1	1
IL-6	0 a < 400	0
	≥ 400	1

Tabela 1.1
Sistemas de pontuação NUTRIC Score: IL-6 disponível.

Pontuação	Categoria	Explicação
6 a 10	Pontuação alta	Associado a piores resultados clínicos (mortalidade, ventilação).
		Estes doentes têm maior probabilidade de beneficiar de uma terapia nutricional agressiva.
0 a 5	Pontuação baixa	Estes doentes apresentam baixo risco nutricional.

Tabela 1.2
Sistema de pontuação NUTRIC Score: IL-6 Indisponível(*).

Pontuação	Categoria	Explicação
5-9	Pontuação alta	Associado a piores resultados clínicos (mortalidade, ventilação).
		Estes doentes têm maior probabilidade de beneficiar de uma terapia nutricional agressiva.
0-4	Pontuação baixa	Estes doentes apresentam baixo risco nutricional.

(*) É aceitável não incluir IL-6 quando não é utilizada de rotina; foi demonstrado ter um valor muito baixo na predição global da pontuação NUTRIC score.

Fonte: Heyland DK et al., 2011.

■ População pediátrica

Todo paciente oncológico pediátrico apresenta algum grau de risco nutricional. Encontramos algumas ferramentas disponíveis para avaliar o risco de subnutrição em pediatria.

Subjective Global Nutritional Assessment (SGNA) – Avaliação Nutricional Subjetiva Global Pediátrica

Desenvolvida e validada em uma população de pacientes pediátricos hospitalizados canadenses. É uma ferramenta complexa e exige um maior tempo para aplicação, com exame físico, dados antropométricos usuais e atuais da criança, avaliação da ingestão alimentar, alterações gastrointestinais e identificação de doenças de risco nutricional.

Figura 1.6
Screening Tool for Risk on Nutritional Status and Growth (STRONGkids).

Impressão do médico ou nutricionista

1. **Avaliação nutricional subjetiva: a criança parece ter déficit nutricional ou desnutrição?**
   ☐ Sim (1 ponto)   ☐ Não (0 ponto)
   Exemplo: redução da gordura subcutânea e/ou da massa muscular, face emagrecida, outro sinal.

2. **Doença (com alto risco nutricional) ou cirurgia de grande porte**
   ☐ Sim (2 pontos)   ☐ Não (0 ponto)
   Exemplos: anorexia nervosa, fibrose cística, Aids, pancreatite, doença muscular, baixo peso para a idade/prematuridade (idade corrigida: 6 meses), doença crônica (cardíaca, renal ou hepática), displasia broncopulmonar (até 2 anos), queimaduras, doença inflamatória intestinal, síndrome do intestino curto, doença metabólica, doença celíaca, câncer, trauma, deficiência mental/paralisia cerebral, pré ou pós-operatório de cirurgia de grande porte, outra (classificada pelo médico ou nutricionista).

Perguntar ao acompanhante ou checar em prontuário ou com a enfermagem

3. **Ingestão nutricional e/ou perdas nos últimos dias**
   ☐ Sim (1 ponto)   ☐ Não (0 ponto)
   Exemplos: diarreia (5 vezes/dia), dificuldade de se alimentar devido a dor, vômitos (> 3 vezes/dia), intervenção nutricional prévia, diminuição da ingestão alimentar (não considerar jejum para procedimento ou cirurgia).

4. **Refere perda de peso ou ganho insuficiente nas últimas semanas ou meses?**
   ☐ Sim (1 ponto)   ☐ Não (0 ponto)
   Exemplos: perda de peso (crianças > 1 ano), não ganho de peso (< 1 ano).

Sugestão para intervenção de acordo com a pontuação obtida

Escore	Risco	Intervenção
4 a 5	Alto	1. Consultar médico e nutricionista para diagnóstico nutricional completo. 2. Orientação nutricional individualizada e seguimento. 3. Iniciar suplementação oral até conclusão do diagnóstico nutricional.
1 a 3	Médio	1. Consultar médico para diagnóstico completo. 2. Considerar intervenção nutricional. 3. Checar peso 2 vezes por semana. 4. Reavaliar o risco nutricional após uma semana.
0	Baixo	1. Checar peso regularmente. 2. Reavaliar o risco em uma semana.

Fonte: Hulst JM et al., 2010; Carvalho et al., 2013.

Screening Tool for Risk on Nutritional Status and Growth (STRONGkids)

Consiste em um instrumento de triagem nutricional pediátrico de simples utilização que aborda quatro elementos subjetivos: exame físico, identificação de doenças de risco nutricional, avaliação da ingestão alimentar e das alterações gastrointestinais e avaliação da perda de peso.

■ Nutrition Screening Tool for Childhood Cancer (Scan)

É uma ferramenta desenvolvida para o paciente oncológico pediátrico, com o diferencial de avaliar o diagnóstico e o tratamento vigente. Estudos iniciais com a ferramenta identificaram 100% de sensibilidade e 39% de especificidade, porém não teve sua precisão ou validação realizada.

Figura 1.7
Ferramenta de triagem nutricional para crianças com câncer.

O paciente tem câncer de alto risco?	1
O paciente está sob tratamento intenso atualmente?	1
O paciente apresenta sintomas relativos ao trato gastrointestinal?	2
O paciente teve baixa ingesta na última semana?	2
O paciente teve perda de peso no último mês?	2
O paciente apresenta sinais de desnutrição?	2
Pontuação	

≥ 3: Risco de desnutrição. Encaminhar para o nutricionista para acompanhamento.

Fonte: Adaptada de Murphy et al., 2015.

Os instrumentos apresentam algumas peculiaridades, entretanto, devem ser elegíveis os que envolvem simplicidade, fácil aplicação e que sejam mais sensíveis para indicar a desnutrição.

≡ Considerações finais

Mesmo com vários avanços em tratamentos e cuidados com pacientes oncológicos, a desnutrição continua sendo uma questão não resolvida. Nas diretrizes recentes sobre cuidados nutricionais nesses pacientes, os especialistas do Espen recomendaram atualizações práticas e evidências para melhorar os cuidados nutricionais, como diagnóstico nutricional precoce, intervenção com planos individualizados e aumento da frequência das avaliações nutricionais, visando ao sucesso do tratamento.

≡ Referências

1. Almeida AI, Correia M, Camilo M, Ravasco P. Nutritional risk screening in surgery: Valid, feasible, easy! Clin Nutr 2012; 31(2):206-211.
2. Arends J, Bachmann P, Baracos V et al. Espen guidelines on nutrition in cancer patients. Clin Nutr. 2017;36:11 e 48.
3. Arends J, Baracos V, Bertz H et al. Espen expert group recommendations for action against cancer related malnutrition. Clin Nutr. 2017;36;1187-1196.
4. Aaldriks AA, Van der Geest LG, Giltay EJ, le Cessie S, Portielje JE, Tanis BC, et al. Frailty and malnutrition predictive of mortality risk in older patients with advanced colorectal cancer receiving chemotherapy. J Geriatr Oncol. 2013 Jul;4(3):218-26.
5. Arribas L; Hurtos L, Sendrós, MJ, Peiro I, Sallerasa, N, Fort E. Nutriscore: A new nutritional screening tool for oncological outpatients. Nutrition. 33; 2017 297-309.
6. A. Attar D, Malka JM, Sabate F, Bonnetain T, Lecomte T. Aparicio, et al. Malnutrition is high and underestimated during chemotherapy in gastrointestinal cancer: an AGEO prospective cross-sectional multicenter study. Nutr Cancer, 64(4) (2012), p. 535-542.
7. Barrere APN, Horie LM, Nogueira PBP, Oliveira RMC, Piovacari SMF. Triagem e avaliação nutricional. In: Piovacari SMF, Toledo DO, Figueiredo EJA. Equipe multiprofissional de terapia nutricional. EMTN em prática. São Paulo: Atheneu; 2017. p. 13-56.
8. Biangulo BF, Fortes RC, Métodos subjetivos e objetivos de avaliação do estado nutricional de pacientes oncológicos. Com. Ciências Saúde. 2013;24(2): 131-144.
9. Campos L, Neumann L, Rabito E, Mello E, Vallandro J. Avaliação do risco nutricional em crianças hospitalizadas: uma comparação da avaliação subjetiva global pediátrica e triagem nutricional STRONGkids com os indicadores antropométricos. Sci Med. 2015;25(3):ID21948.

10. Carvalho FC; Lopes CR; Vilele LC; Vieira MA; Rinaldi, AEM, Crispim, A. Tradução e adaptação cultural da ferramenta Strongkids para triagem do risco de desnutrição em crianças hospitalizadas. Rev Paul Pediatr. 2013;31(2):159-65.

11. Dias MCG, Van Aanholt DPJ, Catalani LA, Rey JSF, Gonzalez MC, Coppini L, Franco Filho JW, Paes-Barbosa MR, Horie L, Abrahão V, Martins C. Triagem e avaliação nutricional, projeto diretrizes, 2011.

12. Ferguson M, Capra S, Bauer J, Banks M. Development of a valid and reliable malnutrition screening tool for adult acute hospital patients. Nutrition. 1999 Jun;15(6):458-64.

13. Fukuda Y, Yamamoto K, Hirao M, Nishikawa K, Maeda S, Haraguchi N, et al. Prevalence of malnutrition among gastric cancer patients undergoing gastrectomy and optimal preoperative nutritional support for preventing surgical site infections. Ann Surg Oncol. 2015 Dec;22 (Suppl 3):778-85. DOI: 10.1245/s10434-015-4820-9.

14. Gomes de Lima KV et al. Relação entre o instrumento de triagem nutricional (NRS-2002) e os métodos de avaliação nutricional objetiva em pacientes cirúrgicos de recife (Pernambuco, Brasil). Nutr. Clin. Diet. Hosp. 2014;34(3):72-79.

15. Gomes N, Maio R, Avaliação subjetiva global produzida pelo próprio paciente e indicadores de risco nutricional no paciente oncológico em quimioterapia. Revista Brasileira de Cancerologia 2015;61(3):235-242.

16. Hébuterne X, Lemarie E, Michallet M, de Montreuil CB, Schneider SM, Goldwasser F, Prevalence of malnutrition and current use of nutrition support in patients with cancer. J Parenter Enteral Nutr, 2014.38(2):196-204.

17. Heyland DK, Dhaliwal R, Jiang X, Day AG. Identifying critically ill patients who benefit the most from nutrition therapy: the development and initial validation of a novel risk assessment tool. Critical Care. 2011;15(6):R268.

18. Horie LM et al. Diretriz BRASPEN de terapia nutricional no paciente com câncer. BRASPEN J. 2019;34(Suppl 1):2-32.

19. Hulst JM, Zwart H, Hop WC, Joosten KFM. Dutch national survey to test the STRONGkids nutritional risk screening tool in hospitalized. Clin Nutr. 2010;29:106-11.

20. Instituto Nacional de Câncer Jose Alencar Gomes da Silva, Inquérito brasileiro de nutrição e oncologia. Rio de Janeiro: Inca; 2013.

21. Kondrup J, Allison SP, Elia M, Vellas B, Plauth M; Educational and Clinical Practice Committee, European Society of Parenteral and Enteral Nutrition (Espen). Espen guidelines for nutrition screening 2002. Clin Nutr. 2003 Aug;22(4):415-21.

22. Levin R. Nutrition risk screening and assessment of the oncology patient. In: Leser M, Ledesma N, Bergerson S, Trujillo E. Oncology Nutrition for Clinical Practice. Oncology Nutrition Dietetics. 2013:25-32.

23. Ministério da Saúde (BR). Inquérito luso-brasileiro de nutrição oncológica do idoso: um estudo multicêntrico. Instituto Nacional de Câncer Jose de Alencar Gomes da Silva. Rio de Janeiro: INCA; 2015.

24. Murphy AJ, White M, Viani K, Mosby TT. Evaluation of Nutrition Screening Tool for childhood cancer. Clin Nutr. 2015 Feb 21. pii: S0261-5614(15)00052-7. doi: 10.1016/j.clnu.2015.02.009.

25. Ocón-Bretón MJ, Altemir Trallero J, Mañas Martínez AB, Sallán Díaz L, Aguillo Gutiérrez E, Gimeno Orna JA. Comparación de dos herramientas de cribado nutricional para predecir la aparición de complicaciones en pacientes hospitalizados. Nutr Hosp. 2012;27(3):701-706.

26. Pelissaro E, Damo C, Alves A, Calcing A, Kumpel D, Avaliação do estado nutricional em pacientes idosos oncológicos internados em um hospital de alta complexidade do Norte do rio Grande do Sul. Sci Med. 2016; 26(2): ID22972.

27. Raslan M, Gonzalez MC, Dias M, Paes-Barbosa F, Cecconello I, Waitzberg D. Aplicabilidade dos métodos de triagem nutricional no paciente hospitalizado. Rev. Nutr., Campinas, 21(5):553-561, set./out., 2008.

28. Rubenstein LZ, Harker JO, Salvà A, Guigoz Y, Vellas B. Screening for undernutrition in geriatric practice: developing the short-form mini-nutritional assessment (MNA-SF). J Gerontol A Biol Sci Med Sci. 2001 Jun;56(6):M366-72.

29. Saraiva D, Afonso W, Pinho N, Peres W, Padilha P. Equivalência semântica do questionário Pediatric Subjetive Global Nutritional Assessment para triagem nutricional em pacientes pediátricos com câncer. Rev Nutr. Campinas, 29(2): 211-227, mar/abr., 2016.

30. Smiderle C, Gallon C, Desnutrição em oncologia: revisão de literatura. Rev Bras Nutr Clin. 2012;27(4): 250-6.

31. Stratton RJ, Hackston A, Longmore D, Dixon R, Price S, Stroud M, King C, Elia M. Malnutrition in hospital outpatients and inpatients: prevalence, concurrent validity and ease of use of the 'malnutrition universal screening tool' ('MUST') for adults. Br J Nutr. 2004 nov;92(5):799-808.

32. Toledo DO, Piovacari SMF, Horie LM, Matos LBN, Castro MG, Ceniccola GD, Correa FG, Giacomassi, IWS, Barrere APN, Campos LF, Verotti CCG, Matsuba CST, Gonçalves RC, Falcão H, Dib R, Lima TEC, Souza, IAO, Gonzalez MC, Correia MID. Campanha "Diga não à desnutrição": 11 passos importantes para combater a desnutrição hospitalar. Braspen 2018;33(1):86-100.

33. Viani K, Yonamine, G, Gandolfo, AS, Lemos, PSMP. Avaliação Nutricional. In: Nutrição e câncer infantojuvenil. São Paulo: Manole; 2017.

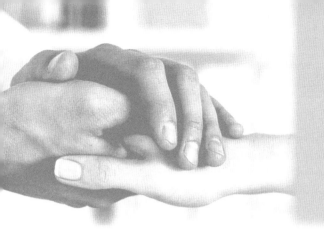

Capítulo 2

Ana Paula Noronha Barrére
Priscila Barsanti de Paula Nogueira
Roselaine Maria Coelho de Oliveira
Silvia Maria Fraga Piovacari

Avaliação antropométrica

≡ Introdução

■ Avaliação nutricional

A condição nutricional poderá influenciar a evolução clínica do paciente oncológico. Por isso, todos os esforços devem ser instituídos para realizar este processo. A nutrição tem um importante papel de auxiliá-lo, por meio da avaliação e orientação nutricional individualizada, de acordo com suas necessidades e especificidades.

Para isso, o nutricionista necessita ter em mãos o diagnóstico nutricional, que provém de informações obtidas por meio da anamnese nutricional, complementadas por dados dietéticos, antropométricos, bioquímicos e clínicos do paciente, cujo objetivo é identificar os indivíduos em risco nutricional e/ou desnutrição. Deverá revelar a presença (ou potencial para) de alterações do estado nutricional, eventos adversos que podem resultar em impacto na composição corporal no desfecho clínico do paciente.

É um processo sistemático, dinâmico, que envolve coleta, análise, interpretação e reavaliação de dados do paciente, compreende vários parâmetros e técnicas apropriados de antropometria, dados bioquímicos, clínicos e dietéticos.

Com base nos dados obtidos, é possível determinar o diagnóstico nutricional. Vários métodos têm sido utilizados, e não há uma medida nutricional única, pois as condições clínicas poderão alterar as variáveis analisadas.

Pesquisas revelam que a utilização de métodos (não somente objetivos) que contemplem uma combinação de fatores (ex. perda de peso, alterações na ingestão alimentar, sintomas gastrointestinais, alterações funcionais e exame físico do paciente) tem se destacado para auxiliar na avaliação nutricional.

■ Avaliação subjetiva global

A Avaliação Subjetiva Global, desenvolvida inicialmente para triagem em população de pacientes cirúrgicos, atualmente é utilizada para avaliar a condição nutricional. É um método cuja base é a combinação de fatores como alterações de peso, modificações na ingestão alimentar, sintomas gastrointestinais, alterações funcionais e exame físico do paciente.

É um método simples, de fácil execução e de baixo custo que pode ser realizado por profissionais da equipe de saúde. Revelou boa reprodutibilidade e poderá ser utilizado em diversas condições, como câncer, hepatopatias, em pacientes cirúrgicos, entre outros.

De maneira subjetiva, de acordo com os parâmetros já referidos, o paciente poderá ser classificado como bem nutrido, com risco de desnutrição ou moderado, ou gravemente desnutrido.

Figura 2.1
Avaliação nutricional subjetiva global – adulto.

1. **História**
A. **Anamnese**
1. Peso corpóreo
(1) Mudou nos últimos seis meses ( ) sim ( ) não
(1) Continua perdendo atualmente ( ) sim ( ) não
2. Peso atual _____kg Peso usual _____kg %PP _____
( )(2) se > 10% ( )(1) se < 10% Total parcial de pontos: _____.

B. **Dieta**
(1) Mudança da dieta ( ) sim ( ) não
Mudança foi para:
(1)( ) Dieta hipocalórica
(2)( ) Dieta pastosa hipocalórica
(2)( ) Dieta líquida > 15 dias ou solução de infusão intravenosa > 5 dias
(3)( ) Jejum > 5 dias
(2)( ) Mudança persistente > 80 dias.
Total parcial de pontos: _____.

C. **Sintomas gastrointestinais (persistem por mais de duas semanas)**
(1)( ) Disfagia (1) ( ) Náuseas (1) ( ) Vômitos (1) ( ) Diarreia
(2)( ) Anorexia, distensão abdominal, dor abdominal
Total parcial de pontos: _____.

D. **Capacidade funcional física (por mais de duas semanas)**
(1)( ) Abaixo do normal (2)( ) Acamado Total parcial de pontos: _____

E. **Diagnóstico**
(1)( ) Baixo estresse (2)( ) Moderado estresse (3)( ) Alto estresse
Total parcial de pontos: _____.

2. **Exame físico**
(0) Normal (+ 1) Leve ou moderadamente depletado (+ 2) Gravemente depletado
( ) Perda de gordura subcutânea (tríceps, tórax)
( ) Músculo estriado
( ) Edema sacral
( ) Ascite
( ) Edema no tornozelo
Total parcial de pontos: _____.

Somatório do total parcial de pontos: _____.

Categorias de ASG:
Bem nutrido: até 7 pontos; Desnutrido leve: de 7 a 17 pontos; Desnutrido moderado: de 17 a 22 pontos; Desnutrido grave: > 22 pontos.

Fonte: Adaptada de Detsky et al., 1987.

Avaliação Subjetiva Global produzida pelo próprio paciente (ASG-PPP)

A Avaliação Subjetiva Global (ASG) produzida pelo próprio paciente (ASG-PPP) é um questionário modificado a partir da Avaliação Subjetiva Global (Detsky et al., 1981), proposta em 1994 por Ottery. Contempla itens para atender as particularidades de pacientes oncológicos. O ASG-PPP foi traduzido para a língua portuguesa (Gonzalez et al., 2010), e a aplicação da versão traduzida foi validada em nosso país (Campos e Prado, 2012).

Segue a versão de Avaliação Subjetiva Global produzida pelo próprio paciente (ASG-PPP).

Figura 2.2
Scored Patient-Generated Subjective Global Assessment [Avaliação Subjetiva Global – Preenchida pelo Paciente] – PG-SGA.

História: As caixas 1 a 4 foram feitas para serem completadas pelo paciente e são chamadas de versão PG-SGA short form.

Identificação do paciente:

1. Peso:

Resumindo meu peso atual e recente:

Eu atualmente peso aproximadamente _____ kg
Eu tenho aproximadamente 1 metro e _____ cm

Há 1 mês eu costumava pesar _____ kg
Há 6 meses eu costumava pesar _____ kg

Durante as duas últimas semanas, o meu peso:

☐ diminuiu (1)   ☐ ficou igual (0)   ☐ aumentou (0)

Caixa 1 ☐
Indicar soma total (Ver formulário 1)

2. Ingestão alimentar: Comparada com minha alimentação habitual, no **último mês**, eu tenho comido:

☐ a mesma coisa (0)
☐ mais que o habitual (0)
☐ menos que o habitual (1)

Atualmente, eu estou comendo:

☐ *a mesma comida* (sólida) em menor quantidade que o habitual (1)
☐ *a mesma comida* (sólida) em pouca quantidade (2)
☐ apenas alimentos líquidos (3)
☐ apenas suplementos nutricionais (3)
☐ muito pouca quantidade de qualquer alimento (4)
☐ apenas alimentação por sonda ou pela veia (0)

Caixa 2 ☐
Indicar valor mais alto

---

3. Sintomas: Durante as duas últimas semanas, eu tenho tido os seguintes problemas que me impedem de comer o suficiente (**marque todos os que estiver sentindo**):

☐ sem problemas para me alimentar (0)
☐ sem apetite, apenas sem vontade de comer (3)
☐ náuseas (enjoos) (1)   ☐ vômitos (3)
☐ obstipação (intestino preso) (1)   ☐ diarreia (3)
☐ feridas na boca (2)   ☐ boca seca (1)
☐ coisas têm gosto estranho ou não têm gosto (1)
☐ os cheiros me incomodam (1)
☐ problemas para engolir (2)
☐ me sinto rapidamente satisfeito (1)
☐ cansaço (fadiga) (1)
☐ dor; onde? (3) _____
☐ outros*: (1) _____
*ex. depressão, problemas dentários ou financeiros etc.

Caixa 3 ☐
Indicar soma total

4. Atividades e função: No último mês, de um modo geral, eu consideraria a minha atividade (função):

☐ normal, sem nenhuma limitação (0)
☐ não totalmente normal, mas capaz de manter quase todas as atividades normais (1)
☐ sem disposição para a maioria das coisas, mas ficando na cama ou na cadeira menos da metade do dia (2)
☐ capaz de fazer pouca atividade e passando a maior parte do dia na cadeira ou na cama (3)
☐ praticamente acamado, raramente fora da cama (3)

Caixa 4 ☐
Indicar valor mais alto

Soma da pontuação das caixas 1 a 4 ☐

O restante do questionário será preenchido pelo seu nutricionista, médico ou enfermeiro. Muito obrigada!
©FD Ottery 2005, 2006, 2015 v03.22.15
Brazil 18-008 v.05.21.18
Email: faithhotterymdphd@aol.com ou info@pt-global.org

(Continua)

(Continuação)

Figura 2.2
Scored Patient-Generated Subjective Global Assessment [Avaliação Subjetiva Global – Preenchida pelo Paciente] – PG-SGA

Soma da pontuação das caixas 1 a 4 (Veja lado 1) ☐ **A**

Formulário 1 – Pontuando a perda de peso

Para pontuar, use o peso de 1 mês atrás, se disponível. Use o peso de <u>6 meses</u> atrás apenas se <u>não tiver dados</u> do peso do mês passado. Use os pontos abaixo para pontuar a mudança do peso e <u>acrescente 1 ponto extra</u> se o paciente perdeu peso nas duas últimas semanas. Coloque a pontuação total na caixa 1 da PG-SGA.

Perda de peso em 1 mês	Pontos	Perda de peso em 6 meses	
≥ 10%	4	≥ 20%	$\dfrac{\text{P anterior} - \text{P atual}}{\text{P anterior}} \times 100$
5-9,9%	3	10-19,9%	
3-4,9%	2	6-9,9%	
2-2,9%	1	2-5,9%	
0-1,9%	0	0-1,9%	

Pontuação para o Formulário 1 ☐

Formulário 2 – Doenças e suas relações com as necessidades nutricionais

Outros diagnósticos relevantes (especifique) _____

Estadiamento da doença primária (circule se conhecido ou apropriado) I II III IV Outro _____

A pontuação é obtida somando um ponto por cada uma das seguintes condições:

☐ Câncer

☐ Presença de trauma

☐ AIDS

☐ Caquexia cardíaca ou pulmonar

☐ Idade maior que 65 anos

☐ Úlcera de decúbito, ferida aberta ou fístula

☐ Insuficiência renal crônica

Pontuação para o Formulário 2 ☐ **B**

Formulário 3 – Demanda metabólica

A pontuação para o *stress* metabólico é determinada pelo número de variáveis que aumentam as necessidades proteicas e calóricas. Nota: Pontuar a intensidade da febre ou sua duração (o que for maior). A pontuação é aditiva, então, o paciente que tem febre > 38,9 °C (3 pontos) por menos de 72 horas (1 ponto) e toma 10 mg de prednisona cronicamente (2 pontos) terá uma pontuação de 5 pontos para esta seção.

	Sem *stress* (0 pts)	Baixo *stress* (1 pt)	*Stress* moderado (2 pts)	*Stress* elevado (3 pts)
Febre	Sem febre	> 37,2 e < 38,3 °C	≥ 38,3 e < 38,9 °C	≥ 38,9 °C
Duração da febre	Sem febre	< 72 horas	72 horas	> 72 horas
Corticosteroides	Sem corticosteroides	Dose baixa (< 10 mg equival. prednisona/dia)	Dose moderada (≥ 10 a < 30 mg equival. prednisona/dia)	Dose elevada (≥ 30 mg equival. prednisona/dia)

Pontuação para o Formulário 3 ☐ **C**

(Continua)

(Continuação)

Figura 2.2
Scored Patient-Generated Subjective Global Assessment [Avaliação Subjetiva Global – Preenchida pelo Paciente] – PG-SGA

Formulário 4 – Exame físico

O exame físico inclui a avaliação subjetiva de 3 aspectos da composição corporal: músculo, gordura e estado de hidratação. Como é subjetivo, cada item do exame é graduado pelo grau de déficit. O déficit muscular tem maior impacto no escore do que o déficit de gordura. Definição das categorias: 0 = sem déficit, 1+ = déficit leve, 2+ = déficit moderado, 3+ = déficit grave. A avaliação dos déficits nestas categorias não é aditiva, mas são usadas para avaliar clinicamente o grau global de déficit (ou presença de líquidos em excesso).

	Sem déficit	Déficit leve	Déficit mod.	Déficit grave
Estado muscular:				
Têmporas (músculos temporais)	0	1+	2+	3+
Clavículas (peitorais e deltoides)	0	1+	2+	3+
Ombros (deltoides)	0	1+	2+	3+
Musculatura interóssea (mãos)	0	1+	2+	3+
Escápula (dorsal maior, trapézio, deltoide)	0	1+	2+	3+
Coxa (quadríceps)	0	1+	2+	3+
Panturrilha (gastrocnêmius)	0	1+	2+	3+
Avaliação geral do estado muscular	**0**	**1+**	**2+**	**3+**
Reservas de gordura:				
Região periorbital	0	1+	2+	3+
Prega cutânea do tríceps	0	1+	2+	3+
Gordura sobre as costelas inferiores	0	1+	2+	3+
Avaliação geral do déficit de gordura	**0**	**1+**	**2+**	**3+**

	Sem edema	Edema leve	Edema mod.	Edema grave
Estado de hidratação:				
Edema do tornozelo	0	1+	2+	3+
Edema sacral	0	1+	2+	3+
Ascite	0	1+	2+	3+
Avaliação geral do estado de hidratação	**0**	**1+**	**2+**	**3+**

Novamente, o déficit muscular prevalece sobre a perda de gordura e excesso de líquidos.

A pontuação do exame físico é determinada pela avaliação subjetiva geral do déficit corporal total.

Sem déficit = 0 ponto

Déficit leve = 1 ponto

Déficit moderado = 2 pontos

Déficit grave = 3 pontos

Pontuação para o Formulário 4 ☐ **D**

(Continua)

(Continuação)

Figura 2.2
Scored Patient-Generated Subjective Global Assessment [Avaliação Subjetiva Global – Preenchida pelo Paciente] – PG-SGA

Formulário 5 – Avaliação global das categorias da PG-SGA

A avaliação global é subjetiva e pretende refletir uma avaliação qualitativa das Caixas 1 a 4 e do Formulário 4 (Exame Físico). Assinale em cada item e, conforme os resultados obtidos, selecione a categoria (A, B ou C).

	☐ CATEGORIA A Bem nutrido	☐ CATEGORIA B Desnutrição suspeita OU moderada	☐ CATEGORIA C Gravemente desnutrido
Peso	Sem perda de peso OU ganho recente de peso (não hídrico)	≤ 5% perda de peso em 1 mês (ou ≤ 10% em 6 meses) OU perda de peso progressiva	> 5% perda de peso em 1 mês (ou > 10% em 6 meses) OU perda de peso progressiva
Ingestão de nutrientes	Sem déficit OU melhora significativa recente	Diminuição evidente da ingestão	Grave déficit da ingestão
Sintomas de impacto nutricional	Nenhum OU melhora significativa recente, permitindo ingestão adequada	Presença de sintomas de impacto nutricional (caixa 3)	Presença de sintomas de impacto nutricional (caixa 3)
Função	Sem déficit OU melhora significativa recente	Déficit funcional moderado OU piora recente	Grave déficit funcional OU piora recente
Exame físico	Sem déficit OU déficit crônico, mas com melhora clínica recente	Evidência de perda leve a moderada de massa muscular e/ou tônus muscular à palpação e/ou perda de gordura subcutânea	Sinais óbvios de desnutrição (ex.: perda intensa de massa muscular, gordura e possível edema)

AVALIAÇÃO GLOBAL
Categoria A, B ou C
Ver Formulário 5   ☐

PONTUAÇÃO TOTAL DA PG-SGA
(Total da pontuação de A + B + C + D)
Ver Recomendações de triagem nutricional   ☐

Recomendações para a triagem nutricional:

A somatória da pontuação da PG-SGA é usada para definir intervenções nutricionais específicas, incluindo o aconselhamento do paciente e seus familiares, manuseio dos sintomas (incluindo intervenções farmacológicas) e a intervenção nutricional apropriada (através de alimentos, suplementos nutricionais, nutrição enteral ou parenteral).

A intervenção nutricional de 1ª linha inclui o manuseio adequado dos sintomas.

TRIAGEM BASEADA NA PONTUAÇÃO TOTAL DA PG-SGA:

0-1	Nenhuma intervenção necessária no momento. Reavaliar de maneira rotineira e regular durante o tratamento;
2-3	Aconselhamento do paciente e de seus familiares pela nutricionista, enfermeira ou outro clínico, com intervenção farmacológica conforme indicado pela avaliação dos sintomas (Caixa 3) e exames laboratoriais, conforme o caso;
4-8	Requer intervenção da nutricionista, juntamente com a enfermeira ou médico conforme indicado pelos sintomas (Caixa 3);
≥ 9	Indica uma necessidade urgente de conduta para a melhora dos sintomas e/ou opções de intervenção nutricional.

Assinatura do clínico: _____ Data ___/___/___

Avaliação Global Subjetiva – Preenchida pelo Doente (PG-SGA). Traduzido, adaptado e validado para a população brasileira de *Scored Patient-Generated Subjective Global Assessment* PG-SGA (©FD Ottery, 2005, 2006, 2015) Brazil 18-008 v.05.21.18, com permissão e colaboração de Dr. Faith Ottery, MD, PhD. *Email*: faithotterymdphd@aol.com ou info@pt-global.org

■ Antropometria

A antropometria é um método não invasivo, de baixo custo e fácil execução que permite a avaliação das dimensões do corpo humano. É um importante processo na assistência ao paciente oncológico, que avalia estatura (altura), peso (habitual, atual) e o percentual de perda de peso, o índice de massa corporal (IMC), dobras cutâneas, circunferências dos membros e força de preensão palmar.

O método apresenta boa acurácia, entretanto, sofre influências do estado clínico do indivíduo.

Necessita de procedimentos e técnicas de medição padronizadas, manutenção periódica dos instrumentos utilizados e experiência ou treinamento dos profissionais responsáveis pela coleta dos dados.

■ Peso corpóreo

É um importante indicador do estado nutricional, obtido por meio de uma medida simples, que corresponde à soma de todos os componentes corporais de um indivíduo. É influenciado pela presença de edema, ascite, massa tumoral e até mesmo do grau de imobilidade do paciente. Estudos mostram que as perdas ponderais graves estão altamente correlacionadas com o aumento da taxa de morbimortalidade.

- **Peso atual (PA):** é o peso verificado na data da avaliação, geralmente registrado em prontuário mediante avaliação inicial realizada pelo enfermeiro ou nutricionista. A balança deve estar calibrada, e o paciente portando roupas leves. Na impossibilidade de obtenção do peso atual, a investigação de alteração ponderal recente deve ser considerada para contribuir no diagnóstico nutricional.

- **Peso habitual (PH):** é o peso que o indivíduo mantém por maior período de tempo. Bastante utilizado como referência para avaliação das variações de peso e no caso de impossibilidade de obtenção do PA.

- **Peso ideal (PI) ou Peso desejável:** é o peso definido de acordo com alguns parâmetros, tais como idade, biótipo, sexo e altura. A maneira mais prática para o cálculo do PI é por meio do Índice de Massa Corpórea (IMC), conforme observado na Fórmula 2.1.

Fórmula 2.1
Cálculo do PI ou Peso desejável por meio do IMC.

$$PI = IMC\ desejado \times Estatura\ (m^2)$$

Fonte: Lee et al., 2013.

- **Adequação ponderal:** a avaliação da alteração de peso (PA ou PH) pode ser obtida por meio do cálculo apresentado na Fórmula 2.2.

Fórmula 2.2
Cálculo da porcentagem (%) de adequação do PA ou PH.

$$Adequação\ do\ PA = PA\ (kg)\ /\ PI\ (kg) \times 100$$
$$Adequação\ do\ PH = PA\ (kg)\ /\ PH\ (kg) \times 100$$

Fonte: Lee et al., 2013.

O resultado obtido representa a porcentagem (%) de adequação do PA. Este valor, quando comparado a parâmetros preestabelecidos, possibilita classificar o estado nutricional (EN) do indivíduo. Na Tabela 2.1, constam os parâmetros sugeridos por Blackburn & Thornton em 1979.

Tabela 2.1
Classificação do EN de acordo com adequação do peso.

Adequação do peso (%)	Estado nutricional
≤ 70	Desnutrição grave
70,1-80	Desnutrição moderada
80,1-90	Desnutrição leve
90,1-110	Eutrofia
110,1-120	Sobrepeso
> 120	Obesidade

Fonte: Blackburn GL, Thornton PA, 1979.

- **Estimativa de peso:** na impossibilidade de utilizar uma balança comum ou maca-balança, pode-se lançar mão de fórmulas que estimam o peso por meio de equações preditivas. As fórmulas mais conhecidas são as propostas por Chumlea et al. (1985) e Rabito et al. (2006), descritas nas Fórmulas 2.3 e 2.4.

Fórmula 2.3
Fórmula para estimativa de peso corpóreo.

Peso (kg) = 0,4808 × CB + 0,5646 × CAb + 1,3160 × CP − 42,2450

Legenda: CB: circunferência braquial (cm); CAb: circunferência abdominal (cm); CP: circunferência da panturrilha (cm). Atenção: todas essas medidas são obtidas com fita métrica inextensível.
Fonte: Chumlea et al., 1985.

Fórmula 2.4
Fórmula para estimativa de peso corpóreo.

Homem:
(0,98 × CP) + (1,16 × AJ) + (1,73 × CB) + (0,37 × DCSE) − 81,69

Mulher:
(1,27 × CP) + (0,87 × AJ) + (0,98 × CB) + (0,4 × DCSE) − 62,35

Legenda: CP: circunferência da panturrilha (cm); AJ: altura do joelho (cm); CB: circunferência do braço (cm); DCSE: prega cutânea subescapular (mm).
Fonte: Rabito et al., 2006.

- **Estimativa ou correção de peso em pacientes amputados:** Quando o paciente apresentar algum membro amputado, é possível estimar o peso de acordo com a Fórmula 2.5:

Fórmula 2.5
Adequação do peso em pacientes amputados.

Peso Corporal Estimado (kg) = PA (kg) + (PA × % Peso Corporal Amputado)

Fonte: Osterkamp LK et al., 1995; Dias et al., 2009.

Figura 2.3
Porcentagem do peso correspondente a cada segmento do corpo.

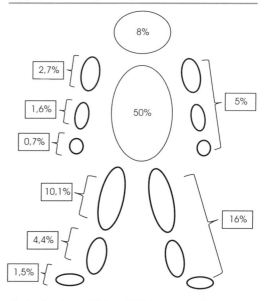

Fonte: Osterkamp LK et al., 1995; Dias et al., 2009.

- **Variação do peso (%):** é importante analisar a existência de perda de peso e o período em que isso ocorreu. Essa correlação indica o risco de morbimortalidade e pode ser obtida por meio do cálculo demonstrado na Fórmula 2.6.

Fórmula 2.6
Cálculo da variação ponderal.

$$\text{Perda de Peso (\%)} = \frac{(\text{Peso Habitual (kg)} - \text{Peso Atual (kg)}) \times 100}{\text{Peso Habitual (kg)}}$$

Fonte: Lee et al., 2013.

O resultado encontrado deve ser analisado segundo os parâmetros propostos por Blackburn (Tabela 2.2)

Tabela 2.2
Classificação da perda de peso(*) em relação ao tempo.

Tempo	Perda Significativa de Peso (%)	Perda Grave de Peso (%)
1 semana	1-2	> 2
1 mês	5	> 5
3 meses	7,5	> 7,5
6 meses	10	> 10

Fonte: Blackburn GL, Thornton PA, 1979.
(*) Não confundir com perda de líquido. Esta tabela compreende a perda de massa corpórea.

Martin et al. (2015) propuseram esquema de classificação para prever a sobrevida global em pacientes com câncer avançado. Baseia-se em agrupamentos de IMC e percentual de perda de peso, sendo 0 melhor e 4 pior prognóstico, conforme apresentado na Figura 2.4.

Figura 2.4
Relação de sobrevida de acordo com IMC e percentual de perda de peso em pacientes oncológicos.

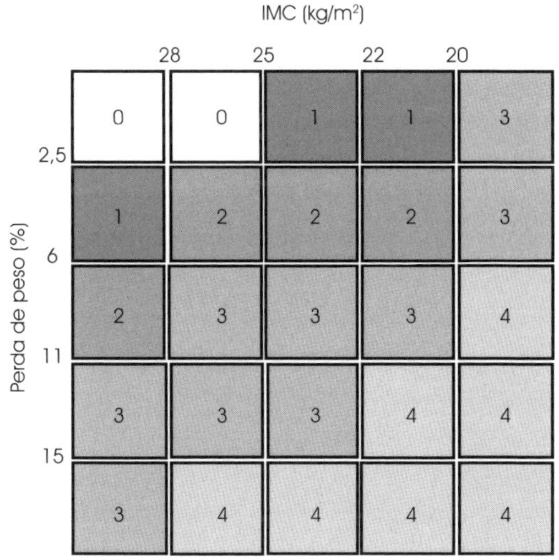

IMC (kg/m²)

Perda de peso (%)	28	25	22	20	
2,5	0	0	1	1	3
6	1	2	2	2	3
11	2	3	3	3	4
15	3	3	3	4	4
	3	4	4	4	4

Esquema de classificação (graus 0-4) para prever a sobrevida global em pacientes com câncer avançado. O esquema de classificação baseia-se em agrupamentos de IMC e perda de peso mostrando uma sobrevida mediana distinta (0: melhor, 4: pior prognóstico). (p < 0,001; ajustado para idade, sexo, localização da doença, estágio e status de desempenho). (Adaptado de 25).
Fonte: Martin et al., 2015 e Arends et al., 2017.

Em algumas situações clínicas, o paciente pode apresentar retenção de líquidos (edema, ascite), sendo necessário realizar ajuste do peso conforme o grau de retenção e sua distribuição no organismo (Quadro 2.1).

Quadro 2.1
Estimativa de peso em relação à retenção de líquidos.

Local e grau de edema	Peso a ser subtraído
Só tornozelo (+)	≅ 1 kg
Até joelho (++)	3 a 4 kg
Até raiz da coxa (+++)	5 a 6 kg
Anasarca	10 a 12 kg

Fonte: Martins C. In: Riella MC, 2001.

Sugere-se que a monitorização nutricional e o controle de peso sejam feitos três vezes por semana durante a hospitalização.

■ Estatura

Poderá ser obtida por meio do estadiômetro. O paciente deverá permanecer em pé, ereto, descalço, com os calcanhares juntos, braços estendidos ao lado do corpo. Caso não seja possível medir a estatura (em pacientes acamados, por exemplo), ela poderá ser estimada.

- **Estimativa da estatura**: pode ser determinada por meio da estatura recumbente, da medida da envergadura dos braços ou do cálculo que utiliza a altura do joelho.

- **Estatura recumbente (deitada)**: envolve a medida do comprimento do indivíduo do topo da cabeça até a planta do pé. Indicada principalmente para indivíduos jovens confinados no leito.

- **Envergadura dos braços:** considera a extensão dos braços como a medição da meia envergadura. O paciente deve estender o braço, formando um ângulo de 90° com o corpo. Mede-se a distância entre a falange distal do dedo médio até o ponto médio da parte superior do esterno, usando uma fita métrica flexível e inelástica (Figura 2.5). A estatura estimada corresponde à medida da meia envergadura multiplicada por 2.

Figura 2.5
Técnica de aferição da meia envergadura.

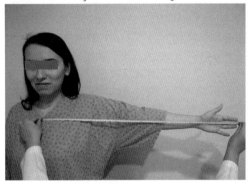

Obs.: o resultado deve ser multiplicado por 2, o que corresponde à medida da estatura.
Fonte: Arquivo pessoal da autoria.

- **Altura do joelho:** obtida por meio do auxílio do instrumento *Knee Calipter*. Para realizar essa medida, o paciente deve permanecer deitado e curvar o joelho a um ângulo de 90°. Faz-se a medida da coxa próxima à patela, utilizando uma régua com escalas. Em seguida, aplica-se o valor obtido na fórmula (Fórmula 2.7) preditiva de estatura de Chumlea (1984).

Fórmula 2.7
Fórmula para cálculo da estimativa da estatura.

Homem: (2,02 × altura do joelho em cm) −
(0,04 × idade em anos) + 64,19

Mulher: (1,83 × altura do joelho em cm) −
(0,24 × idade em anos) + 84,88

Fonte: Adaptada de Chumlea, 1984.

■ Índice de massa corpórea

É um método simples, de baixo custo, bastante utilizado, porém não permite identificar as alterações de composição corporal (massa magra ou gorda) ao longo do tratamento. O cálculo do IMC está descrito na Fórmula 2.8. O EN pode ser classificado comparando-se o valor encontrado com os parâmetros descritos nas Tabelas 2.3 e 2.4, definidos para indivíduos adultos e idosos, respectivamente.

Fórmula 2.8
Cálculo do Índice de Massa Corpórea − IMC.

$$IMC = Peso\ (kg) / Estatura\ (cm)^2$$

Atenção: para calcular o IMC, utiliza-se sempre o peso corrigido.

Tabela 2.3
Classificação do estado nutricional(*) de adultos segundo o IMC.

IMC (kg/m²)	Classificação
< 16,0	Desnutrição Grau III (grave)
16,0-16,9	Desnutrição Grau II (moderada)
17,0-18,4	Desnutrição Grau I (leve)
18,5-24,9	Eutrofia
25,0-29,9	Pré-obeso
30,0-34,9	Obesidade Grau I
35,0-39,9	Obesidade Grau II
≥ 40	Obesidade Grau III

(*) Não confundir com perda de líquido ou hipertrofia muscular.
Fonte: Who, 2004.

Tabela 2.4
Classificação do estado nutricional de idosos, segundo o IMC.

IMC (kg/m²)	Classificação
< 23	Baixo peso
23 > IMC < 28	Eutrofia
≥ 28 e < 30	Sobrepeso
≥ 30	Obesidade

Fonte: Lebrão et al.; SABE/OPAS, 2003.

■ **Circunferências corporais**

A medição das circunferências corporais tem sido utilizada por ser extremamente útil para classificar indivíduos dentro de um grupo com adiposidade relativa e semelhantemente às pregas cutâneas (com exceção da circunferência cefálica, que indica o crescimento cerebral). As equações baseadas na circunferência podem prever a densidade corporal e/ou percentual de gordura. As medições devem seguir uma padronização para garantir resultados confiáveis. As medidas mais comumente usadas estão descritas a seguir:

- **Circunferência da Cintura:** utilizada como preditor de risco cardiovascular, é capaz de refletir acúmulo de gordura visceral ou intra-abdominal (Nih, 2000; Nhanes, 2007; Rossi, 2013). A OMS (1998) sugere os pontos de corte para circunferência da cintura (Tabela 2.5).

Tabela 2.5
Classificação do risco de doença cardiovascular a partir da circunferência da cintura de acordo com a OMS.

Risco DCV	Homens (cm)	Mulheres (cm)
Sem risco	< 94	< 80
Risco	≥ 94	≥ 80
Risco muito alto	≥102	≥ 88

Fonte: Adaptada de OMS, 1998.

Essa é uma forma de predizer a quantidade de gordura que o indivíduo possui na região, porém, a medida para cintura que a OMS (1998) considera nesse caso não é no ponto mais estreito do abdome, e sim, no ponto médio entre a última costela e a crista ilíaca.

- **Circunferência braquial (CB):** representa a soma das áreas de tecidos ósseos, gorduroso e muscular do braço. Permite calcular a circunferência muscular do braço (CMB) e a área muscular do braço (AMB), por meio da aplicação de fórmulas.

Para a obtenção dessa medida, o braço não dominante a ser avaliado deve estar flexionado em direção ao tórax, formando um ângulo de 90°. Localizar e marcar o ponto médio entre o acrômio e o olécrano. Solicitar que a pessoa fique com o braço estendido ao longo do corpo com a palma da mão voltada para a coxa. Contornar o braço com uma fita flexível no ponto marcado de forma ajustada, evitando compressão da pele ou folga.

Uma ressalva: de acordo com a Organização Mundial da Saúde (OMS), os pontos anatômicos para a obtenção do ponto médio do braço são o processo acromial da escápula (e não o acrômio, que é uma região muito grande) e o processo olecraniano da ulna.

Figura 2.6
Medida do comprimento braço – Localizar ponto médio entre o osso acrômio e olecrano.

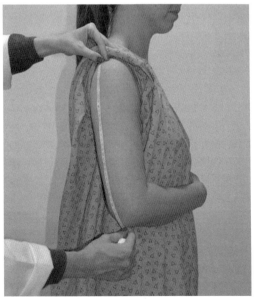

Fonte: Arquivo pessoal da autoria.

Figura 2.7
Medida da circunferência do braço.

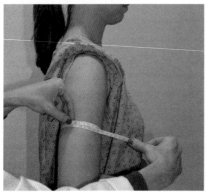

Fonte: Arquivo pessoal da autoria.

O resultado obtido é comparado aos valores de referência do National Health Nutrition Examination Survey (NHANES III), demonstrado na tabela de percentis por Frisancho (2008).

Fórmula 2.9
Cálculo para adequação da % da CB

Adequação da CB (%) = CB obtida (cm) / CB percentil 50 × 100

Tabela 2.6
Estado nutricional segundo classificação do CB por percentil de adequação.

Desnutrição grave	Desnutrição moderada	Desnutrição leve	Eutrofia	Sobrepeso	Obesidade
< 70%	70-80%	80-90%	90-110%	110-120%	> 120%

Fonte: Blackburn GL, Thornton PA, 1979.

Tabela 2.7
Estado nutricional segundo classificação do CB por percentil.

Percentil	Classificação
< P5	Desnutrição
P5-P15	Abaixo da média
P15-P85	Média
P85-95	Acima da média
> P95	Obesidade

Fonte: Adaptada de Frisancho AR, 2008.

- **Circunferência Muscular do Braço (CMB):** apresenta sensibilidade para avaliar massa muscular e desnutrição proteica energética. Entretanto, esta medida revela dificuldades na análise, pois há carência de valores de normalidade para diferentes populações e há falta de fatores corrigidos para idade, estado de hidratação, atividade física e outros dados antropométricos. Essa variável avalia a reserva de tecido muscular. É obtida a partir dos valores da CB e da Dobra Cutânea Tricipital (DCT).

Fórmula 2.10
Cálculo da circunferência muscular do braço

CMB (cm) = CB (cm) − [(DCT (mm)/10) × 3,1416]
Adequação da CMB (%) = CMB obtida (cm)/ CMB percentil 50 × 100

Tabela 2.8
Estado nutricional segundo classificação de CMB por percentil de adequação.

Desnutrição grave	Desnutrição moderada	Desnutrição leve	Eutrofia
< 70%	70-80%	80-90%	90-110%

Fonte: Blackburn GL, Thornton PA, 1979.

- **Circunferência da panturrilha:** revela modificações da massa magra decorrentes do envelhecimento, diminuição de atividade física e da própria terapia antineoplásica proposta. Valores inferiores a 31 cm indicam perda de massa muscular. Barbosa-Silva et al. verificaram, na população brasileira, em 1.291 idosos com mais de 60 anos, pontos de corte médios para a perda de massa muscular: 34 cm para homens e 33 cm para as mulheres.

A tomada dessa medida é feita em posição supina, joelho dobrado em 90°, calcanhar apoiado na cama ou cadeira, medindo a maior circunferência com fita métrica.

■ Dobras cutâneas

A avaliação das dobras cutâneas é um método indireto, que utiliza equações de regressão para a predição da gordura corporal. Baseia-se na relação entre gordura subcutânea, gordura interna e densidade corporal. Este método exige avaliadores muito experientes e bem treinados, para que os resultados obtidos sejam realmente confiáveis. Outro ponto muito importante é que os procedimentos para obtenção destas medidas sejam padronizados e não sofram variação nas medidas seriadas.

- **Dobra cutânea tricipital:** é a mais utilizada para acompanhamento do estado nutricional. Compreende a medida da face posterior do braço, paralelamente ao eixo longitudinal, no ponto que compreende a metade da distância entre a borda superolateral do acrômio e o olécrano.

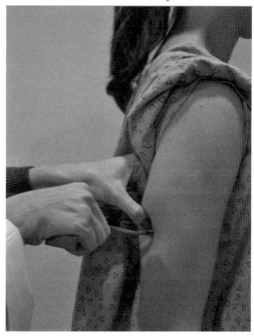

Figura 2.8
Medida da circunferência do braço.

Fonte: Arquivo pessoal da autoria.

O resultado obtido é comparado aos valores de referência do National Health Nutrition Examination Survey (NHANES III), demonstrado na tabela de percentis por Frisancho (2008).

Fórmula 2.11
Cálculo para adequação da % da DCT

Adequação da DCT (%) = DCT obtida (mm) / DCT percentil 50 × 100

Tabela 2.9
Estado nutricional segundo classificação de DCT por percentil de adequação.

Desnutrição Grave	Desnutrição Moderada	Desnutrição Leve	Eutrofia	Sobrepeso Obesidade	
< 70%	70-80%	80-90%	90-110%	110-120%	> 120%

Fonte: Blackburn GL, Thornton PA, 1979.

Tabela 2.10
Estado nutricional segundo classificação de DCT por percentil.

Percentil	Classificação
< P5	Desnutrição
P5 – P15	Abaixo da média
P15 – P85	Média
P85-95	Acima da média
> P95	Obesidade

Fonte: Adaptada de Frisancho AR, 2008.

■ Força de preensão palmar (FPP)

Outra avaliação importante é a determinação da capacidade funcional. Este método avalia a força da mão, cujo resultado pode ser interpretado para verificar a força total do corpo. Ela é mensurada com o uso do dinamômetro, que consiste em um procedimento objetivo, prático e de fácil utilização.

Recomenda-se que o indivíduo esteja sentado com o ombro abduzido e neutramente rodado, cotovelo fletido a 90° e antebraço e punho em posição neutra. São realizadas três medidas em cada mão, com um intervalo de 5 segundos entre cada medida. Solicita-se ao voluntário que aperte o dinamômetro com a força máxima, e que o segure até que o avaliador conte até três. Os pontos de corte para definir baixa força de preensão palmar, de acordo com Massy-Westropp (2011), são:

Pacientes com força de preensão palmar reduzida apresentam sérias complicações no pós-operatório. Essa avaliação consegue verificar, em um período curto de tempo, as mudanças nutricionais funcionais antes das mudanças antropométricas e bioquímicas, permitindo também, em curto prazo, avaliar a eficácia da terapêutica nutricional.

Figura 2.9
Medida da força de preensão palmar.

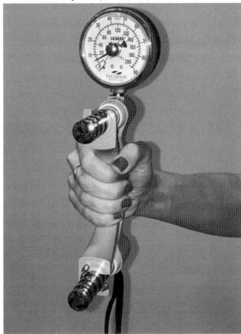

Fonte: Arquivo pessoal da autoria.

Tabela 2.11
Valores de referência da força de preensão palmar (kg), de acordo com faixa etária e gênero.

Idade (anos)	Homens Direita	Homens Esquerda	Mulheres Direita	Mulheres Esquerda
20 a 29	47	45	30	28
30 a 39	47	47	31	29
40 a 49	47	45	29	28
50 a 59	45	43	28	26
60 a 69	40	38	24	23
+ 70	33	32	20	18

Fonte: Massy-Westropp et al., 2011.

≡ Conclusão

A doença oncológica, associada às terapias antineoplásicas, promove um aumento no risco de depleção do estado nutricional. A avaliação nutricional é um processo muito importante para auxiliar na melhor conduta ao paciente oncológico.

Vale ressaltar que um instrumento de avaliação nutricional utilizado isoladamente não é capaz de atender a todas as características, sendo necessário empregar vários métodos para obter o melhor resultado.

Apêndices CB, CMB, DCT

Percentis para circunferência do braço (CB)
Sexo masculino

Idade (anos)	Percentis								
	5	10	15	25	50	75	85	90	95
2,0-2,9	14,2	14,5	14,8	15,2	16	16,8	17,2	17,5	17,9
3,0-3,9	14,4	14,8	15,2	15,6	16,6	17,5	18,0	18,3	18,9
4,0-4,9	14,4	14,9	15,3	15,8	16,9	18,0	18,6	19,0	19,6
5,0-5,9	14,4	15,0	15,4	16,1	17,3	18,5	19,2	19,7	20,4
6,0-6,9	14,5	15,2	15,7	16,5	17,9	19,4	20,2	20,7	21,5
7,0-7,9	14,8	15,6	16,2	17,0	18,7	20,4	21,3	21,9	22,9
8,0-8,9	15,2	16,1	16,7	17,7	19,5	21,4	22,4	23,1	24,2
9,0-9,9	15,6	16,6	17,3	18,4	20,4	22,4	23,6	24,4	25,6
10,0-10,9	16,1	17,2	17,9	19,1	21,2	23,5	24,8	25,6	26,9
11,0-11,9	16,7	17,9	18,7	20,0	22,3	24,8	26,2	27,1	28,5
12,0-12,9	17,5	18,8	19,7	21,1	23,6	26,3	27,8	28,8	30,4
13,0-13,9	18,5	19,9	20,8	22,3	25,0	27,8	29,4	30,5	32,1
14,0-14,9	19,7	21,1	22,0	23,5	26,2	29,1	30,7	31,8	33,4
15,0-15,9	20,9	22,2	23,1	24,5	27,2	29,9	31,4	32,5	34,0
16,0-16,9	22,1	23,1	24,2	25,5	28,0	30,5	31,9	32,9	34,3
17,0-17,9	23,1	24,4	25,2	26,5	28,9	31,4	32,8	33,7	35,2
18,0-18,9	23,9	25,2	26,1	27,5	30,0	32,7	34,2	35,2	36,7
19,0-19,9	24,5	25,8	26,7	28,0	30,5	33,1	34,5	35,5	36,9
20,0-29,9	26,1	27,3	28,2	29,4	31,8	34,2	35,6	36,5	37,8
30,0-39,9	26,3	27,6	28,5	29,8	32,3	34,9	36,3	37,3	38,7
40,0-49,9	26,9	28,2	29,1	30,5	33,0	35,7	37,1	38,1	39,6
50,0-59,9	26,6	27,9	28,8	30,1	32,6	35,2	36,6	37,6	39,0
60,0-69,9	26,5	27,6	28,5	29,7	32,0	34,4	35,7	36,5	39,7
70,0-79,9	25,1	26,2	27,1	28,3	30,6	32,9	34,2	35,1	36,4
80,0-90,9	23,5	24,7	25,5	26,7	28,9	31,2	32,5	33,4	34,7

Fonte: Frisancho, 2008.

Percentis para circunferência do braço (CB)
Sexo feminino

Idade (anos)	Percentis								
	5	10	15	25	50	75	85	90	95
2,0-2,9	13,8	14,3	14,6	15,0	15,9	16,8	17,3	17,6	18,1
3,0-3,9	14,1	14,6	15,0	15,5	16,5	17,5	18,1	18,5	19,1
4,0-4,9	14,1	14,7	15,1	15,6	16,7	17,9	18,6	19,0	19,7
5,0-5,9	14,3	14,9	15,4	16,0	17,4	18,8	19,6	20,2	21,0
6,0-6,9	14,4	15,1	15,7	16,5	18,1	19,8	20,8	21,5	22,5
7,0-7,9	14,6	15,4	16,0	16,9	18,7	20,7	21,8	22,6	23,8
8,0-8,9	15,0	15,9	16,5	17,5	19,5	21,6	22,9	23,7	25,1
9,0-9,9	15,7	16,7	17,3	18,4	20,4	22,7	24,0	25,0	26,4
10,0-10,9	16,7	17,7	18,5	19,6	21,8	24,2	25,6	26,5	28,0
11,0-11,9	17,8	18,9	19,6	20,8	23,2	25,7	27,2	28,3	29,9
12,0-12,9	18,7	19,8	20,6	21,9	24,4	27,1	28,7	29,8	31,6
13,0-13,9	19,3	20,5	21,3	22,6	25,2	28,1	29,7	30,9	32,7
14,0-14,9	19,7	21,0	21,8	23,1	25,8	28,7	30,4	31,6	33,4
15,0-15,9	20,1	21,3	22,2	23,5	26,2	29,2	30,9	32,1	33,9
16,0-16,9	20,3	21,6	22,5	23,8	26,6	29,6	31,3	32,5	34,4
17,0-17,9	20,4	21,6	22,5	23,9	26,6	29,6	31,4	32,6	34,5
18,0-18,9	20,3	21,6	22,5	23,9	26,7	29,8	31,6	32,8	34,8
19,0-19,9	20,5	21,8	22,7	24,0	26,8	29,8	31,5	32,8	34,7
20,0-29,9	21,4	22,7	23,7	25,2	28,1	31,4	33,3	34,6	36,7
30,0-39,9	23,1	24,6	25,6	27,1	30,3	33,7	35,7	37,1	39,3
40,0-49,9	24,2	25,6	26,6	28,2	31,4	34,8	36,8	38,2	40,4
50,0-59,9	24,4	25,9	27,0	28,6	31,9	35,4	37,5	38,9	41,2
60,0-69,9	24,3	25,7	26,7	28,3	31,4	34,7	36,7	38,1	40,2
70,0-79,9	23,1	25,4	25,4	26,9	29,9	33,1	35,0	36,3	38,4
80,0-90,9	21,5	22,7	23,6	25,0	27,8	30,9	32,7	33,9	35,8

Fonte: Frisancho, 2008.

Percentis para circunferência muscular do braço (CMB)
Sexo masculino

Idade (anos)	Percentis						
	5	10	25	50	75	90	95
1,0-1,9	11,0	11,3	11,9	12,7	13,5	14,4	14,7
2,0-2,9	11,1	11,4	12,2	13,0	14,0	14,6	15,0
3,0-3,9	11,7	12,3	13,1	13,7	14,3	14,8	15,3
4,0-4,9	12,3	12,6	13,3	14,1	14,8	15,6	15,9
5,0-5,9	12,8	13,3	14,0	14,7	15,4	16,2	16,9
6,0-6,9	13,1	13,5	14,2	15,1	16,1	17,0	17,7
7,0-7,9	13,7	13,9	15,1	16,0	16,8	17,7	19,0
8,0-8,9	14,0	14,5	15,4	16,2	17,0	18,2	18,7
9,0-9,9	15,1	15,4	16,1	17,0	18,3	19,6	20,2
10,0-10,9	15,6	16,0	16,6	18,0	19,1	20,9	22,1
11,0-11,9	15,9	16,5	17,3	18,3	19,5	20,5	23,0
12,0-12,9	16,7	17,1	18,2	19,5	21,0	22,3	24,1
13,0-13,9	17,2	17,9	19,6	21,1	22,6	23,8	24,5
14,0-14,9	18,9	19,9	21,2	22,3	24,0	26,0	26,4
15,0-15,9	19,9	20,4	21,8	23,7	25,4	26,6	27,2
16,0-16,9	21,3	22,5	23,4	24,9	26,9	28,7	29,6
17,0-17,9	22,4	23,1	24,5	25,8	27,3	29,4	31,2
18,0-18,9	22,6	23,7	25,3	26,4	28,3	29,8	32,4
19,0-24,9	23,8	24,5	25,7	27,3	28,9	30,9	32,1
25,0-34,9	24,3	25,0	26,4	27,9	29,8	31,4	32,6
35,0-44,9	24,7	25,5	26,9	28,6	30,2	31,8	32,7
45,0-54,9	23,9	24,9	26,5	28,1	30,0	31,8	32,6
55,0-64,9	23,8	24,5	26,0	27,8	29,5	31,0	32,0
65,0-74,9	22,3	23,5	25,1	26,8	28,4	29,8	30,6

Fonte: Frisancho, 1981.

Percentis para circunferência muscular do braço (CMB)
Sexo feminino

Idade (anos)	Percentis						
	5	10	25	50	75	90	95
1,0-1,9	10,5	11,1	11,7	**12,4**	13,2	13,9	14,3
2,0-2,9	11,1	11,4	11,9	**12,6**	13,3	14,2	14,7
3,0-3,9	11,3	11,9	12,4	**13,2**	14,0	14,6	15,2
4,0-4,9	11,5	12,1	12,8	**13,6**	14,4	15,2	15,7
5,0-5,9	12,5	12,8	13,4	**14,2**	15,1	15,9	16,5
6,0-6,9	13,0	13,3	13,8	**14,5**	15,4	16,6	17,1
7,0-7,9	12,9	13,5	14,2	**15,1**	16,0	17,1	17,6
8,0-8,9	13,8	14,0	15,1	**16,0**	17,1	18,3	19,4
9,0-9,9	14,7	15,0	15,8	**16,7**	18,0	19,4	19,8
10,0-10,9	14,8	15,0	15,9	**17,0**	18,0	19,0	19,7
11,0-11,9	15,0	15,8	17,1	**18,1**	19,6	21,7	22,3
12,0-12,9	16,2	16,6	18,0	**19,1**	20,1	21,4	22,0
13,0-13,9	16,9	17,5	18,3	**19,8**	21,1	22,6	24,0
14,0-14,9	17,4	17,9	19,0	**20,1**	21,6	23,2	24,7
15,0-15,9	17,5	17,8	18,9	**20,2**	21,5	22,8	24,4
16,0-16,9	17,0	18,0	19,0	**20,2**	21,6	23,4	24,9
17,0-17,9	17,5	18,3	19,4	**20,5**	22,1	23,9	25,7
18,0-18,9	17,4	17,9	19,1	**20,2**	21,5	23,7	24,5
19,0-24,9	17,9	18,5	19,5	**20,7**	22,1	23,6	24,9
25,0-34,9	18,3	18,8	19,9	**21,2**	22,8	24,6	26,4
35,0-44,9	18,6	19,2	20,5	**21,8**	23,6	25,7	27,2
45,0-54,9	18,7	19,3	20,6	**22,0**	23,8	26,0	27,4
55,0-64,9	18,7	19,6	20,9	**22,5**	24,4	26,6	28,0
65,0-74,9	18,5	19,5	20,8	**22,5**	24,4	26,4	27,9

Fonte: Frisancho, 1981.

Percentis para dobra cutânea do tríceps (DCT)
Sexo masculino

Idade (anos)	Percentis								
	5	10	15	25	50	75	85	90	95
2,0-2,9	6,0	6,4	6,8	7,4	8,6	10,3	11,3	12,2	13,6
3,0-3,9	5,7	6,2	6,6	7,2	8,5	10,2	11,4	12,3	13,9
4,0-4,9	5,3	5,8	6,1	6,7	8,1	10,0	11,2	12,2	14,0
5,0-5,9	4,9	5,4	5,8	6,4	8,0	10,4	12,0	13,4	16,0
6,0-6,9	4,4	5,0	5,4	6,1	8,1	11,0	13,4	15,4	19,4
7,0-7,9	4,2	4,7	5,2	6,0	8,1	11,7	14,7	17,4	23,0
8,0-8,9	4,2	4,8	5,3	6,2	8,5	12,5	15,9	19,1	26,0
9,0-9,9	4,6	5,2	5,8	6,7	9,3	13,7	17,5	21,1	28,7
10,0-10,9	5,0	5,7	6,3	7,3	10,1	14,9	19,1	22,9	31,3
11,0-11,9	5,2	5,9	6,6	7,7	10,7	15,9	20,4	24,7	34,1
12,0-12,9	5,0	5,7	6,3	7,5	10,5	16,0	21,0	25,8	36,6
13,0-13,9	4,4	5,2	5,7	6,8	9,8	15,2	20,3	25,4	37,3
14,0-14,9	3,9	4,5	5,1	6,0	8,8	13,9	18,8	23,8	35,8
15,0-15,9	3,7	4,3	4,8	5,7	8,2	12,9	17,4	21,8	32,5
16,0-16,9	3,8	4,4	4,9	5,8	8,4	13,1	17,5	21,9	32,2
17,0-17,9	4,0	4,7	5,2	6,1	8,7	13,5	17,8	22,1	32,0
18,0-18,9	3,7	4,4	5,0	6,1	8,8	13,2	16,8	19,9	26,0
19,0-19,9	3,9	4,6	5,2	6,2	9,0	13,6	17,3	20,5	26,7
20,0-29,9	4,3	5,2	6,0	7,2	10,2	14,4	17,3	19,7	23,6
30,0-39,9	4,7	5,6	6,4	7,7	10,8	15,1	18,1	20,5	24,5
40,0-49,9	5,2	6,2	7,0	8,3	11,5	15,7	18,6	20,9	24,7
50,0-59,9	5,4	6,4	7,2	8,5	11,7	15,9	18,8	21,0	24,7
60,0-69,9	5,5	6,5	7,3	8,6	11,6	15,6	18,3	20,4	24,0
70,0-79,9	5,5	6,5	7,2	8,5	11,4	15,2	17,8	19,8	23,2
80,0-90,9	5,4	6,3	7,0	8,2	10,9	14,5	16,9	18,7	21,8

Fonte: Frisancho, 2008.

Percentis para dobra cutânea do tríceps (DCT)
Sexo feminino

Idade (anos)	Percentis								
	5	10	15	25	50	75	85	90	95
2,0-2,9	5,9	6,5	6,9	7,6	8,9	10,5	11,5	12,2	13,3
3,0-3,9	5,6	6,3	6,7	7,5	9,1	10,9	12,1	12,9	14,2
4,0-4,9	5,1	5,8	6,3	7,1	8,9	11,1	12,4	13,4	15,0
5,0-5,9	4,9	5,6	6,2	7,1	9,2	11,7	13,3	14,5	16,4
6,0-6,9	4,8	5,6	6,2	7,3	9,6	12,5	14,4	15,9	18,2
7,0-7,9	4,7	5,6	6,3	7,4	10,0	13,4	15,6	17,2	19,9
8,0-8,9	4,8	5,7	6,5	7,7	10,6	14,3	16,8	18,7	21,8
9,0-9,9	5,0	6,0	6,8	8,1	11,3	15,4	18,2	20,3	23,7
10,0-10,9	5,4	6,5	7,4	8,8	12,2	16,7	19,7	22,0	25,8
11,0-11,9	6,0	7,2	8,1	9,7	13,3	18,1	21,3	23,7	27,7
12,0-12,9	6,7	8,0	9,0	10,6	14,4	19,4	22,6	25,0	29,1
13,0-13,9	7,5	8,8	9,9	11,6	15,5	20,4	23,7	26,1	30,1
14,0-14,9	8,3	9,7	10,8	12,5	16,5	21,5	24,8	27,2	31,2
15,0-15,9	8,9	10,4	11,5	13,3	17,4	22,6	25,9	28,4	32,5
16,0-16,9	9,1	10,6	11,7	13,6	17,8	23,2	26,6	29,2	33,4
17,0-17,9	8,8	10,4	11,5	13,5	17,8	23,4	27,0	29,7	34,1
18,0-18,9	9,0	10,5	11,7	13,6	17,9	23,5	27,0	29,7	34,0
19,0-19,9	9,0	10,5	11,7	13,6	18,0	23,6	27,2	29,9	34,3
20,0-29,9	10,2	12,0	13,4	15,7	20,5	26,3	29,9	32,4	36,6
30,0-39,9	10,8	13,6	15,5	18,4	23,9	29,5	32,6	34,7	37,8
40,0-49,9	12,7	15,5	17,4	20,3	25,7	31,2	34,2	36,3	39,4
50,0-59,9	13,6	16,3	18,1	20,9	26,1	31,4	34,2	36,2	39,1
60,0-69,9	12,7	15,3	17,1	19,7	24,7	29,8	32,6	34,5	37,3
70,0-79,9	10,4	12,8	14,6	17,1	21,9	26,9	29,6	31,4	34,1
80,0-90,9	6,7	8,9	10,5	12,9	17,4	22,0	24,5	26,3	28,8

Fonte: Frisancho, 2008.

☰ Referências

1. Arends J, Bachmann P, Baracos V, Barthelemy N, Bertz H, Bozzetti F et al. Espen guidelines on nutrition in cancer patients. Clin Nutr. 2016 Aug 6;pii: S02615614(16):301-819.
2. Barbosa AR, Souza JM, Lebrão ML, Laurenti R, Marucci MF. Anthropometry of elderly residents in the city of São Paulo, Brazil. Cad Saude Publica. 2005 nov-dec;21(6):1929-38.
3. Barrere APN, Horie LM, Nogueira PBP, Oliveira RMC, Piovacari, SMF. Triagem e avaliação nutricional. In: Piovacari SMF, Toledo DO, Figueiredo EJA. Equipe Multiprofissional de Terapia Nutricional. EMTN em prática. São Paulo: Atheneu; 2017. p. 13-56.
4. Blackburn GL, Thornton PA. Nutritional assessment of the hospitalized patient. Med Clin North Am. 1979 Sep;63(5):11103-15.
5. Campos JADB, Prado CD. Cross-cultural adaptation of the Portuguese version of the patient generated subjective global assessment. Nutr Hosp. 2012;27(2):583-589.
6. Chumlea WC et al. J Am Geriatr Soc. 1985 Feb;33(2):116-20.
7. Consenso nacional de nutrição oncológica. Instituto Nacional de Câncer José Alencar Gomes da Silva. 2. ed. rev. ampl. atual. Rio de Janeiro: INCA; 2015. 182p.
8. Detsky AS, McLaughlin JR, Baker JP et al. What is subjective global assessment of nutritional status? J Parenter Enteral Nutr. 1987;11:8-13.
9. Dias MC, Horie LM, Waitzberg DL. Exame físico e Antropometria. In: Waitzberg DL. Nutrição oral, enteral e parenteral na prática clínica. 4. ed. São Paulo. Atheneu; 2009.383-419.
10. Dias MCG, Van Aanholt DPJ, Catalani LA, Rey JSF, Gonzalez MC, Coppini L et al. Triagem e avaliação nutricional, Projeto Diretrizes, 2011.
11. Frisancho AR. Anthropometric standards. An interactive nutricional reference of body size and body composition for children and adults. University Michigan, 2008. 335p.
12. Frisancho AR. New norms of upper limb fat and muscle areas for assessment of nutritional status. Am J Clin Nutr. 1981 nov;34(11):2540-5.
13. Gonzalez MC, Borges LR, Silveira DH, Assunção MCF, Orlandi SP. Validação da versão em português da avaliação subjetiva global produzida pelo próprio paciente. Revista Bras Nutr Clin. 2010;25(2):102-8.
14. Gonzalez MC, Orlandi SP. Avaliação subjetiva global. In: Waitzberg DL. Nutrição oral, enteral e parenteral na prática clínica. 5. ed. São Paulo: Atheneu; 2017. p. 441-464.
15. Guimarães AF, Galante AP. Anamnese nutricional e inquéritos dietéticos. In: Rossi L, Caruso L, Galante AP. Avaliação nutricional: novas perspectivas. São Paulo. Roca/São Camilo; 2008. p. 23-44.
16. Heredia LE, Pena GM, Galiana JR. Handgrip dynamometry in healthy adults. Clin Nutr. 2005; 24:250-8.
17. Horie LM et al. Diretriz BRASPEN de terapia nutricional no paciente com câncer. BRASPEN J. 2019;34(Suppl 1):2-32.
18. Kondrup J, Allison SP, Elia M, Vellas B, Plauth M; Educational and Clinical Practice Committee, European Society of Parenteral and Enteral Nutrition (Espen). Espen guidelines for nutrition screening 2002. Clin Nutr. 2003 Aug;22(4):415-21.
19. Lee RD, Nieman DC. Introduction to Nutriional assessment. In: Lee RD, Nieman DC. Nutritional Assessment. Sixth edition. USA; 2013. 383-419.
20. Levin R. Nutrition risk screening and assessment of the oncology patient. In: Leser M, Ledesma N, Bergerson S, Trujillo E. Oncology Nutrition for Clinical Practice. Oncology Nutrition Dietetics. 2013. 25-32.
21. Lebrão ML, Duarte YA, orgs. O Projeto SABE no Município de São Paulo: uma abordagem inicial. Brasília: OPAS/MS; 2003.
22. Levin R. Nutritional risk screening and assessment of the oncology patient. In: Oncology Nutrition for Clinical Practice. 2013. Oncology Nutrition Dietetic. 25-32.
23. Martin L, Senesse P, Gioulbasanis I, Antoun S, Bozzetti F, Deans C, et al. Diagnostic criteria for the classification of cancer-associated weight loss. J Clin Oncol 2015;33:90e9.
24. Martins C, Moreira SM, Pierosan SR. Interações droga nutriente. 2. ed. Paraná: Nutro clínica; 2003.
25. Massy-Westropp NM, Gil TK, Taylor AW, Bohannon RW, Hill CL. Hand grip strength: age and gender stratified normative data in a population-based study. BMC Research Notes. 2011; 4:127.
26. Moreira D, Álvarez RRA, Godoy JRd. Abordagem sobre preensão palmar utilizando o dinamômetro Jamar: uma revisão de literatura. R Bras Ci e Mov. 2003;11:95-9.
27. Mueller C, Compher C, Ellen DM; American Society for Parenteral and Enteral Nutrition (Aspen) Board of Directors. Aspen clinical guidelines: Nutrition screening, assessment, and intervention in adults. JPEN J Parenter Enteral Nutr. 2011 Jan;35(1):16-24.
28. Osterkamp LK. Current perspective on assessment of human body proportions of relevance to amputees. J Am Diet Assoc. 1995 Feb;95(2):215-8.
29. Ottery FD. Rethinking nutritional support of the cancer patient: the new field of nutritional oncology. Sem. Oncol. 1994, 21,770-8.

30. Rabito EI, Vannnucchi GB, Suen VMM, Castilho Neto LL, Marchini JS. Estimativa de peso e altura de pacientes hospitalizados e imobilizados. Rev Nutr. Campinas, 19:655-661, 2006.

31. Thompson KL, Elliot L, Fuchs-Tarlovsky V, Levin R, Von AC, Piemonte T. Oncology Evidence-Based Nutrition Practice Guideline for Adults. Journal of Academy and Nutrition and Dietetics. 2017; 117(2):297-310.

32. Von Meyenfeldt M. Cancer-associated malnutrition: an introduction. Eur J Oncol Nurs. Review 2005;9(Suppl 2):S35-8.

33. Who Expert Consultation. Appropriate body-mass index for Asian populations and its implications for policy and intervention strategies. Lancet. 2004 Jan 10;363(9403):157-63.

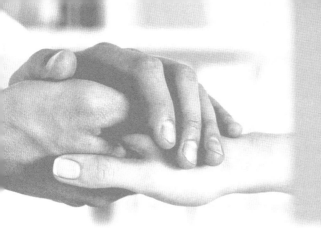

Capítulo 3

Fabiano Girade Corrêa
Rodrigo Costa Gonçalves

Avaliação clínica e exames bioquímicos

≡ Avaliação clínica

O objetivo da avaliação clínica do paciente com câncer é definir a terapia nutricional a ser implementada, levando em consideração o *status* nutricional basal, diagnóstico atual, comorbidades, planejamento terapêutico da neoplasia e as necessidades nutricionais aumentadas.

≡ História clínica

A história clínica envolve coleta de informações sobre o diagnóstico do câncer, estadiamento, presença de complicações atuais, como infecções que podem modificar as necessidades nutricionais, tratamento antineoplásico proposto, além de antecedentes pessoais prévios que possam influenciar na terapia nutricional. Informações sobre cirurgias intestinais prévias, ritmo intestinal, comorbidades (diabetes, doença hepática, doença renal) são úteis. História de toxicidades à quimioterapia como mucosites, diarreia, vômitos, alterações salivares e dentais tem grande impacto na aceitação alimentar.

≡ História psicossocial

Fatores sociais de risco como tabagismo, alcoolismo, uso de drogas e *status* econômico necessitam ser acessados na história clínica. Falta de suporte familiar ou financeiro pode influenciar no planejamento da terapia nutricional. Indivíduos que moram sozinhos têm maior risco para baixa ingesta, e os que têm menor rede social apresentam maior perda de peso. Terapias de suporte psicossocial devem ser instituídas, buscando identificar e manejar sintomas psicológicos decorrentes das mudanças de vida, secundárias à neoplasia, e que acabam impactando na aceitação alimentar.

≡ Exame físico

O exame físico é um indicador subjetivo do estado nutricional, que, combinado com outros componentes da avaliação nutricional, oferece uma perspectiva da evolução do estado nutricional. Pode, ainda, fornecer evidências das deficiências nutricionais ou da piora funcional, bem como possibilita reforçar hipóteses sobre o diagnóstico nutricional.

O exame físico nutricional engloba observações dos diversos tecidos de proliferação rápida, que refletem precocemente problemas nutricionais quando comparados a outros tecidos, buscando sempre investigar a presença de alterações específicas.

A investigação deve ser realizada de forma sistemática e progressiva, a partir da cabeça até a região plantar, com foco principal nos seguintes aspectos: tipo de fácies (agudo ou crônico), sinais de anemia, desidratação, icterícia, alterações nos olhos, cavidade oral (lábios, língua), pescoço (tireoide) membros superiores (unhas, região palmar), membros inferiores (quadríceps, joelho, tornozelo, região plantar), alterações tróficas na pele, pelos e fâneros, abdome, pesquisa de edema, avaliação de déficit muscular e déficit de gordura. É importante sabermos que a principal característica do sinal clínico nutricional é a bilateralidade, pois qualquer atrofia unilateral deve ser investigada, a fim de afastar a hipótese de uma causa neurológica.

A avaliação do déficit muscular e de gordura merece destaque, por ser parâmetro do exame físico utilizado na Avaliação Subjetiva Global Produzida Pelo Próprio Paciente (ASG-PPP), ferramenta considerada padrão-ouro para avaliação nutricional do paciente oncológico.

Para avaliação das reservas de gordura, estado muscular e hidratação, as seguintes regiões devem ser examinadas e graduadas, subjetivamente, pelo grau de déficit em normal, leve, moderada ou grave:

- Reservas de gordura:
  - Região orbital
  - Braços
    - Tríceps
    - Bíceps
  - Região torácica e lombar
    - Costelas
    - Lombar inferior
    - Linha axilar média
- Perda de massa muscular:
  - Corpo superior
    - Região temporal
    - Região clavicular (peitoral maior, deltoide, trapézio)
    - Região do acrômio (deltoide)
    - Região escapular (trapézio, supraespinal, infraespinal)
    - Mãos (interósseos)
  - Corpo inferior
    - Região patelar
    - Coxa anterior (quadríceps)
    - Panturrilha (gastrocnêmio)
- Estado de hidratação:
  - Edema de tornozelo
  - Edema sacral
  - Ascite

As principais alterações encontradas em algumas deficiências nutricionais e que podem ser observadas no exame físico estão descritas na Tabela 3.1.

Tabela 3.1
Alterações ao exame físico observadas em algumas deficiências nutricionais.

Local	Manifestações clínicas	Carência
Cabelo	Seco, despigmentação transversa (sinal de bandeira), perda de brilho, quebradiço, alopecia, arrancável com facilidade e sem dor	Proteínas e zinco
Face	Edema, depleção temporal e masseter, exposição do arco zigomático, seborreia nasolabial	Vitamina B2 e ferro, proteínas
Olhos	Xerose, blefarite angular, palidez conjuntival, escavados, escurecimento ao redor dos olhos	Ferro, vitaminas A, B2 e B6
Lábios	Queilite, estomatite angular, edema, espessamento	Vitamina B2
Língua	Glossite, atrofia e hipertrofia de papilas, língua magenta	Vitaminas B12, B9, B3, B2
Gengivas	Sangramentos, porosidade, edema	Vitamina C

(Continua)

(Continuação)

Tabela 3.1
Alterações ao exame físico observadas em algumas deficiências nutricionais.

Local	Manifestações clínicas	Carência
Pele	Xerose, hiperceratose, petéquias, equimoses, aparência de celofane, edema, cicatrização deficiente	Vitaminas A, C, K
Unhas	Quebradiças, coiloníquia, micoses	Ferro
Tecido subcutâneo	Edema, pouca gordura, excesso de gordura	Proteínas, calorias
Sistema musculoesquelético	Atrofia do bíceps, tríceps, adutor do polegar, quadríceps e panturrilha, flacidez das panturrilhas	Calorias, proteínas

Fonte: Mueller CM, 2017.

Desse modo, cada parte do corpo deve ser examinada de forma cuidadosa, para que, associada ao relato dos sintomas, seja possível a definição ou suspeita diagnóstica para subsidiar a solicitação dos exames laboratoriais e correlacioná-los aos dados de consumo alimentar. Portanto, o exame físico é uma ferramenta que apresenta baixo custo e é simples e importante na identificação da gravidade dos problemas nutricionais.

≡ Exames bioquímicos

A avaliação bioquímica contribuirá para a identificação do estado nutricional do paciente, além de possibilitar acompanhamento da terapia nutricional e dos efeitos colaterais associados à terapia antineoplásica. Acompanhamento de glicemia, anemia, função hepática, função renal e eletrólitos é recomendado.

■ Proteínas plasmáticas

As proteínas plasmáticas trazem informação indireta sobre níveis de proteínas viscerais. Suas reduções podem estar associadas a menor síntese hepática, o que poderia estar associado a déficits nutricionais. Albumina tem meia-vida em torno de 20 dias, enquanto transferrina e pré-albumina têm meia-vida menores, 8 e 2 a 3 dias, respectivamente, podendo ser alteradas mais precocemente. No entanto, os níveis séricos dessas proteínas são afetados por muitos fatores não nutricionais, resultando em baixa

sensibilidade e especificidade para mudanças agudas e subagudas do estado nutricional. Estudos mostram baixa correlação com avaliação subjetiva global (ASG) quando utilizadas isoladamente. Níveis baixos indicam que o paciente tem gravidade e necessitará de monitorização frequente e terapia nutricional mais agressiva.

Muitas vezes, a queda dessas proteínas se associa a um quadro de inflamação secundária à neoplasia. Inflamação sistêmica no câncer está associada a maior gasto energético, perda de peso, perda de massa magra e declínio funcional. Marcadores como proteína C reativa, albumina, contagem de linfócitos entre outros, ao se associarem à inflamação, acabam por ser marcadores prognósticos. O Glasgow Prognostic Score (Tabela 3.2) prediz risco de caquexia, de menor resposta a tratamento e pior sobrevida, e o Índice Inflamatório Nutricional (albumina/PCR) apresenta boa correlação com ASG, independentemente do estado inflamatório sistêmico.

Tabela 3.2
Glasgow Prognostic Score.

Características bioquímicas	Score
PCR ≤ 10 mg/L e albumina ≥ 35 g/l	0
PCR ≤ 10 mg/L e albumina < 35 g/l	0
PCR > 10 mg/l	1
PCR > 10 mg/L e albumina < 35 g/l	2

Fonte: McMillan DC et al., 2009.

O Índice de Prognóstico Nutricional (PNI) é calculado utilizando albumina sérica e contagem de linfócitos (Fórmula 3.1). Reflete estado inflamatório sistêmico, e valores baixos (< 45-40) são preditores de complicações pós-operatórias e sobrevida em câncer cirúrgico.

Fórmula 3.1
Índice de Prognóstico Nutricional.

10 × albumina (g/dL) + 0,005 × total de linfócitos (por/mm³)

Fonte: Mohri Y et al., 2013.

■ Balanço nitrogenado

Balanço nitrogenado (BN) é definido como balanço entre nitrogênio ingerido (proteína ingerida + infundida/6,25) e excretado (ureia urinária 24 h x 0,47) + 4 e apresenta correlação com o balanço proteico. Se mais nitrogênio é perdido do que ingerido, o paciente é considerado catabólico ou em BN negativo. Um BN de -4 ou -5 a +4 ou +5 é usualmente considerado um balanço neutro. Contudo, ele reflete somente o balanço global de nitrogênio, não fornecendo informações sobre a dinâmica proteica de síntese ou catabolismo e de redistribuição entre músculo, tecido esplâncnico e outros órgãos. Do ponto de vista técnico, apresenta algumas limitações, ao quantificar somente a perda urinária ureica e assumir com 2 g a perda urinária não ureica (amônia, creatinina, ácido úrico e aminoácidos), podendo subestimar essas perdas em algumas situações. Outros 2 g são adicionados às perdas, representando perdas gastrointestinais e insensíveis e não são contabilizadas perdas extras, como nos casos de diarreia. Apesar dessas limitações, o BN pode ser utilizado em pacientes oncológicos e pacientes críticos como ferramenta de ajuste da terapia nutricional. Pacientes em quimioterapia apresentam frequentemente BN negativo.

■ Eletrólitos e tiamina

Pacientes oncológicos podem apresentar risco elevado para síndrome de realimentação. Perda de peso, vômitos, baixa ingesta alimentar e tratamento quimioterápico são fatores de risco para realimentação, conforme demonstrado na Tabela 3.3.

Tabela 3.3
Fatores de risco para síndrome de realimentação.

Ao menos um critério	Ao menos dois critérios
IMC < 16 kg/m²	IMC < 18,5 kg/m²
Perda de peso não intencional > 15% em 3 a 6 meses	Perda de peso não intencional > 10% em 3 a 6 meses
Nenhuma ou pouca ingestão alimentar nos últimos 10 dias	Nenhuma ou pouca ingestão alimentar nos últimos 5 dias
Níveis baixos de K, P, Mg pré-terapia nutricional	Histórico de uso de álcool, insulina, QT, diuréticos e antiácidos

Fonte: Mehanna HM et al., 2008.

A síndrome ocorre em virtude de alterações eletrolíticas e deficiência de vitamina B1 secundários à realimentação (Figura 3.1).

O espectro de sinais clínicos é grande e é secundário à hipomagnesemia, hipocalemia e hipofosfatemia (arritmias, tetanias, crises convulsivas, fraqueza da musculatura respiratória, hemólise) e às alterações de tiamina (edema, congestão pulmonar, encefalopatia de Wernicke e Korsakoff).

Usualmente não é necessário realizar a dosagem de vitamina B1, mas ela pode ser feita. Nos pacientes sob risco, reposição empírica EV ou oral está indicada, devido à baixa toxicidade da reposição nas doses recomendadas (100 a 300 mg/dia, por 3 a 7 dias).

Figura 3.1
Fisiopatologia da síndrome de realimentação.

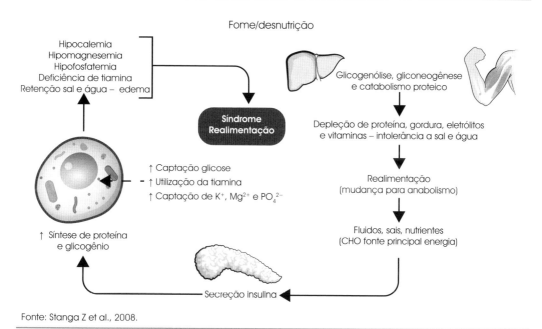

Fonte: Stanga Z et al., 2008.

≡ Referências

1. Kuwahara A. Socioeconomic status and gastric cancer survival in Japan. Gastric Cancer. 2010;13(4):222-30.
2. Ramic E et al. The effect of loneliness on malnutrition in elderly population. Med Arh. 2011;65(2):92-5.
3. Hopkinson JB. The emotional aspects of cancer anorexia. Curr Opin Support Palliat Care. 2010;4(4):254-8.
4. Duarte ACG. Avaliação nutricional: aspectos clínicos e laboratoriais. São Paulo. Atheneu; 2007.
5. Dias MCG, Van Aanholt DPJ, Catalani LA, Rey JSF, Gonzales MC, Coppini L et al. Triagem e avaliação do estado nutricional. Projeto Diretrizes. São Paulo, 2011.
6. Ministério da Saúde, Instituto Nacional de Câncer José Alencar Gomes da Silva (INCA). Consenso Nacional de Nutrição Oncológica. 2. ed. rev. e ampl. Coordenação de Prevenção e Vigilância. Rio de Janeiro: INCA; 2015.
7. Hamilton C. Nutrition-focused physucal exam: an illustrated handbook. American Society for Parenteral and Enteral Nutrition – Aspen. 2016.
8. Guerra LT et al. Serum transferrin and serum prealbumin as markers of response to nutritional support in patients with esophageal cancer. Nutr Hosp. 2009;24(2):239-242.
9. Pastore CA et al. Association between an inflammatory-nutritional index and nutritional status in cancer patients. Nutr Hosp. 2013;28(1):188-193.
10. McCutchen AS et al. Lower albumin levels in african americans at colon cancer diagnosis: a potential explanation for outcome disparities between groups? Int J Colorectal Dis. 2011; 26:469-472.
11. McMillan DC. Systemic inflammation, nutritional status and survival in patients with cancer. Curr Opin Clin Nutr Metab Care. 2009;12:223-226.
12. Mohri Y et al. Prognostic nutritional index predicts postoperative outcome in colorectal cancer. World J Surg. 2013.
13. Eo WK et al. The prognostic nutritional index predicts survival and identifies aggressiveness of gastric cancer. Nutrition and Cancer. 2015; 0(0):1-8.
14. Mantovani G. Cachexia and wasting: a modern approach. Italy: Springer; 2006.
15. Dickerson RN. Nitrogen Balance and protein requirements for critically ill older patients. nutrients. 2016;8(4):226.
16. Dickerson RN, Tidwell AC, Minard G, Croce MA, Brown RO. Predicting total urinary nitrogen ex-

cretion from urinary urea nitrogen excretion in multiple-trauma patients receiving specialized nutrition support. Nutrition. 2005;21:332-338.

17. Shaw-Delanty SN, Elwyn DH, Jeejeebhoy KN, Askanazi J, Schwarz Y, Iles M et al. Components of nitrogen excretion in hospitalised adult patients on intravenous diets. Clin. Nutr. 1987; 6:257-266.

18. Geirsdottir OG, Thorsdottir I. Nutritional status of cancer patients in chemotherapy, dietary intake, nitrogen balance and screening. Food Nutr Res. 2008;52:10.3402/fnr.v52i0.1856.

19. Mehanna HM et al. Refeeding syndrome: what it is, and how to prevent and treat it. BMJ. 2008; 336(7659):1495-1498.

20. Stanga Z et al. Nutrition in clinical practice – the refeeding syndrome: illustrative cases and guidelines for prevention and treatment. European Journal of Clinical Nutrition. 2008;62:687-694.

21. Van Zanten ARH. Nutritional support and refeeding syndrome in critical illness. Lancet Respir Med. 2015; S2213-2600(15)00433-6.

22. Mueller CM. The aspen adult nutrition support core curriculum. 3. ed. Estados Unidos. Aspen, 2017;139-181.

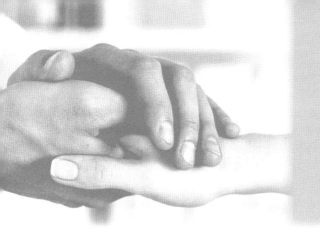

Capítulo 4

Silvia Maria Fraga Piovacari
Gabriela Tavares Braga Bisogni

Avaliação dietética

≡ Introdução

Na conduta nutricional, a alimentação oral é a via preferencial, na ausência de condições clínicas que a contraindiquem. No paciente oncológico, a alimentação oral contribui substancialmente para seu estado nutricional e para seu bem-estar psicológico durante o tratamento.

Muitos dos momentos felizes e vividos são remetidos à alimentação desde o nascimento, como aniversários, casamentos e demais celebrações. O ato de comer compõe parte importante da cultura de uma sociedade. Está relacionado à identidade e ao sentimento de pertencimento social das pessoas e envolve, ainda, aspectos relacionados ao tempo e à atenção dedicados a essas atividades, ao ambiente onde elas se dão, à partilha das refeições, ao conhecimento e informações disponíveis sobre alimentação, aos rituais e tradições e às possibilidades de escolha e acesso aos alimentos. É parte significativa da rotina diária e confere, por exemplo, a possibilidade de fazer as refeições em família, agregando bem-estar psicológico e evitando quadros de isolamento social, frequentemente observados nesses pacientes.

A prescrição dietética oral deve ser individualizada, pautada em diversos aspectos, como hábitos, preferências, intolerâncias, aversões e comportamentos alimentares, que devem ser bem investigados, a fim de determinar uma orientação nutricional eficiente, que favoreça a adequada ingestão alimentar e nutricional.

Nesse sentido, a avaliação dietética é fundamental para identificar a quantidade e a qualidade da ingestão alimentar oral prévia, bem como o monitoramento da adequação nutricional em pacientes hospitalizados em relação às recomendações nutricionais, permitindo verificar a ingestão deficiente ou excessiva de energia, de macro e micronutrientes, disponibilidade e o consumo de alimentos.

Várias metodologias podem ser usadas para a obtenção dos dados de ingestão alimentar, porém ainda não existe um método considerado "padrão-ouro" que garanta que a informação obtida de fato seja a ingestão real.

■ Métodos retrospectivos

a) Recordatório alimentar de 24 horas

É um método fácil, de baixo custo e rápido. Baseia-se em uma entrevista conduzida por um profissional treinado, com o objetivo de obter informações sobre a ingestão alimentar no período de 24 horas. Não reflete a ingestão usual ou diferenças entre a ingestão de dias de semana, e pode ser um impeditivo para pacientes com distúrbios de memória.

b) Questionário de frequência do consumo alimentar (QFCA)

- Consiste tipicamente em uma lista de alimentos ou grupo de alimentos na qual o entrevistado deve anotar a frequência com que são consumidos em unidade de tempo. É um método excelente para obtenção de padrões de ingestão ou para identificação do consumo de nutrientes ou alimentos específicos. Por outro lado, não fornece informação detalhada da quantidade consumida, podendo ser subestimado o consumo habitual de determinado alimento se não estiver na lista.

c) História dietética

O paciente é entrevistado para fornecer informações detalhadas sobre seus hábitos alimentares presentes e passados (recordatório e QFCA), permitindo a obtenção de informações como: preferências alimentares, versões, hábitos, intolerâncias, crenças, tabus, apetite, padrão de refeição (horário e local), hábitos e atividade física, com o objetivo de auxiliar na hipótese e diagnóstico nutricional.

- ■ **Métodos prospectivos**

d) Registro alimentar

O indivíduo registra, no momento do consumo, todos os alimentos e bebidas ingeridos. Muito útil no ambiente hospitalar para avaliar o consumo alimentar durante a hospitalização, sendo uma importante ferramenta na indicação de nutrição enteral por baixa ingestão alimentar.

e) Registro alimentar pesado

Semelhante ao registro alimentar, porém exige que os alimentos sejam pesados antes do consumo, fornecendo informação bastante precisa e não estimativa da ingestão. É considerado pouco prático pelo tempo que exige, mas em situações específicas e individualizadas pode ser utilizado.

Exemplos desses instrumentos:

Métodos retrospectivos

a) Recordatório alimentar 24 horas:

Horário	Refeição	Alimento	Quantidade

b) Questionário de frequência do consumo alimentar (QFCA)

Alimentos	Unidade	Medida caseira	Diária	Semanal	Mensal	Eventual	Não consome	Aversão alergia
Leite Tipo:	CP							
Queijo Tipo:	FT							
Iogurte	CP							
Coalhada	CP							
Total								
Carnes e ovos	PC = 100 g							
Bovina								
Suína								
Aves								
Peixe								
Embutidos								
Ovos	UND							
Total								
Leguminosas	CH/CSP							
Feijão								
Ervilha								
Soja								
Lentilha								
Grão de bico								
Total								
Cereais	ESC/CSP							
Arroz								
Macarrão								
Tubérculos								
Pão	UND							
Bolacha	UND							
Biscoito	UND							
Torrada	UND							
Pão de forma	FT							
Total								

(Continua)

(Continuação)

Alimentos	Unidade	Medida caseira	Diária	Semanal	Mensal	Eventual	Não consome	Aversão alergia
Legumes								
Verduras								
Total								
Frutas	UND							
Total								
Doces e açúcares								
Total								
Bebidas								
Refrigerantes								
Sucos								
Alcoólica								
Café/chá								
Água								
Total								
Gorduras e óleos								
Óleo vegetal								
Margarina								
Manteiga								
Banha								
Azeite								
Frituras								
Maionese								
Patês								
Total								

Legenda: Unidade: CP: Copo; XC: Xícara; CSP: Colher de sopa; CSB: Colher de sobremesa; Chá: Colher de chá; Café: Colher de café; ESC: Escumadeira CH: Concha; FT: fatia.

Grupos	Recomendações/porções	Encontrado
Gorduras, frituras, açúcares	2 a 6	
Leites e substitutos	2 a 3	
Verduras e legumes	3 a 5	
Carnes, leguminosas, embutidos, ovos	2 a 3	
Frutas	2 a 4	
Pães, cereais, massas	6 a 11	

c) História dietética

* Dificuldades:
Mastigação: ( ) sim ( ) não
Deglutição: ( ) sim ( ) não

Alergias: ( ) sim ( ) não
Quais: _____

Intolerâncias: ( ) sim ( ) não
Quais: _____

Aversões: ( ) sim ( ) não
Quais: _____

Tabus alimentares: ( ) sim ( ) não
Quais: _____

Limitação física: ( ) sim ( ) não
Quais: _____

Necessita ajuste de linguagem: ( ) sim ( ) não
Quais: _____
(idioma, deficiência física, compreensão etc.)

* Hábitos:
Fumo: ( ) sim ( ) não
quantidade/frequência: _____

Ingestão alcoólica: ( ) sim ( ) não
quantidade/frequência: _____

Intestinal: ( ) normal ( ) atípico
obs. _____
Atividade física: ( ) sim ( ) não
Tipo: _____ frequência: _____

Segue esquema alimentar específico: ( ) sim ( ) não
Qual: _____

Modificações alimentares devido à religião: ( ) sim ( ) não
Tipo: _____

* Antecedentes familiares:

Diabetes: ( ) sim ( ) não
Obesidade: ( ) sim ( ) não
Doença cardíaca: ( ) sim ( ) não
Câncer: ( ) sim ( ) não

* Alteração de peso nos últimos 6 meses: ( ) sim ( ) não
( ) ganho ou ( ) perda Quantos quilos: _____
% de perda de peso: _____

Métodos prospectivos

d) Registro alimentar

Refeição	Quantidade
Desjejum	
Colação:	
Almoço:	
Lanche:	
Jantar:	
Ceia:	

≡ Elaborando a hipótese diagnóstica e diagnóstico nutricional

Para determinação do diagnóstico nutricional, é importante salientar que um método isolado de avaliação nutricional não é capaz de atender a todas as características, sendo necessário empregar uma associação de vários indicadores, no sentido de melhorar a acurácia e precisão.

≡ Raciocínio nutricional

Como resumo dos parâmetros que compõem a avaliação do estado nutricional, podem-se considerar: antropometria (A), exames bioquímicos (B), avaliação clínica (C) e dietética (D). O "método ABCD" de avaliação do estado nutricional consiste na análise do conjunto destas informações coletadas para determinar o diagnóstico nutricional.

Na antropometria, a maioria das medidas de composição corporal é de fácil obtenção e quase sempre confiável, porém, não é possível aprofundar a análise do estado nutricional sem os exames bioquímicos, que envolvem a dosagem das concentrações de nutrientes e seus subprodutos. Na avaliação clínica, o profissional busca evidências físicas de deficiências relacionadas à alimentação e, por fim, na dietética, com a análise da avaliação detalhada da dieta da pessoa, é possível avaliar detalhadamente o perfil de sua ingestão de nutrientes e justificar o diagnóstico nutricional encontrado, assim, consolidando e embasando o raciocínio nutricional.

Exemplo de avaliação nutricional pelo método ABCD

(A) Idoso com peso baixo em relação à altura, circunferência da panturrilha abaixo do valor de referência e perda recente de peso de 5 kg;

(B) Baixa concentração de albumina sérica;

(C) Joelho menos proeminente e mais arredondado, coxa com depressão moderada e panturrilha pouco aparente;

(D) Com dificuldade para mastigação e deglutição pelo histórico dietético, e no último mês com ingestão proteica média estimada de 0,6 g de proteína por kg de peso atual, pelo recordatório alimentar.

≡ **Avaliação nutricional:** requer acompanhamento nutricional e conduta para adequação da oferta nutricional com ênfase nas proteínas com foco na recuperação de massa muscular e estado nutricional. Sugere-se aplicação de avaliação para diagnóstico evidente da sarcopenia por meio do SARC-F (*vide* Capítulo 6).

≡ **Diagnóstico nutricional:** desnutrição crônica.

≡ Avaliação e prescrição dietética no ambiente hospitalar

A prescrição médica hospitalar é a primeira etapa do processo de assistência ao paciente. Ela define e direciona o planejamento terapêutico a ser realizado pela equipe multidisciplinar no tratamento, envolvendo médicos, farmacêuticos, fisioterapeutas, nutricionistas, fonoaudiólogos, terapeutas ocupacionais, psicólogos e equipe de enfermagem.

Com a prescrição médica, o nutricionista pode definir a prescrição dietética. Esta é uma atividade privativa do nutricionista, que compõe a assistência prestada ao paciente, e deve, com esta atividade, prescrever, planejar, analisar, supervisionar e avaliar dietas para enfermos hospitalizados. A prescrição dietética deve ser elaborada com base nas diretrizes estabelecidas no diagnóstico nutricional, que deve ser acompanhado de assinatura e número da inscrição no CRN do nutricionista responsável pela prescrição.

O nutricionista, ao realizar a prescrição dietética, deve:

- Considerar o paciente globalmente, respeitando suas condições clínicas, individuais, socioeconômicas, culturais e religiosas;

- Considerar diagnósticos, laudos e pareceres dos demais membros da equipe multiprofissional, definindo com eles, sempre que pertinente, os procedimentos complementares à prescrição dietética;

- Respeitar os princípios da bioética.

A prescrição dietética deve envolver:

- Adequada oferta calórica e de macro e micronutrientes aos objetivos e metas nutricionais, considerando todos os parâmetros do diagnóstico nutricional e disfunções orgânicas do quadro clínico e suas necessidades fisiopatológicas individuais.

- Adaptações em sua consistência, quantidade e/ou qualidade quando na presença de intolerâncias digestivas alimentares, como as geradas pela presença de disfagia, odinofagia e sintomas gastrointestinais, como náuseas e vômitos, entre outros.
- Reavaliações em seu planejamento, sempre que necessário, conforme evolução clínica e aceitação alimentar do paciente. A ingestão alimentar deve ser continuamente avaliada e, se alterada, devem ser investigadas necessidades de alterações na quantidade, consistência e composição dos alimentos ofertados.
- Ajustes a cultura, preferências, aversões e intolerâncias alimentares, visando se aproximar ao máximo da alimentação habitual do paciente e otimizar sua ingestão nutricional. Para auxiliar nesse objetivo, podem ser usadas estratégias de gastronomia hospitalar e alimentos que apresentem singulares significados afetivos (*comfort food*).
- Elaboração e distribuição adequadas da dieta planejada, garantindo a qualidade e quantidade estipuladas e a segurança microbiológica das refeições servidas.

O registro da avaliação e evolução dietética detalhada do paciente deve ser apontado pelo nutricionista no prontuário, de acordo com os protocolos preestabelecidos e legislação vigente.

☰ Manual de dietas hospitalar

Para garantir uma prescrição médica e dietética segura, eficiente e de qualidade, a padronização das dietas hospitalares em um Manual de Dietas é uma ferramenta básica e primordial no cuidado nutricional do paciente internado, cujos objetivos são: padronizar as dietas de rotina e terapêuticas servidas no hospital e garantir que toda a equipe envolvida tenha acesso a nomenclatura, indicações, características gerais e nutricionais de cada dieta padronizada, permitindo também um trabalho padronizado ao serviço de produção e distribuição de refeições, garantindo a segurança do paciente.

Recomenda-se que esse manual deve ser padronizado pelo Serviço de Nutrição Hospitalar, contendo as dietas hospitalares de rotina e terapêuticas, seguindo os padrões para cuidados de nutrição, tais como os estabelecidos pela Dietary Reference Intake (2011) e diretrizes afins. Devem ser consideradas as leis fundamentais da alimentação, criadas por Pedro Escudero em 1937:

- **Quantidade:** os alimentos devem ser suficientes para suprir as necessidades energéticas do organismo.
- **Qualidade:** a alimentação deve ser composta por todos os nutrientes que o organismo necessita.
- **Harmonia:** as quantidades dos alimentos e nutrientes devem ser harmônicas, respeitando a proporcionalidade.
- **Adequação:** a alimentação deve ser adequada às necessidades de cada organismo, respeitando as características sociais, econômicas e culturais de cada indivíduo.

Os tipos de dietas que compõem o manual podem ser estabelecidos e classificados segundo as modificações qualitativas e quantitativas da alimentação normal. São exemplos de possíveis adaptações:

- **Consistência:** geral, branda, leve, pastosa, cremosa e líquida.
- **Temperatura:** quente, morna e fria.
- **Volume:** quantidades predeterminadas por refeição ou alimento.
- **Valor calórico total:** hipo, normo ou hipercalórica.

- **Alterações de macronutrientes:** hipo ou hiperproteica, hipolipídica, hipoglicídica.
- **Reduções ou restrições de nutrientes específicos:** pobre em sódio, pobre em potássio, rica em ferro, pobre ou rica em fibras, sem lactose etc.

Para o cálculo nutricional dos alimentos que compõem os diferentes tipos de dieta, existem *softwares* especializados, em substituição às tabelas de composição nutricional de alimentos, que exigem consulta para cálculos manuais (Figura 4.1).

Apesar de contar com padrões de dietas preestabelecidos, a prescrição e produção das dietas hospitalares devem ainda ser flexíveis, respeitando a última lei fundamental de alimentação de Pedro Escudero, visando permitir adequações às condições e necessidades individuais dos pacientes que não têm as suas necessidades nutricionais atendidas em nenhum modelo já existente.

Sugestão de protocolo de acompanhamento da aceitação alimentar no ambiente hospitalar

Com a informação nutricional da composição da dieta contida no manual de dietas hospitalar, é possível acompanhar a aceitação alimentar de maneira efetiva.

No Hospital Israelita Albert Einstein, os pacientes que necessitam de acompanhamento são selecionados pelo nutricionista clínico ou outro profissional da equipe multiprofissional assistencial quando observada média ou baixa aceitação alimentar.

O nutricionista informa ao copeiro hospitalar sobre a necessidade da anotação da aceitação alimentar das principais refeições (desjejum, almoço, jantar e ceia) no momento da recolha da bandeja.

A anotação é realizada em porcentagem após avaliação do prato conforme demonstrado nas Figuras 4.2, 4.3 e 4.4:

Figura 4.1
Evolução de métodos para cálculo nutricional de dietas.

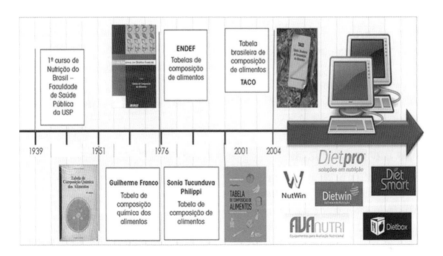

Fonte: Piovacari SMF et al., 2017.

Tabela 4.1
Exemplo de distribuição por dieta e refeição do valor calórico total (Kcal).

Dietas	Total	Desjejum	Colação	Almoço	Lanche	Jantar	Ceia
Geral	2821	831	0	655	479	558	298
Geral laxativa	3199	785	187	706	668	452	401
Geral sem alimentos crus	2880	848	0	588	600	555	289
Geral com alimentos macios	2999	636	0	860	456	742	305
Geral fria	2866	782	0	655	483	558	387
Geral HS	2747	640	0	749	454	634	271
Geral sem açúcar simples	2110	541	92	522	293	424	239
Geral fria sem açúcar simples	1867,0	521	0	492	219	384	252
Geral HS sem açúcar simples	1975	533	92	522	231	424	173
Geral maternidade	3400	972	187	749	666	495	331
Geral sem glúten	2411	710	0	655	330	558	158
Branda	2737	814	49	588	442	555	289
Branda HS	2616	699	49	588	454	555	271

Fonte: Manual de dietas do Hospital Israelita Albert Einstein, 2016.

Tabela 4.2
Exemplo de distribuição de proteínas (g) por dieta e por refeição.

Dietas	Total	Desjejum	Colação	Almoço	Lanche	Jantar	Ceia
Geral	93,6	23,5	0,0	28,3	5,3	33,7	2,7
Geral laxativa	121,7	28,3	2,1	38,4	9,8	35,3	7,9
Geral sem alimentos crus	109,5	22,4	0,0	38,0	10,6	35,8	2,7
Geral com alimentos macios	94,6	17,8	0,0	30,5	5,3	33,3	7,6
Geral fria	95,8	20,9	0,0	28,3	5,3	33,7	7,6
Geral HS	99,3	16,0	0,0	39,2	4,9	36,8	2,5
Geral sem açúcar simples	98,9	23,1	1,0	27,0	11,8	32,3	3,7
Geral fria sem açúcar simples	95,0	23,3	0,0	27,0	5,5	32,3	6,9
Geral HS sem açúcar simples	90,7	18,9	1,0	27,0	9,4	32,3	2,0
Geral maternidade	119,3	28,3	2,1	39,2	7,4	36,0	6,3
Geral sem glúten	82,9	17,8	0,0	28,3	3,1	33,6	0,0
Branda	108,2	22,2	4,5	38,0	5,1	35,8	2,7
Branda HS	102,0	16,3	4,5	38,0	4,9	35,8	2,5

Fonte: Manual de dietas do Hospital Israelita Albert Einstein, 2016.

Figura 4.2
Ferramenta utilizada como base para o copeiro avaliar a ingestão do paciente no momento da recolha da bandeja – Hospital Israelita Albert Einstein.

AVALIAÇÃO DA ACEITAÇÃO ALIMENTAR
Serviço de Nutrição Clínica

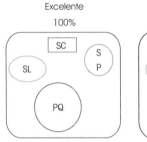
Excelente
100%

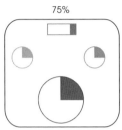
Adequada
75%

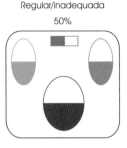
Regular/inadequada
50%

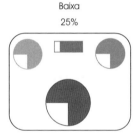
Baixa
25%

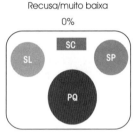
Recusa/muito baixa
0%

Fonte: Piovacari SMF et al., 2017.

Figura 4.3
Quadro no quarto do paciente para anotações da equipe multiprofissional – Hospital Israelita Albert Einstein.

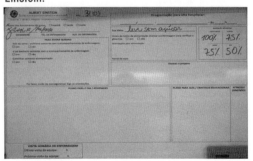

Fonte: Piovacari SMF et al., 2017.

Figura 4.4
Momento em que o copeiro registra a anotação no quadro do quarto do paciente após avaliação do consumo pelo paciente – Hospital Israelita Albert Einstein.

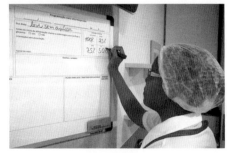

Fonte: Piovacari SMF et al., 2017.

Destaca-se a importância do envolvimento e engajamento do paciente e acompanhante no monitoramento da aceitação alimentar por meio do registro da aceitação em impressos próprios orientados pela equipe.

O preenchimento desse formulário pode ser feito continuamente durante o período de hospitalização ou por pelo menos 3 dias consecutivos para maior assertividade na conduta a ser tomada.

Figura 4.5
Impresso de Acompanhamento do Consumo Alimentar.

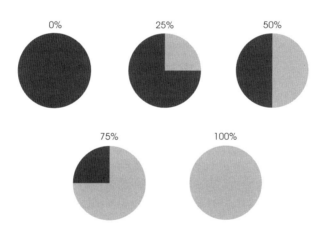

Fonte: Piovacari SMF et al., 2017.

≡ Considerações finais

Assim, as etapas A, B, C e D conduzem a definição do estado e das necessidades e metas nutricionais do indivíduo e consequente conduta nutricional individualizada para o seu alcance. Entre elas, avaliação dietética, neste capítulo mais abordada, é de extrema importância para identificação dos hábitos alimentares do paciente, podendo proporcionar maior eficiência na orientação e aconselhamento nutricional e, assim, maior adesão para o alcance dos resultados nutricionais esperados.

Cabe considerar que há outras interfaces que podem influenciar a adesão ao aconselhamento nutricional no paciente oncológico, como a falta de motivação, problemas psicológicos, ausência de apoio familiar e social, presença de sintomas, representações negativas em relação à doença e ao tratamento, entre outros. O aconselhamento nutricional é um processo dinâmico, sendo desafiador não só para os pacientes, mas também para os profissionais de saúde, que necessitam desenvolver estratégias que o favoreçam.

Os nutricionistas devem proporcionar condutas mais flexíveis, com objetivos claros e alinhados com o paciente, com enfoque em mudanças graduais, com acompanhamento frequente, evitando prescrições muito restritivas e incompatíveis com o estilo de vida do indivíduo, possibilitando, assim, maior adesão, que se relaciona ao reconhecimento, à aceitação e à adaptação da nova condição de saúde, além do desenvolvimento do autocuidado.

≡ Referências

1. I Diretriz Brasileira de Diagnóstico e Tratamento da Síndrome Metabólica, 2004. Arquivos Brasileiros de Cardiologia.
2. Arends J, Bachmann P, Baracos V, Barthelemy N, Bertz H, Bozzetti F, et al. Espen guidelines on nutrition in cancer patients. Clin Nutr. 2017 Feb;36(1):11-48.
3. Barbosa-Silva TG, Bielemann RM, Gonzalez MC, Menezes AMB. Prevalence of sarcopenia among community-dwelling elderly of a medium-sized South American city: results of the COMO VAI? Study. Journal of Cachexia, Sarcopenia and Muscle. 2015.
4. Barbosa AR, Souza JM, Lebrão ML, Laurenti R, Marucci Mde F. Anthropometry of elderly residents in the city of São Paulo, Brazil. Cad Saúde Pública. 2005 nov.-dec.;21(6):1929-38.
5. Barrére APN, Horie LM, Nogueira PBP, Oliveira RMC, Piovacari SMF. Capítulo: Triagem e avaliação nutricional. In: Piovacari, SMF, Toledo DO, Figueiredo EJA. Equipe multiprofissional de terapia nutricional – EMTN em prática. São Paulo: Atheneu; 2017;1(2):15-56.
6. Blackburn GL, Thornton PA. Nutritional assessment of the hospitalized patient. Med Clin North Am. 1979 Sep;63(5):11103-15.
7. BRASIL. Portaria n. 343, de 09 de março de 2005. Institui, no âmbito do SUS, mecanismos para implantação da assistência de Alta Complexidade em Terapia Nutricional. Diário Oficial da União. http://bvsms.saude.gov.br/bvs/saudelegis/gm/2005/prt0343_07_03_2005.html.
8. BRASIL. Resolução Conselho Federal de Nutricionistas – CFN n. 380, de 09 de dezembro de 2005. Dispõe sobre a definição das áreas de atuação do nutricionista e suas atribuições, estabelece parâmetros numéricos de referência, por área de atuação, e dá outras providências. Diário Oficial da União, 2005 dez. 10.
9. BRASIL. Resolução da Diretoria Colegiada – RDC n. 63, de 6 de julho de 2000.
10. BRASIL. Posicionamento do Conselho Federal de Nutricionistas – CFN, de dezembro de 2016. Dispõe sobre a possibilidade legal e técnica de médicos prescreverem dietas – prescrição dietoterápica. Diário Oficial da União, 2005 dez. 10. http://www.cfn.org.br/wp-content/uploads/2016/12/CFN-posicionamento-dietas-prescricao-versao-completa.pdf.
11. BRASIL. Resolução Conselho Federal de Nutricionistas – CFN n. 304, de 26 de dezembro de 2003. Dispõe sobre critérios para Prescrição Dietética na área de Nutrição Clínica e dá outras providências. Diário Oficial da União, 2003 fev. 28. http://www.cfn.org.br/wp-content/uploads/resolucoes/Res_304_2003.htm.
12. Ceniccola, GD, Barbosa, HA. Ferramentas tradicionais de avaliação nutricional adaptadas à unidade de terapia intensiva. In: Toledo DO, Castro MG. Terapia nutricional na UTI. São Paulo: Rubio; 2015. p. 17-22.

13. Correia MI, Perman MI, Waitzberg DL. Hospital malnutrition in Latin America: A systematic review. Clin Nutr. 2016 Jul;19.
14. Correia MI, Campos AC; ELAN Cooperative Study. Prevalence of hospital malnutrition in Latin America: the multicenter ELAN study. Nutrition. 2003 Oct;19(10):823-5.
15. Chumlea WC, Roche AF, Mukherjee D. Nutritional assessment of the elderly through anthropometry. Columbus, Ohio: Ross Laboratories; 1987.
16. DIAS et al. Dietas orais hospitalares. In: WAITZBERG, D. L. Nutrição oral, enteral e parenteral na prática clínica. 4. ed. São Paulo: Atheneu; 2009. v. 1. Cap. 36. p. 649-663.
17. Dias MC, Horie LM, Waitzberg DL. Exame físico e antropometria. In: Waitzberg DL. Nutrição oral, enteral e parenteral na prática clínica. 4. ed. São Paulo: Atheneu; 2009. 383-419.
18. Dias MCG, Van Aanholt DPJ, Catalani LA, Rey JSF, Gonzalez MC, Coppini L. Triagem e Avaliação Nutricional, Projeto Diretrizes, 2011.
19. Detsky AS, McLaughlin JR, Baker JP, Johnston N, Whittaker S, Mendelson RA, et al. What is subjective global assessment of nutritional status? JPEN J Parenter Enteral Nutr. 1987 Jan-Feb;11(1):8-13.
20. Ferguson M, Capra S, Bauer J, Banks M. Development of a valid and reliable malnutrition screening tool for adult acute hospital patients. Nutrition. 1999 Jun;15(6):458-64.
21. Frisancho AR. Anthropometric standards. An interactive nutricional reference of body size and body composition for children and adults. University Michigan. 2008, 335p.
22. Frisancho AR. New norms of upper limb fat and muscle areas for assessment of nutritional status. Am J Clin Nutr. 1981 Nov;34(11):2540-5.
23. Gonzalez MC, Borges LR, Silveira DH, Assunção MCF, Orlandi SP. Validação da versão em português da avaliação subjetiva global produzida pelo próprio paciente. Revista Bras Nutr Clin. 2010;25(2):102-8.
24. Gonzalez MC, Duarte RR, Budziareck MB. Adductor pollicis muscle: reference values of its thickness in a healthy population. Clin Nutr. 2010 Apr;29(2):268-71.
25. Gottschall CBA, Álvares-da-Silva MR, Camargo ACR, Burtett RM, Silveira TR. Avaliação nutricional de pacientes com cirrose pelo vírus da hepatite C: a aplicação da calorimetria indireta. Arq Gastroenterol 2004;41:220-4.
26. Guigoz Y. The mini nutritional assessment (MNA) review of the literature-What does it tell us? J Nutr Health Aging. 2006 Nov-Dec;10(6):466-85.
27. Heyland DK, Dhaliwal R, Jiang X, Day AG. Identifying critically ill patients who benefit the most from nutrition therapy: the development and initial validation of a novel risk assessment tool. Crit Care. 2011;15(6):R268.
28. Heredia LE, Pena GM, Galiana JR. Handgrip dynamometry in healthy adults. Clin Nutr 2005;24:250-8.
29. Kaiser MJ, Bauer JM, Ramsch C, Uter W, Guigoz Y, Cederholm T, et al. MNA-International Group. Validation of the Mini Nutritional Assessment short-form (MNA-SF): a practical tool for identification of nutritional status. J Nutr Health Aging. 2009 Nov;13(9):782-8.
30. Klidjian AM, Foster KJ, Kammerling RM, Cooper A, Karran SJ. Relation of anthropometric and dynamometric variables to serious postoperative complication. BMJ 1980;281:899-901.
31. Kondrup J, Allison SP, Elia M, Vellas B, Plauth M; Educational and Clinical Practice Committee, European Society of Parenteral and Enteral Nutrition (Espen). Espen guidelines for nutrition screening 2002. Clin Nutr. 2003 Aug;22(4):415-21.
32. Kondrup J, Rasmussen HH, Hamberg O, Stanga Z. Ad hoc Espen Working Group. Nutritional risk screening (NRS 2002): a new method based on an analysis of controlled clinical trials. Clin Nutr. 2003 Jun;22(3):321-36.
33. Vellas B, Guigoz Y, Garry PJ, Nourhashemi F, Bennahum D, Lauque S, et al. The Mini Nutritional Assessment (MNA) and its use in grading the nutritional state of elderly patients. Nutrition. 1999 Feb;15(2):116-22.
34. Landabure PB. Pedro Escudero: his thoughts, his doctrine and his works. Prensa Med Argent 1968;55(41):1983-9.
35. Lauretani F, Russo CR, Bandinelli S, Bartali B, Cavazzini C, Di Iorio A, et al. Age-associated changes in skeletal muscles and their effect on mobility: an operational diagnosis of sarcopenia. J Appl Physiol (1985). 2003 Nov;95(5):1851-60.
36. Lebrão ML, Duarte YA, organizadores. O Projeto SABE no Município de São Paulo: uma abordagem inicial. Brasília: OPAS/MS; 2003.
37. Levin, R. Nutritional risk screening and assessment of the oncology patient. In: Oncology Nutrition for Clinical Practice. 2013. Oncology Nutrition Dietetic. 25-32.
38. Marshall S, Young A, Bauer J, Isenring E. Nutrition Screening in Geriatric Rehabilitation: Criterion (Concurrent and Predictive) Validity of the Malnutrition Screening Tool and the Mini Nutritional Assessment-Short Form. J Acad Nutr Diet. 2016 May;116(5):795-801.
39. Martins C et al. Manual de dietas hospitalares. Nutro Clínica, 2001.

40. Martins C, Moreira SM, Pierosan SR. Interações Droga Nutriente. 2003. 2. ed. Paraná: nutro clínica.

41. McClave SA, Taylor BE, Martindale RG, Warren MM, Johnson DR, Braunschweig C, et al; Society of Critical Care Medicine.; American Society for Parenteral and Enteral Nutrition. Guidelines for the Provision and Assessment of Nutrition Support Therapy in the Adult Critically Ill Patient: Society of Critical Care Medicine (SCCM) and American Society for Parenteral and Enteral Nutrition (ASPEN). JPEN J Parenter Enteral Nutr. 2016 Feb;40(2):159-211.

42. Moreira D, Álvarez RRA, Godoy JRD. Abordagem sobre preensão palmar utilizando o dinamômetro Jamar: uma revisão de literatura. R Bras Ci e Mov 2003;11:95-9.

43. Mueller C, Compher C, Ellen DM; American Society for Parenteral and Enteral Nutrition (ASPEN) Board of Directors. ASPEN. clinical guidelines: Nutrition screening, assessment, and intervention in adults. JPEN J Parenter Enteral Nutr. 2011 Jan;35(1):16-24.

44. Osterkamp LK. Current perspective on assessment of human body proportions of relevance to amputees. J Am Diet Assoc. 1995 Feb;95(2):215-8.

45. Phillips W, Zechariah S. Minimizing False-Positive Nutrition Referrals Generated from the Malnutrition Screening Tool. J Acad Nutr Diet. 2016 Jul 13.

46. Piovacari SMF et al. Terapia nutricional oral. In: Piovacari SMF, Toledo DO, Figueiredo EJA. Equipe multiprofissional de terapia nutricional. 1. ed. Atheneu; 2017. p. 235-259.

47. Raslan M, Gonzalez MC, Torrinhas RS, Ravacci GR, Pereira JC, Waitzberg DL. Complementarity of Subjective Global Assessment (SGA) and Nutritional Risk Screening 2002 (NRS 2002) for predicting poor clinical outcomes in hospitalized patients. Clin Nutr. 2011 Feb;30(1):49-53.

48. Ravasco P. Nutritional approaches in cancer: Relevance of individualized counseling and supplementation. Nutrition. 2015. Apr; 31(4):603-4.

49. Rubenstein LZ, Harker JO, Salvà A, Guigoz Y, Vellas B. Screening for undernutrition in geriatric practice: developing the short-form mini-nutritional assessment (MNA-SF). J Gerontol A Biol Sci Med Sci. 2001 Jun;56(6):M366-72.

50. Russel CA, Elia M. Nutrition screening survey in the UK and Republic of Ireland in 2010: A Report by the British Association for Parenteral and Enteral Nutrition (BAPEN). 2011;1(1):1-56. Disponível em: http://www.bapen.org.uk/pdfs/nsw/nsw10/nsw10-report.pdf. Acessado em: 08 de dezembro de 2016.

51. Santarpia L, Contaldo F, Pasanisi F. Nutritional screening and early treatment of malnutrition in cancer patients. J Cachexia Sarcopenia Muscle. 2011 Mar;2(1):27-35.

52. Stratton RJ, Hackston A, Longmore D, Dixon R, Price S, Stroud M, et al. Malnutrition in hospital outpatients and inpatients: prevalence, concurrent validity and ease of use of the 'malnutrition universal screening tool' ('MUST') for adults. Br J Nutr. 2004 Nov;92(5):799-808.

53. Toledo DO, Piovacari SMF, Horie LM, Matos LBN, Castro MG, Ceniccola GD, et al. Campanha "Diga não à desnutrição": 11 passos importantes para combater a desnutrição hospitalar. Braspen J 2018; 33(1):86-100.

54. Vellas B, Villars H, Abellan G, Soto ME, Rolland Y, Guigoz Y, et al. Overview of the MNA-Its history and challenges. J Nutr Health Aging. 2006 Nov-Dec;10(6):456-63; discussion 463-5.

55. Waitzberg DL, Caiaffa WT, Correia MI. Hospital malnutrition: the Brazilian national survey (Ibranutri): a study of 4000 patients. Nutrition. 2001 Jul-Aug;17(7-8):573-80.

56. White JV, Guenter P, Jensen G, Malone A, Schofield M. Academy Malnutrition Work Group.; Aspen. Malnutrition Task Force.; Aspen. Board of Directors. Consensus statement: Academy of Nutrition and Dietetics and American Society for Parenteral and Enteral Nutrition: characteristics recommended for the identification and documentation of adult malnutrition (undernutrition). JPEN J Parenter Enteral Nutr. 2012 May;36(3):275-83.

56. WHO Expert Consultation. Appropriate body-mass index for Asian populations and its implications for policy and intervention strategies. Lancet. 2004 Jan 10;363(9403):157-63.

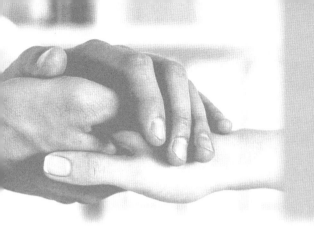

Capítulo 5

Lilian Mika Horie
Ana Paula Noronha Barrére
Diogo Oliveira Toledo
Rodrigo Costa Gonçalves

Composição corporal em oncologia

≡ Introdução

A maioria dos pacientes portadores de câncer apresenta mudanças na composição corporal durante a trajetória da sua doença. Depleção do estado nutricional e de massa muscular contribuem para maior morbimortalidade, menos tolerância ao tratamento antineoplásico e menos qualidade de vida. A relação entre composição corporal e mortalidade está bem demonstrada em métodos de avaliação nutricional como antropometria, bioimpedância e tomografia computadorizada, por exemplo.

Indivíduos com câncer de mama em quimioterapia e de próstata em terapia antiandrogênica podem apresentar ganho de gordura e perda de massa magra, que estão associados a maior risco de recorrência e comorbidades clínicas. Já pacientes com neoplasias avançadas, como pulmão e cólon, apresentam caquexia frequente, com perda acelerada de massa magra e também de gordura, resultando em menor resposta ao tratamento e pior sobrevida. Heterogeneidade nas composições corporais desses pacientes implica em necessidade de quantificação adequada de massas magra e gorda. A avaliação da composição corporal permite diagnosticar caquexia, estabelecer prognóstico e acompanhar resposta do paciente em terapia nutricional.

A Organização Mundial da Saúde (OMS) classifica o estado nutricional por meio do índice de massa corporal (IMC). A classificação segundo o IMC encontra-se na Tabela 5.1.

Tabela 5.1
Classificação do estado nutricional de adultos acordo com o IMC.

Índice de Massa Corporal (IMC)	Classificação
< 18,5 kg/m²	Baixo peso
18,5 a 24,9 kg/m²	Eutrofia
25,0 a 29,9 kg/m²	Sobrepeso ou excesso de peso
30,0 a 34,9 kg/m²	Obesidade grau I
35,0 a 39,9 kg/m²	Obesidade grau II
≥ 40,0 kg/m²	Obesidade grau III

Fonte: WHO, 2004.

No entanto, medidas de peso e altura corporal são insuficientes para avaliar as modificações de composição corporal do paciente e a condição nutricional. A importância da avaliação desses compartimentos tem sido amplamente estudada, em especial, a quantidade de gordura e massa magra corporal.

A composição corporal, especificamente os compartimentos corporais (tecido adiposo e massa magra), é um dos fatores que pode afetar o metabolismo e a toxicidade à quimioterapia. Cada compartimento contribui para a distribuição e metabolismo de drogas (participação na ativação metabólica ou desativação de droga e taxa de absorção). O volume de distribuição de drogas hidrofílicas correlaciona-se relativamente bem com a massa do tecido mole ou de massa corporal magra (MM), que inclui tecidos metabólicos, tais como fígado, rim, músculo e água intra/extracelular. Da mesma forma, o aumento do tecido adiposo pode ampliar o volume de distribuição de drogas altamente lipofílicas, prolongando sua meia-vida.

Apesar das limitações em predizer eficácia e toxicidade da quimioterapia com precisão, a área de superfície corporal (ASC) tem sido utilizada rotineiramente na oncologia clínica para estimar a dosagem de agentes antineoplásicos.

O uso de altura e peso corporal para tal estimativa (como na fórmula DuBois: BSA = $0,007184 \times weight^{0,425} \times height^{0,725}$) parece ser uma medida simplista, o que pode explicar a falta de precisão e a incapacidade da ASC em padronizar a variabilidade farmacocinética dos agentes quimioterápicos entre pacientes. Adicionalmente, a utilização de doses baseadas no peso corporal ideal para pacientes desnutridos ou obesos pode resultar na exposição significativamente mais baixa ou mais alta em indivíduos com diferentes tamanhos corporais. Essas estimativas podem afetar potencialmente a eficácia do tratamento quimioterápico.

Estima-se que uma parte dos pacientes com câncer pode ser afetada pela sarcopenia. A sarcopenia está presente quando existe uma combinação de perda de massa muscular com perda da função muscular, seja por meio de perda da força ou do desempenho muscular. Esse estado clínico está significativamente associado com baixa capacidade física e mortalidade, em comparação àqueles que não apresentam sarcopenia.

No entanto, a sarcopenia que está associada com aumento da gordura corporal (GC) pode ser denominada obesidade sarcopênica (SO). O excesso de GC leva a efeitos adversos para a saúde, por exemplo, hipertensão, dislipidemia e resistência à insulina. Por outro lado, a baixa quantidade de massa muscular pode acarretar piora das funções físicas, metabólicas e cardiovasculares.

Sugere-se que a sarcopenia resulta em uma distribuição desproporcional de agentes quimioterápicos, uma vez que ela é caracterizada por diminuição de MM.

A seguir, descreveremos alguns métodos que podem ser utilizados para avaliar a composição corporal.

≡ Bioimpedância elétrica (BIA)

A bioimpedância elétrica (BIA) é um método bastante utilizado nos últimos anos, com o objetivo de estimar a composição corporal em diferentes condições clínicas.

A análise da BIA, para avaliação da composição corpórea, é realizada por meio da passagem de corrente elétrica de baixa intensidade (500 a 800 mA) e de alta frequência (50 kHz), mensurando os componentes primários Resistência (R), Reactância (Xc), Impedância (Z) e Ângulo de Fase (AF).

A passagem da corrente elétrica por condutor depende do volume do condutor (o corpo), do comprimento do condutor (altura) e sua impedância, que reflete a resistência à passagem de uma corrente elétrica. A impedância é diretamente proporcional ao comprimento do condutor e inversamente proporcional ao diâmetro do condutor.

A corrente elétrica flui através do corpo pela movimentação dos íons. Quando esta corrente é aplicada a um corpo humano, há sempre uma oposição ao fluxo, resistência (R), que está inversamente relacionada à condutividade ou condutância. Fluxo é a velocidade de propagação de energia através de uma superfície. Já a condutância é o inverso da resistência, ou seja, a propriedade que uma substância apresenta de permitir a passagem de corrente elétrica na presença de diferença de tensão. A relação entre corrente, tensão e resistência é chamada de "lei de Ohm", que é expressa pela equação:

$$R = V/I,$$

onde: R: resistência (ohms, W); V: voltagem ou queda de voltagem aplicada (Volts, V); I: intensidade da corrente (Ampère, A).

Se o meio for homogêneo, a impedância será somente resistiva (R), mas se nele houver capacitores (condensadores), haverá uma outra fonte de oposição ao fluxo denominada reactância (Xc). Os capacitores ou condensadores são estruturas formadas por duas placas condutoras que limitam um meio não condutor, com a finalidade de acumular eletricidade, isto é, "concentrar elétrons". A reactância é a medida da capacidade da membrana celular de armazenar elétrons. Em humanos, a reactância é um indicador de massa corpórea magra e intracelular. O corpo humano não é homogêneo, e seus capacitores podem ser representados pela estrutura típica das membranas celulares: duas capas (uma interna, voltada para o citoplasma, e outra externa, voltada para o meio extracelular), ambas com intensa atividade biológica e condutora (hidrofílicas), limitando uma estrutura não condutora fosfolipídica (hidrofóbica).

A reactância (Xc) reflete o desempenho dinâmico da estrutura ou massa biologicamente ativa das membranas celulares. A Xc se relaciona com o balanço hídrico extra e intracelular, estando na dependência da membrana celular.

Transferindo este modelo para o corpo humano, alguns pressupostos devem ser considerados para usar BIA para composição corporal:

1. O corpo humano é empiricamente composto de cilindros, isto é, quatro membros e tronco, com uma condutividade elétrica uniforme.

2. A massa livre de gordura contém praticamente toda a água e conduzindo eletrólitos no corpo.

3. A hidratação da massa livre de gordura é constante.

4. O comprimento condutor é convencionalmente considerado estatura.

A maneira mais simples de estimar a composição corporal por meio da BIA, cujas vantagens e desvantagens do seu uso se encontram na Tabela 5.2., é pelo modelo bicompartimental, em que o corpo é analisado pelo seu conteúdo de massa magra e massa gorda. Para obter resultados mais precisos, é necessário que cada população específica tenha uma equação própria desenvolvida, sempre a partir da comparação com métodos de referência.

Tabela 5.2
Vantagens e desvantagens da BIA.

Vantagens	Desvantagens
Simples e não invasivo	Corpo não é um cilindro uniforme
Rápida execução	Estimativa da composição corporal: método duplamente indireto
Portátil	Resultados imprecisos em situações de alteração de hidratação
	Hidratação da massa livre de gordura = 73%
	Necessita de equação específica para a população estudada

Fonte: Ceniccola et al., 2019.

Outras aplicações da BIA

A BIA também tem sido utilizada como método de avaliação prognóstica em diversas situações clínicas, por meio do ângulo de fase. O ângulo de fase reflete a relação entre o componente resistência (R), a oposição dos tecidos à passagem da corrente elétrica, e reactância (Xc), o efeito resistivo produzido pela interface dos tecidos e membranas celulares. O ângulo de fase (AF) pode ser obtido pela equação:

$$AF^\circ = Xc/R \times 180/\pi \text{ onde } \pi: 3,1416$$

Nos últimos anos, vários estudos têm demonstrado seu valor como método prognóstico em diversas situações clínicas. Uma de suas vantagens é que ele pode ser utilizado mesmo naquelas situações em que não é possível obter peso e altura dos pacientes, como nos pacientes de UTI, e naquelas situações clínicas nas quais a hidratação dos tecidos não é estável, como em pacientes com edema e ascite. Como todo marcador biológico, o AF tem seus valores, que são específicos para cada população, assim como varia de acordo com o sexo e idade.

Norman et al., ao conduzirem estudo prospectivo com 399 pacientes oncológicos, sugeriram que o AF padronizado é um preditor independente de desequilíbrio nutricional, estado funcional e sobrevida. AF no percentil 50 (mediana) como referência tem valor prognóstico relevante para detecção de pacientes com câncer em risco de caquexia. Ao comparar a situação clínica de pacientes com AF elevado e AF abaixo do valor mediano de referência para sexo e idade, os autores verificaram que os pacientes com AF abaixo do valor mediano apresentaram mais comorbidades, tiveram aumento significativo do risco de mortalidade após o período de 6 meses (37,4% de probabilidade de morte), e consumiram mais drogas por dia, ou seja, tiveram pior estado nutricional e funcional, qualidade de vida diminuída, morbi-

dade aumentada e menor tempo de sobrevida. Segundo os autores, a padronização do AF de acordo com sexo-idade e valores de IMC estratificados aumenta a relevância do prognóstico do AF e o uso do percentil 50 de referência permite a identificação de pacientes que necessitam de atenção nutricional e médica intensificada.

Além de ser um marcador prognóstico de mortalidade, o AF parece ser bastante sensível para se modificar após intervenções nutricionais. Isto o tornaria um método de escolha para acompanhar pacientes, uma vez que os demais marcadores utilizados para acompanhamento dos pacientes que recebem terapia nutricional não têm essa sensibilidade de alteração precoce após o tratamento.

≡ Densitometria por dupla emissão de raios X (DEXA)

DEXA é considerado um método padrão-ouro, cuja base é o princípio que diferentes estruturas do organismo atenuam diferentemente fótons de raios X. O equipamento emite dois níveis de energia no sentido posteroanterior que são captados por um detector (Figura 5.1). Utiliza o modelo de composição corporal de 3 compartimentos, diferenciando massa de gordura, massa livre de gordura e massa óssea. Fornece informações de todo o corpo, mas também medidas regionais, o que permite melhor avaliação dos compartimentos (Figura 5.2). Pacientes com neoplasia de cólon, por exemplo, podem apresentar hepatomegalia, o que poderia mascarar uma maior massa magra na avaliação por bioimpedância. Assim como pacientes com câncer de mama e linfedema, que, devido à avaliação segmentar, podem ter sua composição corporal melhor avaliada por DEXA. A avaliação apendicular individualizada permite avaliação de sarcopenia e tem seus pontos de corte definidos por consenso.

Volume – Nutrição Clínica na Oncologia

Figura 5.1
Dupla emissão de raios X emitida no sentido posteroanterior do paciente captada pelo detector.

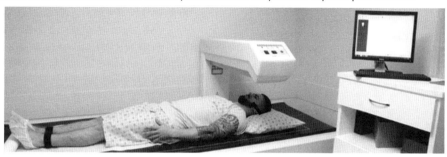

Fonte: Arquivo pessoal da autoria.

Figura 5.2
Laudo com informações sobre massa gorda e massa livre de gordura global e segmentar.

Paciente:				ID Estabelecimento:		
Data de nascimento:	14/01/1983	33,6 anos		Médico que encaminhou:		
Altura/peso:	166,0 cm	60,0 kg		Medido: 06/09/2016 10:47:49		(13,60)
Sexo/etnia:	Feminino	Branco		Analisado: 06/09/2016 10:49:11		(13,60)

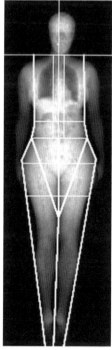

Corpo inteiro – quantificação de tecido

Referência de composição: Total

Região	Tecido[1] (% gordura)	Z-score[2,3]	Massa total (kg)	Gordo[1] (g)	Magro[1] (g)	BMC (g)
Braço esq.	29,3	–	3,2	888	2.144	126
Perna esq.	39,5	–	10,4	3.975	6.092	379
Tronco esq.	36,7	–	14,5	5.183	8.944	358
Braço direito	29,2	–	3,3	930	2.251	151
Perna direita	39,5	–	10,4	3.956	6.055	396
Pernas	39,5	–	20,9	7.932	12.147	774
Tronco	36,7	–	28,3	10.108	17.455	739
Androide	37,5	–	3,9	1.449	2.414	49
Ginoide	48,1	–	10,6	4.990	5.388	185
Total	35,6	0,7	59,6	20.466	36.963	2.185

Comentário:

Fonte: Arquivo pessoal da autoria.

Estudo da composição corporal por DEXA pode ser realizado, objetivando ajuste de dose de quimioterápicos considerando a massa magra, prevenindo sub ou superdosagens. Acompanhamento da massa óssea está indicado nos pacientes portadores de neoplasia de próstata em deprivação androgênica, visando monitorização de osteopenia/osteoporose e risco de fraturas.

DEXA tem alta acurácia para detectar pequenas mudanças na composição corporal. Apresenta baixa exposição à radiação (0,04 a 0,84 mrem), dependendo do equipamento, o equivalente a 1 a 10% da exposição à radiação de um exame de raio X de tórax[1]. Tem duração em torno de 10 a 15 minutos.

Há diferenças significativas nos resultados, quando são usados equipamentos de diferentes fabricantes, por usarem logaritmos próprios. Assim, em estudos longitudinais, deve-se utilizar sempre o mesmo aparelho. Apresenta boa correlação com outros métodos, como pesagem hidrostática e água duplamente marcada. É relatada tendência em subestimar massa de gordura e, com isso, superestimar massa livre de gordura.

DEXA não distingue a massa de gordura em subcutânea, visceral ou intramuscular, como ocorre na tomografia. Também não distingue água intra e extracelular e, por isso, não avalia desidratação nem edema.

Tabela 5.3
Vantagens e desvantagens do DEXA.

Vantagens	Desvantagens
Muito baixa exposição à radiação	Custo elevado
Boa acurácia	Necessita de pessoal treinado
Reprodutível	Limite de peso e estatura
Informa composição segmentar	Não diferencia componentes específicos da massa de gordura e da massa livre de gordura
	Diferenças de cálculo entre fabricantes

Fonte: Ceniccola et al., 2019.

≡ Ultrassom (US)

O uso do ultrassom (US) para avaliação da composição corporal tem sido explorado em estudos de validação envolvendo DXA, pesagem hidrostática e tomografia computadorizada (TC)[1]. O US é um método emergente para quantificar a musculatura e tem recentemente ganhado importância e atenção na avaliação à beira-leito da musculatura esquelética, principalmente quadríceps e bíceps. Em 2014, Tillquist et al. mostraram que a técnica teve excelente confiabilidade entre treinador e *trainee* em voluntários saudáveis. Paris et al. demonstraram, em um estudo multicêntrico, que a técnica também é aplicável em pacientes críticos, com boa correlação entre treinador e *trainee*. Um estudo nacional publicado em 2017 também corrobora os dados anteriormente relatados, mantendo uma boa correlação entre treinador e *trainee*.

Além disso, tem sido demonstrado que a medida da massa muscular por ultrassonografia é uma técnica confiável na maioria dos pacientes, mesmo quando a retenção de líquidos está presente. Um estudo avaliou a técnica em pacientes com insuficiência renal aguda e terapia de substituição renal, mostrando boas correlações intra e interobservador. Outros estudos em pacientes com doença pulmonar obstrutiva crônica demonstraram que a técnica da medida da musculatura de quadríceps por ultrassonografia se mostrou eficaz em identificar aqueles pacientes com maior perda muscular durante a internação.

O US não é capaz de diagnosticar sarcopenia, pois, até o momento, não existem estudos que identificaram um valor de corte. Entretanto, as pesquisas foram capazes de identificar que existem distintos valores da musculatura entre homem e mulher em diferentes faixas etárias. Especificamente, em pacientes críticos, Puthucheary et al. avaliaram a perda de massa muscular comparando três métodos: US, biópsia muscular e biologia molecular. Este estudo revelou uma redução significativa de aproximadamente 10% do reto femoral medido pelo US ao longo de uma semana de internação na UTI. Um resultado semelhante também foi encontrado no estudo de Toledo et al., em pacientes críticos com perda de aproximadamente 1,5%/dia da espessura do quadríceps avaliado pelo US.

A Tabela 5.4 descreve resumidamente as vantagens e desvantagens do US para avaliação de massa muscular.

Tabela 5.4
Vantagens e desvantagens do método US.

Vantagens	Desvantagens
Portátil	Sem valor de corte para definir sarcopenia
Boa correlação entre os profissionais	Escassez de padronização de protocolos
Baixo custo	
Não invasivo	

Fonte: Ceniccola et al., 2019.

Ultrassom poderá revelar e quantificar as modificações na massa muscular e potencialmente ser utilizado em muitas condições clínicas (ex. doenças pulmonares obstrutivas crônicas, doenças cardiovasculares). Entretanto, estudos sobre validações e reprodutibilidade são necessários para determinar melhor a análise da composição corporal em diversas populações.

■ Descrição da técnica

A musculatura esquelética pode ser estimada utilizando o US em um ou mais sítios anatômicos. A medida pelo modo B tem sido reportada na quantificação da perda muscular através da espessura do quadríceps ou por meio do método *cross-sectional area* do reto femoral. A medida da espessura do quadríceps combina a espessura do reto femoral e vasto intermédio. Esta técnica é usada tomando a distância entre a fáscia apical do reto femoral até a borda óssea do fêmur (Figura 5.3). Já a análise pelo método *cross-sectional area* (CSA) é calculada por uma técnica planimétrica na qual a linha interna ecogênica do músculo reto femoral é delineada por um cursor móvel em uma imagem congelada (Figura 5.4). As duas técnicas foram eficazes em demonstrar a perda da musculatura em pacientes internados, porém o CSA foi melhor em demonstrar as medições de força muscular.

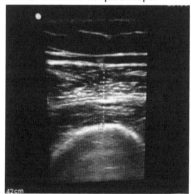

Figura 5.3
Espessura do músculo do quadríceps.

Fonte: Arquivo pessoal da autoria.

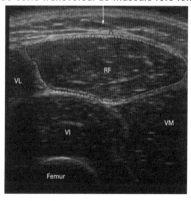

Figura 5.4
Área de corte transversal do músculo reto femoral.

Fonte: Arquivo pessoal da autoria.

■ Resultados dos estudos

Os estudos com US em pacientes internados revelam que aqueles pacientes que perdem mais massa muscular cursam com piores desfechos ao longo da internação.

Um ano de acompanhamento após alta hospitalar de pacientes portadores de doença respiratória crônica, quando classificados no menor quartil da musculatura do reto femoral, cursaram com maior mortalidade do que aqueles que se encontravam em um quartil maior. Além disso, apresentar menor musculatura do reto femoral à admissão foi fator de risco independentemente para predizer a reinternação precoce. Em uma população de pacientes críticos, a perda muscular avaliada pelo US de quadríceps pela técnica CSA se associou com maior acúmulo de disfunção orgânica, bem como inflamação durante uma semana na UTI. Parry et al. demonstraram forte associação entre a arquitetura muscular do quadríceps com medidas de força e função durante a alta da UTI.

O US pode ser viável em identificar pacientes com risco nutricional por acompanhamento da perda de musculatura de modo linear e progressivo. Além disso, é capaz de modificar a estratégia nutricional, principalmente proteica, bem como as intervenções de reabilitação motora. Um estudo de caso utilizando o US como guia para otimizar a oferta proteica demonstrou boa correlação entre aumento de proteína e o ganho de espessura muscular, consequentemente com melhora do balanço nitrogenado.

No geral, o US oferece uma precisa e real medida da musculatura. Além disso, este método se revela promissor à beira-leito na tomada de decisão nutricional, bem como na otimização da reabilitação motora.

≡ Tomografia computadorizada

Tomografia computadorizada é outro método de imagem que tem sido utilizado para avaliar compartimentos corporais. Baseia-se na emissão e captação de feixes de raios X no corpo, para avaliação da composição corporal. Ela possibilita a análise com maior especificidade e acurácia dos compartimentos: massa muscular, tecido adiposo visceral, intramuscular e subcutâneo. Além disso, permite verificar infiltração de gordura em tecidos magros.

Essas imagens, que são constituídas por *pixels*, identificam diferentes compartimentos corporais por meio da densidade, que corresponde à média de absorção nas áreas avaliadas expressas em unidades de Hounsfield (HU).

As unidades de Hounsfield (HU), como medida de atenuação de tecidos corporais em relação à água (HU água = 0; HU ar = –1000), são predeterminadas. Podem ser utilizadas para identificar órgãos e tecidos corporais quantificando massa muscular (HU = –29 a +150), tecido adiposo subcutâneo e intramuscular (HU = –190 a –30) e tecido adiposo visceral (HU = –150 a –50).

O uso dessa técnica para investigar a composição corporal e suas alterações é uma ótima opção, devido à capacidade de discriminar os diferentes tecidos e fazer parte da investigação de muitas doenças, principalmente em oncologia. Por isso, é um método que pode ser utilizado principalmente em oncologia, pois muitos pacientes dispõem de imagens de diagnóstico, estadiamento ou acompanhamento da evolução da doença, sendo considerado um método de conveniência.

Outras condições clínicas nas quais imagens de TC também estão disponíveis poderão ser utilizadas, como em pacientes com falências respiratórias, pacientes críticos, entre outros.

A avaliação se dá partir de imagens de corte transversal, e a área anatômica geralmente utilizada como referência localiza-se a 5 cm acima da transição da quarta e quinta vértebra lombar (L4/L5), aproximadamente na altura da terceira vértebra lombar (L3).

Figura 5.5
Imagem transversal de segmento abdominal (aproximadamente na altura de L3) por tomografia computadorizada (TC).

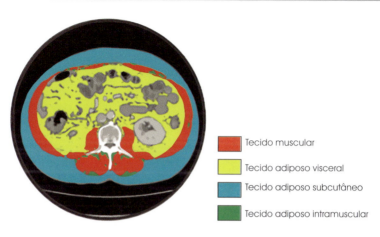

Fonte: Arquivo pessoal da autoria.

A área da terceira vértebra lombar (L3) foi identificada como a de maior associação com a massa muscular e adiposa total, de acordo com Shen et al. A imagem desse segmento pode ser analisada manualmente ou por meio de *softwares* específicos, que permitem a demarcação dos diferentes tecidos com base em sua densidade. Cuidados na avaliação devem estar presentes, como seleção e interpretação da imagem.

A partir da área obtida (analisada), podem-se estimar a massa muscular e o tecido adiposo com equações preditivas (vale ressaltar que as equações são validadas para população adulta), e também calcular índice muscular esquelético (IME) dos indivíduos conforme a equação:

IME = área muscular esquelética da região de L3 (cm²) / altura (m²)

Prado et al. (2008) determinaram ponto de corte para indivíduos sarcopênicos oncológicos pelo critério tomográfico em região de L3 < 38,5 cm²/m² para mulheres e < 52,4 cm²/m² para homens.

Em 2018, Toledo et al. verificaram novos pontos de corte, validados para população brasileira oncológica crítica (independentemente do sexo). Analisaram a composição corporal por TC em 99 pacientes e verificaram ponte de corte de 41,2 cm²/m².

Seguem pontos de corte de acordo com alguns métodos de composição corporal para sarcopenia (Tabela 5.5).

TC é um método que, embora seja de conveniência, permite analisar a composição corporal com maior especificidade, principalmente em pacientes oncológicos, pois já apresentam estas imagens durante todo o seu tratamento oncológico (estadiamento, evolução da doença).

Hopkins et al. (2018) verificaram, em uma revisão sistemática em pacientes portadores de câncer colorretal, por meio da TC, prevalência de sarcopenia de 15 a 60% e associação com pior sobrevida global. Em estudo de Baracos et al., verificou-se 70% de sarcopenia quando avaliaram a composição corporal por TC em pacientes que apresentavam câncer de pâncreas e pior desfecho clínico. Um estudo com 58 pacientes portadores de câncer colorretal em regime de quimioterapia com Folfox verificou que a depleção muscular (44% da amostra) foi preditor de toxicidade (neuropatia) e redução e/ou suspensão do tratamento.

Tabela 5.5
Pontos de corte de composição corporal comumente utilizados para definir sarcopenia.

Método	Pontos de corte (homens)	Pontos de corte (mulheres)
Índice muscular esquelético apendicular pelo DXA (Baumgartner et al.[10]),[b] kg/m²	< 7,26	< 5,45
Índice muscular magro apendicular pelo DXA (Delmonico et al.[90]),[c] kg/m²	< 7,25	< 5,67
Índice muscular esquelético lombar pelo CT (Prado et al.[11]),[d] cm²/m²	< 52,4	< 38,5
Índice muscular esquelético (% peso) por SF-BIA (Janssen et al.[12]),[e] %	Classe II: < 31 Classe I: 31-37	Classe II: < 22 Classe I: 22-28
Índice muscular esquelético (altura) por SF-BIA (Janssen et al.[13]),[f] kg/m²	Risco alto: ≤ 8,50 Risco moderado: 8,51-10,75	Risco alto: ≤ 5,75 Risco moderado: 5,76-6,75

Fonte: Earthman C, 2015.

Tabela 5.6
Vantagens e desvantagens da tomografia computadorizada.

Vantagens	Desvantagens
Avaliação da composição corporal com maior especificidade	Exposição à radiação
	Alto custo
	Exame de conveniência
	Requer habilidade técnica para análise das imagens

Fonte: Heymsfield SB, 2008; Cenicola et al., 2019.

Entretanto, avaliar a composição corporal por meio da tomografia computadorizada apresenta limitações, como exposição do indivíduo à radiação, alto custo, habilidade técnica para executar a análise e disponibilidade de imagens no nível da L3 e T4. As imagens em T4 ainda não estão validadas, porém podem ser utilizadas para estratificar pacientes de acordo com a quantidade de massa muscular e subsequente associação com desfechos clínicos.

≡ Considerações finais

A composição corporal tem um papel importante na evolução da doença oncológica, na tolerância ao tratamento proposto e na qualidade de vida dos pacientes. Por isso, os métodos de avaliação dos compartimentos corporais (com vantagens e desvantagens) têm se destacado nos últimos anos como uma importante ferramenta na avaliação nutricional.

Existem inúmeros métodos, e a escolha deverá ser feita de acordo com os recursos disponíveis e o benefício ao paciente, para também contribuir na avaliação da terapia nutricional proposta. Em resumo: DEXA, BIA, US e TC podem avaliar a composição corporal, e a seleção da técnica dependerá da condição clínica do paciente, das disponibilidades tecnológicas e da habilidade do avaliador.

≡ Referências

1. Ali R, Baracos VE, Sawer MB, Bianchi L, Roberts S, Assenata E et al. Lean body mass as an independent determinant of dose-limiting toxicity and neuropathy in patients with colon cancer treated with FOLFOX regimens. Cancer Medicine 2016; 5(4):607-616.
2. Aubrey J et al. Measurement of skeletal muscle radiation attenuation and basis of its biological variation. Acta Physiol 2014;210:489-497.
3. Baker SD, Grochow LB, Donehower RC. Should anti-cancer drug doses be adjusted in the obese patient? J Natl Cancer 1995; Inst 87:333-334.

4. Baracos VE et al. Advances in the science and application of body composition measurement. JPEN J Parenter Enteral Nutr. 2012;36:96-107.

5. Barbosa-Silva MC, Barros AJ, Wang J, Heymsfield SB, Pierson RN Jr. Bioelectrical impedance analysis: population reference values for phase angle by age and sex. Am J Clin Nutr. 2005 Jul;82(1):49-52.

6. Berruti A et al. Changes in bone mineral density, lean body mass and fat content as measured by dual energy x-ray absorptiometry in patients with prostate cancer without apparent bone metastases given androgen deprivation therapy. J Urol. 2002; 167(6):2361-2367.

7. Böhm A, Heitmann BL. The use of bioelectrical impedance analysis for body composition in epidemiological studies. Eur J Clin Nutr. 2013 Jan;67(Suppl 1):S79-85.

8. Bosaeus I, Wilcox G, Rothenberg E, Strauss BJ. Skeletal muscle mass in hospitalized elderly patients: comparison of measurements by single-frequency BIA and DXA. Clin Nutr. 2014 Jun;33(3):426-31.

9. Ceniccola GD, Castro MG, Piovacari SMF, Horie LM, Correa FG, Barrere APNB et al. Current technologies in body composition assessment: advantages and disadvantages. Nutrition 62 (2019) 25-31.

10. Cruz-Jentoft AJ et al. Sarcopenia: European consensus on definition and diagnosis. Age Ageing. 2010;39(4):412-423.

11. Cruz-Jentoft AJ, Baeyens JP, Bauer JM, et al. Sarcopenia: European consensus on definition and diagnosis: Report of the European Working Group on Sarcopenia in Older People. Age and ageing. 2010;39:412-23.

12. Crosby V et al. Can body composition be used to optimize the dose of platinum chemotherapy in lung cancer? A feasibility study. Support Care Cancer. 2017;25(4):1257-1261.

13. Di Sebastiano KM, Mourtzakis M. A critical evaluation of body composition modalities used to assess adipose and skeletal muscle tissue in cancer. Appl. Physiol. Nutr. Metab. 2012;37:811-821.

14. Ellegard LH et al. Bioelectric impedance spectroscopy underestimates fat-free mass compared to dual energy X-ray absorptiometry in incurable cancer patients. European Journal of Clinical Nutrition. 2009; 63, 794-801.

15. E Lieffers JR, Mourtzakis M, Hall KD, McCargar LJ, Prado CM, Baracos VE (2009). A viscerally driven cachexia syndrome in patients with advanced colorectal cancer: contributions of organ and tumor mass to whole-body energy demands. Am J Clin Nutr 89:1173-1179.

16. Earthman C. Body composition tools for assessment of adult malnutrition at the bedside: a tutorial on research considerations and clinical applications. Journal of Parenteral and Enteral Nutrition 2015; 39 (7):787-822.

17. Fosbol M et al. Contemporary methods of body composition measurement. Clin Physiol Funct Imaging, 2014.

18. Foster KR, Lukasky HC. Whole-body impedance. What does it measure? Am J Clin Nutr. 1996;64:388S-96S.

19. Heymsfield, SB. Development of imaging methods to assess adiposity and metabolism. International Journal of Obesity 2008; 32:S76-S82.

20. Hopkins JJ, Skybleny D, Bigan D, Baracos VE, Eurich DT, Sawer MB. Barriers to the interpretation of body composition in colorectal cancer: a review of the methodological inconsistency and complexity of the CT-defined body habitus. Ann Surg Oncol. 2018. https://doi.org/10.1245/s10434-018-6395-8.

21. Horie LM et al. Diretriz BRASPEN de terapia nutricional no paciente com câncer. BRASPEN J. 2019;34(Suppl 1):2-32.

22. Kyle UG, Bosaeus I, De Lorenzo AD, Deurenberg P, Elia M, Gómez JM et al. Composition of the Espen working group: bioelectrical impedance analysis-part I: review of principles and methods. Clin Nutr. 2004 Oct;23(5):1226-43.

23. Norman K et al. Cutoff percentiles of bioelectrical phase angle predict functionality, quality of life, and mortality in patients with cancer. Am J of Clin Nutrition. 2010;92(3):612-619.

24. Norman K, Stübler D, Baier P et al. Effects of creatine supplementation on nutritional status, muscle function and quality of life in patients with colorectal cancer: a double blind randomised controlled trial. Clin Nutr 2006;25:596-605.

25. Prado CM. An exploratory study of body composition as a determinant of epirubicin pharmacokinetics and toxicity.

26. Prado CM. Body composition in chemotherapy: the promising role of CT scans.

27. Prado C et al. Lean Tissue Imaging: A New Era for Nutritional Assessment and Intervention. Journal of Parenteral and Enteral Nutrition. 2014 Nov; 38(8):940-953.

28. Prado CMM, Birdsell LA, Baracos VE. The emerging role of computerized tomography in assessing cancer cachexia. Curr. Opin. Support. Palliat. Care 3, 269-75 (2009).

29. Prado CM. Sarcopenic obesity: A Critical appraisal of the current evidence. Clin Nutr. 2012.

30. Prado CM, Baracos VE, McCargar LJ, Reiman T, Mourtzakis M, Tonkin K, et al (2009) Sarcopenia as a determinant of chemotherapy toxicity and

time to tumor progression in metastatic breast cancer patients receiving capecitabine treatment. Clin Cancer Res 15:2920-2926.

31. Sergi G, De Rui M, Stubbs B, Veronese N, Manzato E. Measurement of lean body mass using bioelectrical impedance analysis: a consideration of the pros and cons. Aging Clin Exp Res. 2017 Aug;29(4):591-597.

32. Shachar SS, Willians GR. The obesity paradox in cancer-moving beyond BMI. Cancer Epidemiol Biomarkers Prev; 26(1) January 2017.

33. Shen W et al. Total body skeletal muscle and adipose tissue volumes: estimation from a single abdominal cross-sectional image. J Appl Physiol 97: 2333-2338, 2004.

34. Thibault R, Genton L, Pichard C. Body composition: why, when and for who? Clinical Nutrition. 2012; 31: 435e447.

35. Thibault R, Pichard C. The evaluation of body composition: a useful tool for clinical practice. Ann Nutr Metab 2012;60:6-16.

36. Toledo DO, Carvalho AM, Oliveira AMRR, Toloi JM, Silva AC, Farah JFM et al. The use of computed tomography images as a prognostic marker in critically ill cancer patients. Clinical Nutrition, 2018 (in press).

37. Wysham N. A practical measurement of thoracic sarcopenia: correlation with clinical parameters and outcomes in advanced lung cancer. ERJ Open Res 2016;2:00085-2015.

38. WHO Expert Consultation. Appropriate body-mass index for asian populations and its implications for policy and intervention strategies. Lancet. 2004 Jan 10;363(9403):157-63.

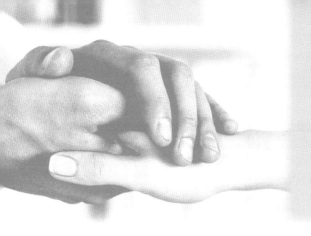

Capítulo 6

Mariana Staut Zukeran
Maria Carolina Gonçalves Dias

Caquexia e sarcopenia no câncer

≡ Definições e métodos de avaliação

Pacientes oncológicos apresentam maior risco de desenvolver desnutrição do que outras patologias, sendo sua prevalência variável de 20 a mais de 70% dos casos, com diferenças relacionadas a idade, tipo de câncer e estadiamento da doença. Isto se deve pela influência da doença e do tratamento antineoplásico no estado nutricional do paciente. Em pacientes com câncer, o balanço energético negativo e a perda de massa muscular são provocados pela combinação entre o consumo alimentar reduzido e pelo próprio tumor, podendo causar: desregulação metabólica, inflamação sistêmica, resistência à insulina, lipólise e proteólise.

Devido à importância do acompanhamento do estado nutricional em pacientes com câncer, a construção de definições universais para desnutrição, caquexia e sarcopenia é fundamental, pois auxilia no tratamento nutricional mais adequado e efetivo. O grupo European Society for Clinical Nutrition and Metabolism (Espen) desenvolveu o esquema com a diferenciação entre essas condições, conforme apresentado na Figura 6.1.

A anorexia promove baixa ingestão alimentar e consequente perda de peso, que geralmente ocorrem em doenças relacionadas à desnutrição, como o câncer. Essas mudanças no organismo são conduzidas por citocinas pró-inflamatórias e fatores derivados do tumor. As condições relacionadas à caquexia e sarcopenia podem estar presentes desde o início da doença ou desenvolver-se conforme o seu agravamento. O processo de inflamação pode contribuir para o desenvolvimento da caquexia, e a fadiga, inatividade física e outras causas de declínio de massa muscular podem contribuir para a sarcopenia.

Apesar de a caquexia e a sarcopenia apresentarem desfechos negativos e pior prognóstico no tratamento do câncer, elas devem ser distinguidas: muitos indivíduos caquéticos são sarcopênicos, mas nem todos os indivíduos sarcopênicos são caquéticos.

Figura 6.1
Má nutrição em pacientes com câncer: anorexia, caquexia e sarcopenia.

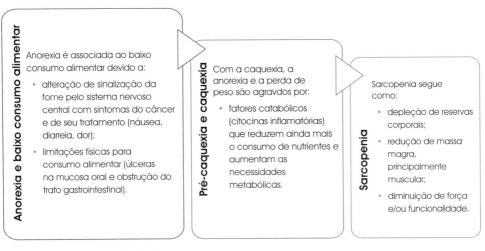

Fonte: Adaptada de Arends et al., 2017.

≡ Caquexia

É caracterizada por emagrecimento grave, acompanhado por doenças como o câncer. O Consenso Internacional de Caquexia a define como síndrome metabólica complexa, multifatorial, com perda de massa magra (com ou sem perda de massa gorda) que não pode ser revertida pela terapia nutricional convencional. O balanço energético e proteico negativo com redução da ingestão alimentar e alterações metabólicas pode cursar com perda de peso > 5 ou 2% em pacientes com Índice de Massa Corpórea (IMC) < 20 kg/m² ou sarcopenia.

A prevalência de caquexia é cerca de 40% em pacientes com câncer no trato digestivo em fase inicial, porém a dificuldade no diagnóstico e tratamento deve-se à prevalência de 40 a 60% de sobrepeso e obesidade nesses pacientes, e a sua presença impacta negativamente na qualidade de vida, tolerância e resposta ao tratamento antineoplásico, morbidade e mortalidade.

Indivíduos com caquexia apresentam falta de apetite, disfunção imune, diminuição da massa muscular e uma variedade de alterações, resultando em mudanças da ingestão e absorção de nutrientes, seguidas por alterações metabólicas. Essas alterações metabólicas são decorrentes de intolerância à glicose e resistência periférica à ação da insulina, atrofia do músculo esquelético e órgãos viscerais, miopatia e hipoalbuminemia, depleção da reserva de gordura e níveis elevados de lipídios circulantes em corrente sanguínea.

A caquexia em pacientes oncológicos pode estar associada a fatores relacionados diretamente à doença: estadiamento, presença de metástases, localização do tumor, sendo mais frequente em tumores gastrointestinais, além de anorexia, saciedade precoce, constipação, mucosite, náuseas e vômitos.

A caquexia pode ser classificada em três estágios:

- **Pré-caquexia:** definida por perda menor do que 5% do peso corporal em 6 meses, anorexia e mudanças metabólicas (ingestão alimentar inferior a 70% das recomendações nutricionais, anemia e resposta inflamatória).

- **Caquexia:** caracterizada por perda de, pelo menos, 5% de peso em período 6 meses ou IMC inferior a 20,0 kg/m² e alterações bioquímicas (por exemplo: hipoalbuminemia inferior a 3,2 g/dl, hemoglobina menor do que 12,0 g/dL e aumento de marcadores inflamatórios: Proteína C Reativa (PCR) e interleucina).

- **Caquexia refratária:** resultante de câncer muito avançado no qual há intensos catabolismo e perda de peso, sem resposta ao tratamento para câncer, com redução da *performance* e expectativa e vida menor do que 3 meses.

Em 2011, Argilés et al. publicaram instrumento para determinar e classificar a caquexia na oncologia: CASCO (CAchexia SCOre), que consiste em três questionários: CASC-IN, CASCO e miniCASCO. CASC-IN permite determinar se o paciente apresenta caquexia ou não. CASCO classifica pacientes caquéticos dependendo da gravidade da caquexia. Além disso, uma versão simplificada do questionário CASCO (miniCASCO) foi desenvolvida para permitir um desempenho mais rápido. Tanto o CASCO quanto o miniCASCO utilizam uma escala de pontuação de 0 a 100 e levam em consideração cinco fatores diferentes para avaliar o *status* do paciente: perda e composição do peso corporal; inflamação, distúrbios metabólicos e imunossupressão; *performance* física; anorexia e qualidade de vida. Foram estabelecidos de acordo com a validação CASCO, por meio de uma escala numérica: caquexia leve (0-25), moderada (26 a 50), grave (51 a 75) e terminal (76 a 100). Portanto, quanto maior a pontuação, pior a síndrome.

☰ Sarcopenia

De acordo com o European Working Group on Sarcopenia in Older People (EWGSOP), a sarcopenia é definida como a perda progressiva e generalizada de massa muscular, associada à perda de força muscular e/ou *performance*. Há também a definição de diapenia, indicativa unicamente de perda de massa muscular. A sarcopenia representa aumento de riscos à saúde, como a perda funcional, com maior dificuldade em realizar atividades de vida diária, maior risco de quedas, fraturas e morte.

A sarcopenia está fisiologicamente atrelada ao processo do envelhecimento, podendo estar associada a doenças. Portanto, é considerada primária somente nos casos relacionados exclusivamente ao envelhecimento. A presença de sarcopenia relacionada ao câncer é definida como sarcopenia secundária.

Recentemente, houve a atualização do consenso do grupo Europeu (EWGSOP2), que estabeleceu que a sarcopenia pode ser considerada uma condição aguda nos casos em que dura menos de 6 meses (normalmente associada a doenças agudas ou ferimentos), ou crônica quando a condição se mantém por 6 meses ou mais (associada a uma condição crônica e progressiva que aumenta o risco de óbito).

Segundo Peterson & Mozer (2017), entre os pacientes com câncer, de 15 a 50% são sarcopênicos e de 25 a 80% apresentam caquexia.

O EWGSOP2 propôs um novo algoritmo para identificação da sarcopenia, no qual é sugerida a realização de questionário de rastreio, e a força muscular se torna a primeira variável a ser avaliada, seguida pela quantidade ou qualidade da massa muscular e *performance* física, conforme apresentado na Figura 6.2.

Figura 6.2
Algoritmo proposto para identificação de sarcopenia.

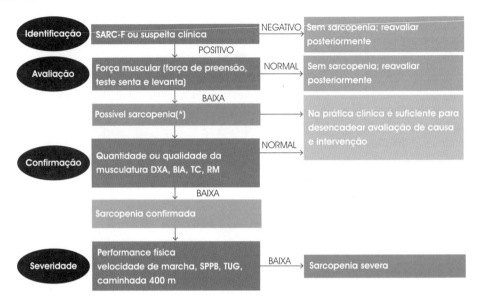

(*) Considerar outras causas para redução da massa magra (ex. depressão, derrame, alteração de equilíbrio, distúrbio vascular periférico).
Fonte: Adaptada de Cruz-Jentoft et al., 2019.

O rastreio de sarcopenia proposto pelo EWGSOP2 é o *index* de sintomas clínicos simples (SARC-F). Essa ferramenta possibilita o rastreio de sarcopenia e risco de desfechos negativos de sarcopenia/diapenia de forma fácil e aplicável na prática clínica.

Essa ferramenta contém cinco questões que avaliam capacidade do indivíduo de carregar peso, dificuldade para andar, dificuldade para se levantar ou se sentar, dificuldade para subir escadas e ocorrência de quedas. Cada item possui a pontuação de 0 a 2, sendo 0 indicativo de melhor e 2 de pior. O questionário possui um escore que vai de 0 a 10, sendo indicativo de sarcopenia uma pontuação maior ou igual a 4, conforme apresentado no Quadro 6.1.

O SARC-F mostrou importante valor preditivo para desfechos clínicos negativos como quedas, infecções, hospitalizações e mortes, em idosos afro-americanos entre 49 e 65 anos ao longo de seis anos após avaliação. Os pacientes com SARC-F maior que 4 pontos apresentaram correlação significativa com baixa função muscular e altamente frágeis.

No Brasil, a validação desta ferramenta de rastreio foi desenvolvida com a inclusão de medida de circunferência da panturrilha (CP), o SARC-F+CP, com o objetivo de incluir neste rastreio um item relacionado com a massa muscular além dos 5 itens referentes à *performance* e força muscular. Nesta ferramenta, a pontuação varia de 0 a 20, e a circunferência da panturrilha assume o valor de 10 pontos (50% do total de pontos). Escores finais iguais ou maiores que 20 pontos indicam rastreio positivo à sarcopenia, sendo necessária avaliação diagnóstica completa de sarcopenia (Quadro 6.2).

Quadro 6.1
Questionário de rastreio para sarcopenia SARC-F.

Componente	Pergunta	Pontuação
Força	O quanto de dificuldade você tem para levantar e carregar 5 kg?	Nenhuma = 0 Alguma = 1 Muita ou não consegue = 2
Ajuda para caminhar	O quanto de dificuldade você tem para atravessar um cômodo?	Nenhuma = 0 Alguma = 1 Muita, usa apoios ou incapaz= 2
Levantar-se da cadeira	O quanto de dificuldade você tem para se levantar de cama ou cadeira?	Nenhuma = 0 Alguma = 1 Muita ou não consegue sem ajuda = 2
Subir escadas	O quanto de dificuldade você tem para subir um lance de escadas com 10 degraus?	Nenhuma = 0 Alguma = 1 Muita, ou não consegue = 2
Quedas	Quantas vezes você caiu no último ano?	Nenhuma = 0 1 a 3 quedas = 1 4 ou mais quedas = 2

Escore (0 a 10 pontos)
0 a 3 pontos: Sem sinais sugestivos de sarcopenia no momento.
4 a 10 pontos: Sugestivo de sarcopenia.

Fonte: Adaptado de Malmstrom et al., 2016.

Quadro 6.2
Validação brasileira do questionário de rastreio para sarcopenia SARC-F+CP.

Componentes	Pergunta	Pontuação
Força	O quanto de dificuldade você tem para levantar e carregar 5 kg?	Nenhuma = 0 Alguma = 1 Muita ou não consegue = 2
Ajuda para caminhar	O quanto de dificuldade você tem para atravessar um cômodo?	Nenhuma = 0 Alguma = 1 Muita, usa apoios ou incapaz = 2
Levantar-se da cadeira	O quanto de dificuldade você tem para se levantar de uma cama ou cadeira?	Nenhuma = 0 Alguma = 1 Muita ou não consegue sem ajuda = 2
Subir escadas	O quanto de dificuldade você tem para subir um lance de 10 degraus?	Nenhuma = 0 Alguma = 1 Muita ou não consegue = 2
Quedas	Quantas vezes você caiu no último ano?	Nenhuma = 0 1 a 3 quedas = 1 4 ou mais quedas = 2
Panturrilha	Meça a circunferência da panturrilha direita exposta do paciente em pé, com as pernas relaxadas e os pés afastados 20 cm um do outro.	Mulheres: > 33 cm = 0 < ou igual a 33 cm = 10 Homens: > 34 cm = 0 < ou igual a 34 cm = 10

Somatória (0 a 20 pontos)
0 a 10: Sem sinais sugestivos de sarcopenia no momento (cogitar a reavaliação periódica).
11 a 20: Sugestivo de sarcopenia (prosseguir com investigação diagnóstica completa).

Fonte: Barbosa-Silva et al., 2016.

Apesar da importância em diagnosticar a sarcopenia, a sua forma de diagnóstico ainda não possui um padrão único, tanto na prática clínica como em pesquisa. O EWG-SOP2 sugere o uso dos testes para avaliação de massa muscular, força muscular e *performance* descritos no Quadro 6.3.

Quadro 6.3
Identificação de sarcopenia na prática clínica e em pesquisa.

Componente	Testes sugeridos na prática clínica	Testes sugeridos em pesquisa
Identificação	• SARC-F • Ishii Screening Tool	• SACR-F
Força muscular	• Força de preensão palmar • Teste senta e levanta da cadeira	• Força de preensão palmar • Teste senta e levanta da cadeira (5 minutos)
Quantidade ou qualidade da musculatura	• Bioimpedância elétrica (BIA) • Absortometria radiológica de dupla energia (DEXA) • Circunferência de panturrilha (somente se mais nada disponível)	• Tomografia computadorizada (TC) • Ressonância magnética (RNM) • DEXA • BIA
Performance	• *Short Physical Performance Battery* (SPPB) • Velocidade de marcha • Timed Up and Go Test (TUGT)	• SPPB • Velocidade de marcha habitual • TUGT

Fonte: Adaptado de Cruz-Jentoft et al., 2019.

Assim como não há padrão único para escolha de testes a serem realizados para o diagnóstico de sarcopenia, também há discussão sobre a determinação dos pontos de corte a serem utilizados para detecção da alteração deles. A proposta do EWGSOP2 para pontos de corte atualmente é:

Pontos de corte para identificar força reduzida:

- **Avaliada por força de preensão palmar:** homens: < 27,0 kg e mulheres: < 16,0 kg.
- **valiada por teste senta e levanta da cadeira:** > 15 s para levantar 5 vezes.

Pontos de corte para identificar massa magra apendicular (MMA) reduzida:

- **MMA:** homens: < 20,0 kg e mulheres < 15,0 kg.
- **MM/altura^2:** homens < 7,0 kg/m^2 e mulheres < 6,0 kg/m^2.

Pontos de corte para identificar *performance* alterada:

- **Avaliada por velocidade de marcha:** ≤ 0,8 m/s.
- **Avaliada por SSPB:** ≤ 8 pontos.
- **Avaliada por teste de caminhada de 400 metros:** não finalizar ou tempo ≥ 6 minutos.

Com relação à avaliação da alteração da massa muscular, a Espen apresenta pontos de corte específicos para avaliação da depleção de massa muscular em pacientes oncológicos devido à associação dos valores de massa muscular inferiores a estes estar atrelada a desfechos negativos nesta população:

- **Avaliada pela área muscular do braço (antropometria):** homens < 32,0 cm^2 e mulheres < 18,0 cm^2.
- **Avaliada por índice de massa muscular esquelética (DEXA):** homens < 7,26 kg/m^2 e mulheres < 5,45 kg/m^2.
- **Avaliada pelo índice muscular esquelético (TC em oncologia):** homens < 55 cm^2/m^2 e mulheres < 39,0 cm^2/m^2.
- **Avaliada por índice de massa livre de gordura (BIA):** homens < 14,6 kg/m^2 e mulheres < 11,4 kg/m^2.

≡ Recomendações nutricionais em caquexia

Gangadharan et al. (2017) colocam que a avaliação rotineira do estado nutricional e a intervenção adequada são componentes essenciais do esforço para aliviar os efeitos da desnutrição sobre a qualidade de vida e a sobrevida dos pacientes com caquexia. O Quadro 6.4 apresenta os passos sugeridos para evitar a caquexia.

Quadro 6.4
Passos para evitar a caquexia.

- Avaliação de risco nutricional.
- Avaliação do estado nutricional.
- Intervenção nutricional.
- Avaliação dos efeitos colaterais da terapia antineoplásica.

Fonte: Adaptado de Gangadharan et al., 2017.

Devido à patogênese multifatorial da caquexia cancerígena, não existe um tratamento globalmente eficaz ou aceito para esta condição, sendo as estratégias mais aceitas terapia nutricional, exercícios e medicamentos.

Com relação às estratégias nutricionais, reforça-se a importância de realizar triagem e avaliação do estado nutricional. Posteriormente, devem-se estabelecer as necessidades apresentadas no Quadro 6.5.

Quadro 6.5
Necessidades nutricionais dos pacientes com caquexia.

Pré-caquexia: aumentar a ingestão proteica:
- dieta individualizada.
- uso de suplemento nutricional oral.

Caquexia: 1,5 g proteína/kg/dia

Fonte: Adaptado de Op den Kamp et al., 2009; Grande et al., 2015.

A indicação da utilização dos ácidos graxos ômega 3, especialmente a fração do ácido eicosapentaenoico (EPA) na caquexia do câncer pode favorecer a produção de eicosanoides menos pró-inflamatórios (portanto, menos catabólicos) e inibir a produção de citocinas pró-inflamatórias. O EPA pode, ainda, regular negativamente o sistema ubiquitina-proteassoma (principal via de perda de massa magra em câncer) e favorecer a inibição de proteólise e da perda de massa muscular.

Com relação ao uso de suplemento nutricional oral enriquecido com ômega 3, as metanálises sugerem provas insuficientes do efeito destes suplementos com estudos de tamanho pequeno, baixa qualidade metodológica e em pacientes com doença avançada.

Arends et al. (2017) não mostraram evidências suficientes para recomendação de ácidos graxos ômega 3 para o tratamento da caquexia do câncer. Embora os estudos sejam promissores, são necessárias mais pesquisas clínicas para demonstrações claras dos resultados, bem como a melhor definição da dose e do tempo de uso.

Com relação à suplementação com micronutrientes, a revisão de Mochamat et al. (2017) relata que ainda faltam evidências para recomendação do ácido graxo ômega 3 para o tratamento da caquexia do câncer, e não há evidências sólidas suficientes para o uso de minerais, vitaminas, proteínas ou outros suplementos em câncer.

Intervenções nutricionais para redução da perda ponderal do paciente oncológico continuam sendo recomendadas como a estratégia preferida para evitar a caquexia, entretanto, seus resultados permanecem duvidosos. É de fundamental importância começar o tratamento da caquexia nos seus estágios iniciais de desenvolvimento.

☰ Recomendações nutricionais em sarcopenia

Com relação às recomendações nutricionais em sarcopenia, a Espen 2014 destaca a importância da combinação entre nutrição proteica e exercício físico com objetivo de manutenção da função muscular, lembrando que, no câncer, a sarcopenia se faz presente também nos pacientes adultos. As recomendações de consumo proteico estão listadas no Quadro 6.6.

Quadro 6.6
Recomendações proteicas para pacientes com sarcopenia.

Idosos sem risco nutricional: 1,0 a 1,2 g de proteína/kg/peso/dia.
Idosos desnutridos ou em risco nutricional: 1,2 g a 1,5 g proteína/kg/peso/dia.

Fonte: Deutz et al., 2014.

☰ Considerações finais

1. Caquexia e sarcopenia são síndromes relacionadas ao estado nutricional comuns em pacientes com câncer.

2. A identificação precoce da caquexia e da sarcopenia é essencial para planejamento de conduta nutricional adequada em pacientes com câncer.

3. O aporte proteico adequado faz-se necessário na conduta dietoterápica desses pacientes, associado à prática de exercícios físicos.

☰ Referências

1. Arends J, Baracos V, Bertz H, Bozzetti F, Calder P, Deutz NEP, et al. ESPEN expert group recommendations for action against cancer-related malnutrition. Clinical Nutrition. 2017 oct; 37(5):1187-1196.

2. Arends J, Bachmann P, Baracos V, Barthelemy N, Bertz H, Bozzetti F5, et al. ESPEN guidelines on nutrition in cancer patients. Clin Nutr. 2017 Feb;36(1):11-48.

3. Cruz-Jentoft AJ, Baeyens JP, Bauer JM, et al. Sarcopenia: European consensus on definition and diagnosis: Report of the european working group on sarcopenia in older people. Age and Ageing. 2010;39(4):412-423.

4. Pamoukjian F, Bouillet T, Lévy V, Soussan M, Zelek L, Paillaud E. Prevalence and predictive value of pre-therapeutic sarcopenia in cancer patients: a systematic review. Clin Nutr. 2017 Jul. Available on line: http://ac.els-cdn.com/S0261561417302492/1-s2.0-S0261561417302492-main.pdf?_tid=919316ec-9ca7-11e7-b1af-00000aab0f01&acdnat=1505763097_e03e401d2e8e6156555efdec414e5512.

5. Duval PA, Bergmann RB, Vale IAV, Colling C, Araújo ES, Assunção MCF. Prevalência de caquexia neoplásica e fatores associados na internação domiciliar. Rev Bras Cancerologia. 2015;61(3): 261-267.

6. Fearon K, Strasser F, Anker SD, Bosaeus I, Bruera E, Fainsinger RL et al. Definition and classification of cancer cachexia: an international consensus. Lancet Oncol. 2011 May;12(5):489-95.

7. Schwarz S, Prokopchuk O, Esefeld K, et al. The clinical picture of cachexia: a mosaic of different parameters (experience of 503 patients). BMC Cancer. 2017;17:130. doi:10.1186/s12885-017-3116-9.

8. Muscaritoli M, Molfino A, Lucia S et al. Cachexia: a preventable comorbidity of cancer. A T.A.R.G.E.T. approach. Crit Rev Oncol Hematol. 2015;94:251-259.

9. Peterson SJ, Mozer M. Differentiating sarcopenia and cachexia among patients with cancer. Nutr Clin Pract. 2017 Feb;32(1):30-39.

10. Bahat G, Tufan A, Tufan F, Kilic C, Akpinar TS, Kose M, et al. Cut-off points to identify sarcopenia according to european working group on sarcopenia in older people (EWGSOP) definition, Clinical Nutrition (2016), doi: 10.1016/ j.clnu.2016.02.002.

11. Malmstrom TK, Morley JE. Sarc-F: A simple questionnaire to rapidly diagnose sarcopenia. J Am Med Dir Assoc. 2013 Aug;14(8):531-2.

12. Malmstrom TK, Miller DK, Simonsick EM, Ferrucci L, Morley JE. SARC-F: a symptom score to predict persons with sarcopenia at risk for poor functional outcomes. J Cachexia Sarcopenia Muscle. 2016 Mar;7(1):28-36.

13. Barbosa-Silva TG, Menezes AM, Bielemann RM et al. Enhancing SARC-F: Improving sarcopenia screening in the clinical practice. J Am Med Dir Assoc, 2016; 17:1136-1141.

14. Gangadharan A, Choi SE, Hassan A, Ayoub NM, Durante G, Balwani S, et al. Protein calorie malnutrition, nutritional intervention and personalized cancer care. Oncotarget. 2017 Apr 4;8(14):24009-24030.

15. Op den Kamp CM, Langen RC, Haegens A, Schols AM. Muscle atrophy in cachexia: can dietary protein tip the balance? Curr Opin Clin Nutr Metab Care. 2009;12:611-616.

16. August DA, Huhmann MB; American Society for Parenteral and Enteral Nutrition (A.S.P.E.N.) Board of Directors. A.S.P.E.N. clinical guidelines: nutrition support therapy during adult anticancer treatment and in hematopoietic cell transplantation. JPEN J Parenter Enteral Nutr. 2009 Sep-Oct;33(5):472-500.

17. Torrinhas RSMM, Garla P, Silva Pastore-Silva JA, Oliveira Filho RS, Castro MG, Waitzberg DL. Óleo de peixe e ácidos graxos ômega 3. In: Waitzberg DL. Nutrição oral, enteral e parenteral na prática clínica. 5. ed. São Paulo: Atheneu; 2017.

18. Mochamat, Cuhls H, Marinova M, Kaasa S, Stieber C, Conrad R, et al. A systematic review on the role of vitamins, minerals, proteins, and other supplements for the treatment of cachexia in cancer: a European Palliative Care Research Centre cachexia project. J Cachexia Sarcopenia Muscle. 2017 Feb;8(1):25-39.

19. Baldwin C. The effectiveness of nutritional interventions in malnutrition and cachexia. Proc Nutr Soc. 2015 Nov;74(4):397-404.

20. Deutz NE, Bauer JM, Barazzoni R, Biolo G, Boirie Y, Bosy-Westphal A, et al. Protein intake and exercise for optimal muscle function with aging: recommendations from the ESPEN Expert Group. Clin Nutr. 2014 Dec;33(6):929-36.

21. Argilés JM et al. The cachexia score (CASCO): a new tool for staging cachectic cancer patients. J Cachexia Sarcopenia Muscle 2011; 2:87-93.

22. Argilés JM et al. Validation of the CAchexia SCOre (CASCO). Staging Cancer Patients: The Use of miniCASCO as a Simplified Tool. Frontiers in Physiology. February 2017(8), Article 92.

23. Cruz-Jentoft AJ, Bahat G, Bauer J, et al. Sarcopenia: revised european consensus on definition and diagnosis. *Age and Ageing*. 2019; 1(1):16-31.

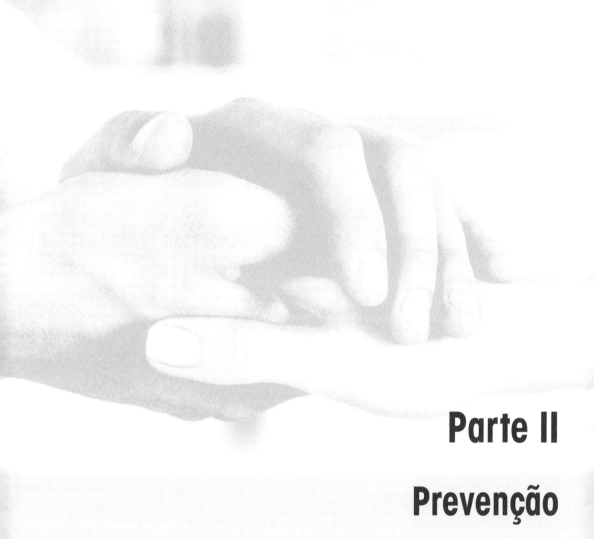

Parte II

Prevenção

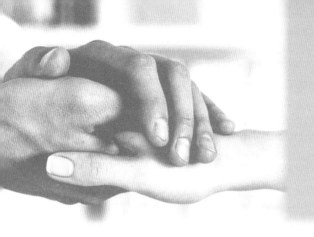

Capítulo 7

Bárbara Valença Caralli Leoncio
Luana Cristina de Almeida Silva
Mariana Jimenez Marcatto Izeppe

Importância da alimentação na prevenção do câncer

"A prevenção é muito melhor que a cura, pois poupa o trabalho de estar doente."

Thomas Adams, 1618.

☰ Introdução

O envelhecimento e o aumento da população mundial previstos para as próximas décadas influenciam no aumento do número absoluto de incidência e mortalidade por câncer, segundo Brawley (2017).

Conforme dados da Organização Mundial da Saúde, em 2015, as mortes por câncer representaram uma em cada seis mortes em todo o mundo, totalizando 8,8 milhões de óbitos. Em países de média e baixa renda, estas mortes excederam as causadas por síndrome da imunodeficiência adquirida (Aids), tuberculose e malária combinados.

Segundo o Instituto Nacional de Câncer José Alencar Gomes da Silva (INCA), a estimativa para 2018 apontou para a incidência de aproximadamente 600 mil novos casos para cada ano, sendo 170 mil de pele não melanoma e 420 mil de outros tumores. Com exceção dos cânceres de pele não melanoma, os mais frequentes em homens serão: câncer de próstata (68 mil casos – 31,7%),
pulmão (8,7%), intestino (8,1%), estômago (6,3%) e cavidade oral (5,2%). Em mulheres, destacam-se: câncer de mama (60 mil casos – 29,5%), intestino (9,4%), colo do útero (8,1%), pulmão (6,2%) e tireoide (4,0%)[3]. As estatísticas mundiais, de acordo com a Organização Mundial de Saúde (OMS), apontam para 27 milhões de casos incidentes de câncer no ano de 2030, podendo ocorrer 17 milhões de mortes anualmente decorrentes dessa doença.

Perin e Zanardo (2013) evidenciam que fatores controláveis e modificáveis relacionados ao estilo de vida como tabagismo, sedentarismo, obesidade, consumo de bebidas alcoólicas e alimentação estão relacionados à ocorrência de 70% de todos os tipos de câncer e são importantes determinantes para o risco e progressão da doença. A tríade obesidade, consumo excessivo de calorias e inatividade física, dado o declínio do uso do tabaco, será o principal fator etiológico para os casos de câncer na próxima década nos Estados Unidos da América (EUA) e na Europa, tendência essa que se repetirá também em países da África e América do Sul. No Brasil, os tipos de câncer que se relacionam aos hábitos alimentares já estão entre as seis primeiras causas de mortalidade.

Fatores socioeconômicos também têm grande influência sobre o cenário descrito, dada a redução do custo de produtos alimentícios com alta densidade calórica e sem valor nutricional, concomitantemente ao aumento do poder aquisitivo de parte da população e crescimento do *marketing* relacionado aos produtos com alto teor de gorduras, carboidratos e açúcares.

A influência dos hábitos de vida não saudáveis na etiologia do câncer mostra-se como um consenso entre os especialistas da área, portanto, neste capítulo, abordaremos os principais fatores etiológicos de forma mais detalhada.

≡ Consumo de açúcar e câncer

O consumo de açúcar no mundo aumentou 10% entre 2003 e 2013, isso significa que, por dia, uma pessoa passou a consumir em média cerca de 63 g, na Europa ocidental, esse consumo chega a ser de 101 g, na África Equatorial e do Sul é de 30 g, na América do Sul cada pessoa consome em média 131 g diárias, segundo a OMS (2017).

A recomendação atual da OMS é de que o consumo diário de açúcares livres não ultrapasse 10% das calorias ingeridas diariamente. Mais benefícios podem ser alcançados se o consumo diário de açúcar for reduzido para 5% das calorias ingeridas, ou cerca de 25 g de açúcar por dia. Os açúcares livres são os monossacarídeos e os dissacarídeos adicionados aos alimentos e às bebidas pelo fabricante, pelo cozinheiro ou pelo consumidor, além dos açúcares naturalmente presentes no mel, nos xaropes, nos sucos de frutas e nos concentrados de suco de frutas.

Qin et al. (2016) associam o consumo elevado de açúcar ao desenvolvimento de diversos tipos de câncer, e alguns mecanismos têm sido propostos para explicar essa relação. O alto consumo de alimentos ricos em carboidratos, em longo prazo, pode gerar um estado de hiperinsulinemia crônica que,

indiretamente, causa a produção de fator de crescimento semelhante à insulina-1 (do inglês IGF-1), que é um potente promotor da proliferação celular e inibidor da apoptose, podendo também promover a carcinogênese, por meio do estímulo à produção de hormônios sexuais relacionados à patogênese do câncer de ovário, especialmente os andrógenos. Altas concentrações de IGF-1 foram encontradas em outros tipos de câncer, como o de próstata e o de mama, contudo, essa evidência para o de ovário ainda é inconsistente. Altas concentrações de glicose aumentam o estresse oxidativo celular, com subsequente dano ao DNA, outro fator envolvido na carcinogênese. Além do mais, dietas ricas em açúcar estão fortemente associadas ao aumento do peso corporal, que, por sua vez, é outro fator de risco associado não só ao câncer, mas também ao desenvolvimento de outras doenças crônicas.

O consumo de altos níveis de carboidratos a longo prazo, especialmente o açúcar, pode contribuir para carcinogênese do ovário, contudo os dados obtidos de estudos conduzidos em populações europeias e amérrica-europeias ainda são conflitantes. O primeiro estudo conduzido por pesquisadores norte-americanos que teve por objetivo investigar se a qualidade dos carboidratos por meio do índice glicêmico e a quantidade desse nutriente refletida pela carga glicêmica teria impacto sobre o risco de câncer de ovário em mulheres afro-americanas, utilizando dados do African American Cancer Epidemiology Study (AACES, 2016). Contou com 406 casos e 609 controles e mostrou que maiores cargas glicêmicas (quantidade) foram positivamente associadas ao risco de desenvolver câncer de ovário, estimando-se um aumento de 32% de chance por 30 g/1.000 kcal de carboidratos consumidos. Não foram observadas associações para amido ou índice glicêmico. Contudo, mais estudos são necessários para avaliar a quantidade e quais tipos de carboidrato possuem essa relação.

O estudo Diet and Health Study (NIH-AARP) (Tasevska et al., 2012), uma coorte prospectiva de homens e mulheres com idade entre 50 e 71 anos, de oito estados dos Estados Unidos da América, acompanhada por 7,2 anos, com o total de 435.674 participantes, investigou a associação entre o consumo de açúcares, diferenciando entre sacarose e frutose presentes nos alimentos ou adicionados na dieta, com o risco de 24 neoplasias malignas. Entre os homens, foram diagnosticados 29.099 casos de câncer, e 13.355 casos entre as mulheres. Em análises combinadas por gênero, os açúcares adicionados (sem diferenciar entre o tipo) foram positivamente associados ao risco de adenocarcinoma de esôfago, enquanto a frutose adicionada foi associada ao risco de câncer de intestino delgado. Todos os açúcares investigados foram associados ao maior risco de câncer pleural. Nessa coorte, nenhum dos açúcares investigados foi associado ao risco aumentado de desenvolver câncer colorretal ou a qualquer outro câncer potencialmente relacionado com IGF-I (ou seja, câncer de mama, próstata, pancreático ou endometrial).

Wang et al. (2014) também avaliaram o risco de desenvolver câncer colorretal e alto consumo de açúcar entre 816 casos incidentes de câncer colorretal, e 815 controles encontraram que apenas o consumo de açúcar ou sacarose isolado não foi relacionado aos casos de câncer em ambos os sexos. Todavia, a ingestão de açúcares foi inversa e positivamente associada entre os homens que sempre fumaram nesse estudo, mostrando que outros fatores, além do consumo de açúcar, podem influenciar na patogênese do câncer.

A mais recente diretriz (Diet, Nutrition, Physical Activity and Cancer: a Global Perspective: the Third Expert Report), elaborada pelo World Cancer Research Fund (WCRF), em conjunto com o American Intitute for Cancer Research (AICR), em 2018, traz como uma de suas principais recomendações limitar o consumo de bebidas açucaradas, pois evidencia fortemente que o consumo frequente destas bebidas é responsável por um aumento do consumo energético que, consequentemente, pode levar ao ganho de peso, sobrepeso ou obesidade, sendo estes últimos um dos principais fatores para o surgimento de diversos cânceres (boca, faringe, laringe, adenocarcinoma de esôfago, estômago (cardia), pâncreas, vesícula biliar, fígado, colorretal, ovário, mama pós-menopausa, endométrio, próstata e rim). Além disso, a diretriz mostra que há fortes evidências para afirmar que, provavelmente, uma dieta com maior carga glicêmica pode aumentar o risco de desenvolvimento do câncer endometrial.

É importante salientar, diante de todos esses estudos, que, embora os açúcares sejam quimicamente idênticos, seus efeitos fisiológicos podem variar, dependendo se eles são parte integrante de uma estrutura celular dos alimentos acompanhados de micronutrientes e compostos bioativos, ou se estão livres em solução, como os tipos presentes em alimentos altamente processados, que normalmente contêm menor teor de fibras, o que os torna rapidamente digeríveis e, portanto, prontamente disponíveis para o metabolismo, segundo Qin et al. (2016).

Outro aspecto importante a ser ponderado durante a interpretação e compreensão de todos esses dados é que os estudos exploraram apenas o consumo de açúcar, e sabe-se que na alimentação existem outros nutrientes que estão associados não só com o aumento do risco, mas também com a prevenção do câncer. Dessa forma, Wang et al. (2014) reforçam a alimentação saudável e equilibrada, pobre em açúcar simples e rica em frutas e vegetais como a melhor forma de prevenção ao câncer.

≡ Consumo de carne vermelha, carne processada e câncer

Dados da Food and Agriculture Organization of the United Nations (FAO) de 2015 mostram que a proporção da população que consome carne vermelha varia, em todo o mundo, de menos de 5 a 100%, e, para carnes processadas, de menos de 2 a 65%, dependendo do país. Dentre aqueles que consomem a carne vermelha, a ingestão média diária é de 50 a 100 g por pessoa, podendo chegar a 200 g por dia. Com relação à quantidade de carne processada consumida, existem poucas informações disponíveis.

A International Agency for Research on Cancer (IARC), principal escritório de pesquisa sobre câncer da OMS, após uma revisão de literatura científica acumulada que contou com a análise de mais de 800 estudos epidemiológicos, classificou o consumo de carne vermelha como provável cancerígeno para os seres humanos (Grupo 2A), com base em evidências limitadas de que o consumo de carne vermelha causa câncer em humanos e fortes evidências mecanicistas que suportam um efeito cancerígeno, e a carne processada foi classificada como cancerígena para os seres humanos (Grupo 1), com base em evidências suficientes de que o consumo de carne processada causa câncer colorretal em humanos.

A carne vermelha é a carne do músculo de um mamífero não processada, por exemplo, carne bovina, suína, de carneiro, de cabra. A carne processada é a carne que foi transformada por processos que adicionam sal, da cura, da fermentação, da defumação, entre outros processos que potencializam o sabor e características organolépticas ou melhoram sua preservação. A maioria das carnes processadas contém carne de porco ou carne bovina, mas também pode conter outras carnes vermelhas, aves, vísceras ou subprodutos da carne, como o sangue. São exemplos de carnes processadas a salsicha, linguiça, carne enlatada, carne de sol, carne seca e charque, presunto, além de molhos e outros produtos à base de carne.

Segundo a AICR, o consumo diário de uma porção de carne processada (50 g) aumenta em 18% o risco de câncer colorretal (do inglês, CRC). Em estudo feito com dados do Netherlands Cohort Study (NLCS) com 120.852 participantes com idade entre 55 e 69 anos acompanhada por 20,3 anos, Perloy et al. (2017) encontraram associação positiva entre a ingestão de carne processada ao desenvolvimento de câncer de cavidade oral.

Diversos mecanismos têm sido propostos para explicar o efeito do consumo de carne no risco de câncer colorretal. Chiavarini et al. (2017) sugerem que o ferro heme presente em grande quantidade na carne pode estar implicado na carcinogênese devido à promoção de danos oxidativos e nitrolisação dos enterócitos. Além disso, outros compostos também são considerados cancerígenos, como N-nitrosaminas (geradas durante o processamento da carne), hidrocarbonetos aromáticos policíclicos (HAP) e aminas heterocíclicas (AHC) (produzidos durante o processo de cocção ou durante o processamento da carne). A fritura, a grelha e o churrasco à alta temperatura são as técnicas de preparo que produzem maiores quantidades de AHC. Dentre os HAP, o benzopireno é o mais cancerígeno, pois os compostos são genotóxicos e mutagênicos.

Conforme já mencionado, o consumo diário de uma porção de carne processada aumenta o risco de câncer colorretal segundo a AICR, entretanto ainda existe uma incerteza em relação a essa suposta ligação entre o consumo de carne e o CRC, uma vez que a ingestão de carne poderia explicar uma grande parte da variação na incidência dessa neoplasia, pois a CRC deve ser menos comum entre os vegetarianos do que entre os consumidores de carne. Contudo, os resultados dessas associações são inconsistentes: Fraser (1999) encontrou menor incidência de CRC para vegetarianos, já Sanjoaquin et al. (2004) não encontraram diferença entre os consumidores de carne e vegetarianos e Key et al. (2009) detectaram uma menor incidência nos consumidores de carne.

Estudos observacionais, como os de Parnaud et al. (1998), Parr et al. (2013) e Truswell (2009), relacionados com a ingestão de carne e CRC, não apresentam risco significativo. No entanto, metanálises de qualidade dos estudos de coorte mostram associações significativas fracas entre a incidência de CRC e a ingestão de carne vermelha fresca ou de carne processada. Oostindjer (2014) sugere que a interpretação desses resultados deve ser ponderada pelo fato de que esses estudos combinam dados de diferentes regiões do mundo, de ambos os sexos, de carne vermelha fresca e carne processada com classificações, às vezes ambíguas, do câncer de cólon e incidência de câncer de reto.

Embora as evidências sejam conflitantes, os maiores institutos pesquisadores sobre fatores de prevenção e desenvolvimento do câncer (WCRF e AICR) apontam, em seu último relatório global (2018), que há fortes evidências de que o consumo de carne vermelha e de carnes processadas é uma das causas do câncer colorretal, e sugerem, com evidências limitadas, que o consumo de carnes processadas pode aumentar o risco de desenvolvimento dos cânceres de nasofaringe, esôfago, pulmão, estômago e pâncreas. Além disso, afirmam que os processos de cocção em altas temperaturas (acima de 400 °C), como churrascos e frituras, também influenciam no potencial carcinogênico das carnes. Evidências limitadas sugerem que o consumo desse tipo de preparação está relacionado ao maior risco para desenvolvimento do câncer de estômago. Portanto, recomendam limitar o consumo de carnes vermelhas a três porções/semana, equivalentes a 350 a 500 g de carne já cozida, apro-

ximadamente, além de não consumir ou consumir quantidades pequenas de carnes processadas.

≡ Consumo de gordura e câncer

Segundo McCarthy (2015), dados atuais mostram mudanças no hábito alimentar da população, com o aumento no consumo de alimentos ricos em gordura saturada e monoinsaturada e redução do consumo de carboidratos. No Brasil, a Pesquisa de Orçamentos Familiares POF/IBGE de 2008-2009 mostra grande prevalência de consumo dos alimentos fonte de gordura saturada: 6 a cada 10 brasileiros referiram consumir leite integral, e 4 a cada 10 referiram consumir carne ou frango com excesso de gordura. Segundo dados da Vigitel de 2015, 29,4% da população adulta declarou ter o hábito de consumir carnes com excesso de gordura.

A hipótese de que o alto consumo de gordura pode estar associado ao aumento do risco de tipos de câncer relacionados com hormônios, como câncer de mama, endométrio e ovário. Baseia-se no possível estímulo que altos níveis de gordura podem provocar na produção de estrogênio extraovariano, contudo os dados para apoiar essa hipótese são inconsistentes. O estudo de Merritt et al. (2014) com base na coorte European Prospective Investigation into Cancer and Nutrition (EPIC), que incluiu dados de 10 países europeus, não encontrou associação entre o alto consumo de gordura total e o risco de câncer de ovário epitelial, e esse resultado foi consistente com uma análise conjunta de 12 estudos de coorte, subsequentes investigações prospectivas e vários estudos caso-controle, mas não com outros relatos de associação positiva entre a ingestão total de gordura e o risco de câncer de ovário invasivo na coorte NIH-AARP e em uma metanálise.

Contudo, contrapondo-se a hipótese de que uma alta ingestão de gorduras poli-insaturadas, como o ômega 3, pode ter efeitos anticancerígenos, o estudo EPIC encontrou associação positiva entre o alto consumo de gordura poli-insaturada, sem distinguir o tipo, ao risco de câncer de ovário. Os dados não corroboram com outro estudo do tipo caso-controle da Nova Inglaterra que incluiu 1.872 casos e controles, no qual foi observada uma diminuição do risco de câncer ovariano com a alta ingestão de ômega 3, enquanto um maior consumo de gorduras trans pode aumentar o risco. Segundo Pan et al. (2004), com base nesses resultados, juntamente com os resultados de relatórios anteriores, a gordura poli-insaturada pode justificar uma investigação mais aprofundada para determinar o seu potencial papel na etiologia do câncer de ovário.

Com relação ao consumo de gordura e o risco em desenvolver câncer de mama, os resultados permanecem controversos. Dados de uma metanálise de Cao et al. (2016), com estudos prospectivos de coorte, que contou com 24 estudos, mostrou que não houve associação entre o consumo de gordura e câncer de mama. A pesquisa Nurses' Health Study II, que contou com o seguimento, por 20 anos, de 88.804 mulheres com 26 a 45 anos, notificou 2.830 casos de câncer de mama invasivo, examinou a relação entre a gordura dietética e a incidência de câncer de mama total, pré e pós-menopausa. Os dados desse estudo de Farvid et al. (2014) mostraram que a ingestão de gordura total não foi associada ao risco de câncer de mama em geral. Após o ajuste para fatores demográficos, antropométricos, de estilo de vida e dietéticos, observou-se associação positiva entre a ingestão de gordura animal e o câncer de mama. Associação positiva com a ingestão de gordura animal também foi observada entre mulheres pré-menopáusicas, mas não entre mulheres pós-menopáusicas. As ingestões mais altas de gorduras saturadas e gorduras monoinsaturadas foram associadas a um risco de câncer de mama modesta-

mente maior entre todas as mulheres, e uma maior ingestão de colesterol foi associada ao maior risco de câncer de mama pré-menopausa. No entanto, as associações de gorduras saturadas, gorduras monoinsaturadas e gorduras animais foram atenuadas e não significativas após o ajuste para consumo de carne vermelha. As ingestões de outros tipos de gordura, incluindo gorduras vegetais, gorduras poli-insaturadas e gorduras trans não foram associadas ao risco de câncer de mama. Isso mostra, portanto, que outros fatores não só relacionados à alimentação, mas também ao *status* hormonal, por exemplo, podem estar associados.

Mais recentemente, outro tipo de câncer também foi associado ao consumo de gordura. De acordo com os dados divulgados no relatório mais recente do WCRF e AICR (2018), evidências limitadas sugerem que o consumo de alimentos ricos em gorduras saturadas pode aumentar o risco de desenvolvimento do câncer de pâncreas.

A existência de dados conflitantes sobre essa relação permite gerar dúvidas sobre o real efeito de uma dieta rica em gordura no desenvolvimento de câncer e mostrar que existem outros fatores associados na etiologia do câncer, entretanto, o mecanismo pelo qual ela pode contribuir pode ser indireto, uma vez que o alto consumo de gordura está diretamente associado ao aumento do peso corporal, que, por sua vez, está relacionado ao risco de câncer.

☰ Consumo de vegetais e o câncer

Segundo os dados da Vigitel 2018, apenas 23,7% dos brasileiros ingerem a quantidade de frutas e hortaliças recomendada pela OMS, de 400 g/dia, em cinco ou mais dias da semana. Entre os homens, o percentual verificado pela pesquisa é ainda menor: apenas 18,5% atendem às recomendações. Entre as mulheres, o consumo atinge 28,2% do total.

Dados de uma revisão de Bradbury et al. (2014) sobre os resultados publicados até o momento do estudo EPIC sobre as associações entre o consumo de frutas, vegetais ou fibras e o risco de câncer, incluindo > 500.000 participantes de 10 países europeus, mostrou que o alto consumo de frutas está inversamente associado ao risco de desenvolvimento dos tumores de boca, faringe, laringe, esôfago e pulmão (apenas para fumantes).

Segundo Emaus et al. (2016), associações significativamente inversas foram encontradas em relação ao maior consumo de fibras e cânceres colorretal, de fígado e de mama. Com relação ao tipo de fibra, para câncer do trato gastrointestinal (estômago, colorretal e fígado), a ingestão de fibra de cereais foi inversamente significativa, mas não houve associação com ingestão de fibra de frutas ou vegetais. Já fibras vegetais foram inversamente associadas ao risco de câncer de mama, e sua alta ingestão diminui o risco de câncer de mama (principalmente o tipo negativo para receptor de hormônio). A ingestão combinada de frutas e vegetais foi inversamente associada ao câncer colorretal. Apesar dos achados positivos, os autores reforçam que se trata de evidências fracas, e que estudos adicionais, incluindo dados sobre biomarcadores de ingestão, devem ser feitos a respeito desses assuntos.

As frutas e os vegetais são fontes de nutrientes antioxidantes que podem exercer efeito protetor da carcinogênese. A seguir, serão desenvolvidos os principais achados epidemiológicos do possível efeito protetor das vitaminas e minerais encontrados em maiores quantidades nesse grupo de alimentos:

Altas concentrações de betacaroteno (unidades pré-formadoras de vitamina A) foram inversamente associadas ao risco de câncer de pâncreas, câncer de mama negativo ao receptor de estrogênio, câncer gástrico e câncer de cólon, segundo Leenders et al. (2014), Jenab et al. (2006), Jeurnink et al.

(2015) e Bakker et al. (2016). Já segundo Hughes et al. (2015 e 2016), altas concentrações sanguíneas de selênio, outro nutriente antioxidante, está relacionado como fator protetor para o desenvolvimento de carcinoma hepatocelular e em câncer colorretal em mulheres. A correlação entre vitamina D também foi investigada por Ordóñez-Mena et al. (2016), e altas concentrações sanguíneas desses nutrientes têm associações inversas com o risco de câncer de laringe e hipofaringe combinados e câncer de cavidade oral. Em populações mais velhas, podem proteger contra câncer de mama e linfoma. As baixas concentrações de vitamina D também foram associadas com maior risco de morte por qualquer causa entre os casos de câncer de cabeça e pescoço, conforme Fanidi et al. (2016). Já Hashemian et al. (2015) evidenciam que a maior ingestão de cálcio e zinco está associada a um risco menor de desenvolver carcinoma espinocelular esofágico.

A WCRF e a AICR (2018) evidenciam fortemente que uma dieta rica em fibras e cereais integrais pode reduzir o risco de desenvolvimento do câncer colorretal. Especificamente, o consumo de frutas e vegetais (com exceção dos amiláceos) pode reduzir o risco de cânceres aerodigestivos (cavidade oral, garganta, cordas vocais, esôfago e traqueia). Com nível de evidência limitado, afirmam que o baixo consumo de frutas pode aumentar o risco de desenvolvimento de câncer de estômago, e o maior consumo de amiláceos em conserva pode aumentar o risco de câncer de nasofaringe. Portanto, recomendam um consumo de fibras de pelo menos 30 g/dia e uma dieta rica em grãos, frutas, legumes e verduras, variando-os e distribuindo-os ao longo das refeições, totalizando em média 400 g/dia. Além disso, ressaltam a importância de evitar os vegetais amiláceos (batatas, cará, inhame etc.).

Dessa forma, o alto consumo de frutas, legumes e verduras é indicado para prevenção do desenvolvimento de diversos tipos de câncer, pois trata-se de alimentos ricos em vitaminas, minerais e outros componentes como as fibras, nutrientes que, por sua vez, mostram-se como fatores protetores em diversos estudos epidemiológicos.

≡ Compostos bioativos e alimentos funcionais

A quimioprevenção por meio dos fitoquímicos surge como um promissor instrumento de prevenção do câncer mediante mecanismos anticarcinogênicos, anti-inflamatórios, antioxidantes, antiangiogênicos, antiproliferativos e protetores dos alimentos e de seus compostos bioativos. A busca por alimentos que possuam nutrientes com efeitos benéficos à saúde está cada vez maior, e os alimentos funcionais são aqueles que, além das funções básicas, também produzem efeitos metabólicos e/ou fisiológicos na prevenção ou na relação com a doença. Segundo Liu (2004), estima-se que mais de cinco mil fitoquímicos foram identificados em frutas, vegetais e grãos, mas uma grande parte ainda permanece desconhecida, e os seus benefícios para a saúde podem ser maiores do que entendido atualmente, já que o estresse oxidativo e a inflamação estão relacionados com a etiologia de diversas doenças crônicas e o câncer. O National Cancer Institute (NCI) determinou em estudos laboratoriais que mais de mil compostos bioativos diferentes possuíam atividades preventivas do câncer, e estima-se que pode haver mais de 100 fitoquímicos diferentes em apenas uma porção de vegetais. O estresse oxidativo é responsável pelo dano e mutação ao DNA, e, para prevenir ou retardar esse mecanismo, há necessidade de consumir quantidades suficientes de antioxidantes que neutralizarão radicais livres, regularão a expressão gênica na proliferação e diferenciação celular e apoptose. Liu (2004), Hyppolito e Ribeiro (2014) avalia-

ram que o risco de câncer foi duas vezes maior em indivíduos com baixa ingestão de frutas, vegetais e grãos, ou seja, comprovaram uma relação inversa entre o aumento do consumo desses alimentos e o risco de desenvolver câncer.

Acredita-se que os novos casos ou mortes causadas pelo câncer possam ser prevenidos ou, pelo menos, retardar o aparecimento da doença por meio de uma alimentação rica em agentes quimiopreventivos, diminuição da exposição às toxinas e estilo de vida saudável. O consumo de alimentos ricos em compostos bioativos é um método prático, econômico e eficaz, segundo Zubair et al. (2017), e cerca de 20% de todos os cânceres podem ser prevenidos por meio de uma alimentação rica em vegetais e frutas (> 400 g/dia) ou de 5 a 10 porções diárias, segundo Liu (2004) e Surh (2003). O benefício desses componentes é mais eficaz por meio de uma alimentação saudável e balanceada, e não pelo consumo de suplementos e cápsulas isoladamente. Sendo assim, a melhor forma de prevenção é pelo consumo dos antioxidantes por meio da alimentação, já que, aparentemente, o composto isolado provavelmente perde a sua bioatividade ou parece não se comportar da mesma maneira que o composto no alimento. Além disso, doses elevadas da suplementação aumentam o risco de toxicidade e a segurança e/ou eficácia no seu uso, sendo necessária maior investigação. Exemplo disso é o uso da suplementação de betacaroteno, que, por ser um precursor da vitamina A e possuir interferência na diferenciação celular, foi utilizado na tentativa de prevenção de câncer, porém Liu (2004), Kushi et al. (2012) e Banikazemi et al. (2017) observaram um aumento no risco de câncer de pulmão, principalmente em fumantes.

Segundo Perin e Zanardo (2013), o consumo de frutas, verduras, legumes, fibras e cereais integrais, por exemplo, pode auxiliar na defesa do organismo destruindo carcinógenos antes que causem danos às células ou reverter estágios iniciais do processo de carcinogênese. Portanto, devem ser consumidos com frequência e de forma sinérgica, já que nenhum alimento isoladamente é capaz de proteger contra o câncer.

Os antioxidantes são substâncias responsáveis pela redução e inibição de lesões causadas por radicais livres, além de metabolizarem compostos tóxicos e manter a homeostase celular. Os fitoquímicos com propriedades quimiopreventivas do câncer são capazes de impedir e reverter iniciação, progressão e promoção da carcinogênese. Uma alimentação adequada, com alimentos ricos em fibras, vitaminas, minerais, ômega 3 e fitoquímicos, é capaz de prevenir novos casos de neoplasias, como câncer de pulmão, boca, faringe, laringe, esôfago e estômago. O consumo de frutas, verduras e legumes é considerado de baixo custo, acessível e facilmente aplicável no controle e gerenciamento do câncer, sendo necessário promover a conscientização dos benefícios do seu consumo como uma estratégia de prevenção para o público em geral.

Dentre muitas substâncias e compostos bioativos presentes nos alimentos funcionais, podemos citar a potencial propriedade quimiopreventiva do câncer pelo consumo de crucíferas (brócolis, couve, repolho, couve-flor), carotenoides (alaranjados e tomate), catequinas (chá verde), resveratrol (uva), sulforados (cebola, alho), flavonoides (soja e leguminosas), entre outros, conforme a Tabela 7.1.

Tabela 7.1
Compostos bioativos e fitoquímicos com propriedades anticancerígenas e alimentos-fonte.

Compostos/ fitoquímicos	Tipo de câncer	Efeitos/mecanismo de ação	Alimentos-fonte
Catequinas e polifenóis (epigalocatequina-3-galato)[4,47-48,51-53]	Bexiga, glioblastoma, pulmão, cólon, pâncreas, mama, próstata, pele e ovário.	Inibição do crescimento tumoral e da angiogênese; indução da apoptose; redução da inflamação; antioxidante.	Chá verde (folhas da *Camellia sinensis*).
Glicosinolatos e Isotiocianatos[46,48-49,51]	Pulmão, estômago, cólon, próstata, rins e mama.	Inibição do crescimento tumoral; estimular enzimas de destoxificação; antioxidante.	Couve, repolho, brócolis, couve-de-bruxelas, repolho, couve-flor e nabo.
Carotenoides[4,45-47,54-55]	Cólon, próstata, mama, ovário, pulmão, trato gastrointestinal e cavidade oral.	Indução da apoptose; inibição do crescimento tumoral; antioxidante.	Vegetais e frutas alaranjados (tomate, cenoura, abóbora, mamão e beterraba).
Curcumina[44,46,48,51,56-57]	Melanoma, cólon, glioblastoma, próstata, linfoma, gástrico, mama, cabeça e pescoço, hepático, pele e pulmão.	Inibição de proliferação celular, do crescimento tumoral e angiogênese; indução da apoptose; redução da inflamação; antioxidante.	Açafrão ou rizoma da cúrcuma (*Curcuma longa* L.).
Resveratrol[44,46-47,57]	Cólon, câncer linfoide e mieloide, mama, cólon, pulmão e pele.	Indução da apoptose, diminuição da proliferação de células tumorais, redução da inflamação e inibição da ativação de cascatas inflamatórias e ativação de citocinas anti-inflamatórias; antioxidante.	Uva, vinho tinto e amendoim.
Compostos organossulfurados[46,50,58]	Estômago, cólon, próstata, bexiga, pulmão, pele e mama.	Inibição do crescimento tumoral antimutagênico, indução da apoptose; antioxidante.	Alho e cebola.

(Continua)

(Continuação)

Tabela 7.1
Compostos bioativos e fitoquímicos com propriedades anticancerígenas e alimentos-fonte.

Compostos/ fitoquímicos	Tipo de câncer	Efeitos/mecanismo de ação	Alimentos-fonte
Isoflavonas (fitoestrógenos)[4,46-47,48,50,59]	Mama, ovário, câncer hormônio-relacionado e próstata.	Inibição da angiogênese e do crescimento tumoral; inibição da proliferação celular; antioxidante.	Leguminosas, principalmente a soja e tofu.
Procianidinas e flavonoides (polifenóis)[60-63]	Pulmão, fígado, próstata, cólon, mama e leucemia.	Indução da apoptose, inibição da angiogênese e auxílio no controle da progressão tumoral; antioxidante; anti-inflamatória.	Cacau e chocolate com alto teor de cacau.
Gingerol[46,64]	Cólon, ovário, gastrointestinal, pele, mama, próstata, colo do útero, renal, oral.	Indução da apoptose; inibição do crescimento tumoral; antimutagênico; antioxidante.	Gengibre.

Fonte: Elaborada pela autoria.

Ressaltam-se os dados apresentados pelo WCRF e AICR (2018), que sugerem, com evidências limitadas, que o consumo de alimentos ricos em carotenoides, vitamina C e isoflavonas pode reduzir o risco de câncer de pulmão, principalmente, além do de mama (carotenoides) e colorretal (vitamina C). Também incentivam o consumo de frutas, verduras e legumes *in natura*, em detrimento dos suplementos vitamínicos, para a prevenção do câncer, uma vez que os ensaios clínicos randomizados que utilizaram altas doses de suplementos não foram capazes de demonstrar os efeitos protetores dos micronutrientes para redução do risco de câncer. Além disso, alguns estudos mostraram potencial para efeitos adversos inesperados.

≡ Peso corporal e atividade física

Segundo dados da Vigitel, a obesidade atinge um em cada cinco brasileiros. Os dados são alarmantes e mostram aumento da prevalência da obesidade nos últimos 10 anos no Brasil, passando de 11,8% em 2006 para 18,9% em 2017. Os índices de sobrepeso também aumentaram nesse mesmo período, subindo de 42,6 para 54%. Apesar de essa prevalência aumentar com a idade, notou-se que 32% da população jovem, de 18 a 24 anos, também está obesa[65].

Uma das principais recomendações da WCRF e a AICR (2018) para prevenção do câncer é que tanto adultos quanto crianças mantenham um peso saudável, pois já há evidências científicas consistentes e suficientes para garantir que a relação entre excesso de peso/obesidade e o risco para desenvolvimento de alguns tipos de câncer é grande. A taxa de gordura corporal em adultos está proporcionalmente associada ao desenvolvimento dos cânceres de esôfago, pâncreas, fígado, colorretal, mama (em mulheres pós-menopausadas), endométrio, rim, e possivelmente associado aos de boca, laringe, faringe, estômago (cárdia), vesícula biliar, ovário e próstata (avançado), além de colo de útero, sendo este com evidências limitadas.

Lauby-Secretan et al. (2017) e Byers e Sedjo (2015) descrevem que o processo de carcinogênese associado à obesidade tem forte relação com a inflamação sistêmica ou local gerada pela adiposidade, e outros mecanismos fisiológicos, decorrentes ou não dessa inflamação, também podem atuar neste processo, sendo os mais comuns: hiperinsulinemia, resistência à insulina, regulação positiva de fatores de crescimento semelhantes à insulina, modificação do metabolismo de hormônios sexuais, alterações na produção de adipocinas e fatores de crescimento vascular pelo tecido adiposo, estresse oxidativo e alterações na função imune.

As recomendações do INCA direcionam-se para manutenção de um peso saudável, estabilizando-se principalmente após o período de crescimento (> 21 anos), com IMC médio de 21 a 23 kg/m², dependendo dos limites normais para diferentes populações. É importante evitar o ganho de peso e aumentos na circunferência da cintura ao longo da fase adulta.

Nesse sentido, a prática de atividade física também é importante, tanto como fator preventivo para o desenvolvimento do câncer quanto para a manutenção de um peso saudável. A metanálise de Thomas et al. (2017) lista alguns dos principais mecanismos bioquímicos do exercício para a prevenção do câncer, entre eles a regulação dos níveis de hormônios, fatores de crescimento e proteínas reguladoras que estão diretamente envolvidos no processo de carcinogênese, reparo do DNA e expressão gênica, além da ativação do sistema imune, redução do estresse oxidativo e controle da inflamação, podendo estes benefícios ser evidenciados mesmo na idade mais avançada. A prática de exercícios físicos foi observada como estimuladora da imunidade anticancerígena por Bigley et al. (2013). Também é possível encontrarmos evidências do fator protetor do exercício em cânceres específicos, como o gástrico. Abioye et al. (2015) sugerem uma associação protetora de 19% para o risco de câncer gástrico.

O WCRF e a AICR (2018) evidenciam fortemente que a prática de atividades físicas é capaz de reduzir o risco de desenvolvimento de câncer colorretal e possivelmente de câncer de mama (pós-menopausa) e endométrio. Evidências limitadas sugerem que esta proteção pode se estender para o desenvolvimento de outros cânceres, como de esôfago, pulmão, fígado e mama pré-menopausa. Por isso, uma das dez recomendações sugeridas por este *guideline* (WCRF e AICR, 2018) para a prevenção do câncer é ser fisicamente ativo como parte da vida cotidiana e limitar hábitos sedentários.

O INCA (2011) também sugere recomendações específicas para a prática de atividade física. Para indivíduos saudáveis, é recomendada a prática moderada de atividade física, o equivalente a uma caminhada acelerada por, no mínimo, 30 minutos todos os dias, podendo o tempo e a intensidade melhorar à medida que houver progresso no condicionamento físico. Além disso, é importante limitar os hábitos sedentários, tais como assistir à televisão e permanecer por tempo prolongado em aparelhos eletrônicos.

☰ Consumo de bebidas alcoólicas

A relação entre o consumo de bebidas alcoólicas e o alto risco de desenvolvimento do câncer também já foi bastante estudada e atualmente está bem definida. Em 2012, a IARC definiu não só o etanol como cancerígeno para os humanos, mas também seu principal metabólito, o acetaldeído, e esta carcinogenicidade independe do tipo de bebida alcoólica consumida. Segundo dados do INCA (2017), do NIC (2017) e do WCR/AICR (2018), os principais tipos de câncer relacionados ao consumo de álcool são os de cavidade oral, faringe, laringe, esôfago, estômago, fígado, intestino (cólon e reto) e mama (pré e pós-menopausa).

Evidências limitadas ainda sugerem que o consumo de bebidas alcoólicas pode aumentar o risco de desenvolvimento dos cânceres de pulmão, pâncreas e pele (carcinoma basocelular e melanoma maligno), segundo a WCRF/AICR (2018).

Segundo Ratna e Mandrekar (2017), os principais mecanismos do câncer induzido pelo álcool não estão totalmente definidos, porém sabe-se que o álcool apresenta tanto efeito indutor quanto promotor da carcinogênese, sendo os principais mecanismos a formação de espécies reativas de oxigênio e do acetaldeído, que são responsáveis por danos pontuais no DNA, aumento do catabolismo do ácido retinoico, que pode influenciar na sinalização do estrogênio, e, consequentemente, favorecer a proliferação e a transformação maligna de células pré-cancerígenas, promovendo falhas na vigilância imune das células tumorais, devido à ingestão crônica de etanol.

Nos EUA, em 2009, Nelson et al. (2013) apontaram que 3,5% das mortes por câncer (19.500 mortes) foram relacionadas ao álcool, sendo a maioria em mulheres por câncer de mama (56%). Em 2014, Maasland et al. realizaram um estudo com oito países europeus da coorte EPIC e evidenciaram que o consumo de álcool pode representar 10% do risco atribuível a qualquer câncer em homens e 3% em mulheres. Em concordância com esses estudos, o álcool é confirmado como fator de risco independente para o desenvolvimento de cânceres de cabeça e pescoço pelo Netherlands Cohort Study, que também salienta outro fator importante: a interação multiplicativa entre consumo de álcool e tabagismo para o desenvolvimento do câncer, uma vez que o álcool pode atuar como "solvente" para as substâncias cancerígenas presentes na fumaça do cigarro, permitindo maior permeabilidade da mucosa a esses carcinógenos. Com esta associação, tabaco e álcool, os cânceres de cavidade oral, faringe, laringe e esôfago são os que têm maior probabilidade de ocorrer e, nesse caso, espera-se um risco maior do que seria com o consumo individual de álcool ou tabaco, segundo Turati et al. (2013) e Hashibe et al. (2009).

Mesmo o baixo consumo de álcool, até uma dose/dia, tem sido associado ao risco aumentado de câncer de mama (em mulheres), orofaríngeo e esofágico, segundo Bagnardi et al. (2013). Conforme recomendações gerais do INCA, o consumo de bebidas alcoólicas deve ser reduzido, e, quando consumidas, esta ingestão deve ser limitada a, no máximo, dois drinques por dia para homens, e a um drinque por dia para mulheres, considerando que um drinque contenha aproximadamente de 10 a 15 g de etanol. Já a recomendação do WCRF e AICR (2018) mostra-se ainda mais restritiva: "Para prevenção do câncer, é melhor não consumir álcool".

☰ Tabagismo

Na fumaça do tabaco, há mais de 4.000 agentes químicos, sendo pelo menos 250 desses compostos reconhecidamente prejudiciais à saúde e 50 reconhecidamente cancerígenos. Segundo a Organização Mundial da Saúde (2017), a relação entre tabagismo e câncer elucidou-se a partir da década de 1950, com o surgimento dos primeiros estudos que correlacionaram o uso de tabaco e câncer de pulmão. Atualmente, o tabagismo já é considerado o maior fator de risco evitável no mundo e tem relação bem estabelecida não somente com câncer de pulmão, que é o maior relacionado ao uso de tabaco, mas com cânceres de cavidade oral, laringe, faringe, esôfago, estômago, pâncreas, fígado, rim, bexiga, colo do útero e leucemias. As taxas de mortalidade e de risco são altas, sendo 30% das mortes por câncer relacionadas ao tabaco, e 90% dos casos de câncer de pulmão incidindo sobre os fumantes. Este risco também se estende aos fumantes passivos, que, apesar de expostos indiretamente, apresentam risco 30% maior para câncer de pulmão do que não fumantes não expostos. O tabaco atua em estádios múltiplos da carcinogênese, tanto como indutor de danos irreversíveis ao DNA (mutações genéticas) como promotor do processo de proliferação celular das células tumorais, segundo Maasland et al. (2014).

Além do câncer de pulmão, o tabaco também está fortemente associado aos cânceres de cabeça e pescoço. Este estudo de coorte com a população holandesa – Maasland et al. (2014) com Netherlands Cohort Study – mostrou a maior associação do tabagismo com os cânceres de orofaringe e laringe, especificamente quando comparados aos de cavidade oral (bucal). A provável explicação para esse achado se dá pela aerodinâmica do fluxo respiratório na via aérea superior, que permite maior exposição de laringe/faringe à fumaça inalada, quando comparados à cavidade oral[81]. A literatura já evidencia relações mesmo em cânceres não tão comumente associados ao tabagismo, como o de próstata. Em sua metanálise, Islami et al. (2014) mostraram uma associação estatisticamente significativa entre o tabagismo e o risco aumentado em 24% de morte por câncer de próstata.

É um consenso que a cessação do uso do tabaco é uma das maiores estratégias para prevenção do câncer. Governos e agências reguladoras têm cada vez mais incentivado pesquisas e programas nesta área, a fim de se responsabilizarem pelo monitoramento e controle do uso de tabaco. Esta atuação é crucial, tanto para prevenir o início quanto para cessar o tabagismo. Tanto em contexto clínico quanto na comunidade, medidas que dificultem a compra/obtenção do tabaco, principalmente pelos jovens, e que promovam auxílio aos já viciados devem ser implementadas. Nesse contexto, vê-se a necessidade da atuação dos profissionais de saúde em aconselhar, oferecer terapias comportamentais, grupos de apoio e prescrição de medicamentos auxiliares aos fumantes que estão nesse processo de cessação.

☰ Recomendações para prevenção do câncer

A seguir, na Tabela 7.2, encontram-se as 10 recomendações para prevenção do câncer extraídas do terceiro relatório de especialistas da AICR e do WCRF (2018).

Tabela 7.2
Recomendações para prevenção do câncer.

Tenha um peso saudável	• Mantenha seu peso dentro da faixa saudável e evite o ganho de peso na vida adulta. • Garanta que o peso corporal durante a infância e adolescência se projete no limite inferior da faixa de IMC saudável. • Mantenha seu peso o mais baixo possível dentro da faixa saudável ao longo da vida. • Evite o ganho de peso durante toda a vida adulta.
Mantenha-se fisicamente ativo como parte da rotina diária	• Caminhe mais e sente-se menos. • Seja pelo menos moderadamente ativo fisicamente e siga ou exceda as recomendações de exercícios das diretrizes nacionais. • Limite hábitos sedentários.
Tenha uma dieta rica em cereais integrais, legumes, frutas e leguminosas	• Consuma pelo menos 30 g/dia de fibras a partir de fontes alimentares. • Inclua na maioria das refeições alimentos contendo cereais integrais, vegetais sem amido, frutas e leguminosas. • Inclua pelo menos cinco porções (~ 400 g) de vegetais e frutas variados todos os dias. • Se sua dieta tiver como alimentos básicos os vegetais amiláceos, raízes e tubérculos, procure consumir também vegetais não amiláceos, frutas e leguminosas.
Limite o consumo de *fast foods* e outros alimentos processados ricos em gorduras, amidos ou açúcares	• Limitar o consumo desses alimentos auxilia no controle da ingestão calórica e na manutenção de um peso saudável. • Limitar o consumo de alimentos processados ricos em gordura, amidos ou açúcares, incluindo *fast foods*, pratos pré-preparados, lanches, alimentos de padaria/confeitaria e sobremesas.

(Continua)

(Continuação)

Tabela 7.2
Recomendações para prevenção do câncer.

Limite o consumo de carne vermelha e processada	• Consuma quantidades moderadas de carne vermelha, como carne bovina, carne de porco e cordeiro. • Coma pouca ou nenhuma quantidade de carnes processadas. • Limite o consumo de carne vermelha em três porções/semana (equivalente a 350 a 500 g) e evite o consumo de carnes processadas.
Limite o consumo de bebidas açucaradas	• Consuma principalmente água e bebidas sem açúcar.
Limite o consumo de bebidas alcóolicas	• Para prevenção do câncer, é melhor não consumir álcool.
Não use suplementos para prevenção do câncer	• Procure atender às suas necessidades nutricionais apenas com alimentação. • Suplementos dietéticos de alta dose não são recomendados para prevenção do câncer.
Para as mães: amamente seu bebê (se puder)	• A amamentação é boa tanto para a mãe quanto para o bebê. • Essas recomendações estão alinhadas com os conselhos da Organização Mundial da Saúde, que recomenda que os lactentes sejam exclusivamente amamentados por seis meses e depois até os dois anos ou mais, como alimentação complementar.
Sobreviventes de câncer: sigam as recomendações de prevenção do câncer	• Verifique com seu profissional de saúde o que é certo para você. • Todos os sobreviventes de câncer devem receber cuidados nutricionais e orientação sobre atividade física de profissionais treinados. • Salvo indicação contrária e se você puder, após o tratamento agudo, siga as Recomendações de Prevenção do Câncer.

Fonte: Traduzida e adaptada de WCRF/AICR, 2018.

☰ Considerações finais

A alimentação poderá atuar como cofator na etiologia do câncer, já que o consumo aumentado de embutidos, carne vermelha, produtos industrializados, aditivos químicos, açúcar, gorduras saturadas, sal, bebida alcoólica está associado ao aumento do risco, e o baixo consumo de fibras como frutas, verduras e legumes associado à diminuição do risco de desenvolver câncer.

Evidências experimentais substanciais indicam um importante potencial da nutrição na prevenção do câncer, mas a identificação de relações entre dieta e câncer em estudos epidemiológicos observacionais e ensaios de intervenção provou ser desafiadora.

Os padrões alimentares são complexos, e a avaliação desses padrões é uma estratégia nova e mais promissora para investigar possíveis relações com o câncer, em vez da abordagem reducionista tradicional focada em fatores dietéticos específicos.

Desse modo, recomenda-se aumentar o consumo de frutas, verduras, legumes e grãos integrais e mudar o estilo de vida, incluindo a prática da atividade física, evitar o sedentarismo, manter um peso saudável, não fumar, bem como reduzir o consumo de açúcares, gorduras, bebida alcoólica e carne vermelha, pois essas são as estratégias relacionadas com a prevenção e a redução da incidência de câncer.

☰ Referências

1. Brawley OW. The role of government and regulation in cancer prevention. Lancet Oncol. 2017 Aug;18(8):e483-e493.

2. Centro de imprensa, World and Health Organization [Internet]. Suíça, Genebra: [Maio de 2017; citado em 05 de agosto em 2017]. Disponível em: http://www.who.int/mediacentre/factsheets/fs339/en/.

3. Ministério da Saúde. Instituto Nacional de Câncer José Alencar Gomes da Silva. Coordenação de Prevenção e Vigilância. Estimativa 2018: incidência de câncer no Brasil [Internet]. Brasil, Rio de Janeiro

[Citado em 03 de outubro em 2018]. Disponível em: http://www.inca.gov.br/estimativa/2018/estimativa-2018.pdf.

4. Perin L, Zanardo VPS. Alimentos funcionais: uma possível proteção para o desenvolvimento do câncer. Rev Perspectiva Erechim, mar. 2013;37(137):93-101.

5. Organização Mundial da Saúde, Organização Pan-americana da saúde. Diretriz: Ingestão de açúcares por adultos e crianças [Internet]. Suíça, Genebra: [2015; citado em 07 de agosto em 2017]. Disponível em: http://www.paho.org/bra/images/stories/GCC/ingestao%20de%20acucares%20por%20adultos%20e%20criancas_portugues.pdf?

6. Qin B, Moorman PG, Alberg AJ, Barnholtz-Sloan JS, Bondy M, Cote ML et al. Dietary carbohydrate intake, glycemic load, glycemic index and ovarian cancer risk in African-American women. Br J Nutr. 2016 February 28; 115(4):694-702.

7. Tasevska N, Jiao L, Cross AJ, Kipnis V, Subar AF, Hollenbeck A et al. Sugars in diet and risk of cancer in the NIH-AARP Diet and Health Study. Int J Cancer. 2012 Jan 1;130(1):159-69.

8. Wang Z, Uchida K, Ohnaka K, Morita M, Toyomura K, Kono S et al. Sugars, sucrose and colorectal cancer risk: the Fukuoka colorectal cancer study. Scand J Gastroenterol. 2014 May;49(5):581-8.

9. Food and Agriculture Organization of the United Nations, Statistics Division: Food balance [Internet]. Roma, Itália: [2015, citado em 15 de agosto em 2017]. Disponível em: http://faostat3.fao.org/browse/FB/*/E.

10. Bouvard V, Loomis D, Guyton KZ, Grosse Y, Ghissassi FE, Benbrahim-Tallaa L et al. International Agency for Research on Cancer Monograph Working Group. Lancet Oncol. 2015 Dec;16(16):1599-600.

11. Perloy A, Maasland DHE, Van den Brandt PA, Kremer B, Schouten LJ. Intake of meat and fish and risk of head-neck cancer subtypes in the Netherlands Cohort Study. Cancer Causes Control. 2017 Jun;28(6):647-656.

12. Chiavarini M, Bertarelli G, Minelli L, Fabiani R. Dietary Intake of Meat Cooking-Related Mutagens (HCAs) and Risk of Colorectal Adenoma and Cancer: A Systematic Review and Meta-Analysis. Nutrients. 2017 May 18;9(5).pii: E514.

13. Fraser GE. Associations between diet and cancer, ischemic heart disease, and allcause mortality in non-Hispanic white California Seventh-day Adventists. Am J Clin Nutr. 1999 Sep;70(3 Suppl): 532S-538S.

14. Sanjoaquin MA, Appleby PN, Thorogood M, Mann JI, Key TJ. Nutrition, lifestyle and colorectal cancer incidence: a prospective investigation of 10998 vegetarians and non-vegetarians in the United Kingdom. Br J Cancer. 2004 Jan 12;90(1):118-21.

15. Key TJ, Appleby PN, Spencer EA, Travis RC, Roddam AW, Allen NE. Cancer incidence in vegeta-

rians: results from the European Prospective Investigation into Cancer and Nutrition (EPIC-Oxford). Am J Clin Nutr. 2009 May;89(5):1620S-1626S.

16. Parnaud G, Peiffer G, Taché S, Corpet DE. Effect of meat (beef, chicken, and bacon) on rat colon carcinogenesis. Nutr Cancer. 1998;32(3):165-73.

17. Parr CL, Hjartåker A, Lund E, Veierød MB. Meat intake, cooking methods and risk of proximal colon, distal colon and rectal cancer: the Norwegian Women and Cancer (NOWAC) cohort study. Int J Cancer. 2013 Sep 1;133(5):1153-63.

18. Truswell AS. Problems with red meat in the WCRF2. Am J Clin Nutr. 2009 Apr;89(4):1274-5; author reply 1275-6.

19. Oostindjer M, Alexander J, Amdam GV, Andersen G, Bryan NS, Chen D et al. The role of red and processed meat in colorectal cancer development: a perspective. Meat Sci. 2014 Aug;97(4):583-96.

20. McCarthy M. North Americans are eating more fat and less carbohydrate, study finds. BMJ. 2015 Sep 29;351:h5191.

21. Ministério da Saúde; Ministério do Planejamento, Orçamento e Gestão. Instituto Brasileiro de Geografia e Estatística (IBGE). Pesquisa de Orçamentos Familiares (POF) 2008-2009. Brasil, Rio de Janeiro, 2010.

22. Ministério da Saúde; Secretaria de Vigilância em Saúde. Departamento de Vigilância de Doenças e Agravos não Transmissíveis e Promoção da Saúde. Vigitel Brasil 2014: vigilância de fatores de risco e proteção para doenças crônicas por inquérito telefônico. Brasil, Brasília, 2015.

23. Merritt MA, Cramer DW, Missmer SA, Vitonis AF, Titus LJ, Terry KL. Dietary fat intake and risk of epithelial ovarian cancer by tumour histology. Br J Cancer. 2014; 110(5): 1392-1401.

24. Merritt MA, Riboli E, Weiderpass E, Tsilidis KK, Overvad K, Tjønneland A, et al. Dietary fat intake and risk of epithelial ovarian cancer in the European Prospective Investigation into Cancer and Nutrition. Cancer Epidemiol. 2014 Oct;38(5):528-37.

25. Blank MM, Wentzensen N, Murphy MA, Hollenbeck A, Park Y. Dietary fat intake and risk of ovarian cancer in the NIH-AARP diet and health study. Br J Cancer 2012;106:596-602.

26. Gilsing AM, Weijenberg MP, Goldbohm RA, Van den Brandt PA, Schouten LJ. Consumption of dietary fat and meat and risk of ovarian cancer in the netherlands cohort study. Am J Clin Nutr. 2011;93:118-26.

27. Chang ET, Lee VS, Canchola AJ, Clarke CA, Purdie DM, Reynolds P et al. Diet and risk of ovarian cancer in the california teachers study cohort. Am J Epidemiol 2007;165:802-13.

28. Tzonou A, Hsieh CC, Polychronopoulou A, Kaprinis G, Toupadaki N, Trichopoulou A et al. Diet and ovarian cancer: a case-control study in Greece. Int J Cancer 1993; 55:411-4.

29. Pan SY, Ugnat AM, Mao Y, Wen SW, Johnson KC; Canadian Cancer Registries Epidemiology Rese-

arch Group. A case-control study of diet and the risk of ovarian cancer. Cancer Epidemiol Biomarkers Prev. 2004 Sep; 13(9):1521-7.

30. Cao Y, Hou L, Wang W. Dietary total fat and fatty acids intake, serum fatty acids and risk of breast cancer: A meta-analysis of prospective cohort studies. Int J Cancer. 2016 Apr 15;138(8):1894-904.

31. Farvid MS, Cho E, Chen WY, Eliassen AH, Willett WC. Premenopausal dietary fat in relation to pre- and post-menopausal breast cancer. Breast Cancer Res Treat. 2014 May;145(1):255-65.

32. Bradbury KE, Appleby PN, Key TJ. Fruit, vegetable, and fiber intake in relation to cancer risk: findings from the european prospective investigation into cancer and nutrition (EPIC). Am J Clin Nutr. 2014 Jul;100 Suppl 1:394S-8S.

33. Emaus MJ, Peeters PH, Bakker MF, Overvad K, Tjønneland A, Olsen A et al. Vegetable and fruit consumption and the risk of hormone receptor-defined breast cancer in the EPIC cohort. Am J Clin Nutr. 2016 Jan;103(1):168-77.

34. Leenders M, Leufkens AM, Siersema PD, Van Duijnhoven FJ, Vrieling A, Hulshof PJ et al. Plasma and dietary carotenoids and vitamins A, C and E and risk of colon and rectal cancer in the european prospective investigation into cancer and nutrition. Int J Cancer. 2014 Dec 15;135(12):2930-9.

35. Jenab M, Riboli E, Ferrari P, Friesen M, Sabate J, Norat T et al. Plasma and dietary carotenoid, retinol and tocopherol levels and the risk of gastric adenocarcinomas in the european prospective investigation into cancer and nutrition. Br J Cancer. 2006 Aug 7;95(3):406-15.

36. Jeurnink SM, Ros MM, Leenders M, Van Duijnhoven FJ, Siersema PD, Jansen EH et al. Plasma carotenoids, vitamin C, retinol and tocopherols levels and pancreatic cancer risk within the european prospective investigation into cancer and nutrition: a nested case-control study: plasma micronutrients and pancreatic cancer risk. Int J Cancer. 2015 Mar 15;136(6):E665-76.

37. Bakker MF, Peeters PH, Klaasen VM, Bueno-de-Mesquita HB, Jansen EH, Ros MM et al. Plasma carotenoids, vitamin C, tocopherols, and retinol and the risk of breast cancer in the european prospective investigation into cancer and nutrition cohort. Am J Clin Nutr. 2016 Feb;103(2):454-64.

38. Hughes DJ, Fedirko V, Jenab M, Schomburg L, Méplan C, Freisling H, et al. Selenium status is associated with colorectal cancer risk in the European prospective investigation of cancer and nutrition cohort. Int J Cancer. 2015 Mar 1;136(5):1149-61.

39. Hughes DJ, Duarte-Salles T, Hybsier S, Trichopoulou A, Stepien M, Aleksandrova K et al. Pre-diagnostic selenium status and hepatobiliary cancer risk in the European Prospective Investigation into Cancer and Nutrition cohort. Am J Clin Nutr. 2016 Aug;104(2):406-14.

40. Ordóñez-Mena JM, Schöttker B, Fedirko V, Jenab M, Olsen A, Halkjær J et al. Pre-diagnostic vita-min D concentrations and cancer risks in older individuals: an analysis of cohorts participating in the chances consortium. Eur J Epidemiol. 2016 Mar;31(3):311-23.

41. Fanidi A, Muller DC, Midttun Ø, Ueland PM, Vollset SE, Relton C et al. Circulating vitamin D in relation to cancer incidence and survival of the head and neck and oesophagus in the EPIC cohort. Sci Rep. 2016 Nov 4;6:36017.

42. Hashemian M, Poustchi H, Abnet CC, Boffetta P, Dawsey SM, Brennan PJ, et al. Dietary intake of minerals and risk of esophageal squamous cell carcinoma: results from the golestan cohort study. Am J Clin Nutr. 2015 Jul;102(1):102-8.

43. World Cancer Research Fund (UK); American Institute for Cancer Research (US); Instituto Nacional de Câncer José Alencar Gomes da Silva (BRA). Resumo: alimentos, nutrição, atividade física e prevenção de câncer: uma perspectiva global, 2011.

44. Santos AJAO, Melo MWL, Souza MFC. Avaliação do consumo de alimentos com compostos bioativos e agentes cancerígenos em pacientes oncológicos. HU Revista, 2013 Jul./Dec.; 39(3 e 4):45-50.

45. Zubair H, Azim S, Ahmad A, Khan MA, Patel GK, Singh S et al. Cancer Chemoprevention by Phytochemicals: Nature's Healing Touch. Molecules. 2017 Mar 3;22(3).

46. Liu RH. Potential synergy of phytochemicals in cancer prevention: mechanism of action. J Nutr. 2004; 134(12 Suppl): 3479S-3485S.

47. Surh YJ. Cancer chemoprevention with dietary phytochemicals. Nat Rev Cancer. 2003 Oct;3 (10):768-80.

48. Vidal AM, Dias DO, Martins ESM et al. A ingestão de alimentos funcionais e sua contribuição para a diminuição da incidência de doenças. Cadernos de Graduação – Ciências Biológicas e da Saúde, Aracaju 2012; 1(15):43-52.

49. Li W, Guo Y, Zhang C, Wu R, Yang AY, Gaspar J et al. Dietary phytochemicals and cancer chemoprevention: a perspective on oxidative stress, inflammation and epigenetics. Chem. Res. Toxicol. 2016 Dec. 19;29(12):2071-2095.

50. Hyppolito KPP, Ribeiro KAR. Importância da nutrição na prevenção e no tratamento de neoplasias. Interciência & Sociedade. 2014; 3(2):51-59.

51. Kushi LH, Doyle C, McCullough M, Rock CL, Demark-Wahnefried W, Bandera EV et al. American cancer society guidelines on nutrition and physical activity for cancer prevention: reducing the risk of cancer with healthy food choices and physical activity. CA Cancer J Clin. 2012 Jan./Feb.;62(1):30-67.

52. Banikazemi Z, Haji HA, Mohammadi M, Taheripak G, Iranifar E, Poursadeghiyan M et al. Diet and cancer prevention: dietary compounds, dietary microRNAs and dietary exosomes. J Cell Biochemistry. 2017 Jun 28. [Epub ahead of print]

53. Hayakawa S, Saito K, Miyoshi N, Ohishi T, Oishi Y, Miyoshi M et al. Anti-cancer effects of green tea by either anti- or pro oxidative mechanisms. Asian Pac J Cancer Prev. 2016; 17(4):1649-1654.

54. Guo Y, Zhi F, Chen P, Zhao K, Xiang H, Mao Q et al. Green tea and the risk of prostate cancer: a systematic review and meta analysis. Medicine 2017;96 (13):1-9.

55. Zu K, Mucci L, Rosner BA, Clinton SK, Loda M, Stampfer MJ et al. Dietary lycopene, angiogenesis, and prostate cancer: a prospective study in the prostate-specific antigen era. J Natl Cancer Inst. 2014; 106(2):djt430.

56. Rao AV, Rao LG. Carotenoids and human health. Pharmacological Research 2007; 55:207-216.

57. Park W, Amin AR, Chen ZG, Shin DM. New perspectives of curcumin in cancer prevention. Cancer Prev Res (Phila). 2013 May; 6(5):387-400.

58. D'Incalci M, Steward WP, Gescher A. Use of cancer chemopreventive phytochemicals as antineoplastic agents. Lancet Oncol. 2005 Nov;6(11):899-904.

59. Nicastro HL, Ross AS, Milner JA. Garlic and onions: their cancer prevention properties. Cancer Prev Res (Phila). 2015 March; 8(3):181-189.

60. Fink BN, Steck SE, Wolff MS, Britton JA, Kabat GC, Schroeder JC et al. Dietary flavonoid intake and breast cancer risk among women on long island. Am J Epidemiol 2007;165:514-523.

61. Weisburger JH. Chemopreventive effects of cocoa polyphenols on chronic diseases. Exp Biol Med (Maywood). 2001 Nov; 226(10):891-7.

62. Efraim P, Alves AB, Jardim DCP. Polifenóis em cacau e derivados: teores, fatores de variação e efeitos na saúde. Braz J Food Technol, jul./set. 2011; 14(3):181-201.

63. Katz DL, Doughty K, Ali A. Cocoa and chocolate in human health and disease. Antioxid Redox Signal. 2011 Nov 15;15(10):2779-2811.

64. Goya L, Martín MA, Sarriá B, Ramos S, Mateos R, Bravo L. Effect of cocoa and its flavonoids on biomarkers of inflammation: studies of cell culture, animals and humans. Nutrients. 2016 Apr;8(4):212.

65. Prasad S, Tyagi AK. Ginger and its constituents: Role in prevention and treatment of gastrointestinal cancer. Gastroent. Res. Pract. 2015:1-11.

66. Rocha G. Portal da Saúde, Ministério da Saúde. Em dez anos, obesidade cresce 60% no Brasil e colabora para maior prevalência de hipertensão e diabetes [Internet]. Publicado em: 17/04/2017 [citado em 29 agosto 2017]. Disponível em: http://www.brasil.gov.br/saude/2017/04/obesidade-cresce-60-em-dez-anos-no-brasil.

67. Lauby-Secretan B, Scoccianti C, Loomis D, Grosse Y, Bianchini F, Straif K. International agency for research on cancer handbook working group: body fatness and cancer-viewpoint of the IARC working group. N Engl J Med. 2016 Aug 25;375(8): 794-8.

68. Byers T, Sedjo RL. Body fatness as a cause of cancer: epidemiologic clues to biologic mechanisms. Endocr Relat Cancer. 2015 Jun;22(3):R125-34.

69. Thomas RJ, Kenfield SA, Jimenez A. Exercise-induced biochemical changes and their potential influence on cancer: a scientific review. Br J Sports Med. 2017 Apr;51(8):640-644.

70. Bigley AB, Spielmann G, LaVoy EC, Simpson RJ. Can exercise-related improvements in immunity influence cancer prevention and prognosis in the elderly? Maturitas. 2013 Sep;76(1):51-6.

71. Abioye AI, Odesanya MO, Abioye AI, Ibrahim NA. Physical activity and risk of gastric cancer: a meta-analysis of observational studies. Br J Sports Med. 2015 Feb;49(4):224-9.

72. Instituto Nacional de Câncer José Alencar Gomes da Silva [Internet]. Brasil, Rio de Janeiro: [Citado em 25 de agosto em 2017]. Disponível em: http://www2.inca.gov.br/wps/wcm/connect/cancer/site/prevencao-fatores-de-risco/bebidas-alcoolicas.

73. National Cancer Institute [Internet]. US: [junho de 2013; citado em 25 de agosto de 2017]. Disponível em: https://www.cancer.gov/about-cancer/causes-prevention/risk/alcohol/alcohol-fact-sheet.

74. IARC Working Group on the Evaluation of Carcinogenic Risk to Humans. IARC monographs on the evaluation of carcinogenic risks to humans, No. 100E IARC Working Group on the Evaluation of Carcinogenic Risk to Humans. Lyon (FR): International Agency for Research on Cancer; 2012.

75. Ratna A, Mandrekar P. Alcohol and cancer: mechanisms and therapies. biomolecules [Internet]. 2017 Aug 14 [citado em 25 de agosto de 2017];7(3) 61. Disponível em: http://www.mdpi.com/2218-273X/7/3/61.

76. Nelson DE, Jarman DW, Rehm J, Greenfield TK, Rey G, Kerr WC et al. Alcohol-attributable cancer deaths and years of potential life lost in the United States. American Journal of Public Health [Internet]. 2013 Apr [citado em 25 de agosto de 2017];103(4):641-648. Disponível em: http://ajph.aphapublications.org/doi/pdf/10.2105/AJPH.2012.301199.

77. Maasland DH, Van den Brandt PA, Kremer B, Goldbohm RA, Schouten LJ. Alcohol consumption, cigarette smoking and the risk of subtypes of head-neck cancer: results from the Netherlands Cohort Study. BMC Cancer [Internet]. 2014 Mar 14 [citado em 15 de agosto em 2017];14:187. Disponível em: https://bmccancer.biomedcentral.com/articles/10.1186/1471-2407-14-187.

78. Turati F, Garavello W, Tramacere I, Pelucchi C, Galeone C, Bagnardi V et al. A meta-analysis of alcohol drinking and oral and pharyngeal cancers: results from subgroup analyses. Alcohol and Alcoholism [Internet]. 2013 Jan-Feb [citado em 25 de agosto em 2017]; 48(1):107-18. Disponível em: https://www.ncbi.nlm.nih.gov/pmc/articles/PMC3673233/.

79. Hashibe M, Brennan P, Chuang SC, Boccia S, Castellsague X, Chen C et al. Interaction between tobacco and alcohol use and the risk of head and neck cancer: pooled analysis in the International Head and Neck Cancer Epidemiology Consortium. Cancer Epidemiology, Biomarkers & Prevention. [Internet]. 2009 Feb [citado em 25 de agosto em 2017];18(2):541-50. Disponível em: http://cebp.aacrjournals.org/content/18/2/541.long.

80. Bagnardi V, Rota M, Botteri E, Tramacere I, Islami F, Fedirko V, Scotti L et al. Light alcohol drinking and cancer: a meta-analysis. Ann Oncol 2013 [Internet]. 2013 Feb [citado em 25 de agosto em 2017];24(2):301-8. Disponível em: https://academic.oup.com/annonc/article-lookup/doi/10.1093/annonc/mds337.

81. Instituto Nacional de Câncer José Alencar Gomes da Silva [Internet]. Brasil, Rio de Janeiro: [Citado em 22 de agosto em 2017]. Disponível em: http://www2.inca.gov.br/wps/wcm/connect/cancer/site/prevencao-fatores-de-risco/tabagismo.

82. US Department of Health and Human Services (US). The health consequences of smoking: 50 years of progress. A Report of the Surgeon General. Atlanta, GA: US Department of Health and Human Services, Centers for Disease Control and Prevention, National Center for Chronic Disease Prevention and Health Promotion, Office on Smoking and Health, 2014.

83. Maasland DH, Van den Brandt PA, Kremer B, Goldbohm RA, Schouten LJ. Alcohol consumption, cigarette smoking and the risk of subtypes of head-neck cancer: results from the Netherlands Cohort Study. BMC Cancer [Internet]. 2014 Mar 14 [citado em 15 de agosto em 2017]; 14:187. Disponível em: https://bmccancer.biomedcentral.com/articles/10.1186/1471-2407-14-187.

84. Islami F, Moreira DM, Boffetta P, Freedland SJ. A systematic review and meta-analysis of tobacco use and prostate cancer mortality and incidence in prospective cohort studies. Eur Urol [Internet]. 2014 Dec [citado em agosto de 2017]; 66(6):1054-64. Disponível em: https://www.ncbi.nlm.nih.gov/pmc/articles/PMC4566150/.

85. Fiore MC, Wetter DW, Bailey WC, Bennett G, Cohen SJ, Dorfman SF et al. The agency for health care policy and research smoking cessation clinical practice guideline. JAMA. 1996;275(16):1270-80.

86. The Clinical Practice Guideline Treating Tobacco Use and Dependence 2008 Update Panel, Liaisons, and Staff. "A Clinical Practice Guideline for Treating Tobacco Use and Dependence: 2008 Update: A U.S. Public Health Service Report." American Journal of Preventive medicine 35.2 2008:158-176. PMC. Web. 25 Aug. 2017.

87. Adaptado de Alimentos, nutrição, atividade física e prevenção de câncer: uma perspectiva global/ traduzido por Athayde Hanson Tradutores. Rio de Janeiro: INCA; 2007.

88. World Cancer Research Fund/American Institute for Cancer Research. Diet, nutrition, physical activity and cancer: a global perspective. Continuous update project expert report 2018. [Citado em 5 de outubro de 2018] Disponível em: https://www.wcrf.org/dietandcancer.

89. Ministério da Saúde. Secretaria de Vigilância em Saúde. Departamento de Vigilância de Doenças e Agravos não Transmissíveis e Promoção da Saúde. Vigitel Brasil 2017: vigilância de fatores de risco e proteção para doenças crônicas por inquérito telefônico. Brasília: 2018.

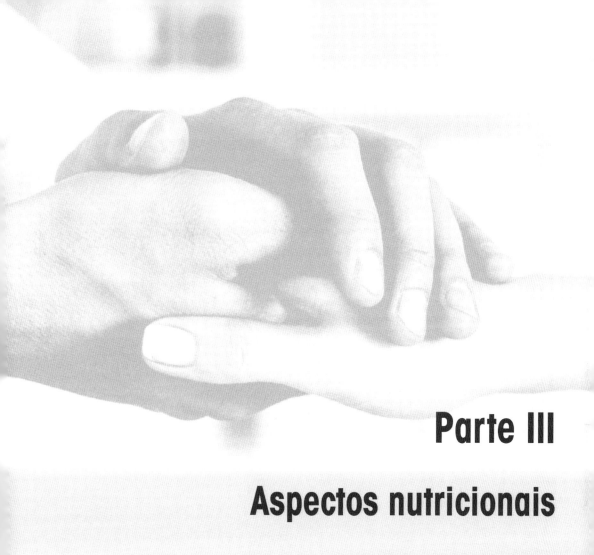

Parte III

Aspectos nutricionais

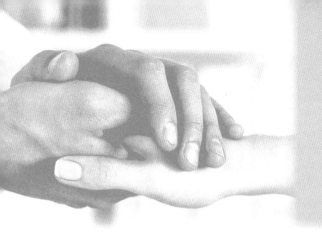

Capítulo 8

Glaucia Fernanda Corrêa Gaetano Santos
Juliana Moura Nabarrete
Thais de Campos Cardenas

Necessidades nutricionais

☰ Introdução

Os efeitos colaterais do tratamento oncológico impactam diretamente no estado nutricional dos pacientes, independentemente da idade. Além das alterações metabólicas ocasionadas pela doença e/ou tratamento, a redução da ingestão alimentar é considerada um dos fatores determinantes do prognóstico do paciente.

Ao receber um paciente com diagnóstico de câncer, o nutricionista deve determinar as necessidades nutricionais, considerando as individualidades de cada paciente, a fim de programar as necessidades calóricas de macro e micronutrientes.

A oferta de macro e micronutrientes pode ser suprida pela alimentação via oral e de acordo com protocolos específicos. Caso apresente dificuldades em alcançar as metas nutricionais propostas, o profissional deve indicar suplementação via oral ou vias alternativas de alimentação, como enteral ou parenteral.

A razão adequada de carboidratos e gorduras para pacientes com câncer não está determinada. Em pacientes que apresentam resistência à insulina, o consumo e a oxidação de glicose pelos músculos estão prejudicados, mas a utilização de gorduras é normal ou até mesmo aumentada. Assim, sugerem-se maiores benefícios em uma proporção de gordura mais alta que de carboidrato. Muitos autores demonstraram eficiente mobilização e oxidação de gordura endógena com ofertas de 0,7 a 1,9 g de gordura/kg peso/dia (> 60 a 80% do gasto energético basal desse macronutriente).

Assim, com grau de recomendação forte, porém com baixo nível de evidência, a European Society of Parenteral and Enteral Nutrition (ESPEN 2016) indica, para pacientes com perda de peso e resistência à insulina, maior proporção de energia advinda da gordura que de carboidrato.

O padrão-ouro para determinar as necessidades nutricionais é a calorimetria, método não invasivo, seguro e eficaz, que pode ser realizada de forma direta ou indireta, mediante a utilização de equipamentos específicos e aplicação de fórmulas que determinam, de forma precisa, o cálculo do gasto energético.

A aplicação de calorimetria na prática clínica pode não ser viável devido ao alto custo, tempo para realização e treinamento específico dos profissionais, não permitindo o uso rotineiro. Diante disso, é recomendado o uso de equações que estimam as necessidades dos pacientes de acordo com a idade e momento do tratamento.

≡ Necessidades nutricionais em adultos

O cálculo das necessidades do paciente oncológico adulto dever ser individualizado e de acordo com o objetivo no momento da avaliação: ganho de peso ou anabolismo; manutenção de peso e até mesmo condição inflamatória.

Há evidências de que o gasto energético basal em alguns pacientes com câncer pode estar elevado. O gasto energético basal calculado por calorimetria indireta em pacientes oncológicos mostra padrões semelhantes, maiores ou menores quando comparados a pacientes saudáveis. E, quanto mais personalizados a indicação e o acompanhamento, melhor o planejamento desenhado para o aporte nutricional.

Pacientes em quimioterapia e radioterapia possuem recomendações semelhantes de energia e proteína, conforme mostra o Quadro 8.1, levando em consideração o estado nutricional do paciente, atividade física e complicações.

Assim, parece prudente iniciar terapia nutricional, assumindo que o gasto energético total, que é o gasto energético basal adicionado ao gasto com atividades físicas, é muito próximo ao de indivíduos saudáveis.

Para pacientes com câncer avançado, sob risco de perda de peso ou desnutridos, a oferta de ômega 3 (mínimo de 2 g/dia, não excedendo 5 g/dia) para estabilizar perda de peso, massa magra e apetite é recomendada, segundo Fearon et al. (2003). A única contraindicação é para pacientes recebendo Ibutrinibe, devido à associação observada de epistaxe (sangramento ou hemorragia nasal) e uso de ômega 3.

Para pacientes oncológicos críticos, em Unidade de Terapia Intensiva (UTI), as necessidades também podem ser calculadas por fórmula de bolso, conforme disponível no Quadro 8.2.

Quadro 8.1
Necessidades energéticas, proteicas, de vitaminas e elementos-traço em tratamento quimioterápico e radioterápico.

Quesitos	Sugestões
Necessidades energéticas	Obeso: 20 a 25 kcal/kg peso/dia. Manutenção do peso: 25 a 30 kcal/kg peso/dia. Ganho de peso: 30 a 35 kcal/kg peso/dia. Em pacientes muito desnutridos, iniciar terapia nutricional com valores muito menores que o proposto.
Necessidades proteicas	1,2 a 1,5 g/kg peso/dia até 2,0 g/kg peso/dia, se inatividade e inflamação sistêmica estiverem presentes. Em falência renal aguda e crônica, não exceder 1,0 e 1,2 g/kg peso/dia, respectivamente.
Necessidades de vitaminas e elementos-traço	Em quantidades iguais a RDA(*). Somente suplementar em deficiências diagnosticadas. A suplementação é obrigatória após 1 semana ou mais em uso de nutrição parenteral exclusiva.

(*) RDA: Recommended Daily Allowance.
Fonte: Espen, 2016; Arends et al., 2017; INCA, 2015.

Quadro 8.2
Necessidades energéticas, proteicas e hídricas em pacientes críticos.

Quesitos	Sugestões
Necessidades energéticas	25 a 30 kcal/kg peso/dia Para obesos: • 11 a 14 kcal/kg atual/dia (IMC no intervalo de 30 a 50 kg/m^2) • 22 a 25 kcal/kg ideal/dia (IMC acima de 50 kg/m^2)
Necessidades proteicas	1,2 a 2,0 g/kg peso/dia Para obesos: • 2,0 g/kg ideal/dia (IMC de 30 a 40 kg/m^2) • até 2,5 g/kg ideal/dia (IMC ≥ 40 kg/m^2)
Necessidades hídricas	30 a 40 ml/kg/dia ou 1,0 a 1,5 ml/kcal Sempre observar retenção hídrica

Fonte: Aspen, 2016; McClave et al., 2016.

Se o paciente é um crítico obeso (não necessariamente oncológico) e a calorimetria indireta não está disponível, a Aspen (Choban et al., 2013) recomenda que as necessidades energéticas devem ser calculadas por meio da equação preditiva da Universidade de Penn State (PSU), ou Penn State modificada para maiores de 60 anos. A equação apresenta resultados melhores que o cálculo mediante Harris-Benedict.

A equação de PSU se define como:

Pacientes obesos jovens:

$$Em\ Kcal/dia = MSJ*(0,96) + Tmax(167) + VE(31) - 6212$$

Pacientes obesos idosos:

$$Em\ Kcal/dia = MSJ*(0,71) + Tmax(85) + VE(64) - 3085$$

* Em que MSJ = Equação de Mifflin/St Jeor; VE = ventilação por minuto (L/minute); Tmax = temperatura máxima nas 24 horas prévias, em graus Celsius.

A Equação de MSJ, para completar a fórmula de PSU:

- Homens (kcal/dia) = 5 + 10 × Peso atual (kg) + 6,25 × Altura (cm)
- – 5 × Idade (anos)
- Mulheres (kcal/dia) = –161 + 10 × Peso atual (kg) + 6,25 × Altura (cm) – 5 × Idade (anos)

Durante o Transplante de Células-Tronco hematopoiéticas (TCTH), há um aumento da demanda metabólica, fazendo com que os pacientes necessitem de um aporte maior de nutrientes. Nesse momento, além da individualização, o tipo de TCTH (autólogo ou alogênico) realizado pode influenciar uma oferta normo ou hipercalórica. No caso de proteína, a oferta deve ser otimizada para auxiliar na manutenção de bom balanço nitrogenado e condição clínica, conforme exposto no Quadro 8.3.

Quadro 8.3
Necessidades energéticas, proteicas, de vitaminas e elementos-traço em TCTH.

Quesitos	Sugestões
Necessidades energéticas	30 a 35 kcal/kg peso/dia.
Necessidades proteicas	1,2 a 1,5 g/kg peso/dia até 2,0 g/kg peso/dia, se inatividade e inflamação sistêmica estão presentes. Em falência renal água e crônica, não exceder 1,0 e 1,2 g/kg peso/dia, respectivamente.
Necessidades de vitaminas e elementos-traço	Em quantidades iguais a RDA(*). Somente suplementar em deficiências diagnosticadas. A suplementação é obrigatória após 1 semana ou mais em uso de nutrição parenteral exclusiva.

(*) RDA: *Recommended Daily Allowance*.
Fonte: Espen, 2017; Arends et al.; INCA, 2015.

As necessidades hídricas seguem as mesmas recomendações em todas as situações do tratamento, conforme o Quadro 8.4. Deve haver adaptações em situações especiais, como em casos de TCTH, no qual o balanço hídrico deve ser monitorado para evitar desidratação ou hiper-hidratação.

Quadro 8.4
Necessidades hídricas durante tratamento quimioterápico, radioterápico e em TCTH.

Quesito	Sugestão
Necessidades hídricas	1,0 mL/kcal ou de 30 a 35 mL/kg de peso

Fonte: Espen, 2017; Arends et al; INCA, 2015.

≡ Necessidades nutricionais em pediatria

Durante o tratamento oncológico, a criança deve receber substratos de macro e micronutrientes que atendam às necessidades de desenvolvimento, crescimento, bem como as alterações metabólicas decorrentes do tratamento. Assim, as faixas de distribuição adequadas de macronutrientes são as mesmas utilizadas para pediatria geral, conforme exposto no Quadro 8.5. Valores recomendados ou consumidos acima ou abaixo destes devem ser avaliados individualmente, considerando a patologia em questão, sempre fornecendo o aporte suficiente para a criança.

Embora com necessidades aumentadas, as recomendações para crianças em tratamento são as mesmas das crianças saudáveis, somente havendo diferenciação de acordo com a faixa etária (Quadro 8.6).

O cálculo de necessidade energética pode ser obtido por uma das três opções apresentadas, ficando a decisão a critério do profissional e melhor reflexo da situação do paciente nesse momento.

Quadro 8.5
Faixa de distribuição de macronutrientes do paciente pediátrico.

Idade	Proteínas	Carboidratos	Lipídios
0 a 6 meses	9,1 g(*)	60 g(*)	31 g(*)
7 a 12 meses	11 g(*)	95 g(*)	30 g(*)
1 a 3 anos	5 a 20%	45 a 65%	30 a 40%
4 a 18 anos	10 a 30%	45 a 65%	25 a 35%

(*) *Adequate Intake* (AI: ingestão adequada).
Fonte: Adaptado de da Silva et al., 2017.

Quadro 8.6
Necessidades energéticas e proteicas de pacientes pediátricos em tratamento quimioterápico ou radioterápico.

Quesitos	Sugestões
Necessidades energéticas	**Dietary Reference Intake 2006 (DRIs)** • De 0 a 3 meses: (89 × peso (kg) – 100) + 175 • De 4 a 6 meses: (89 × peso (kg) – 100) + 56 • De 7 a 12 meses: (89 × peso (kg) – 100) + 22 • De 13 a 35 meses: (89 × peso (kg) – 100) + 20 **Meninos:** • De 3 a 8 anos: 88,5 – 61,9 × idade + fator atividade × (26,7 × peso + 903 × altura) + 20 • De 9 a 18 anos: 88,5 – 61,9 × idade + fator atividade × (26,7 × peso + 903 × altura) + 25
	Meninas: • De 3 a 8 anos: 135,3 – 30,8 × idade + fator atividade × (10 × peso + 934 × altura) + 20 • De 9 a 18 anos: 135,3 – 30,8 × idade + fator atividade × (10 × peso + 934 × altura) + 25 **Fator atividade:** • 1 = atividades do dia a dia • Meninos = 1,16; meninas = 1,13 – atividades do dia a dia + de 30 a 60 minutos de atividade moderada. • Meninos = 1,31; meninas = 1,26 – atividades do dia a dia + 60 minutos de atividade moderada. **Holliday and Segar, 1957** • Crianças de 0 a 10 kg – 100 kcal/kg • Crianças de 10 a 20 kg – 1.000 kcal + 50 Kcal/kg para cada kg acima de 10 kg • Crianças com mais de 20 kg – 1.500 kcal + 20 kcal/kg para cada kg acima de 20 kg **Aspen, 2002** • Idade (anos) kcal / kg peso • De 0 a 1: 90 a 120 • De 1 a 7: 75 a 90 • De 7 a 12: 60 a 75 • De 12 a 18: 30 a 60 • De 18 a 25: 25 a 30
Necessidades proteicas	**Aspen, 2010** • Idade (anos): g/kg/peso • Até 1: 1,5 • De 1 a 3: 1,1 • De 4 a 13: 0,95 • De 14 a 18: 0,85

Fonte: Adaptado de Aspen 2010; Viani et al.; 2017, Inca, 2015.

Vale ressaltar que, para crianças desnutridas em recuperação, que necessitam de oferta calórica adicional para corrigir déficits de crescimento, as fórmulas podem ser calculadas com o percentil 50 ou escore $Z = 0,00$ de peso para estatura. Nos diagnósticos de sobrepeso ou obesidade, pode-se utilizar o percentil 90 ou escore $Z = +2,00$, porém esse ajuste em relação ao peso não deve ultrapassar 20% do peso atual.

Em casos de perda de peso ou desnutrição, sugere-se avaliar a necessidade de um incremento de 15 a 50% das recomendações de proteína.

Já os pacientes em TCTH possuem referências específicas de energia e proteína, divididos em 3 períodos distintos: pré-TCTH, do início do condicionamento até a pega medular, e pós-TCTH.

No pré e pós-TCTH são utilizadas as mesmas referências de energia e proteína para pacientes em quimioterapia e radioterapia (Quadro 8.6). Desde o início do condicionamento até a pega, os pacientes apresentam uma redução do gasto energético de repouso, assim, a recomendação é que, neste período, o paciente receba a taxa metabólica basal, evitando oferta calórica excessiva, tendo como opções de fórmula Schofield ou Holliday and Segar. A escolha da melhor fórmula de cálculo fica a critério da instituição. A oferta proteica reduzida pode influenciar negativamente na função imunológica durante o período de estresse metabólico, dessa maneira, se intensificando. Essas informações estão detalhadas no Quadro 8.7.

Durante as duas fases do TCTH, para os cálculos das necessidades, é recomendado utilizar o peso seco do paciente, ou seja, o peso pré-TCTH. Se, durante as fases do TCTH, a criança ou adolescente evoluir com perda de peso e o peso atual for menor que o peso pré-TCTH, utilizar o peso atual para evitar a hiperalimentação. Em crianças com sobrepeso ou obesas, é necessário utilizar o peso corrigido no percentil 97.

Pacientes gravemente doentes, em cuidados intensivos, podem apresentar aumento do gasto energético devido ao estresse metabólico, porém não utilizam energia para o crescimento e para a atividade física. Assim, o cálculo do requerimento energético deve considerar a taxa metabólica basal, semelhante aos pacientes em TCTH (Quadro 8.7), respeitando as limitações metabólicas do estresse agudo e contemplando um acréscimo, somente para compensar a agressão. A necessidade de energia tende a aumentar durante o período de recuperação. As necessidades proteicas estão aumentadas e são adequadas de acordo com a idade, conforme o Quadro 8.8.

Quadro 8.7
Necessidades energéticas e proteicas de pacientes pediátricos em TCTH (condicionamento até a pega neutrofílica).

Quesitos	Sugestões
Necessidades energéticas	**Holliday and Segar, 1957** • Crianças de 0 a 10 kg: 100 kcal/kg • Crianças de 10 a 20 kg: 1.000 kcal + 50 kcal/kg para cada kg acima de 10 kg • Crianças com mais de 20 kg: 1.500 kcal + 20 kcal/kg para cada kg acima de 20 kg
	Schofield, 1985 **Masculino:** • 0 a 3 anos • TMB = (59,48 × P) – 30,33 **ou** TMB = (0,167 × P) + (1517,4 × E) – 617,6 • 3 a 10 anos • TMB = (22,7 × P) + 505 **ou** TMB = (19,6 × P) + (130,3 × E) + 414,9 • 10 a 18 anos • TMB = (13,4 × P) + 693 **ou** TMB = (16,25 × P) + (137,2 × E) + 515,5 **Feminino:** • 0 a 3 anos • TMB = (58,29 × P) – 31,05 **ou** TMB = (16,25 × P) + (1023,2 × E) – 413,5 • 3 a 10 anos • TMB = (20,3 × P) + 486 **ou** TMB = (16,97 × P) + (161,8 × E) + 371,2 • 10 a 18 anos • TMB = (17,7 × P) + 659 **ou** TMB = (8,365 × P) + (465 × E) + 200
Necessidades proteicas	**Aspen, 2010** • Idade (anos): g/kg/peso • 0 a 2 anos: 2,0 a 3,0 • De 2 a 13 anos: 1,5 a 2,0 • De 13 a 18 anos: 1,5

Fonte: Adaptado de Aspen 2010; Viani et al., 2017; INCA, 2015.

Quadro 8.8
Necessidade proteica para pacientes pediátricos oncológicos críticos, de acordo com a faixa etária.

Idade	Necessidade de proteínas (g PTN*/kg peso)
0 a 2 anos	2,0 a 3,0
2 a 13 anos	1,5 a 2,0
13 a 18 anos	1,5

*ptn: proteína
Fonte: Adaptado de Viani et al., 2017.

A necessidade hídrica é estabelecida com base no peso atual e nas necessidades energéticas. Contudo, as perdas dinâmicas devem ser repostas, e as retenções hídricas descontadas. As necessidades hídricas são obtidas pela equação de Holliday and Segar, conforme o Quadro 8.9.

Quadro 8.9
Recomendação hídrica para pacientes pediátricos oncológicos.

Peso corporal	Necessidade hídrica
0 a 10 kg	100 mL/kg
10 a 20 kg	1.000 mL + 50 mL/kg para cada kg acima de 10 kg
> 20 kg	1.500 mL + 20 mL/kg para cada kg acima de 20 kg

Fonte: Adaptado de Viani et al., 2017; INCA, 2015.

Micronutrientes (vitaminas e minerais) exercem papel importante na faixa etária pediátrica. As recomendações de vitaminas e minerais para pacientes oncológicos se baseiam nas DRI 2006, em todas as fases do tratamento. Ainda não há consenso sobre necessidades específicas no período de TCTH ou com o paciente em condições críticas, sendo necessário avaliá-lo e acompanhá-lo individualmente junto à equipe médica.

☰ Necessidades nutricionais em idosos

O grande desafio da saúde pública é o envelhecimento populacional que está ocorrendo no mundo todo, de maneira muito rápida, principalmente em países em desenvolvimento. Estima-se que, em 2050, haverá 2 bilhões de idosos no mundo inteiro, e, no Brasil, a projeção para 2025 é de 33,4 milhões de pessoas na faixa etária acima de 60 anos. A população brasileira idosa cresceu 47,8% nos últimos dez anos.

Simultaneamente com as alterações do perfil demográfico brasileiro ocorre a mudança epidemiológica, que se caracteriza com a elevação da piora das condições crônicas de saúde desta população.

O desenvolvimento de doenças crônicas é mais comum na população idosa, e a associação do câncer está diretamente relacionada à alteração de nível celular e molecular e a processos fisiológicos, devido a menor incidência de renovação celular, do acometimento do sistema imunológico, comorbidades, e redução dos processos de homeostase orgânica com diminuição das reservas fisiológicas, favorecendo a inflamação do sistema e, consequentemente, a carcinogênese.

A desnutrição proteico-energética e anormalidades metabólicas são condições frequentes nos pacientes idosos com câncer. Tais condições aumentam a vulnerabilidade para a patologia, com redução da massa, da força muscular e da mobilidade, e aumento da incapacidade funcional.

A avaliação do estado nutricional do idoso é considerada complexa em razão da influência de vários fatores que necessitam ser investigados, visando tipo do câncer, tratamento proposto e perfil nutricional, a fim de possibilitar intervenção nutricional adequada. Alterações fisiológicas, processos patológicos crônicos e situações individuais que ocorrem com o envelhecimento geralmente interferem no estado nutricional do indivíduo.

As formas mais comuns de tratamento contra o câncer incluem quimioterapia, radioterapia e transplante de medula óssea. O tratamento, assim como a doença, é agressivo, pode deixar o organismo vulnerável e debilitado e aumentar o risco de comprometimento nutricional, principalmente na população idosa, que pode levar à subnutrição, agravar o quadro clínico e prejudicar a resposta terapêutica.

A fragilidade do idoso e a relação com a desnutrição e sarcopenia são frequentes nos casos de câncer. Dessa forma, devem ser considerados, nas recomendações das necessidades energéticas dos pacientes oncológicos idosos, a presença de desnutrição, a obesidade, o estresse leve, moderado ou grave e a sepse. A meta nutricional para esses pacientes é atingir o balanço calórico positivo.

Determina-se, para o idoso oncológico desnutrido, a utilização de 32 a 38 kcal/kg/peso/dia, sempre utilizando o peso atual para cálculo. No início do tratamento, devem-se considerar a aceitação deficiente alimentar e o grau de desnutrição, e iniciar ofertando 20 kcal/kg/peso/dia, aumentando gradativamente conforme a tolerância do paciente.

O aumento da densidade calórica da dieta é fundamental para atingir as necessidades requeridas. O paciente oncogeriátrico possui menor capacidade gástrica, dificultando a aceitação de grandes porções de alimentos. Recomenda-se alimentação fracionada, em pequenas porções, com densidade calórica alta.

A necessidade proteica nesta população está aumentada e recomenda-se a oferta mínima de 0,8 g/kg de peso atual/dia, sem considerar idade ou sexo. Porém, nesta recomendação, não são levados em conta mudanças no metabolismo, imunidade, níveis hormonais ou processo progressivo da doença relacionado à idade. Existem evidências de que a maior ingestão diária de proteína promove a recuperação e mantém a funcionalidade em idosos.

O balanço hídrico no idoso oncológico é sinal de alerta, em virtude da preocupação de desidratação, decorrente da perda de fluidos devido a sintomas oriundos da toxicidade do tratamento, como náuseas e vômitos. Recomenda-se o consumo de líquidos de 30 a 40 mL/kg de peso atual/dia.

Conforme o Consenso Brasileiro de Nutrição Oncológica (2016), a recomendação de micronutrientes deve ser feita conforme a DRI durante e após o tratamento do paciente idoso oncológico.

É recomendação, como evidência nível A, da Sociedade Europeia de Nutrição Parenteral e Enteral, a utilização de suplementação nutricional via oral para idosos desnutridos e em risco nutricional. A ingestão dos suplementos alimentares complementa o valor calórico, proteico e de micronutrientes da dieta habitual, que, durante o tratamento, muitas vezes é insuficiente. Além disso, as diretrizes recomendam que, durante os tratamentos de radio e quimioterapia, o aconselhamento nutricional intensivo e a utilização de suplemento nutricional oral aumentam a ingestão alimentar no paciente idoso oncológico e previnem a perda de peso e a interrupção do tratamento.

Quadro 8.10
Resumo das necessidades nutricionais no paciente idoso oncológico.

Quesitos	Sugestões
Necessidades energéticas	• **Sem estresse:** 25 a 30 kcal/kg de peso atual/dia (manutenção). • **Estresse leve:** 30 a 35 kcal/kg de peso atual/dia (ganho de peso). • **Estresse moderado ou intenso:** ≥ 35 Kcal/kg de peso atual/dia (alto metabolismo). • **Sepse:** de 25 a 30 kcal/kg de peso atual/dia. • **Obesidade:** de 21 a 25 kcal/kg de peso atual/dia.
Necessidades proteicas	• **Sem estresse:** de 1,0 a 1,2 g/kg de peso atual/dia (manutenção). • **Estresse leve:** de 1,2 a 1,5 g/kg de peso atual/dia (doença aguda ou crônica). • **Estresse moderado ou intenso:** de 1,5 a 2,0 g/kg de peso atual/dia (doença grave ou desnutrição grave).
Necessidades hídricas	• De 30 a 40 mL/kg de peso atual/dia.
Necessidades de micronutrientes	• Seguir recomendações conforme DRI durante e após o término do tratamento.

Fonte: Adaptado de INCA, 2016.

≡ Referências

1. Aspen Board of Directors and the Clinical Guidelines Task Force. Guidelines for the use of parenteral and enteral nutrition in adult and pediatric patients. JPEN. Journal of parenteral and enteral nutrition, Thorofare, 2002; 26(1):1SA-138SA (Suppl).

2. Aspen 2010: Sacks N, et al. Oncology, Hematopoietic Transplant, and Survivorship. The Aspen Pediatric Nutrition Support Core Curruculum, 2010.

3. Arends J et al. ESPEN guidelines on nutrition in cancer patients. Clinical Nutrition 2017;36:11-48.

4. Arends J et al. ESPEN expert group recommendations for action against cancer related malnutrition. Clinical Nutrition 2017;36:1187-1196.

5. Argilés JM, Busquets S, Garcia-Martinez C et al. Mediators involved in the cancer anorexia-cachexia syndrome: past, presente, and future. Nutri. 2005;21:977-85.

6. Bechard LJ, Feldmann HA, Venick R, Gura K et al. Attenuation of restimg energy expenditure following hematopoietic stem cell transplantation in chlidren. Bone Marrow Transplant. 2012 October;47(10):1301-1306.

7. Bigley AB et al. Can exercise-related improvements in immunity influence câncer prevention and prognosis in the elderly? Maturitas, Amsterdam, 2013; 76(1):51-56.

8. Brasil. Instituto Brasileiro de Geografia e Estatística (IBGE). Sinopse do Censo Demográfico de 2010. Rio de Janeiro: IBGE; 2011.

9. Cano N, Fiaccadori E, Tesinsky P, Toigo G, Druml W, DGEM (German Society for Nutritional Medicine) et al. ESPEN guidelines on enteral nutrition: adult renal failure. Clin Nutr. 2006;25:295-310.

10. Charney P, Cranganu A. Nutrition screening and assessment in oncology. In: Marian M, Roberts S (ed.). Clinical nutrition for oncology patients. Sudbury, MA: Jones e Bartlett, 2010. p. 21-44.

11. Ramos-Silva V et al. Requerimentos nutricionais na infância e na adolescência. In: Weffort VRS, Lamonier JA (eds.). Nutrição em pediatria da neonatologia à adolescência. 2. ed. Barueri: Manole; 2017. p 219-230.

12. EFSA Panel on Dietetic Products. Nutrition and allergy (NDA). Scientific opinion on the tolerable upper intake level of eicosapentaenoic acid (EPA), docosahexaenoic acid (DH) and docosapentaenoic acid (DPA). EFSA J 2012;10(7):2815.

13. Fearon KC et al. Effect of a protein and energy dense N-3 fatty acid enriched oral supplement on loss of weight and lean tissue in cancer cachexia: a randomized double blind trial. Gut 2003;52:1479-86.

14. Fearon K et al. Definition and classification of cancer cachexia: an international consensus. The Lancet. Oncology, London, 2011;12(5):489-495.

15. Garófolo A. Contribuição da alimentação e da terapia nutricional para a necessidade de energia em pacientes submetidos ao transplante de medula óssea (TMO) Contribution of feeding and nutritional therapy to energy needs of bone marrow transplant patients Contribuci. 2011;35(2):193-200.

16. Garofolo A, Nabarrete JM, da Silva MMDG, Filho VO. Desafios Nutricionais na Oncopediatria. In: Barrere APN, Pereira A, Hamerschalak N, Piovacari SMF, eds. Guia Nutricional em Oncologia. Rio de Janeiro: Atheneu; 2017.

17. Gómes-Candela C, Olivar-Roldán J, García M et al. Assessment of a malnutrition screening tool in cancer patients. Nutr Hosp. 2010; 25:400-5.

18. Guadagni M, Biolo G. Effects of inflammation and/or inactivity on the need for dietary protein. Curr Opin Clin Nutr Metab Care 2009;12:617-22.

19. Huhmann MB, Cunningham RS. Importance of nutritional screening in treatment of cancer-related weight loss. Lancet Oncol. 2055; 6:334-344.

20. INCA. Instituto Nacional do Câncer (Brasil). Consenso nacional de nutrição oncológica/Instituto Nacional de Câncer José Alencar Gomes da Silva, Coordenação Geral de Gestão Assistencial, Hospital do Câncer I, Serviço de Nutrição e Dietética; organização Nivaldo Barroso de Pinho. 2. ed. rev. ampl. atual. Rio de Janeiro: INCA; 2015. 182p.

21. INCA. Instituto Nacional do Câncer (Brasil). Consenso Nacional de Nutrição Oncológica. Rio de Janeiro. 2. ed. rev. v. II, 2016.

22. McClave SA et al. Guidelines for the provision and assessment of nutrition support therapy in the adult critically Ill patient: society of critical care medicine (SCCM) and american society for parenteral and enteral nutrition (ASPEN). Journal of Parenteral and Enteral Nutrition 2016;40(2):159-211.

23. Miguel GB, Mattar LBF. Necessidades nutricionais. In: Viani K, Oliveira V, Nabarrete J, da Silva APA, Feferbaum R (eds). Nutrição e Câncer Infantojuvenil. São Paulo: Manole; 2017.

24. Koretz, RL et al. Does enteral nutrition affect clinical outcome? A systematic review of the randomized trials. The American Journal of gastroenterology, New York, 2007;102(2):412-429.

25. Organização Mundial de Saúde. Relatório mundial de envelhecimento e saúde. [Internet]. 2015. [citado 2017 agosto]. Disponível em: http://www.who.int/publications/em/.

26. Pinho et al. Terapia nutricional na oncologia. In: Projeto Diretrizes. Associação Médica Brasileira, e Conselho Federal de Medicina, 2011. v. IX.

27. Ringwald-Smith KA, Heslop HE, Krance RA, Mackert PW, Hancock ML, Stricklin LM et al. Energy expenditure in children undergoing hematopoietic stem cell transplantation. Bone Marrow Transplant [Internet]. 2002;30(2):125-30. Available from: http://www.ncbi.nlm.nih.gov/pubmed/12132052.

28. Thompson KL, Elliot L, Fuchs Tarlovsky V et al. Oncology evidence: based nutrition practice guideline for adults. Journal of the Academy of Nutrition and Dietetics. 2017;117(2):297-340.

29. Volkert D et al. ESPEN Guidelines on enteral nutrition: geriatrics. Clinical Nutrition, Edinburgh, 2006 25(2):330-360.

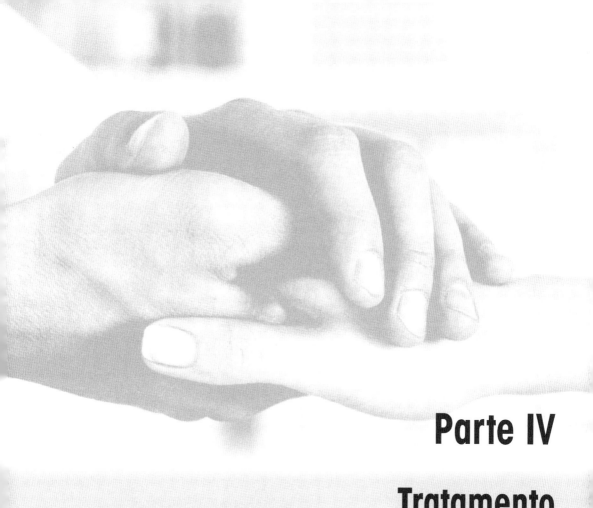

Parte IV

Tratamento

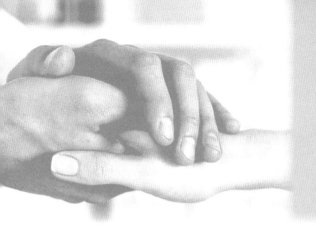

Capítulo 9

Thais Manfrinato Miola
Priscila Barsanti de Paula Nogueira
Maria Claudia Lima

Modulação nutricional no tratamento cirúrgico oncológico

A incidência de cânceres no mundo inteiro, entre eles o câncer de TGI (trato gastrointestinal) esôfago, pâncreas, fígado, cólon e reto, tem aumentado de modo exponencial, sendo importante salientar que fatores ambientais relacionados a dieta, obesidade, sedentarismo, entre outros, estão entre os desencadeadores.

O tratamento desses pacientes oncológicos implica tratamento cirúrgico, muitas vezes com operações extensas em pacientes que frequentemente se encontram desnutridos e, portanto, apresentam riscos de complicações e até mesmo óbito. Além disso, os pacientes são submetidos à quimioterapia pré-operatória, seguida de tratamento cirúrgico, ou, dependendo do caso, são operados para depois serem submetidos ao tratamento clínico oncológico.

Atualmente, a terapia nutricional é considerada de grande importância para o sucesso do tratamento global. Buscamos neste capítulo realizar uma revisão dos dados e das evidências científicas sobre a importância do preparo nutricional no período perioperatório como medida de reduzir riscos e permitir uma melhor racionalização de custos.

Estudos demonstram que o estado nutricional é seguramente um dos fatores independentes que mais influenciam nos resultados pós-operatórios em operações eletivas. Em pacientes que se encontram desnutridos ou em risco de desnutrição e que são candidatos a operações eletivas, a resposta orgânica ao trauma operatório tem maiores repercussões e influencia negativamente nos resultados. Por essas razões de ordem epidemiológica e clínica, diretrizes de terapia nutricional em pacientes no período perioperatório são importantes.

≡ Preparo imunológico

O fortalecimento das defesas imunológicas do paciente é uma abordagem útil para ajudar a reduzir complicações. Nos últimos anos, ao lado da nutrição artificial padrão, foram desenvolvidas soluções que são enriquecidas em nutrientes, com o objetivo de estimular a resposta imune do paciente, melhorando o controle da resposta inflamatória pós-processo cirúrgico. Estes nutrientes são: arginina, glutamina, ômega 3, ácidos graxos poli-insaturados, nucleotídeos, oligoelementos e antioxidantes. A combinação deles na fórmula nutricional é chamado de imunonutrição.

O preparo imunológico de pacientes cirúrgicos tem como objetivo garantir a disponibilidade de terapia nutricional oral e dietas enterais enriquecidas com nutrientes imunomoduladores para garantir:

- Oferta de nutrientes imunomoduladores para melhorar a resposta metabólica ao estresse.
- Melhor cicatrização.
- Manutenção da barreira intestinal como órgão de defesa.
- Diminuição de taxas de infecções pós-cirúrgicas.
- Diminuição do tempo de permanência hospitalar e consequente diminuição de custos hospitalares.
- Redução de readmissão hospitalar em 30 dias.
- Melhora de marcadores bioquímicos como pré-albumina, proteína ligadora do retinol e transferrina.

Segundo o consenso da American Society for Parenteral and Enteral Nutrition (Aspen) 2013, reforçou-se que o estado nutricional prévio contribuirá diretamente para a recuperação no pós-operatório, porém qualquer paciente submetido a uma cirurgia eletiva, independentemente do estado nutricional, deve receber uma fórmula nutricional contendo imunonutrientes (arginina, ômega 3, nucleotídeos e antioxidantes), na dose de 500 a 1.000 mL/dia, por 5 a 7 dias antes da cirurgia.

Já de acordo com a atualização da sociedade europeia European Society for Parenteral and Enteral Nutrition (Espen), não existe diferença no desfecho clínico em utilizar ou não a intervenção com imunonutri-

ção no período pré-operatório, quando comparada à suplementação padrão.

A imunonutrição no pós-operatório reduz complicações infecciosas, tempo de internação e auxilia na recuperação do estado nutricional, pois, além dos benefícios dos nutrientes imunomoduladores (ômega 3, arginina e nucleotídeos), ela é ofertada na forma de fórmulas nutricionalmente completas, favorecendo o aumento da ingestão calórica e proteica. A suplementação deve ser realizada de 5 a 7 dias do pós-operatório, com volume de 500 a 1.000 mL por dia de forma fracionada. Caso a oferta seja via enteral, a terapia deverá iniciar com 20 mL/hora e ser aumentada gradativamente.

≡ Abreviação de jejum

O motivo do jejum no pré-operatório dá-se para garantir o esvaziamento gástrico e evitar broncoaspiração no momento da indução anestésica, porém mesmo um breve jejum resulta em significante diminuição da sensibilidade à insulina até em indivíduos sadios. Essa diminuição da sensibilidade à insulina está relacionada com maior índice de infecção pós-operatória, maior risco de morbimortalidade e maior tempo de internação.

O grupo Enhanced Recovery After Surgery (ERAS) publicou um consenso sobre cuidados globais no perioperatório, e uma das principais variáveis é a abreviação de jejum segura.

Sabe-se que o esvaziamento gástrico para líquidos não calóricos é extremamente rápido e, em aproximadamente 10 minutos, metade da quantidade ingerida já passou para o duodeno; quando o líquido é enriquecido com glicose, o esvaziamento é mais lento inicialmente, porém decorridos 90 minutos, não existe diferença. Para os sólidos, o esvaziamento inicia-se em 1 hora, e, com 2 horas aproximadamente 50% passou para o duodeno, independentemente da quantidade ingerida.

Segundo o Espen 2017, o jejum pré-operatório a partir da meia-noite é desnecessário na maioria dos pacientes. Pacientes submetidos à cirurgia que são considerados não risco de aspiração devem beber líquidos claros até duas horas antes da anestesia, já os sólidos devem ser permitidos até seis horas antes da anestesia.

As principais diretrizes se baseiam em vários estudos e metanálises que demonstram a segurança de abreviação de jejum com soluções enriquecidas contendo maltodextrina ou outras soluções mistas de maltodextrina, proteínas, aminoácidos, antioxidantes e eletrólitos. Oligoelementos e vitaminas também são fórmulas seguras, e o uso de glutamina e proteína do soro do leite não alteram o volume residual gástrico.

Ao estabelecer um protocolo de abreviação de jejum, asseguram-se melhores desfechos clínicos, e os benefícios são demonstrados na Figura 9.1.

Figura 9.1
Benefícios relacionados à abreviação de jejum pré-operatório.

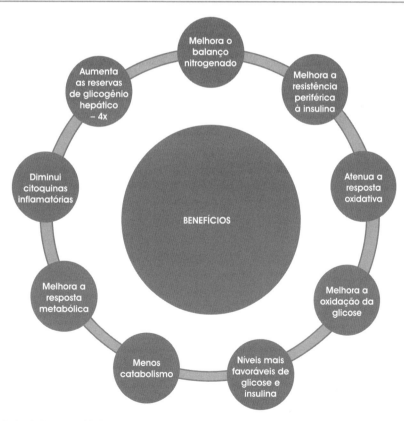

Fonte: Adaptada de Piovacari, 2017.

≡ Cuidado pós-operatório

■ Realimentação no pós-operatório

Tradicionalmente, a alimentação no pós-operatório só é iniciada quando há retorno do peristaltismo, caracterizado pela presença de ruídos hidroaéreos e eliminação de flatos, liberando-se a dieta em torno de 2 a 5 dias do pós-operatório. Porém, essa conduta vem sendo cada vez menos utilizada diante da literatura atual, que mostra que a reintrodução da alimentação deve ser em até 24 horas após a cirurgia, incluindo cirurgias do trato gastrointestinal. O início precoce da dieta, seja via oral ou enteral, é seguro, reduz risco de complicações e tempo de internação, favorece a cicatrização e é bem tolerado pelos pacientes, fornecendo mais conforto a eles.

No pós-operatório de cirurgias do trato gastrointestinal alto e baixo (esofagectomia, gastrectomia, colectomia, retossigmoidectomia), a dieta deve seguir uma evolução gradativa, sempre adequada à tolerância do paciente. Alimentos que fermentam, como leite integral, feijões, ovos, cascas de frutas e legumes, devem ser evitados nos primeiros dias de pós-operatório e reintroduzidos lentamente conforme aceitação de cada paciente. Pacientes que realizam colectomia total ou confecção da bolsa de ileostomia devem realizar dieta isenta de resíduos para evitar a formação excessiva do bolo fecal em consistência líquida.

Vale ressaltar que, para cirurgias envolvendo o pâncreas (gastroduodenopancreatectomia, duodenopancreatectomia e pancreatectomia), além de realizar a evolução gradativa e restringir alimentos fermentescíveis nos primeiros dias da cirurgia, a dieta deve ser com baixo teor de gorduras, e o controle da glicemia é importante, sendo, em alguns casos, necessário manter a dieta isenta de sacarose.

Nas hepatectomias e colecistectomias, não há necessidade de evolução gradativa da dieta e de restrição dos alimentos que mais fermentam, porém, nas colecistectomias, cabe manter a dieta hipogordurosa até 20 a 30 dias após a cirurgia.

Para pacientes que realizam passagem de sonda nasoenteral no ato cirúrgico, a dieta também deve ser reintroduzida precocemente, com volume de infusão baixo e aumento gradativo deste conforme tolerância. Nesses casos, comuns nas esofagectomias e gastrectomias totais, a nutrição enteral pode ser polimérica e de preferência hiperproteica. A avaliação da tolerância é fundamental, devido à osmolaridade da nutrição enteral. Fórmulas com nutrientes imunomoduladores no pós-operatório são benéficas para esses pacientes.

Pacientes submetidos à cirurgia por câncer de cabeça e pescoço têm indicação de iniciar a nutrição enteral também em até 24 horas após a cirurgia, sendo comum o início mais precoce, após a recuperação anestésica. As fórmulas mais indicadas são as poliméricas, hipercalóricas e hiperproteicas, que geralmente são bem toleradas por esse grupo de pacientes. O volume de infusão da nutrição enteral deve aumentar gradativamente, respeitando a tolerância do paciente, mas que comumente atinge a meta calórica em 3 a 4 dias sem intercorrências.

A terapia nutricional oral é uma grande aliada na recuperação do estado nutricional no pós-operatório. Pacientes com câncer de cabeça e pescoço em nutrição enteral normalmente acompanham com a fonoaudiologia para retorno da alimentação via oral. Muitas vezes, a alimentação liberada tem consistência cremosa, o que reduz o valor nutricional dos alimentos. O suplemento nutricional auxiliará na reposição de nutrientes na transição da via enteral para via oral, até esta última se tornar adequada. Para os gastrectomisados totais, a suplementação oral, além de auxiliar no aporte calórico e proteico, fornecerá nutrientes que podem estar deficientes devido às técnicas cirúrgicas, como cálcio, ferro e vitamina B12, assim como nas colectomias totais e ileostomias, devido à má absorção.

A nutrição parenteral só estará indicada em casos de complicações, em que se deve manter o repouso intestinal, e em casos de cirurgias de grande porte nos quais a expectativa do retorno da alimentação via oral é maior que uma semana. A introdução da nutrição parenteral deve ser feita o mais precocemente possível.

≡ Complicações cirúrgicas

Nas complicações cirúrgicas, cujas recomendações nutricionais encontram-se no Quadro 9.1., a terapia nutricional individualizada será essencial.

Quadro 9.1
Recomendações nutricionais em complicações cirúrgicas.

Complicação	Recomendação nutricional
Estenose de esôfago	Evolução de dieta conforme a tolerância do paciente, iniciando com dieta pastosa; acrescentar suplemento nutricional hipercalórico e hiperproteico para aumento do aporte nutricional.
Síndrome de Dumping	Fracionamento da dieta; baixa ingestão de sacarose; baixa ingestão de líquidos durante a refeição; mastigação adequada.
Fístulas linfática ou quilosa	Nutrição parenteral total; se via oral possível, dieta hipercalórica, hiperproteica e hipogordurosa; inclusão de triglicérides de cadeia média para aumento de aporte calórico.
Fístula entérica	Dieta isenta de resíduos; acrescentar suplemento nutricional hipercalórico e hiperproteico sem resíduos para aumento do aporte nutricional.
Deiscência	Acrescentar suplemento nutricional hiperproteico, com antioxidantes e arginina.

Fonte: Ikemori et al., 2003.

≡ Orientação e acompanhamento nutricional

Pacientes submetidos a cirurgias de cabeça e pescoço e do trato gastrointestinal devem ser orientados quanto à dieta adequada para seguir no ambiente domiciliar e a manter acompanhamento nutricional no pós-operatório.

A evolução da dieta dependerá da evolução do paciente e de sua tolerância à alimentação. Normalmente, a restrição de lactose, sacarose e alimentos contendo resíduos é mantida até retorno ambulatorial e reiniciada gradativamente.

Para os pacientes que recebem alta hospitalar com terapia nutricional enteral, a orientação também será individualizada e conforme a tolerância do paciente. Caso o paciente não apresente complicações de absorção, a dieta polimérica estará indicada, enquanto para o paciente com dificuldade de absorção dos nutrientes, a dieta ideal será a oligomérica. A densidade calórica das fórmulas enterais varia de 1,0 a > 1,5 kcal/mL, sendo indicadas fórmulas com calorias acima de 1,2 kcal/mL por apresentarem perda de peso facilmente. A administração da dieta é feita de forma fracionada, em volumes que variam de 200 a 350 mL por horário, dependendo do volume final da dieta orientada.

O acompanhamento nutricional após a alta hospitalar é essencial para recuperação do estado nutricional e evolução e adequações da dieta.

≡ Referências

1. Macedo ALV, Dias MCG, Nogueira PBP. Importância da nutrição na cirurgia oncológica. In: Barrere APN, Pereira A, Hamerschlak N, Piovacari SMF. Guia nutricional em oncologia. São Paulo: Atheneu; 2017. p. 111-120.

2. Daley J, Khuri SF, Henderson W, Hur K, Gibbs JO, Barbour G. Risk adjustment of the postoperative morbidity rate for the comparative assessment of the quality of surgical care: results of the national veterans affairs surgical risk study. J Am Coll Surg. 1997;185:328-40.

3. Ludwig RB, Paludo J, Fernandes D, Scherer F. Menor tempo de jejum pré-operatório e alimentação precoce no pós-operatório são seguros? Arq Bras Cir Dig. 2013; 26(1):54-58.

4. Garla P, Waitzberg D, Tesser A. Nutrition Therapy in Gastrointestinal Cancers. Gastroenterology Clinics of North America, March 2018 47:231-242.

5. McClave AS, Kozar R, Martindale RG et al. Summary points and consensus recommendations from the north american surgical nutrition summit. Journal of Parenteral and Enteral Nutrition. September 2013;37(Suppl1):99S-105S.

6. Wiemann A, Braga M, Carli F et al. Espen guideline: clinical nutrition in surgery. Clinical Nutrition, 2017; 36:623-650.

7. Piovacari SF, Toledo DO, Figueiredo EJA. EMTN em prática, São Paulo: Atheneu; 2017.

8. Nygren J, Thacker J, Carli F et al. Guidelines for perioperative care in elective rectal/pelvic surgery: Enhanced Recovery After Surgery (ERAS®) Society recommendations. Clinical Nutrition, 2012; 31:801-816.

9. Aguilar-Nascimento JE, Bicudo-Salomão A, Caporossi C, Silva RM, Cardoso EA, Santos TP. Acerto pós-operatório: avaliação dos resultados da implantação de um protocolo multidisciplinar de cuidados perioperatórios em cirurgia geral. Rev. Col. Bras. Cir., 2006; 33(3):181-188.

10. Almeida JR, Pires FRO, Miola TM. Nutrologia e serviço de nutrição e dietética. In: Lopes A, Costa CML, Soares FA et al. Manual de condutas diagnósticas e terapêuticas em oncologia. 4. ed. São Paulo: 2017. p. 402-404.

11. Braz KCC, Matos LA. Guia de condutas nutricionais em pós-operatório de cirurgias oncológicas. São Paulo: Atheneu; 2007.

12. Ikemori EHA, Oliveira T, Serralheiro I et al. Nutrição em oncologia. São Paulo: Atheneu; 2003.

13. Papini-Berto SJ, Burini RC. Causas da desnutrição pós-gastrectomia. Arq Gastroenterol, 2001; 38(4):272-275.

14. Sociedade Brasileira de Nutrição Parenteral e Enteral. Terapia Nutricional no Perioperatório. Projeto Diretrizes (DITEN), 2011.

15. Abstracts from the 5th World Congress of the ERAS® Society. Clinical nutrition Espen, 2017, e1-e27.

16. Wiemann A, Braga M, Carli F et al. Espen guideline: clinical nutrition in surgery. Clinical Nutrition, 2017;36:623-650.

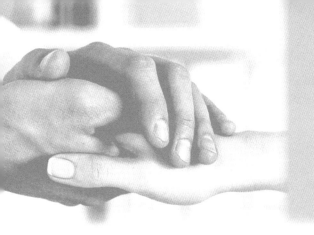

Capítulo 10

Ana Paula Noronha Barrére
Maria Emilia Fabre
Márcia Tanaka

Modulação nutricional em radioterapia, quimioterapia e imunoterapia

≡ Introdução

O tratamento anticâncer poderá envolver várias modalidades e fases (de acordo com as características do tumor), podendo ser curativo, paliativo ou de suporte. As opções terapêuticas disponíveis incluem cirurgia, quimioterapia, radioterapia (ou combinação de ambos), Transplante de Células-Tronco Hematopoiéticas (TCTH), hormonioterapia e mais recentemente, imunoterapia. Elas possuem estratégias para cura ou controle da doença, por meio do controle locorregional (cirurgia, radioterapia) ou de caráter sistêmico (quimioterapia, hormônio e imunoterapia).

Sabe-se que, dependendo da terapêutica empregada, eventos adversos poderão surgir, como: náuseas e vômitos, inapetência, mucosite, xerostomia, disgeusia, diarreia, obstipação intestinal, entre outros.

Consequentemente, muitos desses sintomas contribuirão para uma menor oferta de calorias e de nutrientes, impactando negativamente no estado nutricional, e, conforme a gravidade, na tolerância à proposta terapêutica.

Neste capítulo, abordaremos as modalidades de radio, quimio e imunoterapia, seu impacto no estado nutricional e algumas estratégias para auxiliar na modulação do organismo ao tratamento oncológico.

≡ Radioterapia

A radioterapia surgiu como uma nova modalidade no tratamento do câncer com a descoberta dos raios X, em 1895, por Rüentgen, da radioatividade por Becquerel, em 1896, e do rádio, por Marie Cure, em 1898. Definida como o uso terapêutico das radiações ionizantes, com o objetivo de erradicar o tumor, através da lesão (direta ou indireta) do ácido desoxirribonucleico (DNA), induzir a danos letais as células cancerosas, com preservação de estruturas do organismo.

Pode ser utilizada de forma isolada ou combinada a outras terapias antineoplásicas, como cirurgia e quimioterapia, para o tratamento das neoplasias malignas, para algumas lesões benignas, em várias estratégias no tratamento como adjuvante, neoadjuvante e controle de sintomas (p. ex. dor). Aproximadamente 60% dos pacientes portadores de neoplasias necessitarão de radioterapia no curso de sua doença.

Além do seu intuito curativo, a radioterapia desempenha papel importante na paliação ou na prevenção de sintomas de progressão da doença, como alívio da dor, integridade óssea e da função de um órgão.

O principal objetivo da radioterapia é administrar uma dose de irradiação a um volume definido, com mínimo dano possível aos tecidos normais adjacentes, resultando na erradicação do tumor, em melhor qualidade de vida e no aumento das taxas de sobrevida. O número de aplicações necessárias e a técnica utilizada podem variar de acordo com protocolo selecionado, localização do tumor, extensão da doença e estado clínico do paciente.

As principais formas de aplicação da radiação são braquiterapia e teleterapia. A braquiterapia utiliza fontes radioativas na forma de agulhas, sementes ou fios em contato com o volume alvo ou no seu interior. Já na teleterapia, são posicionadas a uma determinada distância do paciente.

Durante a radioterapia, é comum pacientes portadores de tumores da região da cabeça e pescoço e gastrointestinais apresentarem alterações, debilitarem, desnutrirem devido a dificuldades na ingestão alimentar e na absorção de nutrientes. Como consequência, poderá haver xerostomia (boca seca), mucosite, disgeusia (alteração do paladar), inapetência, disfagia, odinofagia (dor ao engolir), esofagite e fadiga.

Quadro 10.1
Efeitos colaterais da radioterapia conforme a região anatômica.

Região anatômica	Sintomatologia
Sistema nervoso central	Anorexia, náuseas e vômitos
Cabeça e pescoço	Mucosite, disfagia, xerostomia, ulceração, disgeusia
Tórax	Disfagia e esofagite
Abdome	Náuseas, vômitos, má absorção, ulceração, fístula e obstrução
Pelve	Diarreia, flatulência ou obstipação intestinal (menos comum)

Fonte: Grant et al., 2013.

Os efeitos colaterais, de acordo com a área anatômica irradiada, poderão ser agudos (pele, alopecia, náuseas, vômitos, mucosa orofaríngea, intestino, reto, bexiga, vagina) ou tardios, depois de meses ou anos (necrose, fibrose, fístula, entre outros).

☰ Quimioterapia

Quimioterapia é um método de tratamento realizado por meio de compostos químicos (quimioterápicos) que afetam o funcionamento das células, mais especificamente o processo de divisão celular. Constitui uma terapia sistêmica na qual tais substâncias são introduzidas na corrente sanguínea com objetivo de abordar o câncer em qualquer localização do organismo.

A introdução da quimioterapia, nas décadas de 1950 e 1960, resultou no desenvolvimento de intervenções terapêuticas promissoras para diversos tipos de tumores sólidos avançados e neoplasias hematológicas. Esses avanços trouxeram provas importantes de que drogas anticâncer poderiam curar ou controlar a doença. Posteriormente, resultou em sua integração, com programas de tratamento com cirurgia e radioterapia em estágios precoces da doença, com excelentes resultados.

A quimioterapia é utilizada em quatro situações clínicas diferentes:

- **Indução:** como primeiro tratamento de doença avançada localizada.

- **Adjuvante:** para complementar os métodos de tratamento locais, tais como cirurgia ou radioterapia.

- **Neoadjuvante:** indicada como tratamento primário para alguns pacientes que apresentam doença localizada avançada, para otimizar a alternativa de tratamento local proposta.

- Aplicação direta em locais "santuário" ou regiões específicas do corpo afetadas pelo câncer.

Obstáculos importantes encontrados no uso da quimioterapia têm sido sua toxicidade aos tecidos normais do organismo e o desenvolvimento de resistência celular aos agentes quimioterápicos.

Por décadas, acreditou-se que a ação das drogas anticâncer envolvia uma interação específica entre ela e seu respectivo alvo, e que a morte celular ocorresse como consequência desta interação. Não é tão simples assim: a compreensão dos mecanismos moleculares que controlam o ciclo celular e o processo de morte celular (apoptose) demonstram que a interação droga-receptor age apenas como estímulo para uma cascata de reações que resultará na apoptose, sendo este processo bastante complexo e altamente dependente do tipo celular, do quimioterápico utilizado e do ambiente em que ocorrerá essa interação droga-alvo. A capacidade de certos tipos de câncer de resistir aos efeitos citotóxicos da quimioterapia pode estar relacionada a qualquer anormalidade genética da célula neoplásica, a alteração nos pontos críticos de controle do ciclo celular e apoptose, ao microambiente celular e aos mecanismos de resistência que são únicos para cada agente.

Os agentes citotóxicos também afetam células normais. As estruturas que se renovam constantemente, como medula óssea, pelos e mucosa do tubo digestivo, são as mais atingidas pela ação dos quimioterápicos. No entanto, como as células normais apresentam um tempo de recuperação previsível, ao contrário das células neoplásicas, é possível que a quimioterapia seja aplicada repetidamente, desde que observado o intervalo de tempo necessário para a recuperação da medula óssea e da mucosa do tubo digestivo. Por esse motivo, a quimioterapia é aplicada em ciclos periódicos.

Tabela 10.1
Exemplos de efeitos citotóxicos dos quimioterápicos.

Medicamento	Sintomatologia
Bleomicina (Blenoxane®)	Estomatite, náuseas, vômitos.
Bussulfano (Myleran®)	Queilose, glossite, estomatite, náuseas, vômitos, diarreia.
Capecitabicina (Xeloda®)	Candidíase, estomatite, náuseas, vômitos, dispepsia, dor abdominal, obstrução intestinal, diarreia grave, obstipação.
Carboplatina (Paraplatin®)	Mucosite, estomatite, náuseas, vômitos, dor GI, diarreia, obstipação, alterações no paladar.
Ciclofosfamida (Genuxal®)	Estomatite, náuseas, vômitos, boca seca, dor abdominal, diarreia.
Cisplatina (Platiran®)	Náuseas e vômitos graves e prolongados (até 1 semana), diarreia, alterações no paladar, estomatite.
Citarabina (Aracytin®)	Náuseas e vômitos, estomatite, esofagite, garganta inflamada, diarreia, inflamação ou ulceração anal.
Clorambucila (Leukeran®)	Estomatite, náuseas e vômitos, dor GI, diarreia.
Docetaxel	Mucosite, náuseas e vômitos, diarreia.
Doxorrubicina (Rubex®)	Boca seca, disfagia, estomatite, sangramento gengival, alterações no paladar, soluços, gastrite, náuseas e vômitos agudos, ulceração GI, hemorragia GI, tenesmo, diarreia, obstipação.
Epirrubicina	Estomatite, esofagite, hiperpigmentação da mucosa oral, náuseas e vômitos, sangramento/ulceração GI, dor abdominal, diarreia.
Etoposídeo (Etoposido--Vepesid®)	Estomatite, disfagia, náuseas e vômitos, dor abdominal e diarreia.

(Continua)

(Continuação)

Tabela 10.1
Exemplos de efeitos citotóxicos dos quimioterápicos.

Medicamento	Sintomatologia
Fluoruracila (Fluorouracil)	Náuseas e vômitos graves, estomatite, paladar amargo/azedo, esofagite, dispepsia, diarreia, sangramento e ulceração GI.
Gencitabina (Gemzar®)	Estomatite, náuseas e vômitos, diarreia, obstipação.
Ifosfamida (Holoxane®)	Náuseas e vômitos.
Irinotecana (Irinotecano, cloridrato – Camptosar®)	Estomatite, aumento de salivação, náuseas e vômitos, cólicas abdominais, obstipação, diarreia grave, flatulência.
Melfalana (melfalano – alkeran)	Náuseas e vômitos leves, diarreia.
Metotrexato (fauldmetro, metrotex)	Estomatite, gengivite, alterações no paladar, náuseas e vômitos, diarreia, enterite hemorrágica: interromper uso se ocorrer diarreia ou colite ulcerativa.

Fonte: Martins et al., 2013; Neto et al., 2013; Micromedex Solutions.

A indicação da quimioterapia deve respeitar as condições clínicas do paciente e o tipo de quimioterápico selecionado para o tratamento, com o objetivo de minimizar os efeitos tóxicos e evitar colocar em risco a vida do paciente.

☰ Imunoterapia

A imunoterapia é um dos temas mais atuais e revolucionários no tratamento do câncer, com utilização numa gama de neoplasias, demonstrando resultados promissores. De forma mais recente, desde a aprovação para o tratamento de melanoma metastático, a imunoterapia tem sido aplicada e estudada também para outros tumores sólidos (pulmão, ovário, bexiga, rins, estômago e cabeça e pescoço) e hematológicos.

Trata-se de drogas que se utilizam do sistema imune do próprio paciente para atacar o câncer, ao invés de combatê-lo diretamente por ação citotóxica. Agem via intensificação da resposta imune, estimulando a atividade de determinadas células (linfócitos T, por exemplo) pela interação com os receptores inibitórios da superfície celular (*checkpoints*).

Para o diagnóstico precoce dos eventos adversos, será importante prover processo educacional adequado ao paciente e familiares e orientar sobre sinalização à equipe médica e multiprofissional o mais rápido possível quaisquer sintomas.

Segue nos próximos tópicos, descrição do mecanismo de ação e possíveis efeitos adversos de algumas drogas.

■ Ipilimumabe (Yervoy®)

Ipilimumabe é um anticorpo monoclonal de imunoglobulina de IgG1 humana recombinante que se liga ao antígeno 4 (CTLA-4) associado aos linfócitos T citotóxicos. O antígeno CTLA-4, por sua vez, é um regulador descendente das vias de ativação das células T. O bloqueio do CTLA-4 permite ativação e proliferação de células T aprimoradas. No melanoma, o Ipilimumabe pode indiretamente mediar as respostas imunes das células T contra tumores[7].

Eventos adversos relacionados à classe dos antiCTLA-4 são: pneumonite, colite, hipofisite, hepatite, nefrite, hiper/hipotireoidismo.

■ Pembrolizumabe (Keytruda®)

O Pembrolizumabe é um anticorpo monoclonal humanizado antiPD-1 altamente seletivo, que inibe a atividade programada de morte celular-1 (PD-1) por ligação ao receptor PD-1 em células. O bloqueio da via PD-1 inibe a regulação imune negativa causada pela sinalização do receptor PD-1. Os anticorpos antiPD-1 (incluindo Pembrolizumabe) revestem a supressão de células T e induzem respostas antitumorais.

■ **Nivolumabe (Opdivo®)**

O Nivolumabe é um anticorpo monoclonal G4 (IgG4) de imunoglobulina totalmente humana que inibe seletivamente a atividade de morte celular-1 (PD-1) programada. Atua via ligação ao receptor PD-1 para bloquear os ligantes PD-L1 e PD-L2 da ligação. A sinalização negativa do receptor PD-1, responsável pela regulação, ativação e proliferação de células T, é, portanto, interrompida. Isso deflagra a inibição mediada por via PD-1 da resposta imune, incluindo a resposta imune antitumoral.

Os eventos adversos imunorrelacionados são as reações adversas inflamatórias causadas pelo aumento da atividade imunológica. A maioria ocorre durante a indução e, em alguns casos, meses após a última dose.

Os efeitos adversos relacionados à classe dos antiPD1 são: pneumonite, colite, hipofisite, hepatite, nefrite, hiper/hipotireoidismo.

■ **Atezolizumabe (Tecentriq®)**

O Atezolizumabe é um inibidor de ponto de controle imunológico de anticorpos monoclonais humanizados que se liga ao ligante de morte programada (PD-L1) para prevenir seletivamente a interação entre os receptores programados de morte celular-1 (PD-1) e B7.1 (também conhecidos como CD80), enquanto ainda permite a interação entre PD-L2 e PD-1. O PD-L1 é uma proteína de ponto de verificação imune expressa em células tumorais e células de infiltração de tumores e regula a função de células T antitumorais

regulada por ligação ao PD-1 e B7.1. O bloqueio das interações PD-1 e B7.1 restaura a função das células T antitumorais.

Tem indicação para o tratamento de câncer urotelial localmente avançado ou metastático e câncer de pulmão não em pequenas células.

Os efeitos gastrointestinais mais comuns são: diminuição do apetite, náusea, constipação, colite, diarreia, dor abdominal e vômito.

≡ **Modulação nutricional**

Durante o tratamento antineoplásico, a ingestão alimentar poderá estar comprometida e contribuir na deterioração do estado nutricional.

Alterações da condição nutricional, como perda de peso e de massa muscular, podem impactar no desfecho clínico, na tolerância ao tratamento proposto e na qualidade de vida dos pacientes oncológicos.

Langius et al. (2013) verificaram que pacientes portadores de câncer de cabeça e pescoço em radioterapia, com perda de peso acima de 10% previamente, apresentaram piora da sobrevida global, da qualidade e impacto social negativo.

Por isso, a terapia nutricional especializada é de suma importância para auxiliar na recuperação e/ou manutenção do estado nutricional, na qualidade de vida e na funcionalidade do paciente.

As orientações devem ser inicialmente por meio do aconselhamento nutricional oral individualizado, de acordo com as necessidades nutricionais de cada paciente, sendo esse o meio mais efetivo de manter ou auxiliar a recuperação do estado nutricional. Entretanto, quando o paciente apresenta dificuldade em alcançar as necessidades nutricionais por via oral adequadamente, há a necessidade de propor terapia nutricional (oral, enteral e parenteral), conforme o estado clínico e nutricional.

Hazzard et al. (2017) realizaram uma revisão sistemática em terapia nutricional em pacientes sob RDT e evidenciaram a importância do suporte nutricional, especialmente em pacientes em tratamento na região da cabeça e pescoço. Explicaram que a terapia nutricional enteral precoce pode auxiliar na melhor tolerância ao tratamento proposto.

Discute-se qual opção de terapia, gastrostomia ou sonda nasoenteral e em qual momento deverá ser proposta. Ambas apresentam vantagens e desvantagens, e o mais importante será a decisão individualizada e discutida entre paciente, equipe médica e multiprofissional, sempre com o objetivo de garantir a segurança e benefício do paciente.

De acordo com a diretriz European Society of Parenteral and Enteral Nutrition (Espen), recomenda-se durante a RDT especial atenção aos pacientes que irradiam em regiões de cabeça e pescoço, torácica e trato gastrointestinal devido ao alto risco de depleção nutricional.

A toxicidade gastrointestinal induzida pelo tratamento antineoplásico é uma importante causa de limitação de dose de quimioterápicos. Complicações gastrointestinais comprometem a eficácia do tratamento, promovem desnutrição, agravam a caquexia e podem contribuir para um pior prognóstico.

O trato gastrointestinal (TGI) é um alvo atrativo para modulação nutricional por sua exposição direta à dieta, participação na absorção e metabolismo de nutrientes, alta taxa de renovação celular e plasticidade para estímulos nutricionais. Glutamina, ácidos graxos ômega 3, probióticos/prebióticos são alvos terapêuticos exaustivamente estudados, com potencial de modulação da toxicidade gastrointestinal (GI) relacionada ao tratamento oncológico. Os principais mecanismos de modulação estão expostos na Tabela 10.2.

Tabela 10.2
Mecanismos de modulação intestinal por fatores dietéticos.

Fator dietético	Mecanismo
Glutamina	• Fonte de energia para os enterócitos. • Precursora da biossíntese de glutationa. • Regula sinais de apoptose/proliferação. • Modulação intestinal e imunidade sistêmica.
Ácidos graxos ômega 3	• Atenua injúria inflamatória intestinal por meio da via pró-inflamatória/inflamatória citocina/eicosanoide. • Modulação intestinal/sistêmica por meio da modificação de proliferação de linfócitos e atividade fagocítica. • Melhora a função da barreira intestinal. • Modulação da microbiota intestinal.
Probióticos/prebióticos	• Reverte a alteração da microbiota e melhora a resistência à colonização. • Modulação sistema imune intestinal. • Melhora a produção de ácidos graxos de cadeia curta e hormônios tróficos para o intestino (GLP-2). • Modula o metabolismo dos fármacos.

Fonte: Xue et al., 2011.

A suplementação com glutamina tem sido extensivamente estudada em pacientes recebendo altas doses de quimioterapia antes do TCTH. A administração de glutamina, tanto oral como parenteral, aumenta os níveis de glutamina no plasma, melhora o balanço nitrogenado, a diarreia e a dor abdominal, preservando a integridade intestinal e reduzindo a incidência de mucosite. Estudos em outros grupos de pacientes demonstram que o uso de glutamina na dose de 14 a 30 g/dia reduz a incidência de diarreia induzida pela quimioterapia, melhora a absorção intestinal, reduz a mucosite oral e ulcerações de mucosa gástrica e duodenal e preserva a quantidade e função de linfócitos periféricos.

Alguns estudos têm evidenciado o papel da glutamina na prevenção e na melhora da mucosite, principalmente na redução da gravidade e da duração. Chan e Leung (2016) realizaram uma metanálise na qual o tratamento com glutamina mostrou um benefício estatisticamente significativo em relação à redução do risco e gravidade da mucosite induzida por radioterapia e quimioterapia.

Entretanto, uma revisão de Wotthington et al. (2011) não comprovou esses resultados, e, segundo a Espen (2017), refere que não há evidências clínicas suficientes para recomendar a glutamina na prevenção de enterite, diarreia, estomatite e esofagite induzida por radiação. A Espen sugere também elucidar melhor a questão de segurança com este nutriente. Portanto, o seu uso para essa finalidade é controverso e deverá ser avaliado individualmente.

A utilização de probióticos, prebióticos e/ou simbióticos pode reduzir os episódios e a duração da diarreia, pois exercem efeitos benéficos sobre a modulação da microbiota intestinal. Porém, no que se refere à segurança da utilização de probióticos, há risco de translocação bacteriana em pacientes imunodeprimidos, não devendo ser usados. Segundo a Espen (2016), não há dados clínicos consistentes para recomendar probióticos para reduzir a diarreia induzida por radiação.

Com relação ao uso de prebióticos (inulina e fruto-oligossacárides), eles estimulam seletivamente o crescimento benéfico da microbiota, podendo ser indicados para os pacientes em tratamento antineoplásico.

No que se refere ao ômega 3, contribui na diminuição de depleção proteica induzida pelo fator de proteólise, inibição de IL-6 e inibição do fator tumoral mobilizador de lipídio. O estudo publicado por Carvalho et al. investigou o efeito da suplementação nutricional com a fórmula enriquecida em ácido eicosapentaenoico (EPA) sobre o perfil inflamatório de pacientes com câncer de cavidade oral. Para o estudo, foram selecionados 53 pacientes com câncer de cavidade oral em pré-tratamento antineoplásico que foram randomizados em dois grupos: o grupo-controle recebeu um suplemento em pó sem EPA durante 4 semanas, e o grupo de intervenção recebeu um suplemento líquido enriquecido com EPA (2 g/dia) durante o mesmo período. No entanto, não houve diferença significativa nos parâmetros avaliados entre o grupo que recebeu suplemento padrão e o grupo que recebeu suplemento enriquecido com EPA.

Experts da Espen sugerem sua suplementação a pacientes com câncer avançado em quimioterapia, com risco de perda de peso ou desnutridos, para estabilizar ou melhorar o apetite, contribuir no ganho de peso corporal e massa magra. Entretanto, mais estudos são necessários devido aos resultados controversos no uso deste nutriente durante a terapia antineoplásica.

Diretrizes da Sociedade Clínica de Oncologia australiana recomendam acompanhamento semanal durante a radioterapia para os grupos de maior risco nutricional (Head and Neck Guideline Steering Committee, 2015). Após o término do tratamento, é indicado o monitoramento a cada 2 semanas em pacientes portadores de câncer de cabeça e pescoço por até 6 meses.

≡ Estado nutricional e toxicidade

Nas últimas décadas, vem crescendo o número de pesquisas que avaliam a relação entre composição corporal e toxicidade à quimioterapia, com a intenção de melhorar os resultados clínicos.

A sarcopenia e a obesidade sarcopênica podem estar relacionadas à maior toxicidade e morbimortalidade em pacientes submetidos à quimioterapia. Palmela et al. (2017) realizaram um estudo que contou com 48 pacientes, cuja idade média era de aproximadamente 68 anos, dos quais 33 (69%) eram homens com câncer gástrico avançado. A análise da composição corporal (músculo esquelético e índice de gordura visceral) foi realizada por meio de imagens de tomografia computadorizada axial. A toxicidade limitante da dose foi observada em 22 pacientes (46%), e o tratamento foi interrompido precocemente devido à toxicidade em 17 pacientes (35%). O acompanhamento médio foi de 17 meses. A sarcopenia e a obesidade sarcopênica foram encontradas no diagnóstico em 23 e 10% dos pacientes, respectivamente. Esse trabalho concluiu que a sarcopenia e a obesidade sarcopênica foram associadas à cessação precoce da quimioterapia neoadjuvante em pacientes com câncer gástrico, e a obesidade sarcopênica foi associada a uma baixa sobrevida.

Em um estudo de Iwase et al. (2015), com 172 pacientes mulheres portadoras de câncer de mama avançado em quimioterapia neoadjuvante, verificou-se distribuição da gordura corporal e massa muscular por meio do método de tomografia computadorizada. A sobrevida livre de doença foi significativamente pior nas pacientes com maior massa visceral gordurosa. A gordura visceral alta está associada com piores resultados da quimioterapia neoadjuvante em pacientes com câncer de mama, especialmente naquelas na pós-menopausa. Sugerem uma abordagem multidisciplinar, incluindo suporte nutricional e exercícios físicos para melhorar os resultados de sobrevida em pacientes obesos com câncer de mama.

Uma revisão bibliográfica publicada por Purcell et al. (2016) teve como objetivo avaliar o impacto do peso corporal e, particularmente, a composição corporal em complicações cirúrgicas, morbidade, dose de quimioterapia e toxicidade (como preditores de prognóstico) e sobrevivência em pacientes com câncer de ovário. A avaliação da composição corporal por tomografia tem o potencial de reduzir a toxicidade se os resultados forem incorporados no cálculo da dose da quimioterapia. Alguns achados sugerem que o excesso de peso pode afetar negativamente a sobrevida. Estudos limitados indicam que a gordura corporal é um melhor preditor de sobrevida do que o peso corporal em pacientes com câncer de ovário, porém essa relação ainda não está bem determinada. Concluem que a composição corporal como indicador de *status* nutricional é uma ferramenta prognóstica melhor do que o peso corporal ou IMC sozinho em pacientes com câncer de ovário.

≡ Considerações finais

Intervenções nutricionais visando modular o processo de doença estão relativamente bem estabelecidas em algumas condições clínicas, como diabetes, aterosclerose, síndrome metabólica, doença inflamatória intestinal, entre outras. Entretanto, há ainda grande limitação para entender o benefício de intervenções nutricionais específicas no tratamento oncológico. Uma questão importante a ser esclarecida é como otimizar a eficácia de determinados nutrientes no tratamento oncológico, que envolve, em última análise, tempo de introdução do nutriente, combinação de nutrientes com mecanismos de ação sinérgicos e vias e modos de administração específicos. O maior objetivo da farmaconutrição é entender a farmacocinética/farmacodinâmica dos nutrientes e como eles estão relacionados à fisiopatologia do processo da doença ou do metabolismo das drogas.

Finalmente, atenção para aspectos do tipo de tumor, nutrientes e regimes de tratamento é necessária para assegurar a tradução de pesquisas experimentais em resultados clínicos, e trabalhos futuros são necessários para adquirirmos melhor entendimento dessa área.

☰ Referências

1. Arends J, Bachmann P, Baracos V, Barthelemy N, Bertz H, Bozzetti F et al. ESPEN guidelines on nutrition in cancer patients. Clin Nutr. 2017 Feb;36(1):11-48.
2. Arends J, Baracos V, Bertz H, Bozzetti F, Calder PC, Deutz NEP et al. Espen expert group recommendations for action against cancer-related malnutrition. Clin Nutr. 2017 Oct;36(5):1187-1196.
3. Baldwin C, Spiro A, Aherm R, Emery PW. Oral nutritional interventions in malnourished patients with cancer: a systematic review and meta-analysis. J Natl Cancer Inst. 2012;104:371-385.
4. Callahan MK, Postow MA, Wolchok JD. CTLA-4 and PD-1 pathway blockade: combinations in the clinic. Frontiers in Oncology 2015(4):385.
5. Carvalho TC, Cruz BC, Viana MS, Martucci RB, Saraiva DC, Reis PF. Effect of nutritional supplementation enriched with eicosapentaenoic acid on inflammatory profile of patients with oral cavity cancer in antineoplastic pretreatment: a controlled and randomized clinical trial. Nutr Cancer. 2017 Apr;69(3):428-435.
6. Consenso nacional de nutrição oncológica. Instituto Nacional de Câncer José Alencar Gomes da Silva. 2. ed. Rio de Janeiro: INCA; 2015.
7. Copyright 1978-2018 Lexicomp, Inc. All rights reserved. https://www.uptodate.com/index.html#!/contents/ipilimumab-drug-information?source=search_result&search=ipilimumab&selectedTitle=1~69.
8. Copyright 1978-2018 Lexicomp, Inc. All rights reserved. https://www.uptodate.com/index.html#!/contents/pembrolizumab-drug-information?source=search_result&search=pembrolizumab&selectedTitle=1~87.
9. Copyright 1978-2018 Lexicomp, Inc. All rights reserved. https://www.uptodate.com/index.html#!/contents/nivolumab-drug-information?source=search_result&search=nivolumab&selectedTitle=1~83.
10. Copyright 1978-2018 Lexicomp, Inc. All rights reserved. https://www.uptodate.com/index.html#!/contents/atezolizumab-drug-information?source=search_result&search=Atezolizumabe&selectedTitle=1~31.
11. Gotwals P et al. Prospects for combining targeted and conventional cancer therapy with immunotherapy. Nat. Rev. Cancer 2017 (17):286-301.
12. Grant BL. Nutritional effects of cancer treatment: chemotherapy, biotherapy, hormone therapy and radiation therapy. In: Oncology Nutrition for Clinical Practice. USA. Oncology Nutrition Dietetic Practice Group of the Academy of Nutrition and Dietetics; 2013. p. 97-113.
13. Hamanishi J, Mandai M, Matsumura N, Abiko K, Baba T, Konishi I. PD1/PDL1 blockade in cancer treatment: perspectives and issues. Int J Clin Oncol. 2016 (3):462-73.
14. Hazzard E, Walton K, McMahon A-T, Milosavljevic M, Tasell L. Nutrition-related hospital presentations and admissions among radiotherapy outpatients: a systematic literature review. Journal of Human Nutrition and Dietetics; 2017:1-13.
15. Head and Neck Guideline Steering Committee. Evidence-based practice guidelines for the nutritional management of adult patients with head and neck cancer. Sydney: Cancer Council Australia. [Version URL: http://wiki.cancer.org.au/australiawiki/index.php?oldid=116710, cited 2017 nov. 20]. Available from: http://wiki.cancer.org.au/australia/COSA:Head_and_neck_cancer_nutrition_guidelines.
16. Iwase T, Sangai T, Nagashima T, Sakakibara M, Sakakibara J, Hayama S, et al. Impact of body fat distribution on neoadjuvant chemotherapy outcomes in advanced breast cancer patients. Cancer Medicine. 2016; 5(1):41-48.
17. Langius JAE, Dijk AM, Doornaert P, Kruizenga HM, Langendijk JA, Leemans CR et al. More than 10% weight loss in head and neck cancer patients during radiotherapy is independently associated with deterioration in quality of life. Nutrition and Cancer, 2013;65(1):76-83.
18. Leung HWC, Chan ALF. Glutamine in alleviation of radiation-induced severe oral mucositis: a meta-analysis. Nutr Cancer 2016 Jul; 68(5):734-42.
19. Lopes A, Rossi BM, Nakagawa WT, Ribeiro HSC. Oncologia cirúrgica. In: Kowalski LP, Guimarães GC, Salvajoli JV, Feher O, Antoneli CBG. Manual de condutas diagnósticas e terapêuticas em oncologia. 3. ed. São Paulo; 2006, p. 77-81.
20. Martins C, Saeki SL. Interações fármaco x nutrientes. 3. ed. Curitiba. Instituto Cristina Martins de Educação em saúde; 2013. 238p.
21. Micromedex [Internet]. New York: IBM; 2019. [Cited 2019, June 09]. Available from: https://www.micromedexsolutions.com/.
22. Miola TM. Radioterapia. In: Baiocchi O, Sachs A, Magalhães LP. Aspectos nutricionais em oncologia. São Paulo: Atheneu; 2017.
23. Neto MC, et al. Guia de protocolos e medicamentos para tratamento em oncologia e hematologia. São Paulo: Hospital Albert Einstein; 2013. 516p.
24. Palmela C, Velho S, Agostinho L, Branco F, Santos M, Santos MPC et al. Body composition as a prognostic factor of neoadjuvant chemotherapy toxicity and outcome in patients with locally advanced gastric cancer. J Gastric Cancer. 2017 Mar;17(1):74-87.

25. Parker RG, Withers HR. Principles of radiation oncology. In: Haskell CM. Cancer Treatment. 5th ed. 2001. p. 52-61.

26. Purcell SA, Elliott SA, Kroenke CH, Sawyer MB, Prado CM. Impact of body weight and body composition on ovarian cancer prognosis. Curr Oncol Rep. 2016;18:8.

27. Rezende ACP, Barrere APN, Todaro J, Tanaka M. In: Guia nutricional em oncologia. Rio de Janeiro: Atheneu; 2017.

28. Rodrigues AB, Martin LGR. Bases da quimioterapia, classificação dos quimioterápicos, cálculos em quimioterapia e segurança ocupacional. In: Rodrigues AB, Martin LGR, Moraes MW. Oncologia multiprofissional: bases para assistência. São Paulo: Manole; 2016. 187-203.

29. Sharma RA, Vallis KA, McKenna WG. Basics of radiation therapy. In: Abeloff M. Abeloff's Clinical Oncology. 4th ed. 2008. p. 417-448.

30. Silva JAP, Fabre MAS, Witzberg DL. Omega-3 supplements for patients in chemotherapy and/or radiotherapy: a systematic review. Clinical Nutrition. 2015;34:359-366.

31. Stucci S et al. Immune-related adverse events during anticâncer immunotherapy: pathogenenis and management (Review). Oncology Lettters 2017 (14):5671-5680.

32. Sznol M, Postow MA, Davies MJ, Pavlick AC, Plimack ER, Shaheen M, et al. Endocrine-related adverse events associated with immune checkpoint blockade and expert insights on their management. Cancer Treatment Rev. 2017(58):70-76.

33. Xue H, Sawer MB, Wischmeyer PE, Baracos V. Nutrition modulation of gastrointestinal toxicity related to cancer chemotherapy: from preclinical findings to clinical strategy. JPEN J Parenteral Enteral Nutr, 2011;35:74.

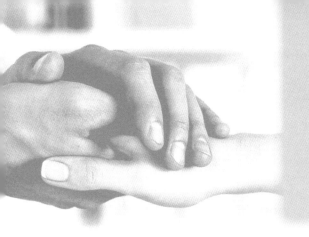

Capítulo 11

Juliana Moura Nabarrete
Mirna Maria Dourado Gomes da Silva

Estratégias nutricionais em oncopediatria

≡ Introdução

O câncer pediátrico é uma doença rara, porém uma das principais causas de mortalidade em crianças e adolescentes em países desenvolvidos e no Brasil. Caracteriza-se por um grupo heterogêneo de doenças com particularidades que o distinguem das neoplasias que acometem os adultos.

Dados do Instituto Nacional do Câncer (INCA) estimavam que 12.600 novos casos de câncer em crianças e adolescentes até 19 anos de idade seriam diagnosticados no Brasil em 2016, correspondendo a aproximadamente 3% de todas as neoplasias. Muitos estudos epidemiológicos tentaram correlacionar fatores ambientais com o desenvolvimento do câncer infantil e, apesar de inúmeras sugestões, poucos elementos foram conclusivos. Assim, a causa do desenvolvimento do câncer infantil ainda é desconhecida.

O diagnóstico mais comum na infância é a Leucemia Linfoide Aguda (LLA) (30%), seguido dos tumores de Sistema Nervoso Central (SNC) (19%), Linfomas (13%), Neuroblastoma (8%), Sarcomas de Partes Moles (7%), Tumor de Wilms (6%), Tumores ósseos (5%) e Retinoblastoma (3%).

A incidência do câncer infantil varia conforme idade, sexo e raça ou etnia. Há dois picos etários de incidência bem evidentes, como se vê na Figura 11.1, de acordo com os principais diagnósticos.

As taxas de sobrevivência das crianças com câncer aumentaram nos últimos anos devido aos avanços no tratamento, que podem ser terapêuticas isoladas (quimioterapia, radioterapia, transplante de células-tronco hematopoiéticas, imunoterapia ou cirurgia) ou em combinação. No entanto, a associação dos tratamentos intensivos torna a obtenção de uma nutrição apropriada um desafio, podendo afetar o estado nutricional do paciente e promover graus variados de desnutrição.

Devido à grande interferência da doença e do tratamento sobre a vida da criança e do adolescente com câncer, questões relacionadas à qualidade de vida vêm se apresentando como uma das prioridades quando se trata do cuidado com este paciente e sua família.

A má nutrição poderá estar relacionada ao tipo de câncer, estágio da doença e toxicidade de terapias antineoplásicas utilizadas. Essas associações nos auxiliam na identificação de quais patologias apresentam maior risco nutricional (desnutrição ou obesidade), conforme demonstrado na Tabela 11.1.

Figura 11.1
Incidência dos principais diagnósticos conforme a idade.

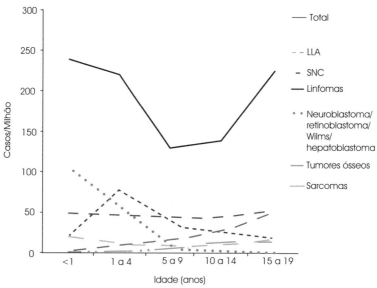

Fonte: Viani, 2017.

Tabela 11.1
Tipos de diagnóstico e risco nutricional.

Alto risco de desnutrição	Moderado risco de desnutrição	Alto risco de acúmulo de gordura (ganho de peso)
Tumores sólidos em estágio avançado • Tumor de Wilms – estágios III e IV e com histologia desfavorável • Neuroblastoma – estágios III e IV • Rabdomiossarcoma	LLA de bom prognóstico	LLA, realizando radioterapia no crânio
Sarcoma de Ewing	Tumores sólidos não metastáticos	Craniofaringioma
Tumores de diencéfalo	Doenças avançadas em remissão durante o tratamento de manutenção	Doenças malignas em uso prolongado e altas doses de corticosteroides ou outras drogas que aumentem o depósito de gordura corporal
Meduloblastoma		Radioterapia corporal total, abdominal ou em sistema nervoso central
Linfoma não Hodgkin		
Leucemia não linfocítica aguda		
LLA de alto risco		
Leucemia e linfomas com múltiplas recaídas		
Tumores de cabeça e pescoço		
Pós-transplante de células-tronco hematopoiéticas		

Fonte: Adaptada de Garofolo, 2017.

A terapia antineoplásica proposta poderá promover eventos adversos e, consequentemente, diminuição da ingestão alimentar, agravando ainda mais o estado nutricional. A maioria dos pacientes pode apresentar um período prolongado de ingestão oral mínima, o que contribuirá para a perda de fluidos, eletrólitos e oligoelementos, bem como deficiência de alguns minerais e vitaminas.

Independentemente da modalidade terapêutica utilizada, além das alterações fisiológicas, é importante lembrar que a alteração da rotina habitual da criança e da família, longos períodos de internação, isolamento social e restrição alimentar afetam diretamente o consumo alimentar, agravando estados nutricionais já tão prejudicados pela reação orgânica à doença.

☰ Avaliação nutricional

Conforme demonstrado na Tabela 11.1, a identificação do estado nutricional (EN) da criança oncológica inicia com o reconhecimento dos diagnósticos e do tratamento proposto. Sendo assim, a triagem nutricional em oncologia pediátrica deve ser aplicada com atenção, pois pode mascarar um risco nutricional. A triagem nutricional pediátrica adequada na oncopediatria deve considerar, além do diagnóstico, o tratamento programado para este paciente e os possíveis efeitos colaterais, a fim de realizar intervenção precoce.

O acompanhamento do peso e da estatura é o principal parâmetro antropométrico nutricional da infância, mantendo sua importância na oncologia pediátrica. O peso e a estatura/comprimento estão diretamente ligados a uma boa nutrição. A classificação utilizada são os parâmetros recomendados pela Organização Mundial da Saúde (OMS) de 2006 e 2007. Os dados de peso e estatura são analisados conforme idade e sexo e classificados pelos índices escore-z: Peso/Idade (P/I), Estatura ou comprimento/Idade (E/I), Peso/estatura (P/E) e Índice de massa corpórea/Idade (IMC/I). Além dos valores de escore-z que determinam o estado nutricional (crianças menores de 2 anos escore-z P/E, e maiores de 2 anos IMC/I), os índices devem ser acompanhados individualmente, tanto em valores de escore-z como em gráficos específicos sobre a curva de crescimento.

O percentual de perda de peso durante o tratamento também deve ser acompanhado, pois pode ser utilizado como um indicador para introdução de terapia nutricional.

O ganho de peso e estatura pode sofrer interferência do tratamento e não seguir as perspectivas ideais para a idade. Nesse momento, a análise crítica dos índices de escore-z é essencial para ter discernimento para identificar déficits nutricionais e decidir por terapias nutricionais.

Assim, como na população adulta, a avaliação somente com peso e estatura não revela as alterações de reservas musculares e tecido adiposo, que muitas vezes podem ser mascaradas pela presença de edema, massa tumoral e organomegalias. Dessa forma, a avaliação de composição corporal deve estar associada à avaliação de peso e estatura.

Os métodos mais frequentemente utilizados em pediatria são: circunferências e dobras cutâneas, bioimpedanciometria (BIA), potássio corporal total, análise de tomografia ou ressonância magnética abdominal, pletismografia a ar e absorciometria por dupla emissão de raios-X (DEXA). Nessa população, as mais usualmente utilizadas são a circunferência do braço (CB), dobra cutânea triciptal (DCT) e a área muscular do braço (AMB), por serem procedimentos de fácil aferição, de baixo custo e não invasivos. Esses indicadores são classificados conforme recomendação de Frisancho (2008) e classificados conforme o percentil (p).

A realização da avaliação clínica ou exame físico em pediatria é um indicador de doenças pediátricas não oncológicas e deve ocorrer em qualquer consulta ou avaliação na internação. Na rotina de oncopediatria, deve ser realizada com cautela, pois alguns sinais podem estar alterados devido ao tratamento ou diagnóstico.

Exames bioquímicos que fazem parte da rotina do paciente, como o hemograma completo (hemoglobina, hematócrito, leucócitos, neutrófilo e plaquetas), perfil lipídico (colesterol e triglicérides), parâmetros de acompanhamento de função renal (ureia, creatinina, sódio e potássio) ou hepática (transaminases, bilirrubinas) e proteínas plasmáticas específicas (albumina, pré-albumina, transferrina e proteína transportadora do retinol), avaliam o estado metabólico nutricional e auxiliam na tomada de decisão da terapia nutricional.

Outro pilar na avaliação nutricional na oncologia pediátrica é a avaliação da aceitação alimentar, podendo ser realizada com Registro Alimentar ou Recordatório Alimentar de 24 horas e avaliada de acordo com a faixa etária, conforme exposto na Tabela 11.2.

A avaliação nutricional é uma soma de todos esses fatores antropométricos e composição corporal, bioquímica, clínica e dietética relatados. Algumas informações são essenciais para determinar a hipótese diagnóstica nutricional, traçar um plano de cuidado específico, observar indicadores e monitorar a evolução nutricional do paciente durante o tratamento (Quadro 11.1).

Tabela 11.2
Quantidade de porções por grupo alimentar de acordo com a faixa etária (lactentes a adolescentes).

Grupo alimentar	Lactentes de 0 a 6 meses	Lactentes de 7 meses a 1 ano	Pré-escolar e escolar	Adolescentes
Cereais, pães, tubérculos, raízes e massas (de preferência, integrais)	–	1 a 2	5	5-9
Verduras e legumes	–	1 a 2	3	4 a 5
Frutas	1 a 2 (somente após os 6 meses, ou antes com recomendação profissional)	1 a 2	3	4 a 5
Leites e derivados	–	–	3	3
Leite materno ou fórmula infantil	5	3 a 4		
Carnes ou ovos	–	1 a 2	2	1 a 2
Leguminosas (feijões, lentilha, grão de bico, ervilha)	–	1 a 2	1	1
Óleos e gorduras	–		1	1 a 2
Açúcar e doces	–		1	1 a 2

Fonte: Adaptada de Garofolo, 2017; Sociedade Brasileira de Pediatria, 2012; Zamberlan, 2014.

Quadro 11.1
Resumo de indicadores de risco nutricional em oncologia pediátrica.

Avaliação antropométrica e composição corporal
* Peso/estatura
* P/E ou IMC/I ou P/I, entre z-escore −1,00 e −2,00
* E/I escore-z < −2,00
* DCT e CMB entre P10 e P25
* Perda de peso recente involuntária
* Obesidade e sobrepeso

Avaliação bioquímica
* Albumina < 3,2 mg/dl

Avaliação clínica
* Toxicidade do TGI

Avaliação dietética
* Consumo alimentar < 70% das necessidades por 3 a 5 dias consecutivos, independentemente do déficit antropométrico.

Fonte: Adaptado de Garofolo, 2017.

☰ Características nutricionais e de desenvolvimento por faixa etária

A faixa etária pediátrica, por ser extensa e um período marcado predominantemente por mudanças, é reconhecida pela sua diversidade de características e comportamentos em todos os âmbitos, e, no âmbito nutricional, não é diferente.

Apresentar essas características (mesmo que de forma resumida) aos profissionais que trabalham com oncopediatria é essencial para entender as demandas e elaborar um plano nutricional adequado e individualizado ao paciente.

■ Lactente

O aleitamento materno exclusivo até os 6 meses, estendendo-se até os 2 anos ou mais, aliado à introdução de alimentação complementar orientada pelo profissional nutricionista e/ou médico pediatra, é enfatizado pela Organização Mundial da Saúde (OMS) como medida importante de saúde pública, com impacto efetivo na redução do risco para o desenvolvimento de doenças futuras.

Diante da impossibilidade do aleitamento materno, deve-se utilizar uma fórmula infantil que satisfaça as necessidades do lactente, conforme recomendado por sociedades científicas nacionais e internacionais.

A alimentação complementar, indicada a partir dos 6 meses, é definida como introdução de outros alimentos ou líquidos, em adição ao leite materno, podendo ocorrer também quando o lactente faz uso de fórmula láctea na impossibilidade de aleitamento materno ou somada a ele.

Não há restrições à introdução concomitante de alimentos diferentes, mas a refeição deve conter pelo menos um alimento de cada um dos seguintes grupos: cereais ou tubérculos; leguminosas; carne (vaca, ave, suína, peixe ou vísceras, em especial o fígado) ou ovo e hortaliças (verduras e legumes).

■ Pré-escolar

O período pré-escolar compreende a idade de 2 a 6 anos, sendo esse um período crítico na vida da criança, em que se torna necessária e importante a sedimentação de hábitos, uma vez que essa é uma fase de transição: a criança sai de uma fase de total dependência (lactente) para entrar em uma fase de maior independência (escolar e adolescência).

É uma fase que possibilita à criança conhecer e ser estimulada com novos alimentos, sendo interessante que os alimentos sejam oferecidos separadamente, não mais nas formas misturada e de papa, para que, dessa forma, seja possível distinguir os sabores e texturas.

É possível também que haja uma perda no apetite devido ao decréscimo das necessidades nutricionais e à diminuição do ritmo de crescimento, sendo inferior aos dois primeiros anos de vida (cerca de 2 a 3 kg/ano e de 5 a 7 cm/ano).

Essa fase também se caracteriza por um comportamento alimentar imprevisível e variável, podendo haver a presença de neofobia, que se trata da dificuldade em aceitar/experimentar novos alimentos que saiam da "zona de conforto", e, para que esse comportamento mude, é necessário que a criança prove o novo alimento em torno de oito a dez vezes, mesmo que seja em quantidade mínima. Importante ressaltar que é possível apresentar o mesmo alimento de diversas maneiras diferentes, somente assim conhecerá o sabor do alimento.

Os objetivos nutricionais fundamentais nesta faixa etária na prática são:

- Crescimento e desenvolvimento adequados.
- Evitar os déficits de nutrientes específicos (deficiência de ferro, anemia, deficiência de vitamina A, cálcio, entre outras).
- Prevenção dos problemas de saúde na idade adulta que são influenciados pela dieta: hipercolesterolemia, hipertensão arterial sistêmica, obesidade, diabetes tipo 2, doença cardiovascular, osteoporose, cáries, entre outros.
- Limitar a ingestão de alimentos com excesso de gordura, sal e açúcar, pois são, comprovadamente, fatores de risco de doenças crônicas não transmissíveis no adulto. Preocupar-se com a qualidade da gordura consumida; limitar o uso de gorduras tipo trans e saturadas e estimular o consumo de gorduras monossaturadas e poli-insaturadas, principalmente na forma de ômega 3.

■ Escolar

A idade escolar é caracterizada por uma fase de transição entre a infância e a adolescência e compreende a faixa etária de 7 a 10 anos. É um período de muitos estímulos, tanto físico como mental, e ritmo de crescimento constante.

É a fase de maior independência da criança, trazendo, assim, novas transformações, que, aliadas ao processo educacional, são determinantes para o aprendizado e formação de novos hábitos. Além da grande importância da família, a escola passa a ter papel de destaque na manutenção da saúde (física e psíquica) da criança.

Importante destacar nessa fase os riscos que hábitos alimentares e estilo de vida inadequados podem representar à saúde, já que há um consumo estabelecido de refrigerantes, sucos artificiais, bem como o consumo de alimentos ricos em gordura, sal e açúcar, tais como *fast foods*, salgadinhos, bolachas, produtos panificados que contêm gorduras trans e saturadas, que aumentam o risco para as doenças cardiovasculares e obesidade.

■ Adolescente

Segundo a Organização Mundial da Saúde, a adolescência é o período da vida que se inicia aos 10 anos de idade e se prolonga até os 20. Nessa fase, intensas transformações físicas, psicológicas e comportamentais ocorrem, já que estamos falando de um período determinado por fatores psicológicos, socioeconômicos e culturais, que interferem diretamente na formação dos hábitos alimentares.

Cinco eventos têm influência direta sobre o equilíbrio nutritivo:

- Início da transformação pubertária.
- Aceleração do crescimento longitudinal.
- Aumento da massa corporal.
- Modificação da composição corporal.
- Variações individuais quanto à atividade física.

A aquisição de massa óssea é gradual durante a infância e acelerada durante a adolescência até o indivíduo atingir a maturidade sexual. Porém é justamente nesse período que é comum observarmos que grande parte dos adolescentes consome uma dieta pobre em cálcio. Esse fato se deve tanto à redução do consumo de leite e derivados lácteos em relação ao que era consumido na infância quanto à incorporação de novos hábitos alimentares, com o consumo maior de alimentos industrializados, menos nutritivos e com maior quantidade de fatores antinutricionais, como cafeína, oxalatos e taninos, que, ao formarem complexos insolúveis com o cálcio, podem reduzir de maneira importante a sua absorção.

☰ Terapia nutricional

Não obstante os atuais avanços no tratamento da criança com câncer no Brasil e no mundo, a Terapia Nutricional (TN) ainda é muitas vezes negligenciada, apesar de estudos demonstrarem que o estado nutricional adequado resulta em sobrevida comparável àquela de crianças eutróficas.

De forma ampla, os objetivos da TN são manter os estoques de substratos corporais próximos ao ideal, minimizar a perda de substratos, promover adequado crescimento e desenvolvimento e prover uma boa qualidade de vida.

Para implantação de uma assistência mais adequada, é necessária a utilização de protocolos nutricionais que auxiliem na decisão de qual é a melhor TN. A literatura nos apresenta alguns exemplos, porém cada centro de tratamento pode adaptar ou se basear naquele que mais se aproxima da sua realidade. Como exemplo, segue um algoritmo para decisão de TN.

A via de administração escolhida para fornecer a terapia nutricional deve estar de acordo com a condição clínica do paciente e deve ser reavaliada periodicamente para adequação contínua, com o objetivo de alcançar o plano de cuidado nutricional.

■ Terapia nutricional oral

A via oral deve ser sempre a primeira opção, por ser a mais fisiológica, podendo ser utilizados suplementos orais artesanais ou industrializados, além da otimização da oferta da alimentação via oral, com aplicação de técnicas de preparo e apresentação dos alimentos. É importante que essas adequações sejam tratadas de forma individualizada.

Toda as condutas nutricionais aplicadas em pediatria geral podem ser aplicadas à oncopediatria, porém inúmeras situações de cunho clínico, psicológico, pedagógico e social nos fazem adaptar essas condutas à situação atual do paciente, criando estratégias nutricionais para o paciente em tratamento em cada faixa etária.

Lactentes

Sabe-se que, quando se trata de aleitamento materno, não há vantagens em iniciar alimentação complementar antes dos 6 meses de idade, porém haverá situações, por exemplo, na vigência de uso de fórmula láctea e doença preexistente, em que a alimentação complementar pode ser iniciada de forma segura a partir dos 4-5 meses de idade como estratégia de aceitação alimentar. Essa pode ser uma estratégia utilizada pelo paciente lactente oncológico.

Ainda se tratando de lactentes, é possível que suas necessidades nutricionais estejam aumentadas e que seja necessário o uso de fórmulas que ofertem mais caloria e proteína por mL consumido. Isso pode ser feito de algumas maneiras, por exemplo: quando há uma necessidade aumentada de caloria, pode-se utilizar algum tipo de lipídio, como óleo de canola, azeite, triglicérides de cadeia média (TCM) ou algum módulo de carboidrato, como maltodextrina. Deve-se, porém, atentar no caso de criança em uso de fórmula específica extensamente hidrolisada ou de aminoácidos livres, que, por si só, já tem uma osmolalidade elevada.

Algoritmo 11.1
Algoritmo para decisão de terapia nutricional em pacientes oncológicos pediátricos.

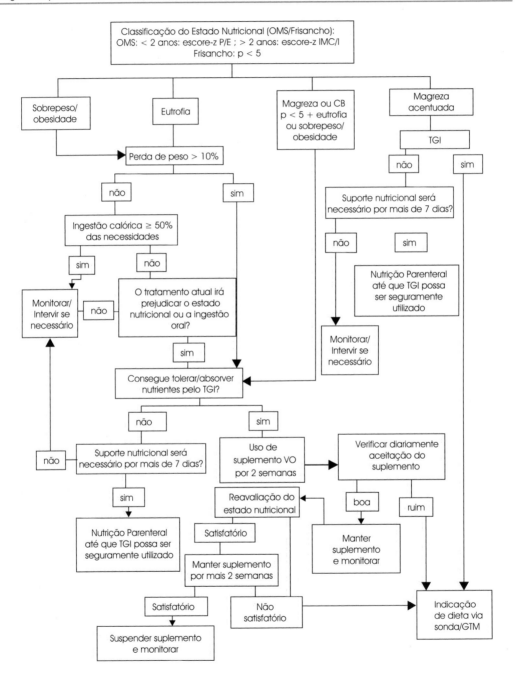

Fonte: Adaptado de Viani, 2017.

Além da utilização da fórmula infantil e da introdução alimentar precoce, outro fator que deve ser avaliado é a consistência da dieta. Orienta-se começar com a oferta de alimentos amassados e evitar o consumo de sucos naturais. Porém, em decorrência dos efeitos colaterais do tratamento, consistências líquidas, mais próximas do leite, têm melhor aceitação. Devemos estimular a consistência ideal, porém compreender que a aceitação do ideal pode ser postergada. Deve-se, dessa forma, avaliar constantemente se a oferta de macro e micronutrientes está dentro do adequado e, quando necessário, introduzir suplementação via oral apropriada.

Pré-escolares

No caso de pré-escolares, durante o tratamento, as questões alimentares têm papel importante e muitas vezes de confronto na rotina das famílias. A compreensão da criança com as restrições, tanto alimentares quanto sociais, é maior, trazendo, dessa forma, questionamentos e comparações com outras crianças, inclusive com os irmãos.

Na prática, deve-se utilizar da conversa e atividade lúdicas para explicar a elas a importância da alimentação, efeitos colaterais e o porquê das restrições.

Além disso, situações de compensação alimentar, como enfrentamento de procedimentos invasivos ou de rotina alterada, são estratégias constantemente utilizadas. Elas não devem ser totalmente desencorajadas, porém o suporte psicológico é de suma importância para auxiliar tanto familiares quanto a equipe em situações extremas.

Escolares

A independência característica dessa fase pode gerar questionamentos negativos, mas também pode ser benéfica para a criança, responsabilizando-se pelos seus cuidados alimentares.

Nem sempre é simples criar vínculo com a criança nessa etapa, mas conhecer as preferências (alimentares, culturais, esportivas) facilita a aproximação e, mais uma vez, o lúdico auxilia no aconselhamento nutricional.

Adolescentes

Além de todas as mudanças dessa fase, lidar com o tratamento e com os efeitos colaterais (como perda de cabelo ou Síndrome de Cushing – edema facial, ganho de peso e aumento de massa gorda) pode ocasionar mais isolamento social.

Esse isolamento, associado à influência que a mídia e o ambiente exercem sobre ele neste momento, necessita de atenção. Em alguns casos, transtornos alimentares de restrição ou compulsão podem ter sinais iniciais junto ao tratamento.

Mais uma vez, a responsabilidade quanto à nutrição neste momento deve ser dividida com o paciente. Ele compreende e tem total poder de decisão sobre aceitação da alimentação, suplementação ou implantação de TNE.

Se a adaptação da dieta via oral não gera resultados satisfatórios, os suplementos nutricionais devem ser a primeira opção, quando a ingestão alimentar for entre 50 e 75% das recomendações, de 3 a 5 dias consecutivos, sem a expectativa de melhora da ingestão alimentar. Esse parâmetro pode variar em cada serviço de acordo com as individualidades do paciente.

Outro pilar da terapia nutricional oral é a prescrição da dieta para neutropenia. Inúmeros estudos relacionam que não há benefícios superiores de sua utilização nas restrições alimentares, principalmente a alimentos crus. Porém não há consenso nacional sobre as restrições. As instituições adaptam as restrições de referência à realidade da população acompanhada, e o foco maior acaba sendo as Recomendações de Segurança do Alimento, abrangendo orientações de compra, armazenamento e preparo.

■ Terapia nutricional enteral

Em muitos casos, durante o tratamento oncológico ou até mesmo previamente ao seu início, faz-se necessário o uso de terapia nutricional enteral (TNE), em conjunto com a alimentação oral ou de forma exclusiva. Caso o seu uso seja superior a 3-4 semanas, é indicada a utilização de uma gastrostomia, e, entre as disponíveis, a endoscópica percutânea é atualmente a primeira opção.

A indicação precoce da terapia enteral é atualmente um dos principais objetivos da terapia nutricional em crianças e adolescentes com câncer. Dentre os benefícios, estão a manutenção da integridade funcional e estrutural da mucosa intestinal, com uma redução da sua permeabilidade e da translocação bacteriana, e redução da deficiência da resposta imune, sem contar a manutenção de peso.

A TNE é uma das estratégias nutricionais que mais traz benefícios ao paciente, seja ela isolada ou associada a outra via de alimentação. As vantagens e desvantagens devem ser expostas à família e equipe médica o quanto antes para que a TNE seja iniciada.

A gastrostomia, em muitos casos, pode ser uma alternativa para evitar a exposição da sonda de alimentação. Por ficar escondida embaixo da roupa e não visível na face, tanto a família quanto os pacientes aceitam melhor a intervenção, principalmente adolescentes.

O plano de cuidado nutricional deve ser revisto para aperfeiçoar a terapia de suporte nutricional e alcançar resultados predeterminados para o paciente, de forma individualizada, caso a caso. Teoricamente, inicia-se a terapia enteral suprindo 25% das necessidades, evoluindo gradativamente até atingir o volume programado, em um período médio de 3 a 5 dias, considerando o caso clínico. O monitoramento deve ser individualizado e ter como base os parâmetros recomendados pela American Society Parenteral and Enteral Nutrition (Aspen).

A fórmula de dieta enteral mais adequada é a industrializada, preferencialmente a polimérica; porém, a dieta caseira (preparada com alimentos *in natura*, produtos alimentícios ou módulos de nutrientes) ainda é utilizada. Não há discussão quanto aos benefícios nutricionais e de segurança alimentar no uso de dietas industrializadas, mas a opção caseira é factível principalmente em populações de condição econômica desfavorável.

Por ser mais fisiológica, a forma de administração intermitente, que pode ser feita por meio de bomba de velocidade de infusão, é a mais indicada na pediatria. No entanto, quando este sistema não estiver disponível, a dieta pode ser infundida lentamente em *bolus* usando uma seringa. A velocidade máxima recomendada é de 20 mL/min, em 15 minutos, porém, na prática, o mais frequente é o uso de 5 a 7 mL/min, totalizando uma infusão de 45 minutos a 1 hora. Se houver necessidade de uma infusão de dieta ainda mais lenta, a alimentação por gravidade pode ser utilizada posicionando o frasco de alimentação pelo menos 60 cm acima da cabeça do paciente e conectando a ponta do tubo de fornecimento ao tubo de alimentação, permitindo que a alimentação passe por gravidade.

As diferentes formas de administração podem ser indicadas em diversas fases do tratamento, considerando o estado clínico como fator decisivo, conforme a Tabela 11.3.

Tabela 11.3
Indicações, vantagens e desvantagens das formas de administração da TNE utilizadas em pediatria.

Forma de administração	Indicações	Vantagens	Desvantagens
Bolus	Indicada para pacientes estáveis e em domicílio.	Fácil manuseio; menor custo; curto tempo de exposição da fórmula enteral à temperatura ambiente.	Infusão rápida pode provocar distensão abdominal e diarreia; maior risco de broncoaspiração.
Gotejamento	Indicada para pacientes estáveis e em domicílio.	Permite controlar melhor a velocidade de infusão.	Exige equipo próprio para a administração; maior tempo de exposição da fórmula à temperatura ambiente.
Contínua	Indicada para pacientes instáveis, graves, intolerantes à administração intermitente.	Melhor tolerabilidade; redução do risco de broncoaspiração; menor flutuação dos níveis de insulina; possibilidade de otimizar a oferta hídrica e de nutrientes.	Exige equipo e bomba de infusão para administração, por isso apresenta maior custo; dificulta a deambulação do paciente; menos fisiológica (redução do pH gástrico).
Cíclica	Indicada para pacientes estáveis, em transição para a via oral, ou com necessidade de suplementação. Administrada por períodos definidos, geralmente à noite.	Maior tempo livre entre as refeições.	Exige alta velocidade de infusão em curtos períodos de tempo; elevado risco de intolerância e broncoaspiração; exige dietas com alta densidade calórica.
Intermitente	Indicada para pacientes estáveis. Geralmente infundida a cada 3 a 4 horas.	Permite deambulação do paciente; fácil manuseio; geralmente não há necessidade de bombas para a infusão; baixo custo; é mais fisiológica (semelhante ao padrão alimentar normal).	Maior risco de refluxo e broncoaspiração; maior risco de intolerância alimentar dependendo da velocidade de infusão.

Fonte: Adaptada de Viani 2017.

As complicações terapêuticas que acometem os pacientes podem limitar o uso de TNE, seja na forma de administração ou na fórmula escolhida. As mais comuns são mecânicas e gastrointestinais. As mecânicas dizem respeito a deslocamento e remoção acidental, sendo necessário cuidado na mobilização do paciente e fixação para evitá-las. As gastrointestinais – náuseas, vômitos, distensão abdominal, diarreia, obstipação – exigem atenção ao posicionamento e revisão da velocidade de infusão.

Com a presença dos efeitos colaterais, a administração de grandes volumes de dieta enteral pode ser dificultada e, assim, a utilização de uma dieta hipercalórica e hiper-proteica pode minimizar esses sintomas e ofertar tudo que o paciente precisa.

■ Terapia nutricional parenteral

As manifestações gastrointestinais graves provocadas pelo tratamento agressivo frequentemente excluem o uso da via digestiva. O repouso intestinal é indicado na presença de mucosite grave, íleo paralítico, doença do enxerto contra hospedeiro (quando a diarreia é maior do que 500 mL/dia). Nesses casos, a terapia nutricional parenteral (TNP) é indicada, bem como quando a TNE não alcançar 50% das necessidades após 72 horas, ou 70% das necessidades após sete dias.

Nas situações em que é necessário o uso de uma TNP exclusiva (trato gastrointestinal não funcionante) ou em conjunto com uma terapia enteral ou oral (melhora no aporte energético-proteico), é necessário que esta seja sempre individualizada, a fim de atender de maneira mais adequada as necessidades desse paciente pediátrico.

Deve ser utilizada sempre com cautela, pois, da mesma forma que há inúmeros benefícios quando se trata de falha das demais formas de terapia, devem-se destacar, entre as complicações metabólicas mais frequentes, as possíveis complicações infecciosas, alterações de glicemia, hiperosmolaridade, hipertrigliceridemia, distúrbio hidroeletrolítico, elevação de enzimas hepáticas e deficiência de micronutrientes.

A recomendação é utilizar TNP se a necessidade de suporte nutricional for superior a 5 a 7 dias, administrada preferencialmente em cateter de via central, que aceita concentração de glicose até 20% e pode ser utilizado por um período superior a 2 semanas.

O paciente em TNP deve receber monitorização clínica e laboratorial regularmente, conforme o Quadro 11.2.

Para avaliar a eficácia de qualquer uma das vias de terapia nutricional expostas e progredir a dieta, deve-se considerar o desmame da seguinte maneira:

- **TNE via oral (suplementação via oral):** quando a ingestão oral permanecer ≥ 75% do VET calculado por 2 ou 3 dias.
- **TNE via sonda:** quando a ingestão oral permanecer ≥ 60% do VET calculado por 2 ou 3 dias.
- **TNP:** quando o TGI estiver funcionante.

≡ Considerações finais

Como já dito, as características da doença oncológica no adulto e na criança são díspares, porém os efeitos colaterais dos medicamentos são os mesmos, e as condutas nutricionais ante eles semelhantes. Diante disso, optamos por, além da dietoterapia, falar sobre como a criança enfrenta essa situação, o quanto isso afeta a alimentação e quais são as estratégias que podem ser empregadas. Entrar no ambiente da criança ou adolescente beneficia nossa conduta.

Na oncopediatria não existem condutas engessadas, todas as condutas são adaptadas individualmente.

O trabalho interdisciplinar entre todos os profissionais da saúde é essencial para o conhecimento do paciente de maneira completa, trocando conhecimento e atuações práticas no dia a dia.

Ao planejar a terapia nutricional em oncopediatria, a promoção da qualidade de

Quadro 11.2
Parâmetros de avaliação clínica e laboratorial durante a TNP.

Diária	Semanal ou conforme indicação clínica	Quinzenal
Peso	Hemograma	Avaliação antropométrica
Oferta de nutrientes	Glicemia	Albumina sérica
Diurese	Triglicérides, AST, ALT, bilirrubinas, Gama-GT, fosfatase alcalina	
Atividade		
Temperatura	Ureia sérica e creatinina	
Balanço hídrico	Gasometria	
Pesquisa de glicosúria	Proteína C-Reativa	
Eletrólitos, gasometria até estabilização	Nitrogênio urinário	
	Balanço nitrogenado	

Fonte: Adaptado de Viani, 2017.

vida do paciente e da família deve estar lado a lado com os objetivos clínicos nutricionais. Geralmente, a família vê a alimentação como o único cuidado ao alcance de suas mãos, e acompanhar esse paciente exige de nós compreensão e suporte a eles.

≡ Referências

1. Agência Nacional de Vigilância Sanitária. RDC n. 43, de 19 de setembro de 2011. Dispõe sobre o regulamento técnico para fórmulas infantis para lactentes. Disponível em: http://bvsms.saude.gov.br/bvs/saudelegis/anvisa/2011/rdc0045_19_09_2011.pdf. Acesso em: 21 set. 2017.

2. Bhoite R. Importance of nutrition in pediatrc oncology. Indian Journal of Cancer 2016;53:211-212.

3. Brasil. Ministério da Saúde. Secretaria de Atenção à Saúde. Departamento de Atenção Básica. Saúde da criança: nutrição infantil: aleitamento materno e alimentação complementar. Brasília: Editora do Ministério da Saúde, 2009.

4. Caetano MC et al. Alimentação complementar em lactentes. Jornal de Pediatria 2010; 86(3).

5. Cicogna EC, Nascimento LC, Lima RAG. Crianças e adolescentes com câncer: experiências com a quimioterapia. Rev. Latino-Am. Enfermagem, set.-out. 2010.

6. Consenso nacional de nutrição oncológica: paciente pediátrico oncológico. Instituto Nacional de Câncer José Alencar Gomes da Silva. Rio de Janeiro: Inca; 2014.

7. Garófolo A. Diretrizes para terapia nutricional em crianças com câncer em situação crítica Terapia nutricional em crianças com câncer. Rev. Nutr., Campinas, jul./ago., 2005 18(4):513-527.

8. Garofolo A, Nabarrete JM, da Silva MMDG, Filho VO. Desafios nutricionais na oncopediatria. In: Barrere APN, Pereira A, Hamerschalak N, Piovacari SMF, eds. Guia nutricional em oncologia. Rio de Janeiro: Atheneu; 2017.

9. Huysentruyt et al. Nutrition screening and assessment tools. Curr Opin Clin Nutr Metab Care 2016;19:336-340.

10. Molle et al. Estado nutricional de crianças e adolescentes com neoplasias malignas durante o primeiro ano após o diagnóstico. Rev HCPA 2011;31(1):18-24.

11. Monte CMG, Giugliani ERJ. Recomendações para alimentação complementar da criança em aleitamento materno. J Pediatr 2004 nov./dez. 80(5Supl):131-41.

12. Murphy AJ, White M, Viani K, Mosby TT. Evaluation of nutrition screening tool for childhood cancer. Clin Nutr. 2015 Feb 21. pii: S0261-5614(15)00052-7. doi: 10.1016/j.clnu.2015.02.009.

13. Sociedade Brasileira de Pediatria. Manual de orientação para a alimentação do lactente, do pré-escolar, do escolar, do adolescente e na escola. Departamento de Nutrologia. 3. ed. Rio de Janeiro: SBP; 2012.

14. Viani K. Parenteral and enteral nutrition for pediatric oncology in low and middle income countries. Indian J Cancer 2015;52:182-4.

15. Viani K, Nabarrete JM, Oliveira VC. Neoplasias. In: da Silva APA, Nascimento AG, Zamberlan. Manual de dietas e condutas nutricionais em pediatria. São Paulo: Atheneu; 2014. 393-398.

16. Viani K, Oliveira V, Nabarrete J, da Silva APA, Feferbaum R, eds. Nutrição e câncer infantojuvenil. São Paulo: Manole; 2017.

17. Wonoputri N et al. Validy of nutritional screening tool for hospitalized children. Journal of Nutrition and Metabolism. 2014;14.

18. Teixeira RAP, Vieira MA. Abordagem nutricional de crianças com câncer. In: Delgado AF, Cardoso AL, Zamberlan P. Nutrologia básica e avançada. São Paulo: Manole; 2010. 187-196.

19. Zamberlan P, Yonamine GH. Avaliação nutricional antropométrica. In: Da Silva APA, Nascimento AG, Zamberlan. Manual de dietas e condutas nutricionais em pediatria. São Paulo: Atheneu; 2014. 21-26.

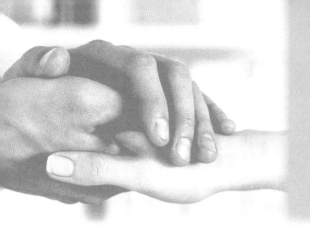

Capítulo 12

Bianca Laselva de Sá
Mariana Nicastro

Cuidado nutricional em onco-hematologia

☰ Introdução

A onco-hematologia é uma especialidade médica que estuda e trata as doenças malignas do sangue, gânglios, ínguas e de órgãos hematopoiéticos, onde se formam as células do sangue. Fazem parte desse grupo os linfomas, leucemias, doenças mieloproliferativas (policitemia, trombocitemia e mielofibrose), mielodisplasias e o mieloma múltiplo.

O Transplante de Células-Tronco Hematopoiéticas (TCTH) é uma modalidade terapêutica utilizada no tratamento de diversas doenças do sangue. A realização do transplante baseia-se no fato de que todas as células maduras que circulam no sangue provêm de uma única célula, chamada de "célula-tronco", "célula progenitora" ou "célula progenitora hematopoiética". Essas células são produzidas na medula óssea, também sendo encontradas no cordão umbilical. Portanto, essa modalidade fornece as células progenitoras que se alojarão na medula óssea, com a finalidade de voltar a produzir células sanguíneas normais. Há 3 tipos de TCTH: 1) Autólogo: em que as células progenitoras provêm do próprio paciente; 2) Alogênico: as células progenitoras provêm de um doador selecionado antecipadamente por testes de compatibilidade, possivelmente identificado entre os familiares, em bancos de medula óssea ou em bancos de cordão umbilical. Nesse tipo de TCTH, o doador pode ter metade do material genético igual ao do receptor, sendo chamado de transplante haploidêntico; 3) Singênico: as células progenitoras provêm de um irmão gêmeo idêntico (univitelino).

A terapia nutricional em onco-hematologia tem por objetivos: reduzir e prevenir a perda de peso e a desnutrição, melhorar a resposta fisiológica ao tratamento e aos efeitos adversos ligados à alimentação e, em casos de TCTH, também fornecer substratos para a recuperação hematopoiética.

A desnutrição e o comprometimento do estado nutricional em pacientes oncológicos são frequentes, sendo associados à piora do prognóstico, aumento da morbimortalidade, maior tempo de hospitalização, mais quimiotoxicidade e aumento da prevalência de complicações infecciosas no pós-operatório. Nos pacientes submetidos ao Transplante de Células-Tronco Hematopoiéticas (TCTH), além dessas associações, podem-se observar atraso na enxertia e aumento da prevalência de Doença de Enxerto contra o Hospedeiro (DECH).

O estado nutricional em onco-hematologia não é apenas comprometido pela doença, mas também pelos tratamentos, como: radioterapia, quimioterapia, cirurgia, imunoterapia, hormonioterapia e TCTH, que promovem, de um modo geral, maior perda de massa muscular e aumento da gordura visceral nesses pacientes.

A terapia oncológica, destacando a quimioterapia e a radioterapia de cabeça e pescoço, tórax e abdome, está associada ainda a efeitos colaterais, como mucosite, inapetência, anorexia, náuseas, vômitos, disgeusia, alteração na função salivar, diminuição no esvaziamento gástrico e alteração na função intestinal, que prejudicam a ingestão e absorção de nutrientes, intensificando a perda de peso e, consequentemente, comprometendo o estado nutricional.

Em tumores onco-hematológicos que atingem a região do trato gastrointestinal, são realizadas cirurgias que resultam na redução da absorção de nutrientes e, muitas vezes, na impossibilidade de uso do sistema digestivo por períodos curtos ou prolongados, sendo esse o principal fator que contribui para a desnutrição e perda ponderal. Em 60 a 80% dos pacientes com câncer avançado ocorre a caquexia, que é uma síndrome multifatorial, caracterizada por uma perda crônica, progressiva e involuntária de massa magra, podendo ou não estar associada à perda de massa gorda, anorexia, saciedade precoce e astenia. Essa síndrome responde pouco ou parcialmente às intervenções nutricionais, levando ao progressivo comprometimento funcional, estando associada ao aumento da mortalidade.

Os estudos mostram que, quanto mais precoce a intervenção nutricional, podendo reduzir as perdas de peso e de massa muscular, melhor a evolução desses pacientes e sua resposta ao tratamento, além da melhora significativa na qualidade de vida.

A desnutrição é uma condição que merece atenção, pois ela pode ocorrer rapidamente e apresentar impacto negativo na mortalidade e morbidade, com efeitos graves a longo prazo. As diretrizes e recomendações nutricionais nacionais e internacionais visam prevenir ou limitar os efeitos da desnutrição com a personalização da intervenção nutricional, por meio de métodos para melhorar ou manter a ingestão nutricional, como a inclusão de suplementos nutricionais orais, o suporte nutricional (enteral e/ou parenteral) e a administração intravenosa de nutrientes. As principais diretrizes recomendam uma abordagem multidisciplinar envolvendo pacientes, médicos, nutricionistas, farmacêuticos e enfermeiros, profissionais reconhecidos como uma equipe de suporte nutricional.

No contexto da onco-hematologia, o TCTH é uma modalidade de tratamento mais amplamente utilizada. Um dos principais efeitos adversos relacionados ao tipo de TCTH alogênico é a doença do enxerto contra o hospedeiro (DECH). O DECH é um distúrbio imunológico que pode afetar órgãos do trato gastrointestinal, o fígado, a pele e os pulmões, e sua incidência é de 30 a 50% dos transplantados alogênicos. A sobrevida dos pacientes que apresentam DECH, principalmente aqueles que apresentam a forma crônica da doença, é de 72% em 1 ano e de 55% em 5 anos. Este distúrbio está associado à ocorrência de náuseas, vômitos, disfagia, disgeusia, xerostomia, anorexia, saciedade precoce e sangramento gastrointestinal, que podem levar à má absorção, desidratação, perda eletrolítica severa e perda de peso. Mesmo com o tratamento imunossupressor e manejo de sintomas, a DECH crônica e a aguda podem durar semanas ou meses, e frequentemente necessitam de internação hospitalar a longo prazo.

O tratamento mais efetivo até o momento consiste em altas doses de corticosteroides, que têm profundos efeitos sobre a composição corporal, levando a um aumento da gordura corporal em detrimento da massa corporal magra. Os efeitos dos corticosteroides incluem melhora do apetite, ganho de peso, retenção de líquido e sódio, que podem levar a hiperglicemia, hipertrigliceridemia, hipercolesterolemia, perda de massa muscular e desmineralização óssea. É uma condição complexa com efeitos significativos sobre o estado nutricional e a qualidade de vida.

Após o diagnóstico de DECH gastrointestinal, feito em ambiente hospitalar, a dieta via oral é suspensa, e o suprimento de todas as necessidades nutricionais do paciente é por meio da nutrição parenteral (NP). À medida que os sintomas, principalmente a diarreia, apresentarem melhoras, a dieta via oral pode ser iniciada durante o tratamento em pequenas quantidades e com baixo teor de macronutrientes, devendo a NP manter o aporte de nutrientes, e, quando possível, evoluir a consistência da dieta quando os sintomas estiverem con-

trolados e a tolerância do paciente estiver restabelecida.

Para os casos de pacientes com DECH, a Organização Mundial de Saúde recomenda como aceitável a ingestão proteica de 0,83 g/kg de peso/dia, sendo a capacidade máxima de síntese proteica atingida com ingestão de 1,5 g/kg/dia. Embora não haja estudos bem desenhados para embasar tal recomendação, há uma recomendação de manutenção de níveis mais elevados de ingestão proteica (1,8 a 2,5 g/kg de peso/dia) nos casos de pacientes que desenvolveram DECH. Tal recomendação baseia-se no fato da perda proteica por exsudação da mucosa intestinal e pelo efeito do uso crônico de corticoides no aumento da necessidade proteica. Em termos calóricos, a recomendação varia de 30 a 50 kcal/kg de peso/dia nesses pacientes.

Tabela 12.1

Evolução da dieta no DECH gastrointestinal[24,25].

Fase	VO	NP	Tempo de seguimento
0	–	Suprindo 100% de suas necessidades nutricionais	Até melhora do quadro clínico e redução do volume das evacuações (< 500 mL/dia)
1	Água, água de coco e chá claro com adoçante, repositor hidroeletrolítico	Manter aporte total	Duração: 3 dias. Se retorno dos sintomas, retornar à fase anterior
2	Dieta líquida, sem resíduos, sem gordura	Manter aporte total	Duração: 3 dias. Se retorno dos sintomas, retornar à fase anterior
3	Dieta cremosa, sem resíduos, sem gordura	Avaliar aceitação alimentar e iniciar redução da NP	Duração: 3 dias. Se retorno dos sintomas, retornar à fase anterior
4	Dieta pastosa, sem resíduos, sem gordura	Se aceitação > 70% de suas necessidades nutricionais, desmame da NP	Duração: 3 dias. Se retorno dos sintomas, retornar à fase anterior
5	Dieta leve, sem resíduos, sem gordura	–	Duração: 3 dias. Se retorno dos sintomas, retornar à fase anterior
6	Dieta branda, sem resíduos, hipogordurosa	–	Duração: 3 dias. Se retorno dos sintomas, retornar à fase anterior
7	Dieta hipogordurosa. Se paciente não estiver neutropênico, iniciar primeiramente com os alimentos crus e após 2 dias reintroduzir leite e derivados desnatados	–	Duração: 5 dias. Se retorno dos sintomas, retornar à fase anterior

Fonte: Imataki et al., 2006; Van der Meij et al., 2012.

≡ Dieta com baixo teor microbiológico

De acordo com o consenso brasileiro recente, os pacientes devem ser orientados sobre os alimentos que podem causar infecção. Portanto, é recomendado o reforço das orientações sobre a higiene e a manipulação segura dos alimentos durante o período de neutropenia para pacientes e familiares/acompanhantes. Pacientes submetidos a transplante autólogo ou singênico devem seguir essa recomendação durante, aproximadamente, três meses após o transplante, e para aqueles submetidos a transplante halogênico pode ser necessário seguir essa recomendação por até um ano ou mais, caso mantenham a terapia imunossupressora.

O fundamento da dieta neutropênica é limitar a introdução de patógenos potencialmente prejudiciais no trato gastrointestinal, restringindo certos alimentos que podem abrigar esses organismos. No entanto, a eficácia desta estratégia nunca foi comprovada, e está cada vez mais sendo questionada. Embora estudos randomizados demonstrem que as regras mais rigorosas em relação às restrições alimentares não diminuíram o risco de complicações infecciosas, a generalização desses dados é limitada por múltiplos fatores, incluindo desenho de estudos de centros únicos e pequenas populações de pacientes e tipo de seleção de pacientes. Apesar disso, alguns estudos não demonstraram superioridade da dieta neutropênica em relação à mortalidade ou infecção. Por isso, o consumo de vegetais crus, saladas, comida para viagem e água da torneira é seguro em pacientes pediátricos com câncer em países com padrões de higiene superiores. Apesar disso, é mantida a recomendação de não consumir carnes cruas e leite não pasteurizado, que também pode representar riscos para a saúde em indivíduos que não são imunocomprometidos.

Há evidências sugerindo que a dieta neutropênica prescrita por nutricionistas varia muito. Mais pesquisas de alta qualidade são necessárias para estabelecer se existe uma relação significativa entre uma dieta neutropênica padronizada e a prevalência de infecção, morbidez, mortalidade, aceitação do paciente e qualidade de vida. O desenvolvimento de diretrizes clínicas nacionais e internacionais poderia apoiar a prática na profissão e, portanto, a consistência no atendimento ao paciente.

O significado das dietas neutropênicas para pacientes submetidos ao transplante de medula óssea não possui recomendações de diretrizes. Estudo na Suíça demonstrou que os centros que fazem o transplante autólogo não usam a dieta neutropênica, enquanto aqueles que oferecem transplante alogênico usaram dietas neutropênicas. Desde o início do transplante, na década de 1970, houve uma mudança de mentalidade, de dietas muito rígidas a menos rígidas, principalmente devido à falta de evidências em favor das restrições mais rigorosas. O foco atual reside menos nas restrições diretas, mas enfatiza o manuseio seguro de alimentos, particularmente de frutas e vegetais crus, mantendo, dessa forma, as restrições para certos produtos de carne crua ou lácteos, bem como aqueles com componentes fúngicos aparentes, como os queijos. A permissão do consumo de frutas e vegetais crus, se devidamente lavados e/ou descascados, é adequada e apropriada. Vários autores e organizações de saúde, como os Centros de Controle e Prevenção de Doenças (CDC) dos Estados Unidos e a US Food and Drug Administration (FDA), propuseram a substituição de dietas neutropênicas por diretrizes seguras de manuseio de alimentos. O foco em diretrizes seguras de manuseio de alimentos é a proteção dos alimentos da contaminação e instrução aos pacientes sobre a limpeza adequada, separação, cozimento e refrigeração de alimentos foram considerados apropriados. O Departamento de Agricultura dos EUA (USDA) já emitiu essas recomendações.

Um estudo randomizado, controlado e prospectivo avaliou a diferença nas taxas de infecção neutropênica em pacientes oncológicos pediátricos randomizados para: aqueles que seguiram as diretrizes de segurança alimentar (FSGs) administradas pela Food and Drug Administration *versus* os pacientes que, além de seguirem a diretriz, realizaram a dieta neutropênica durante um ciclo de quimioterapia. Não houve diferença significativa entre os grupos em relação à infecção neutropênica (P = 0,78). Os pacientes escolhidos para seguir a dieta neutropênica em conjunto com as diretrizes de segurança relataram que, seguindo a dieta, foi exigido mais esforço comparado àqueles que somente seguiram as diretrizes de segurança alimentar. Concluiu-se que a dieta neutropênica não oferece nenhum benefício sobre a diretriz de segurança na prevenção de infecções em pacientes oncológicos pediátricos submetidos à quimioterapia imunossupressora.

Por fim, a importância dos cuidados com a dieta na fase de neutropenia deve ser seguida pelos pacientes exclusivamente nesse período. São eles: higienizar frutas e verduras cruas com sanitizantes (colocar 1 colher de água sanitária para 1 litro de água em imersão por 20 minutos); utilizar água potável filtrada, fervida ou mineral de boa procedência para o consumo; consumir oleaginosas e grãos somente cozidos; preferir os alimentos como frutas, verduras e legumes sempre cozidos; consumir leites e derivados somente pasteurizados e esterilizados (não consumir iogurtes e leites fermentados); consumir carnes e ovos somente bem cozidos; preferir os alimentos processados em embalagens individuais e dentro do prazo de validade; não consumir brotos de vegetais e sementes germinadas; não incluir probióticos; não consumir chás em sachês ou de folhas secas, nem fervidos; consumir preparações produzidas por estabelecimentos que tenham todos os cuidados adequados à segurança alimentar e nutricional recomendados pela Agência Nacional de Vigilância Sanitária (Anvisa).

Tabela 12.2
Alimentos recomendados e alimentos que devem ser evitados.

Grupo de alimentos	Recomendados	Devem ser evitados
Frutas, legumes e verduras	Refogados, cozidos, ou crus (desde que higienizados corretamente), brócolis e couve-flor congelados.	Morango, amora, framboesa, *blueberry*, mirtilo, figo; açaí, brócolis e couve-flor *in natura*.
Observações: Frutas secas e oleaginosas a granel: consumir as de origem determinada e que contenham o carimbo de inspeção do Ministério da Agricultura, denominado Serviço de Inspeção Federal (SIF).		
Leites e derivados (queijos, iogurtes, sorvetes)	Leite, iogurte, queijos pasteurizados, manteiga, margarina.	Qualquer alimento deste grupo que não seja pasteurizado: ricota, tofu, queijo fresco ou curado, leite fermentado com lactobacilos vivos, sorvete.
Embutidos (salsicha, linguiça, salame, mortadela, presunto, peito de peru, *bacon*)	Consumir em pouca quantidade.	Embutidos que não foram submetidos ao processo de cocção.
Cereais, pães, grãos e massas	Arroz, aveia, linhaça, quinoa, farinhas, maisena, trigo, tapioca, polvilho, pães, bolachas, bolo simples, torradas (utilize preferencialmente os integrais).	Preparações com glacês e recheios (creme com ovos).
Carne bovina, de aves e carne de porco, carne de peixe, ovos	Carne bovina, de aves e carne de porco que passaram por cocção (cozidas, assadas ou grelhadas).	Cruas ou mal passadas.

Fonte: Adaptada de Consenso nacional de nutrição oncológica, 2009 e 2015; Baumgartner A et al., 2017.

≡ Nutrientes que se destacam na onco-hematologia e TCTH

■ Glutamina

A glutamina é um dos aminoácidos mais abundantes na circulação e crucial para o metabolismo celular e balanço energético. Além de estudos para a mucosite oral, novos ensaios têm apresentado a função da glutamina e enzimas metabólicas que fornecem alvo para terapias anticâncer devido ao seu efeito na geração de energia e síntese de macromoléculas no suporte do crescimento das células malignas.

Revisão de Biswal afirma que o tratamento para mucosite relacionada à terapia antineoplásica é de rápida evolução, de causa multifatorial, e deve ser tratada com múltiplos caminhos. A glutamina é um aminoácido essencial responsável por mediar o metabolismo nitrogenado, que reduz a mucosite em estudos experimentais, e, em pacientes em quimioterapia, reduz a mucosite sintomática.

Diretrizes de manejo da mucosite oral e gastrointestinal da Esmo de 2011 não recomendam a glutamina para prevenção da mucosite oral na radioterapia, quimioterapia e transplante de células-tronco hematopoiéticas (TCTH). Tratando-se da mucosite gastrointestinal, também não está recomendada para a prevenção na radioterapia. Em quimioterapia, a glutamina não está recomendada para a prevenção de mucosite gastrointestinal (grau de evidência II, C).

Em 2009, uma revisão de literatura publicou que a glutamina diminui o dano da mucosa devido à redução na produção de citocinas pró-inflamatórias e apoptose relacionada a citocinas e pode promover a cicatrização por meio de síntese de colágeno e fibroblastos.

Diretrizes de 2014 para o manejo da mucosite secundária à terapia do câncer não recomendam glutamina intravenosa para prevenção de mucosite oral em pacientes que recebem quimioterapia em doses altas com ou sem irradiação total do corpo como condicionamento para o transplante de células-tronco hematopoiéticas.

A glutamina parenteral tem evidência que previne a infecção em pacientes debilitados. Ela é combinada com um veículo que aumenta a disponibilidade da célula e da membrana da mucosa. Essa combinação é benéfica para pacientes com mucosite induzida pela quimioterapia e, quando acontece, o grau é menor.

Em doenças inflamatórias como o câncer, o estoque de glutamina pode cair em até 50%, contribuindo para o desenvolvimento de mucosite. A suplementação de glutamina regula o crescimento celular, função e regeneração do trato gastrointestinal.

Por fim, o último consenso publicado do Instituto Nacional de Câncer José Alencar Gomes da Silva (INCA) concluiu que a glutamina pode apresentar efeitos benéficos aos pacientes em tratamento antineoplásico. A via de preferência para evitar mucosite é a via parenteral. No entanto, o consenso ressalta que estudos sustentam os seus benefícios, porém outros possuem resultados divergentes.

■ Vitamina D

A vitamina D é um hormônio esteroide cujo papel fundamental é regular o metabolismo de cálcio e fosfato. Esta ação é realizada por meio dos sistemas renal, esquelético e gastrointestinal. Os estudos recentes chamam atenção nos últimos anos destacando doenças, como osteoporose, e saúde óssea, tornando-se uma preocupação, tendo em vista o envelhecimento da população. À medida que os estudiosos perseguiram os alvos bioquímicos da vitamina D que influenciavam a homeostase do cálcio, vários outros papéis da sinalização de vitamina D foram descobertos em vários tecidos que expressam receptores de vitamina D. Eles foram identificados em células hematopoiéticas e linfoides, o que despertou o interesse para entender o papel da vitamina D no desenvolvimento de células sanguíneas e na função do sistema imunológico. O receptor de vitamina D e os inúmeros efeitos fisiológicos que foram encontrados sugerem diversos mecanismos de benefício potencial do uso da vitamina D no tratamento de doenças onco-hematológicas. No sistema hematopoiético, a via de vitamina D afeta tanto a diferenciação das células como a sua ativação final, uma vez diferenciada, embora a importância em vários estados de doença permaneça mal compreendida. Os efeitos imunomoduladores da vitamina D afetam o complexo ambiente imune em pacientes que se submeteram a transplantes de células--tronco alogênicas. Como a modulação do seu sistema imunológico é um fator crucial nos resultados clínicos desses pacientes, a melhor compreensão da sinalização de vitamina D nesta situação pode ser útil. A investigação científica contínua da modulação imunológica e o papel da vitamina D nesse processo ainda são necessários para entender a mediação adequada da função imune com a vitamina D.

Nos casos de Doença do Enxerto Contra o Hospedeiro (DECH), a vitamina D também age no sistema imunológico, com sua deficiência envolvida na patogênese de várias doenças autoimunes, incluindo DECH crônica. Em uma análise de coorte retrospectiva de 166 pacientes submetidos a transplante de células-tronco hematopoiéticas alogênicas (TCTH) no Hospital Universitário Karolinska, avaliando DECH, falha no enxerto, complicações infecciosas e sobrevida após TCTH em relação aos níveis pré-transplante de vitamina D, concluiu-se que a maioria dos pacientes era deficiente em vitamina D antes do TCTH. O nível de vitamina D antes do TCTH foi identificado como um fator de risco independente signi-

ficativo para o desenvolvimento de DECH. O aumento da incidência de DECH não foi associado a uma melhor sobrevivência livre de doença; ao invés disso, houve uma tendência para uma menor sobrevivência global em pacientes com deficiência de vitamina D. Foi encontrada correlação significativa entre deficiência de vitamina D e incidência de doença de CMV (citomegalovírus), sem nenhum caso de doença de CMV que ocorre em pacientes com níveis suficientes de vitamina D antes de TCTH. O papel da vitamina D é benéfico na tolerância imune após TCTH. Essas descobertas são importantes para o cuidado desses pacientes, e estudos prospectivos e randomizados sobre o efeito da suplementação com vitamina D são, portanto, necessários.

Os pacientes submetidos a transplantes de células-tronco alogênicas (TCTH) correm maior risco de deficiência de vitamina D devido a internações prolongadas e falta de exposição à luz solar, bem como diminuição do estado nutricional e má absorção relacionada ao transplante. A deficiência de vitamina D é de 39% no pré-transplante e 90% no pós-transplante. Estudo clínico demonstrou que 70% dos pacientes eram deficientes em vitamina D no dia 0 de um TCTH alogênico, e 58% dos pacientes eram deficientes em vitamina D no pós-transplante no dia 100. A incidência de osteopenia e osteoporose no dia 100 da configuração pós--transplante foi de 83 e 22%. Portanto, evidências confirmam a alta incidência de deficiência de vitamina D em pacientes submetidos a transplante alogênico[23].

≡ Referências

1. Consenso nacional de nutrição oncológica. Instituto Nacional de Câncer José Alencar Gomes da Silva, Coordenação Geral de Gestão Assistencial, Hospital do Câncer I. In: de Pinho NB (org.). Serviço de nutrição e dietética. 2. ed. rev. ampl. atual. Rio de Janeiro: INCA; 2015.
2. Waitzberg DL, Nardi L, Horie LM. Desnutrição em câncer. Revista Onco & Oncologia, 2011; 2(8):1-62.

3. Botti S, Liptrott SJ, Gargiulo G, Orlando L. Nutritional support in patients undergoing haematopoietic stem cell transplantation: a multicentre survey of the Gruppo Italiano Trapianto Midollo Osseo (GITMO) transplant programmes. Ecancermedicalscience. 2015 Jun 15;9:545.

4. Morishita T, Tsushita N, Imai K, et al. The efficacy of an oral elemental diet in patients undergoing hematopoietic stem cell transplantation. Intern Med. 2016;55(24):3561-3569.

5. Ferrara JL, Levine JE, Reddy P, Holler E. Graft-versus-host disease. Lancet [Internet]. Elsevier; 2009;373(9674):1550-61. Available from: http://dx.doi.org/10.1016/S0140-6736(09)60237-3.

6. Petersdorf EW. Risk assessment in haematopoietic stem cell transplantation: histocompatibility. Best Pr Res Clin Haematol [Internet]. 2007;20(2):155-70. Available from: http://www.ncbi.nlm.nih.gov/pubmed/17448954%5Cnhttp://www.ncbi.nlm.nih.gov/pmc/articles/PMC3680359/pdf/nihms28837.pdf.

7. Van der Meij BS, de Graaf P, Wierdsma NJ, Langius JA, Janssen JJWM, Van Leeuwen PA et al. Nutritional support in patients with GVHD of the digestive tract: state of the art. Bone Marrow Transplant [Internet]. Nature Publishing Group; 2013;48(4):474-82. Available from: http://www.ncbi.nlm.nih.gov/pubmed/22773121.

8. Roberts S, Thompson J. Clinical observations graft vs host disease: nutrition therapy in a challenging condition. Nutr Clin Pract. 2005;20:440-50.

9. Weisdorf SA, Salati LM, Longsdorf JA, Ramsay NK, Sharp HL. Graft versus host disease of the intestine: a protein losing enteropathy characterized by fecal alpha 1-antitrypsin. Gastroenterology. 1983;85(5):1076-81.

10. Schloerb P, Skikne B. Oral and parenteral glutamine in bone marrow transplantation: a randomized, double-blind study. J Parenter Enter Nutr. 1999; 23(3):117-22.

11. Tramsen L, Salzmann-Manrique E, Bochennek K, Klingebiel T, Reinhardt D, Creutzig U et al. Lack of effectiveness of neutropenic diet and social restrictions as anti-infective measures in children with acute myeloid leukemia: an analysis of the AML-BFM 2004 trial. Journal of Clinical Oncology, 2016;34(26):2776-2783.

12. Carr SE, Halluday V. Investigating the use of the neutropenic diet: a survey of UK dietitians. Journal of Human Nutrition and Dietetics 2015; 28: 510-515.

13. Baumgartner A, Bargetzi M, Bargetzi A, Zueger N, Medinger M, Passweg J et al. Nutritional support practices in hematopoietic stem cell transplantation centers: a nationwide comparison. Nutrition, 2017;35:43-50.

14. Moody KM, Baker RA, Santizo RO, Olmez I, Spies JM, Buthmann A et al. A randomized trial of the effectiveness of the neutropenic diet versus food safety guidelines on infection rate in pediatric oncology patients. Pediatr Blood Cancer. 2017;00:e26711.

15. Mohammed AM, Deng X, Khuri FD, Owonikoko TK. Altered glutamine metabolism and therapeutic opportunities for lung cancer. Clin Lung Cancer 2014;15(1):7-15.

16. Biswal BM. Current trends in the management of oral mucositis related to cancer treatment. Malasyian Journal of medical Sciences 2008;15(3):4-13.

17. Peterson DE, Bensadoun RJ, Roila F. Management of oral and gastrointestinal mucositis: ESMO Clinical Practice Guidelines. Annals of Oncology 2011; 22(6):78-84.

18. Lalla RV, Sonis ST, Peterson DE. Management of oral mucositis in patients with cancer. Dent Clin North Am 2008; 52(1):61-78.

19. Lalla RV, Bowen K, Barasch A, Elting L, Epstein J et al. MASCC/ISOO clinical practice guidelines for the management of mucositis secondary to cancer therapy. Cancer 2014; 120:1453-61.

20. Millers MM, Donald DV, Hagemann TM. Prevention and treatment of oral mucositis in children with cancer. Pediatr Pharmacol Ther 2012;17(4):340-350.

21. Hall AC, Juckett MB. The role of vitamin D in hematologic disease and stem cell transplantation. Nutrients. 2013 Jun; 5(6): 2206-21.

22. Von Bahr L, Blennow O, Alm J, Björklund A, Malmberg KJ, Mougiakakos D et al. Increased incidence of chronic GvHD and CMV disease in patients with vitamin D deficiency before allogeneic stem cell transplantation. Bone Marrow Transplant. 2015 Sep;50(9):1217-23.

23. Joseph RW, Alousi A, Konda B, Komanduri K, Neumann J, Trevino C et al. High incidence of vitamin D deficiency in patients undergoing allogeneic stem cell transplantation. Am. J. Hematol, 2011;86(11):954-956.

24. Imataki O, Nakatani S, Hasegawa T, Kondo M, Ichihashi K, Araki M et al. Nutritional support for patients suffering from intestinal graft versus host disease after allogeneic hematopoietic stem cell transplantation. Am J Hematol. 2006 Oct;81(10):747-52.

25. Van der Meij BS, de Graaf P, Wierdsma NJ, Langius JA, Janssen JJ, van Leeuwen PA, et al. Nutritional support in patients with GVHD of the digestive tract: state of the art. Bone Marrow Transplant. 2013 Apr;48(4):474-82. doi: 10.1038/bmt.2012.124. Epub 2012 Jul 9.

26. Consenso nacional de nutrição oncológica. Instituto Nacional de Câncer. Rio de Janeiro: INCA; 2009. p. 115.

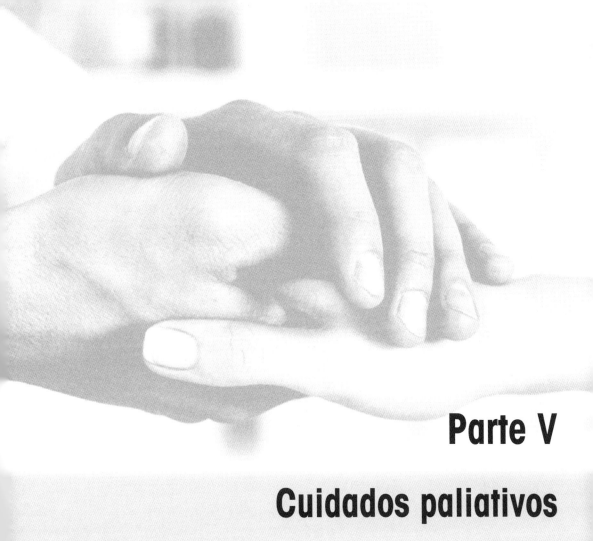

Parte V
Cuidados paliativos

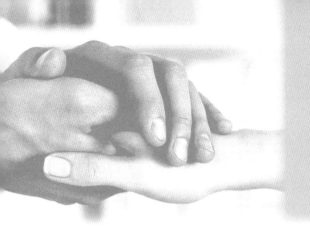

Capítulo 13

Fabiana Lucio
Polianna Mara Rodrigues de Souza

Atenção nutricional no cuidado paliativo

≡ Introdução

A partir da segunda metade do século XX, os avanços científicos e tecnológicos fizeram com que muitas doenças mortais se transformassem em doenças crônicas, entre elas o câncer, contribuindo para um aumento significativo de doentes fora de possibilidades terapêuticas de cura, o que originou a necessidade crescente de Cuidados Paliativos.

O câncer é, sabidamente, um grave problema de saúde pública que tende a aumentar nos próximos anos, especialmente entre os países em desenvolvimento. É uma doença de elevada incidência e prevalência, afetando indivíduos de todas as faixas etárias. A OMS estima que ocorram anualmente cerca de 14 milhões de novos casos e aproximadamente 8 milhões de mortes por câncer no mundo. Estimativas do Instituto Nacional de Câncer José Alencar Gomes da Silva (INCA) apontam que, no Brasil, no biênio 2016-2017, ocorreram cerca de 600 mil casos novos de câncer.

Considerados pela Organização Mundial de Saúde (OMS) prioridade em saúde e direito humano universal, os Cuidados Paliativos representam uma resposta ativa e total aos problemas decorrentes de doenças prolongadas, progressivas, irreversíveis e potencialmente letais, ou em situação de expectativa de vida profundamente diminuída, e são perfeitamente aplicáveis desde os estágios iniciais das doenças, concomitantemente às terapias curativas, ganhando maior importância à medida que essas terapêuticas perdem sua efetividade. A assistência em cuidados paliativos tem como principal objetivo proporcionar a máxima qualidade de vida possível a estes doentes e suas famílias, sendo cada vez mais reconhecidos como essenciais tanto pelos profissionais de saúde quanto pelos sistemas de saúde.

Em 2017, a OMS publicou sua definição mais recente de Cuidados Paliativos, definindo-os como: Abordagem que aprimora a qualidade de vida dos pacientes adultos e crianças e suas famílias que enfrentam problemas associados com doenças ameaçadoras da vida, por meio da prevenção e alívio do sofrimento, por meio de identificação precoce, avaliação correta e tratamento adequado da dor e de outros problemas de ordem física, psicossocial e espiritual. Acrescenta, ainda, que tais cuidados devem promover o alívio da dor e outros sintomas; afirmar a vida e entender a morte como um processo natural, não tendo por objetivo nem prolongar nem acelerar a morte; integrar os aspectos espirituais e psicológicos dos cuidados; oferecer suporte adequado para auxiliar o paciente a viver o mais ativamente possível até o fim da vida; oferecer suporte à família para conviver com a doença e suas consequências; dispor de equipe multiprofissional preparada para identificar as necessidades dos pacientes e seus familiares e promover melhora da qualidade de vida.

Qualidade de vida é um conceito fácil de ser compreendido, porém difícil de ser definido, uma vez que é algo subjetivo, dinâmico e multidimensional; no entanto, concebe-se que esteja relacionado à saúde, e não à doença. Segundo a OMS, qualidade de vida é a percepção do indivíduo em relação a sua posição na vida, no contexto da cultura e do sistema de valores em que vive, considerando seus objetivos, expectativas, padrões e interesses. Dentre os vários fatores que podem influenciar a qualidade de vida, estão a alimentação e a nutrição.

≡ Nutrição em cuidados paliativos

Considerada fundamental para a existência humana, a nutrição tem papel essencial na promoção de saúde e na prevenção de doenças. Mas, para muito além, está relacionada ao ato de se alimentar, e a alimentação possui conotações que transcendem a simples necessidade orgânica de calorias e nutrientes.

O consumo de alimentos e bebidas é parte fundamental da cultura de todos os povos, pois representa um papel central em suas vidas, intimamente relacionado ao estilo de vida, à percepção de bem-estar, a valores culturais, ao prazer e à vida, envolvendo relações sociais e familiares, junto a recordações agradáveis e momentos especiais. Por essa razão, o alimento é o principal integrante de eventos e comemorações nas diferentes culturas. Entretanto, numa condição

de doença grave, o doente confronta-se com inúmeras perdas relacionadas à alimentação, e essas perdas poderão ir desde a incapacidade de sentir sabor, deglutir, digerir os alimentos e absorver nutrientes de forma adequada até a perda da capacidade de se autoalimentar e, diante dessas impossibilidades, o alimento acaba sendo mais notado pela sua ausência ou pelas dificuldades na sua ingestão do que pela sua presença e prazer proporcionados.

Em qualquer momento do tratamento do câncer, desde suas fases iniciais até seus estágios finais, pode haver importantes alterações do estado nutricional e do ato de se alimentar, o que pode, inclusive, interferir no planejamento terapêutico. O estado nutricional interfere na resposta ao tratamento, nas reações adversas ao tratamento, na sobrevida, nos níveis de atividade, na qualidade de vida e no tempo de hospitalização, quando necessária.

A nutrição ganha um lugar especial, uma vez que pode ter função preventiva, permitindo meios e vias de alimentação, buscando garantir as necessidades nutricionais, na tentativa de melhorar ou ao menos preservar o peso e a composição corporal, auxiliando no controle de sintomas e mantendo hidratação satisfatória, além de permitir a manutenção do prazer pela alimentação.

Para acompanhamento do paciente em cuidados paliativos, é fundamental que o profissional nutricionista conheça o quadro clínico, o prognóstico da doença, o estado nutricional e a expectativa de vida do indivíduo, e, dentro desses aspectos, elabore o melhor plano de conduta a esse paciente de maneira individual.

Os objetivos do suporte nutricional em cuidados paliativos variam de acordo com o estágio evolutivo da doença, devendo ser periodicamente reavaliados e ter como princípio, em qualquer estágio, minimizar possíveis desconfortos causados pela alimentação, priorizando o prazer da ingesta alimentar, o conforto emocional, a redução da ansiedade, melhora da autoestima e favorecendo a socialização entre pacientes e família durante as refeições.

■ Avaliação nutricional

A avaliação nutricional antecede qualquer prescrição de suporte nutricional. Por meio da avaliação precoce, é possível estimar o risco nutricional e/ou a desnutrição estabelecida.

Não há descrição na literatura de um método de avaliação nutricional considerado padrão-ouro para pacientes em cuidados paliativos, pois todos possuem limitações e podem sofrer influência de fatores não nutricionais. Por isso, é importante a junção de várias ferramentas e dados para melhor intervenção.

A antropometria nesses pacientes traz algumas desvantagens, consequência de desequilíbrio eletrolítico, edema, ascite, uso de medicações (corticosteroide) e/ou ainda pela presença de metástase e de crescimento tumoral.

O Consenso de Nutrição do INCA (2015) recomenda o uso da ASG-PPP para pacientes em cuidados paliativos no momento da admissão, junto à anamnese alimentar (história alimentar com valorização dos hábitos, preferências e intolerâncias alimentares), dados antropométricos, laboratoriais e avaliação dos sinais e sintomas, levando sempre em consideração a expectativa de vida do doente.

A avaliação deve ser realizada e repetida conforme o risco e expectativa de vida, lembrando que, em pacientes em cuidados de fim de vida, a avaliação restringe-se apenas à anamnese nutricional, com o propósito de conforto e alívio dos sintomas.

■ Necessidades nutricionais

Em pacientes em cuidados paliativos, as recomendações estão entre 25 kcal/kg a 35 kcal/kg/dia e 1,0 a 1,5 g/ptn/kg/dia variando conforme estágio da doença e expectativa de vida. Em fim de vida, calorias e proteínas não são estipuladas, pois não estamos preocupados em atingir necessidades, mas, sim, em priorizar prazer e conforto.

■ Terapia nutricional

Alimentação via oral

A indicação de terapia nutricional em cuidados paliativos ainda é muito discutida e controversa, e, sendo assim, as decisões devem ser tomadas levando em conta todos os aspectos éticos necessários, principalmente no que diz respeito a autonomia, beneficência, não maleficências e justiça. O profissional nutricionista, para indicar um suporte nutricional, precisa conhecer a condição clínica, sintomas, expectativa de vida, estado nutricional, estado psicológico, funcionalidade do TGI e necessidade de cuidados especiais com base no tipo de suporte sugerido.

Em cuidados paliativos, sempre que possível, a primeira e melhor opção é a via oral. É importante orientar que as refeições sejam realizadas em ambiente calmo e permitir flexibilidade dos horários. Considerar as preferências alimentares, apresentação do prato e adaptação de consistência, e, caso houver necessidade, complementar a ingestão alimentar com suplementos nutricionais orais, desde que o paciente apresente condições clínicas para realizá-la e assim deseje.

Para pacientes em cuidados paliativos, o controle dos sintomas relacionados à alimentação é de suma importância, uma vez que eles diminuem a qualidade de vida e o conforto do paciente, impactando diretamente na sua aceitação.

Alimentação e controle de sintomas

Com a evolução da doença oncológica, os pacientes podem cursar com vários sintomas adicionais, provocados pela própria doença ou consequência do tratamento. Alterações como inapetência, disgeusia, disfagia, xerostomia, redução da velocidade de esvaziamento gástrico, náuseas e vômitos, modificação do paladar e obstruções do trato gastrointestinal, entre outras, reduzem o apetite, impactando diretamente na ingestão alimentar e deterioração do estado nutricional.

Efeitos adversos do tratamento, inclusive aqueles direcionados ao próprio controle de sintomas, também podem contribuir para dificuldades alimentares nessa fase. Pacientes em uso de opioides, por exemplo, podem apresentar xerostomia, disgeusia, náuseas e constipação intestinal. Xerostomia e disgeusia também estão comumente associadas à quimioterapia e a radioterapia e, apesar de pouco valorizadas, podem ter sérias implicações na qualidade de vida e estado geral de saúde, por levarem a maior dificuldade na deglutição e articulação de palavras, alterações de paladar e maior risco de infecções da mucosa bucal e cáries dentárias, condições estas que podem levar a limitações na escolha e no consumo de alimentos.

Porém, existem diversas estratégias nutricionais que podem e devem ser orientadas, em qualquer fase da doença, com o objetivo de auxiliar no controle de sintomas (Quadro 13.1).

Quadro 13.1
Administração de sintomas por meio da alimentação.

Sintomas	Conduta
Anorexia	• Oferecer alimentos preferidos e saborosos. • Fracionar as refeições em pequenas quantidades. • Enriquecer o valor nutricional dos alimentos (manteiga, óleo, mel, açúcar etc.). • Não forçar a alimentação. • Encorajar o desejo de alimentar-se.
Saciedade precoce	• Fracionar as refeições. • Diminuir o volume dos alimentos. • Reduzir a oferta de alimentos gordurosos e vegetais crus.
Xerostomia	• Oferecer uma dieta mais úmida, com caldos e molhos. • Mascar chicletes, chupar balas. • Consumir alimentos de sabor azedo, picolé de frutas cítricas. • Estimular a ingesta de líquidos.
Náuseas e vômitos	• Fracionar as refeições. • Evitar odores fortes e temperos nos alimentos. • Evitar alimentos com temperaturas extremas. • Evitar beber líquidos durante as refeições. • Chupar picolés de frutas cítricas, como limão, maracujá e abacaxi 30 minutos antes das refeições.
Disgeusia	• Utilizar temperos naturais para realçar o sabor das preparações. • Enxaguar a boca antes das refeições. • Utilizar talheres descartáveis.
Mucosite	• Consumir alimentos macios. • Evitar alimentos e bebidas irritantes (especiarias, condimentos e ácidos). • Evitar temperaturas extremas.
Constipação	• Beber líquidos adequadamente. • Associar diferentes tipos de fibras: hortaliças, cereais, frutas (ameixa, figo, uvas). • Considerar uso de probióticos.
Diarreia	• Evitar alimentos laxativos. • Manter uma boa hidratação. • Evitar alimentos ricos em gorduras e lactose.
Odinofagia	• Optar por alimentos pastosos, frios ou mornos. • Evitar alimentos ácidos e especiarias. • Mastigar e deglutir lentamente.
Saciedade precoce	• Fazer refeições pequenas e frequentes. • Reduzir o consumo de alimentos com elevado teor de gordura ou fibras. • Ingerir líquidos no intervalo das refeições.

Fonte: Adaptado de Benarroz MO, Faillace GBD, Barbosa LA, 2009.

■ Terapia nutricional enteral e parenteral

Com relação à administração da terapia nutricional enteral (TNE) e/ou terapia nutricional parenteral (TNP), o momento de instituir ou suspender, além do tipo e do volume a ser administrado, são questões que geram muitas dúvidas na equipe.

De acordo com a Associação Brasileira de Cuidados Paliativos, a TNE pode ser utilizada em pacientes que apresentam ingestão menor que 60% das suas necessidades nutricionais, sem perspectiva de evolução ou na impossibilidade de utilizar a via oral, desde que o trato gastrointestinal se encontre funcionante e sua indicação seja embasada na sobrevida e qualidade de vida esperada.

A TNE deverá estar sempre correlacionada com o restante dos tratamentos paliativos propostos para aquele paciente, e, se for observado que ela está reduzindo a qualidade de vida ou for considerada medida fútil, deverá ser suspensa.

A terapia nutricional parenteral (TNP) beneficia pacientes com trato gastrointestinal parcial ou total não funcionante (obstruções intestinais malignas, fístulas intestinais c vômitos intratáveis). Alguns autores apontam que, quando os pacientes são cuidadosamente selecionados e discutidos individualmente com base na expectativa e qualidade de vida, a TNP pode desempenhar um papel benéfico.

É recomendado que, antes de iniciar a nutrição parenteral, pacientes e familiares sejam orientados sobre possíveis complicações, incluindo alterações metabólicas, como hiperglicemia, risco de infecções de cateter, trombose, sobrecarga de fluidos e hepática, além do elevado custo financeiro, medidas que também devem ser ponderadas pelos profissionais para que não se tornem fúteis.

▪ Pacientes em cuidados de fim de vida

Uma das preocupações levantadas na decisão do uso da terapia nutricional, principalmente pelos pacientes e familiares, é a provável sensação de fome e de sede. Experiências médicas no cuidado de pacientes reportam que pessoas conscientes com doenças terminais avançadas geralmente não experimentam a sensação de fome e de sede

e se sentem satisfeitas com uma pequena quantidade de alimento e líquido.

Uma vez que alterações no padrão alimentar, principalmente a recusa alimentar, geram angústia em pacientes e familiares/cuidadores, algumas orientações são importantes sobre como proceder diante da recusa alimentar:

- Respeitar a recusa alimentar e os seus desejos.
- Não restringir alimentos.
- Dar tempo adequado para o indivíduo fazer as refeições, respeitando o seu ritmo.
- Oferecer utensílios adequados para facilitar o momento da alimentação.
- Oferecer os alimentos na consistência e temperatura adequadas a cada situação.
- Oferecer os alimentos e preparações em pequenas porções.
- Liberar as refeições nos horários de preferência do paciente.
- Propiciar ambiente tranquilo para fazer as refeições.

Em 31 de agosto de 2012, foi publicada no *Diário Oficial da União* a Resolução do CFM n. 1.995, que dispõe sobre as diretivas antecipadas de vontade dos pacientes, trazendo um importante debate sobre cuidados de fim de vida consistentes com desejos e valores individuais. Tal resolução define diretivas antecipadas de vontade, como o conjunto de desejos, prévia e expressamente manifestados pelo paciente, sobre cuidados e tratamentos que quer ou não receber no momento em que estiver incapacitado de expressar, livre e autonomamente, sua vontade. Dentre as diretivas de qualquer paciente, podem estar decisões relacionadas à alimentação e à nutrição artificial.

As diretivas antecipadas podem ser registradas no testamento vital, definido como um documento redigido por uma pessoa no pleno gozo de suas faculdades mentais, com o objetivo de dispor acerca dos cuidados, tratamentos e procedimentos aos quais deseja ou não ser submetida quando estiver com uma doença ameaçadora da vida, fora de possibilidades terapêuticas e impossibilitada de manifestar livremente sua vontade.

Em Cuidados Paliativos, o respeito, a ética, a sensibilidade e a sinceridade devem sempre nortear a equipe, pois a atuação multiprofissional é essencial para que o paciente tenha qualidade de vida. Para instituir o suporte nutricional mais adequado, é necessário que o profissional nutricionista entenda a filosofia e os princípios dos Cuidados Paliativos para que possa auxiliar da melhor maneira à medida que a doença evolui, prezando pelo respeito aos valores individuais de cada paciente cuidado.

☰ Referências

1. American Dietetic Association. Position of the america dietetic association: issues in feeding the terminally ill adult. Jam Diet Assoc 1992; 29(8):996-1002.
2. Associação Brasileira de Cuidados Paliativos (ABCP). História e conceito dos cuidados paliativos, 2011. Disponível em: http//www.cuidadospaliativos.com.br/site/texto.php?cdTexto=4.
3. Associação Brasileira de Cuidados Paliativos. Consenso brasileiro de caquexia/anorexia em cuidados paliativos. Revista Brasileira de Cuidados Paliativos 2011;3(3 Supl 1).
4. Benarroz MO, Faillace GBD, Barbosa LA. Bioética e nutrição em cuidados paliativos oncológicos em adultos. Cad. Saúde Pública. 2009; 25(9):1875-1882.
5. Candela CG, Babarro AA. Guía clínica de soporte nutricional en cuidados paliativos. Sociedad Española de Cuidados Paliativos. Madrid, 2015.
6. Caro MMM, Laviano A, Pichard C. Nutritional intervention and quality of life in adult oncology patients. Clin Nutr. 2007; 26:289-301.
7. Carvalho RT, Taquemori LY. Nutrição em cuidados paliativos. Manual de Cuidados Paliativos, 2012. p. 483-497.
8. Corrêa PH, Shibuya E. Administração da terapia nutricional em cuidados paliativos. Revista Brasileira de Cancerologia 2007; 53(3):317-323.
9. Dev R, Dalal S, Bruera E. Is there a role for parenteral nutrition or hydration at the end of life? Curr Opin Support Palliat Care, 2012;6(3):365-70. Revista Brasileira de Cuidados Paliativos 2011;3.

10. Hiromi PC, Shibuya E. Administração da terapia nutricional em cuidados paliativos. Revista Brasileira de Cancerologia 2007; 53(3):317-323.
11. Huhmann MB, Cunningham RS. Importance of nutritional screening in treatment of cancer-related weight loss. Lancet Oncol. 2005;6:334-43.
12. Instituto Nacional de Câncer José Alencar Gomes da Silva – Coordenação de Prevenção e Vigilância. Estimativa 2016: incidência de câncer no Brasil. Rio de Janeiro, 2015.
13. Instituto Nacional de Câncer José Alencar Gomes da Silva – INCA. Consenso nacional de nutrição oncológica: 2. ed. rev., ampl. e atual. Rio de Janeiro, 2015.
14. Ioshimoto T, et al. Cuidados paliativos. In: Piovacari SMF, Toledo DO, Figueiredo EJA. Equipe Multiprofissional de Terapia Nutricional – EMTN em prática. Rio de Janeiro: Atheneu; 2017: 303-308.
15. Loyolla VCL, Pessini L, Bottoni A. Análise da bioética sobre terapia nutricional enteral em pacientes oncológicos sob cuidados paliativos. Revista Brasileira de Cuidados Paliativos. 2011 3(3):12-18.
16. Nascimento AG, Miguel GB. Cuidados paliativos. In: Viana K et al. Nutrição e câncer infantojuvenil. São Paulo: Manole; 2017:211-221.
17. Nascimento AG. Papel da nutricionista na equipe de cuidados paliativos. In: Manual de cuidados paliativos. Academia Nacional de Cuidados Paliativos. Rio de Janeiro: Diagrafic, 2009. p. 227-229.
18. Pinho-Reis C. Suporte nutricional em cuidados paliativos. Revista Nutrícia 2012;15:24-27.
19. Projeto Diretrizes. Sociedade Brasileira de Nutrição Parenteral e Enteral, Associação Brasileira de Nutrologia. Terapia Nutricional na Oncologia. 2011.
20. Resolução CFM n. 1.995/2012. Disponível em: http://www.portalmedico.org.br/resolucoes/cfm/2012/1995_2012.pdf. Acesso em: 04 de jan. 2018.
21. Souza PMR, Prado BL, Lucio F. Nutrição nos cuidados paliativos. In: Barrere APN, Pereira A, Hamerschalak N, Piovacari SMF, eds. Guia Nutricional em oncologia. Rio de Janeiro: Atheneu; 2017:153-158.
22. Strasser F. Eating-related disorders in patients with advanced cancer. Support Care Cancer. 2003;11:11-20.
23. World Health Organization. WHO definition of palliative care. Disponível em: http://www.who.int/cancer/palliative/definition/en/. Acesso em: 04 de jan. 2018.
24. World Health Organization. Global atlas of palliative care at the end of life. Disponível em: http://www.thewhpca.org/resources/global-atlas-on-end-of-life-care. Acesso em: 04 de jan. 2018.
25. World Health Organization. Study protocol for the world health organization project to develop a quality of life assessment instrument (WHOQOL). Qual Life Res. 1993;2:153-9.

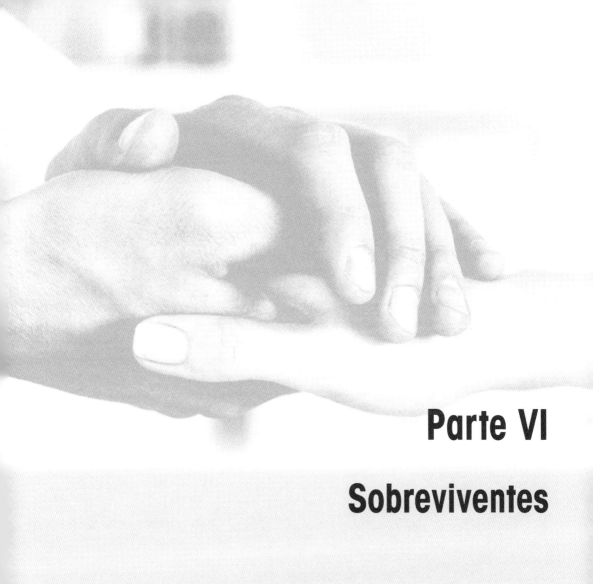

Parte VI

Sobreviventes

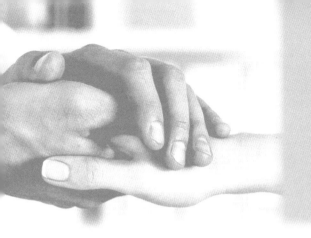

Capítulo 14

Thaisa de Assis
Rogerio Dib
Diogo Oliveira Toledo

Reabilitação e qualidade de vida

≡ Introdução

O termo "sobrevivente ao câncer" tem sido usado de forma variável na literatura. Comumente, um sobrevivente ao câncer se refere a qualquer pessoa que tenha sido diagnosticada com câncer. Portanto, a sobrevivência começa no momento do diagnóstico e inclui os períodos de tratamento inicial com intenção de curar, sobrevida livre de câncer, doença crônica ou intermitente e cuidados paliativos[1].

Os recentes progressos científicos na triagem, diagnóstico e tratamento do câncer aumentaram a possibilidade de sobrevivência a longo prazo, de modo que a qualidade dessa sobrevivência tornou-se assunto importante para profissionais da saúde, bem como para os pacientes e seus familiares[2,3].

As preocupações são amplas e englobam a estratégia nutricional, o gerenciamento da dor, os efeitos a longo prazo e tardios dos tratamentos, sofrimento psicológico e emocional, a reabilitação física, retorno das atividades cotidianas, a tomada de decisões e o sofrimento de fim de vida[3].

É inegável que as necessidades do paciente oncológico transcendem uma única ciência, portanto a integração da equipe multiprofissional é importante para melhores desfechos e, consequentemente, maior qualidade de vida dos pacientes[2,4].

Dessa forma, este capítulo abordará os aspectos multiprofissionais da reabilitação nutricional e da funcionalidade física dos sobreviventes ao câncer e suas implicações na qualidade de vida desses pacientes.

≡ Alterações nutricionais do sobrevivente ao câncer

Pacientes oncológicos possuem risco de desnutrição e alterações metabólicas devido aos efeitos físicos e metabólicos da doença e das terapias anticancerígenas, afetando a composição corporal[2]. A perda de massa muscular e os ganhos na massa corporal total são relatados durante alguns tratamentos e parecem persistir a longo prazo, trazendo consequências aos pacientes sobreviventes[5].

Essas alterações na composição corporal podem levar a fenótipos conhecidos como: sarcopenia (baixa muscularidade) e obesidade sarcopênica (excesso de peso corporal associado à baixa muscularidade). O termo sarcopenia deriva de "pobreza de carne" e é caracterizado pela perda progressiva de massa muscular esquelética e força muscular. Para ser caracterizada como sarcopenia grave, além dos dois critérios citados, é necessário apresentar alteração do desempenho físico[6].

A perda de massa magra é condição comum entre os sobreviventes de câncer[2], sendo aspecto de importante atenção se associada a redução de força muscular, diminuição da densidade óssea, limitações de desempenho físico, marcadores da síndrome metabólica e mortalidade precoce[5]. Essas condições impactarão negativamente a qualidade de vida e a função física do sobrevivente[7].

Alguns fatores justificam a perda de massa muscular nesta população, entre eles as medicações, que interferem sistemicamente e podem causar miopatia, além do próprio câncer e o imobilismo, também chamado síndrome do desuso, que pode ocorrer durante possíveis internações. Esses fatores, somados, devastam a musculatura do doente, inclusive a musculatura respiratória, podendo gerar dispneia e desconforto respiratório[8]. Todos esses fatores potencializam a piora nas atividades de vida diária e, por consequência, também pioram a qualidade de vida.

Na literatura, citações mostram que a baixa muscularidade apendicular tem associação com maior mortalidade, hiperinsulinemia, fragilidade e distúrbios de calcificação nos ossos. Pode-se, ainda, observar o quanto a sarcopenia é impactante no doente oncológico, uma vez que, quanto menor a massa muscular, mais grave é a fase em que o doente se encontra[9].

Por outro lado, dados de 2015 dos Centros de Controle e Prevenção de Doenças mostram que 31% dos sobreviventes de câncer com idade igual ou superior a 20 anos eram obesos, em comparação com 28% na população geral[10]. Os sobreviventes de câncer também são geralmente inativos, 38% não relatam atividade física em seus momentos de lazer. A diminuição da atividade entre sobreviventes de câncer pode estar relacionada a taxas mais altas de fadiga, ganho de peso pós-quimioterapia e/ou limitações físicas e funcionais, entre outros fatores, que também contribuirão para a perda de massa muscular[10].

Tanto a dieta como a atividade física podem melhorar a qualidade de vida e podem minimizar a doença e os efeitos colaterais relacionados ao tratamento em sobreviventes de câncer. Portanto, torna-se imperativo programar intervenções apropriadas para combater a perda de massa muscular e o ganho de tecido adiposo nos sobreviventes de câncer, a fim de melhorar a qualidade de vida deles. Entre as intervenções que podem ser promissoras, estão treinamento de resistência e suplementação proteica[7].

Tabela 14.1
Recomendações, de acordo com a Espen, para pacientes sobreviventes ao câncer.

Tópico	Recomendação	Força da recomendação	Nível de evidência	Questões a serem pesquisadas
Atividade física	Recomendado que sobreviventes de câncer se envolvam em atividades físicas regulares.	Forte	Baixo	Efeitos da atividade física na função física, recorrência e sobrevivência em sobreviventes de câncer.
Tipo de exercício	Sugerem-se exercícios de resistência individualizados, além de exercícios aeróbicos para manter a força muscular e a massa muscular.	Fraca	Baixo	Efeitos diferenciais e combinados de resistência e exercício de resistência no resultado clínico durante a terapia anticancerígena em sobreviventes e como componente de cuidados de suporte e paliativos.

(Continua)

(Continuação)

Tabela 14.1
Recomendações, de acordo com a Espen, para pacientes sobreviventes ao câncer.

Tópico	Recomendação	Força da recomendação	Nível de evidência	Questões a serem pesquisadas
Peso corporal e estilo de vida	Recomendado manter um peso saudável (IMC entre 18,5 e 25 kg/m²) e manter um estilo de vida saudável, que inclui ser fisicamente ativo e uma dieta à base de vegetais, frutas e grãos inteiros e baixos em gordura saturada, carne vermelha e álcool.	Forte	Baixo	Efeitos de uma dieta saudável na síndrome metabólica, qualidade de vida, taxas de recaída de câncer e sobrevida global.

Fonte: Adaptada de Arends J et al., 2017[4].

☰ Abordagens nutricionais

▪ Proteína

Estudos têm demonstrado associação independente entre consumo de proteínas e manutenção de massa muscular magra, sugerindo que otimizar a ingestão de proteínas como um todo na dieta pode ajudar a recuperar o paciente da sarcopenia, sendo propostas ofertas acima da recomendação padrão de 0,8 g de proteína/kg/dia[7,11].

O beta-hidroxi-beta-metilbutirato (HMB) é um metabólito do aminoácido leucina e tem sido proposto como parcialmente responsável pelos efeitos induzidos por este aminoácido na síntese de proteínas musculares. Diferentes estudos pré-clínicos sobre atrofia muscular induzida por caquexia têm demonstrado que a administração de HMB atenua a perda muscular, diminuindo a degradação e aumentando a síntese proteica. Estudos que avaliaram a suplementação proteica encontraram associação interessante com a associação de HMB, glutamina e arginina[12,13].

A relação da oferta proteica com a manutenção de massa magra já está bem estabelecida, mas ainda são necessários mais estudos clínicos adequados para confirmar a eficácia e o modo de ação de aminoácidos específicos[13].

▪ Ômega 3

Os ácidos graxos poli-insaturados ômega 3 foram considerados potenciais moduladores de composição corporal, e tem sido investigada sua capacidade de preservar a massa muscular em pacientes com câncer, sendo propostos como ativos na redução da perda muscular[13,14].

Os ácidos graxos são importantes componentes estruturais das membranas celulares, mas a sua função vai além, atuando em diversos processos metabólicos como reguladores de atividades enzimáticas e como moléculas de sinalização. Portanto, efeitos na função metabólica e física do músculo esquelético podem ser ocasionados por alterações na composição de lipídios presentes nas células musculares[15].

Estudos indicam que o ômega 3 pode ter utilidade clínica, aumentando a resposta do tecido muscular esquelético aos estímulos anabólicos, e, assim, tendo efeito permissivo na síntese de proteínas musculares, tendo contribuído para resultados positivos em estudos com pacientes oncológicos[13,14]. Uma melhora na massa corporal magra e qualidade de vida foi observada em um ensaio clínico randomizado duplo-cego, que utilizou suplemento oral proteico enriquecido com ômega 3, desde que seu consumo fosse igual ou superior a 2,2 g de ácido eicosapentaenoico (EPA)/dia[13].

Em contrapartida, alguns estudos, apesar de não indicarem malefícios, não conseguiram provar benefícios. Tal contradição entre os estudos pode ser justificada pelo fato de que estes são heterogêneos quanto a população, tipo de câncer apresentado, método de avaliação da composição corporal, tempo de intervenção e dose de ômega 3 utilizada. São necessários novos estudos para definição de dose, segurança e mecanismos de ação exatos[14].

■ Vitamina D

É discutida a possibilidade do uso de suplementos de vitamina D para reduzir a perda muscular, com foco particular na caquexia do câncer. A vitamina D exerce ações biológicas sobre a proliferação e diferenciação de precursores miogênicos, influenciando a regeneração muscular. No entanto, os efeitos da suplementação em doenças associadas à atrofia muscular, como a caquexia do câncer, ainda não são totalmente esclarecidos, e os estudos disponíveis apresentam significativas discrepâncias em seus resultados. A esse respeito, a adoção do tratamento com vitamina D em pacientes com caquexia do câncer ainda deve ser cuidadosamente avaliada[16].

≡ Abordagens fisioterapêuticas

A fisioterapia exerce papel fundamental dentro dos cuidados do paciente oncológico, apresentando diversas possibilidades de conduta dentro de um plano assistencial, partindo de cuidados de orientação sobre a doença e sobre procedimentos até cuidados de final de vida, lembrando que esses cuidados relacionados ao morrer são muito desconhecidos até mesmo no ambiente acadêmico, o que é refletido no dia a dia profissional.

Existe uma base teórica sólida para aconselhar os sobreviventes de câncer a praticar atividade física. A atividade física é uma estratégia eficaz para melhorar a capacidade aeróbica, a aptidão física e a funcionalidade em sobreviventes de câncer.

Particularidades de cada grupo de doentes, critérios de exclusão e cuidados para treinamento de força são importantes sempre, mas possuem destaque no caso de paciente oncológico, devendo este paciente ser acompanhado por um profissional para melhor desempenho. As restrições para treinamento de força neste grupo de pacientes podem ser visualizadas na Figura 14.1.

A dor oncológica é queixa comum. Aproximadamente 80% dos pacientes apresentam queixa de dor em uma ou mais regiões do corpo, e 20% em quatro ou mais regiões, sendo a dor um dos fenômenos mais temidos nesse grupo de pacientes.

A dor do paciente pode ser classificada de acordo com a sua etiologia e dividida em três grandes causas:

1. dor ligada diretamente ao tumor primário ou às suas metástases, devido principalmente a compressões adjacentes à lesão tumoral;

2. dores iatrogênicas, causadas por procedimentos a que esses indivíduos são submetidos, por exemplo, drenagem de tórax e outras diversas abordagens cirúrgicas;

3. condições não relacionadas com o câncer, como imobilismo e fraqueza muscular, que geram alterações posturais e diminuição de mobilidade[17]. Nesse último, a fisioterapia tem papel fundamental e grandes possibilidades de atuação por meio da cinesioterapia. Outras possibilidades são massoterapia, eletroterapia e termoterapia. Podem ser utilizadas escalas de avaliação da dor para obter melhor rastreio e, consequentemente, melhor direcionamento terapêutico para amenizar os sintomas[18].

Figura 14.1
Pacientes com cuidados específicos para treinamento de força.

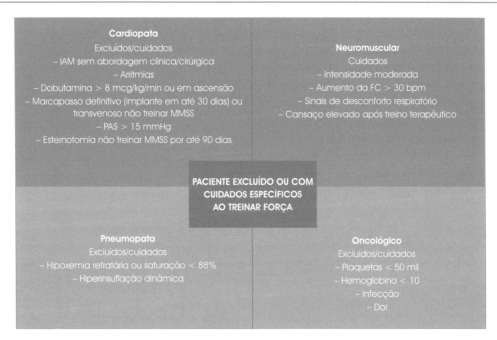

Fonte: Elaborada pela autoria.

A cinesioterapia ou terapia do movimento envolve exercícios e caminhadas que são fundamentais para manutenção da força, *endurance* e função desses pacientes, e o treino de força citado anteriormente compõe esse tema. A massoterapia tem um papel de relaxamento e analgesia, podendo causar sensação de conforto e afeto, aliviando a tensão. Além disso, pode ser considerada terapia alternativa no controle da dor, pois tende a melhorar a circulação sanguínea. Aproximadamente 40% dos pacientes sobreviventes de câncer buscam terapias alternativas[19]. A eletroterapia tem como principal recurso analgésico a estimulação nervosa elétrica transcutânea (TENS), técnica não invasiva e de baixo custo que, por meio de um aparelho, gera um impulso elétrico que, com eletrodos posicionados na região da dor, geram a redução do impulso dos nociceptores da medula para o cérebro, utilizando como caminho para atuação as fibras mielínicas aferentes. Em caso de dor crônica, 70% dos pacientes respondem positivamente, porém, após um ano, essa resposta cai para 30%[19]. Terapias relacionadas com calor ou frio (termoterapia) são utilizadas para alívio da dor e relaxamento:

- **Calor:** pode ser utilizado para promover tanto analgesia como para produzir relaxamento por mecanismos vasodilatadores. Dentre as possibilidades de aplicação, estão: bolsas térmicas ou de água quente, compressas e imersão de parte do corpo na água. A temperatura utilizada varia de 40 a 45 °C e o tempo de 20 a 30 minutos. Deve-se ter cuidado com sangramento, infecções, insuficiência vascular, alteração de sensibilidade, nível de consciência e não aplicar sobre o tumor[19].

- **Frio:** utilizado para promover analgesia, gera vasoconstrição e diminui o risco de formação de edemas. A baixa temperatura gera uma diminuição da velocidade da transmissão do impulso nervoso para o sistema nervoso central, promovendo diminuição da dor. A temperatura utilizada é de aproximadamente 15 °C e o tempo de 15 a 20 minutos. Deve-se ter cuidado com doença vascular periférica, insuficiência arterial, alteração de sensibilidade e de nível de consciência[19].

O linfedema é a principal complicação linfática causada pelas doenças oncológicas, podendo ocorrer após mastectomia. Sua frequência varia de 5 a 80%, sendo que 25% apresentam grau moderado e 10% apresentam grau severo. O linfedema pode apresentar as seguintes complicações: ceroma, deiscências, dor, infecções e aderências. A fisioterapia dispõe de recursos para prevenir e tratar esse transtorno por meio de bandagens elásticas, drenagem linfática manual e aparelhos de compressão pneumática[20]. É de extrema importância para esses pacientes, além da prevenção de edema, o ganho de amplitude de movimento principalmente da articulação do ombro, pois ela é muito afetada nas abordagens cirúrgicas para câncer de mama. Essa abordagem fisioterapêutica pode ser feita com mobilizações e alongamentos leves, respeitando 90 graus de flexão e abdução do ombro[20].

A falta de ar ou dispneia pode ocorrer em 50 até 70% dos pacientes, e é a quarta causa mais comum em pacientes em cuidados paliativos, elevando a necessidade de sedação na fase final da doença, gerando uma série de fatores desconfortáveis associados à sedação, podendo piorar a qualidade de vida dos pacientes[17]. O tratamento da fisioterapia respiratória é composto por exercícios respiratórios que visam ao aumento ou à manutenção das capacidades e volumes pulmonares com objetivo de prevenir atelectasia, uma complicação frequente principalmente em indivíduos acamados[20].

≡ Avaliação e monitoramento

A mensuração de qualidade de vida do paciente oncológico é um importante recurso para diagnóstico, planejamento da reabilitação e monitoramento da efetividade do tratamento. A Organização Mundial da Saúde define qualidade de vida como "a percepção do indivíduo de sua posição na vida, no contexto da cultura, sistemas de valores nos quais ele vive em relação aos seus objetivos, expectativas, padrões e preocupações"[21], incluindo nesta definição seis domínios principais: saúde física, estado psicológico, níveis de independência, relacionamento social, características ambientais e padrão espiritual.

Na literatura internacional, existem vários instrumentos para avaliar a qualidade de vida em pacientes com câncer, e são nos domínios supracitados que eles se embasam[22]. As escalas para avaliação da qualidade de vida podem ser genéricas ou específicas. Instrumentos genéricos são usados para qualquer condição de saúde, sendo câncer ou não, e permitem comparações entre as diversas condições, enquanto os específicos são mais sensíveis e avaliam uma condição específica, por exemplo, câncer da mama[22].

Dentre as escalas mais utilizadas em pacientes oncológicos, pode-se citar a FACT-G[23] (Functional Assessment of Cancer Therapy), EORTC-QLQ-C30[24] (European Organization for Research and Treatment of Cancer Quality of Life Questionnaire "Core" 30 Items), SF-36[25] (Medical Outcomes Study 36-Item Short-Form Healty Survey) e WHOQOL[21,26] (World Health Organization quality of life assessment instrument). Estes instrumentos estão caracterizados no Quadro 14.1.

Quadro 14.1
Caracterização dos *scores* de qualidade de vida EORTC QLQ-C30, FACT-G, SF-36 e WHOQOL.

Score de qualidade de vida	Características
EORTC QLQ-C30	• Instrumento genérico, mas possui módulos para doenças específicas (leucemia, câncer de mama etc.). • Composto por 30 questões, incorpora cinco escalas funcionais (desempenho físico, funcional, cognitivo, emocional e social), três escalas de sintomas (fadiga, dor, náusea e vômito) e escalas de qualidade de vida e estado de saúde global, além de escalas adicionais que avaliam função cognitiva, sintomatologia e impacto financeiro da doença. • O escore varia de 0 a 100, em que 0 representa pior estado de saúde e 100 melhor estado de saúde, com exceção das escalas de sintomas nas quais maior escore representa mais sintomas e pior qualidade de vida.
FACT-G	• Instrumento genérico, mas possui módulos para doenças específicas (leucemia, câncer de mama etc.). • Composto por 27 afirmativas em 4 escalas, avaliando os aspectos físico, emocional, funcional e social. • O escore varia de 0 a 100, em que 0 representa pior estado de saúde e 100 melhor estado de saúde.
SF-36	• Instrumento genérico, sem módulos para doenças específicas. • Possui 36 questões e oito escalas multi-itens, abordando os domínios: capacidade funcional, limitação por aspectos físicos, dor, estado geral de saúde, vitalidade, aspectos sociais, limitação por aspectos emocionais e saúde mental. • Cada domínio varia em um score de 0 a 100, sendo 0 a pior condição e 100 a melhor condição de qualidade de vida. • Adaptado culturalmente para a população brasileira.
WHOQOL	• Instrumento genérico, sem módulos para doenças específicas. • Possui duas versões: uma longa "WHOQOL-100" com 100 questões considerando seis domínios para análise: físico, psicológico, nível de independência, relações sociais, ambiente e aspectos espirituais/religião/crenças pessoais. A versão curta "WHOQOL Bref" considera quatro domínios (físico, psicológico, relações sociais e meio ambiente) e possui 26 perguntas. • Validado em muitos países, incluindo o Brasil.

Fonte: FACT-G[23] (Functional Assessment of Cancer Therapy), EORTC-QLQ-C30[24] (European Organization for Research and Treatment of Cancer Quality of Life Questionnaire "Core" 30 Items), SF-36[25] (Medical Outcomes Study 36-Item Short-Form Healty Survey) e WHOQOL (World Health Organization quality of life assessment instrument)[22,26].

A saúde física e a independência são domínios da qualidade de vida, e, considerando-os pontos-chave do processo de reabilitação, é necessária avaliação da composição corporal, força e funcionalidade do sobrevivente.

As ferramentas disponíveis para avaliar composição corporal e massa magra incluem desde medidas antropométricas convencionais, como circunferências e dobras cutâneas, até métodos mais sensíveis e especializados, como a densitometria óssea (DXA), tomografia computadorizada (TC) e bioimpedância (BIA). Estes métodos são amplamente abordados nos Capítulos 2 e 5 desta obra, cuja leitura é sugerida para mais detalhes.

Avaliações de força podem ser realizadas por meio de medidas de preensão palmar utilizando o dinamômetro de preensão manual (*handgrip*), sendo entendida atualmente como indicador geral de força e potência musculares, ou ainda, por meio do teste de força muscular no Medical Research

Council (MRC), conhecido como teste muscular manual (TMM), que consiste na avaliação manual da força muscular conforme a graduação: 0 – sem contração; 1 – traços de contração; 2 – movimentos ativos; 3 – movimentos ativos contra a ação da gravidade; 4 – movimentos ativos contra a ação da gravidade e contra resistência (podendo ser dividido em 4+, contra forte resistência, 4, contra moderada resistência, ou 4-, contra resistência insignificante); 5 – força normal[2,27].

Algumas escalas são utilizadas para avaliar o desempenho e funcionalidade do paciente oncológico, entre elas a Eastern Cooperative Oncology Group Performance Status (ECOG)[28] e Karnofsky[29]. Estas escalas são apresentadas no Quadro 14.2. A Medida de Independência Funcional (MIF) também é uma das possibilidades para pacientes que se apresentem em condições de menor gravidade[30], sendo mais sensível para pacientes em reabilitação e, portanto, bem aplicáveis nestes casos. A MIF avalia de forma quantitativa a carga de cuidado demandada por uma pessoa para a realização de uma série de tarefas motoras e cognitivas de vida diária, entre elas locomoção, transferências, autocuidado e cognição social. Cada uma delas recebe uma pontuação de 1 (dependência total) a 7 (independência completa), podendo a pontuação total variar de 8 a 126 pontos[30].

Também é necessário manter a visão em um futuro próximo para nortear as condutas pela Classificação Internacional Funcional (CIF).

Quadro 14.2
Escala de *performance status* ECOG e *performance status* de Karnofsky.

Performance status ECOG	*Performance status* de Karnofsky
0 – Totalmente ativo, capaz de realizar todas as funções desempenhadas previamente à doença, sem restrição.	100% – Normal, sem queixas, sem sinais de doença. 90% – Capaz de atividade normal, poucos sinais ou sintomas de doença.
1 – Restrito em atividades fisicamente extenuantes, mas deambula e é capaz de realizar trabalhos de natureza leve ou sedentária, por exemplo, trabalho em casa leve e trabalho de escritório.	80% – Atividade normal com alguma dificuldade, alguns sinais e sintomas. 70% – Capaz de cuidar de si próprio, incapaz de atividade normal ou trabalho.
2 – Deambula e é capaz de cuidar de todos, mas incapaz de realizar qualquer atividade de trabalho; fica em pé mais de 50% das horas acordado.	60% – Necessidade de alguma ajuda, capaz de cuidar da maioria das necessidades próprias. 50% – Frequentemente necessita de ajuda e de atenção médica.
3 – Capaz apenas de autocuidado limitado; confinado na cama ou cadeira mais de 50% das horas acordado.	40% – Incapaz, necessita de cuidado especial e ajuda. 30% – Gravemente incapaz, admissão hospitalar indicada, mas sem risco de morte.
4 – Completamente incapaz; não pode realizar nenhum autocuidado; totalmente confinado a cama ou cadeira.	20% – Muito doente, necessidade de admissão imediata e medidas de suporte ou tratamento. 10% – Moribundo, rápida progressão para doença fatal.
5 – Morte.	0% – Morte.

Fonte: Adaptado de Oken M et al., 1982[28]; Karnofsky D, 1949[29].

☰ Considerações finais

O sobrevivente ao câncer deve se envolver em atividades físicas regulares e adotar uma dieta prudente, em especial, para recuperação do estado nutricional e massa magra, que possuem impacto direto na funcionalidade deste paciente, bem como para evitar obesidade. A nutrição tem papel fundamental nessa assistência, lembrando que o êxito dessa abordagem dependerá da comunicação e integração de todos os outros profissionais da equipe multidisciplinar, com destaque para a atuação da fisioterapia. Dessa forma, será possível auxiliar ainda mais o paciente na recuperação do câncer e na melhora de sua qualidade de vida.

☰ Referências

1. Hewitt M, Greenfield S, Stovall E. From cancer patient to cancer survivor. Washington, D.C.: National Academies Press; 2006.
2. Benavides-Rodríguez L, García-Hermoso A, Rodrigues-Bezerra D, Izquierdo M, Correa-Bautista J, Ramírez-Vélez R. Relationship between handgrip strength and muscle mass in female survivors of breast cancer: a mediation analysis. Nutrients. 2017;9(7):695.
3. Zebrack B. Cancer survivor identity and quality of life. Cancer Practice. 2000;8(5):238-242.
4. Arends J, Bachmann P, Baracos V, Barthelemy N, Bertz H, Bozzetti F5, et al. ESPEN guidelines on nutrition in cancer patients. Clin Nutr. 2017 Feb;36(1):11-48.
5. Boland AM, Gibson TM, Lu L et al. Dietary protein intake and lean mass in survivors of childhood acute lymphoblastic leukemia: a report from the St Jude Lifetime Cohort Study. Phys Ther. 2016 Jul;96(7):1029-38.
6. Collins J, Noble S, Chester J et al. The assessment and impact of sarcopenia in lung cancer: a systematic literature review. BMJ Open 2014;4:e003697. doi:10.1136/bmjopen-2013003697.
7. Madzima TA et al. Effects of resistance training and protein supplementation in breast cancer survivors. Medicine & Science in Sports & Exercise, Publish Ahead of Print. Accepted for Publication: 17 February 2017. doi: 10.1249/MSS.0000000000001250.
8. Chan WL et al. Management of breathlessness in patients with advanced cancer: a narrative review. Texas Southern University on October 21, 2014. p. 1-6.

9. Brown JC, Schmitz KH. Weight lifting and appendicular skeletal muscle mass among breast cancer survivors: a randomized controlled trial. Breast Cancer Res Treat. 2015 June; 151(2):385-392.
10. Centers for Disease Control and Prevention, National Center for Health Statistics. National Health Interview Survey, 1992-2015. Available from: https://progressreport.cancer.gov/after/obesity. Accessed on November 13, 2017.
11. Churchward-Venne TA, Holwerda AM, Phillips SM, Van Loon LJ. What is the optimal amount of protein to support post-exercise skeletal muscle reconditioning in the older adult? Sports Med. 2016;46(9):1205-12.
12. May PE, Barber A, D'Olimpio JT, Hourihane A, Abumrad NN. Reversal of cancer-related wasting using oral supplementation with a combination of beta-hydroxy-betamethylbutyrate, arginine, and glutamine. Am J Surg 2002;183:471-479.
13. Argilés J, López-Soriano F, Stemmler B, Busquets S. Novel targeted therapies for cancer cachexia. Biochemical Journal. 2017;474(16):2663-2678.
14. McDonald C, Bauer J, Capra S, Coll J. The muscle mass, omega-3, diet, exercise and lifestyle (MODEL) study – a randomised controlled trial for women who have completed breast cancer treatment. BMC Cancer 2014, 14:264.
15. Jeromson S, Gallagher IJ, Galloway SDR, Hamilton DL. Omega-3 fatty acids and skeletal muscle health. Mar. Drugs 2015, 13, 6977-7004; doi: 10.3390/md13116977.
16. Penna F, Camperi A, Muscaritoli M, Filigheddu N, Costelli P. The role of vitamin D in cancer cachexia. Current Opinion in Supportive and Palliative Care. 2017;11(4):287-292.
17. Fairfield J, Twycross RG. Paininfar-advanced cancer. Pain. 1982; 14:303-10.
18. Florentino DM, Sousa FRA et al. Fisioterapia no alívio da dor: uma visão reabilitadora em Cuidados Paliativos. UERJ, junho 2012. p. 50-57.
19. Graner KM, Costa Junior ALC et al. Dor em oncologia: intervenções complementares e alternativas ao tratamento medicamentoso. Temas em Psicologia. 2010;18(2):345-355.
20. Cesar F. O papel da fisioterapia nos cuidados paliativos a pacientes com câncer. Revista Brasileira de Cancerologia. 2005;51(1):67-77.
21. WHOQOL Group. The development of the world health organization quality of life assessment instrument (the WHOQOL). In: Orley J, Kuyken W, (eds.). Quality of life assessment: international perspectives. Heidelberg: Springer, 1994. p. 41-60.
22. Makluf ASD, Dias RC, Barra AA. Qualidade de vida em mulheres com câncer da mama. Revista Brasileira de Cancerologia. 2006;52(1):49-58.

23. Medical Research Concil. Aids to the investigation of peripheral nerve injuries. London, England: Her Majesty's Stationery Office. 1976.

24. Cella DF et al. The functional assessment of cancer therapy scale: development and validation of the general measure. J Clin Oncol. 1993 Mar; 11(3):570-9.

25. Aaronson NK, Ahmedzai S, Bergman B, Bullinger M, Cull A, Duez NJ, et al. The european organization for research and treatment of cancer QLQ--C30: a quality of life instrument for use in international clinical trials in oncology. J Natl Cancer Inst. 1993 Mar;85:365-76.

26. Ciconelli RM, Ferraz MB, Santos W, Meinão I, Quaresma NR. Tradução para língua portuguesa do questionário de avaliação de qualidade de vida SF-36 (Brasil SF-36). Rev Bras Reumato, 1999; 39(3):143-50.

27. Fleck MPA, Louzada S, Xavier M, Chachamovich E, Vieira G, Santos L et al. Aplicação da versão em português do instrumento de avaliação de qualidade de vida da Organização Mundial da Saúde (WHOQOL-100). Revista de Saúde Pública, Rio de Janeiro, 1999; 33(2)198-205.

28. Oken M, Creech R, Tormey D et al. Toxicity and response criteria of the Eastern Cooperative Oncology Group. Am J Clin Oncol. 1982;5:649-655.

29. Karnofsky DA, Burchenal JH. "The clinical evaluation of chemotherapeutic agents in cancer." In: MacLeod CM (ed.). Evaluation of Chemotherapeutic Agents. Columbia Univ Press; 1949. p. 196.

30. Ribeiro M, Miyazaki MH, Jucá SSH et al. Validation of the brazilian version of functional independence measure. Acta Fisiatr. 2004;11(2):72-76.

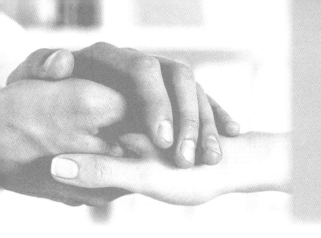

Capítulo 15

Ana Paula Noronha Barrére
Paula de Carvalho Morelli
Renata Varkulja de Andrade

Abordagem nutricional pós-tratamento

☰ Introdução

As neoplasias têm crescido em todo o mundo e são a segunda causa de morte na maioria dos países, como nos Estados Unidos, onde aproximadamente 1.480.000 americanos foram diagnosticados com câncer em 2009, sendo os mais comuns: próstata, mama, pulmão e colorretal.

Embora houvesse apenas 3 milhões de sobreviventes de câncer nos EUA na época do National Cancer Act (1971), atualmente há cerca de 12 milhões. Isso se deve ao aumento do número de americanos mais velhos e ao avanço na detecção precoce do câncer.

A Organização Mundial da Saúde (OMS) estima que o número de mortes por câncer deva crescer 45% entre 2007 e 2030, saltando de 7,9 para 11,5 milhões de óbitos anuais, e o número de casos novos deverá aumentar de 11,3 para 15,5 milhões anuais no mesmo período, principalmente o câncer de mama, que tem a sua maior incidência mundial.

Em geral, estima-se que a população de sobreviventes (*survivors*) seja de 4% da população total, representando cerca de 8,2 milhões de brasileiros, e está em crescimento, seguindo a tendência mundial, graças à melhoria do diagnóstico precoce, do tratamento e do acompanhamento.

Quando falamos em *cancer survivor* (sobrevivente ao câncer), essa terminologia foi adotada em substituição ao termo *cancer victim* (vítima de câncer) na década de 1980. A evolução das terapias antineoplásicas (nas décadas de 1960 e 1970) e dos exames de rastreamento para o diagnóstico precoce permitiu o aumento do número de pessoas que sobreviviam à doença. Desde então, *cancer survivor* refere-se ao indivíduo com câncer a partir do diagnóstico e durante toda a sua vida.

Já o termo *survivorship* (sobrevivência) refere-se ao período de vida do *survivor* e pode ser dividida em 3 fases: aguda, desde o diagnóstico, exames e tratamento; intermediária, após a remissão da doença e o término do tratamento primário; e longo prazo, após o período de maior risco de recidiva da doença.

O tratamento do câncer visa a cura, prolongar a vida e melhorar a qualidade de vida dos pacientes. É um processo gradual, que exige atenção constante e cuidados permanentes. Na fase aguda (*survivorship*), a espiritualidade, os pensamentos sobre a vida e a morte tornam-se muito frequentes, e a pessoa pode entrar numa fase de "negociação" por um milagre, pela cura, ou pelo prolongamento de vida.

Ser sobrevivente significa viver com o câncer e também viver com os efeitos colaterais e sequelas decorrentes das terapêuticas utilizadas para o seu controle. O sobrevivente pode estar livre da doença crônica ou recorrente, estar em sofrimento físico ou psicológico em decorrência do tratamento, mas ainda é um sobrevivente.

Sendo uma doença crônico-degenerativa e considerada um problema de saúde pública, os impactos do diagnóstico e do tratamento do câncer podem interferir diretamente no estilo de vida do indivíduo.

Muitos desses pacientes recebem diversos tipos de modalidades terapêuticas, como quimioterapia, radioterapia, ressecções cirúrgicas ou combinações deles, e os efeitos colaterais decorrentes desses tratamentos podem ser transitórios ou permanentes, acometendo diversos órgãos e sistemas.

A identificação precoce de grupos de alto risco, seguida de um plano de tratamento com base em avaliações metabólicas e nutricionais, que incluam aconselhamento nutri-cional e mudança no estilo de vida, torna-se essencial na prevenção das complicações crônicas, bem como na reincidência do câncer.

≡ Complicações a longo prazo

Muitos pacientes que foram submetidos a diversas terapias antineoplásicas (quimioterapia, radioterapia, ressecções cirúrgicas, imunoterapia, entre outras) poderão apresentar eventos adversos transitórios ou permanentes, acometendo diversos órgãos e sistemas.

As consequências no organismo podem atingir o trato digestivo e impactar no estado nutricional, devido ao aumento de distúrbios de motilidade e absorção intestinal, alterações do paladar e perda do apetite. Essas condições poderão se intensificar caso o paciente apresente previamente debilidade de sua condição nutricional.

Os eventos adversos como fadiga, neuropatia periférica, dificuldades em mastigar e deglutir, diarreia ou constipação podem surgir meses ou até anos após seu término.

Na Tabela 15.1, estão listadas algumas complicações a longo prazo relacionadas à nutrição de acordo com o tipo específico de câncer.

Tabela 15.1
Complicações a longo prazo relacionadas à nutrição e conduta nutricional de acordo com o tipo de câncer.

Câncer	Complicações nutricionais mais comuns	Conduta nutricional
Mama	Osteoporose/osteopenia	• Garantir oferta adequada de cálcio e vitamina D. • Promover atividade física, se possível.
	Ganho de peso	• Adequada ingestão calórica de carboidratos, gorduras e proteínas para promover ganho de peso adequado. • Promover atividade física, se possível.
	Complicações cardiovasculares	• Recomendada dieta adequada para doenças cardiovasculares. • Promover controle de ganho de peso.
Próstata	Osteoporose/osteopenia	• Garantir oferta adequada de cálcio e vitamina D. • Promover atividade física, se possível.
	Enterite/diarreia	• Adequada ingestão de líquidos e de eletrólitos. • Limitar o consumo de gorduras e alimentos ricos em lactose. • Modificar a ingestão de fibras (preferir solúveis).

(Continua)

Volume – Nutrição Clínica na Oncologia **175**

(Continuação)

Tabela 15.1
Complicações a longo prazo relacionadas à nutrição e conduta nutricional de acordo com o tipo de câncer.

Câncer	Complicações nutricionais mais comuns	Conduta nutricional
Pulmão/ Brônquios	Esofagite/disfagia	• Adequar a consistência de acordo com a dificuldade na ingestão alimentar. • Suporte nutricional oral, se necessário. • Evitar alimentos em temperaturas elevadas, álcool, alimentos ácidos, irritantes ou picantes.
Cólon/ Reto	Má absorção	• Adequar a ingestão de nutrientes de acordo com má absorção. • Monitorar peso e estado nutricional.
	Alteração de peso	• Monitorar peso. • Ingerir adequado aporte calórico. • Promover atividade física, se possível.
	Alteração do funcionamento intestinal	• Avaliar a ingestão de fibras. • Utilizar probióticos/prebióticos, se necessário. • Promover hidratação adequada.
	Enterite/diarreia	• Adequada ingestão de líquidos e de eletrólitos. • Limitar ingestão de gorduras e alimentos ricos em lactose. • Modificar a ingestão de fibras (preferir solúveis).
	Obstrução intestinal	• Avaliar necessidade de terapia nutricional enteral ou parenteral.
Bexiga/vias urinárias	Alteração do funcionamento intestinal	• Avaliar a ingestão de fibras. • Promover hidratação adequada.
Tireoide	Hipotireoidismo	• Adequar ingestão calórica e promover manutenção de peso adequado.
Linfoma	Síndrome metabólica	• Adequado aporte nutricional, se possível por via oral. • Promover adequada higiene oral. • Consumir alimentos úmidos e macios.
	Hipotireoidismo	• Adequar ingestão calórica e promover manutenção de peso adequado. • Promover atividade física, se possível.
Cavidade oral	Xerostomia	• Adequado aporte nutricional, se possível por via oral. • Promover adequada higiene oral. • Consumir alimentos úmidos e macios.
	Disfagia	• Adequar a consistência de acordo com a dificuldade na ingestão alimentar. • Suporte nutricional oral, se necessário.
Leucemia	Síndrome metabólica	• Adequar calorias, carboidratos simples e gorduras para promover peso adequado, níveis adequados de glicose, insulina e lipídios circulantes.
	Hipotireoidismo	• Adequar necessidade calórica. • Monitorar ganho de peso.
	Osteoporose/osteopenia	• Garantir oferta adequada de cálcio e vitamina D. • Promover atividade física, se possível.
Ovário	Osteoporose/osteopenia	• Garantir oferta adequada de cálcio e vitamina D. • Promover atividade física, se possível.
Pâncreas	Anorexia	• Aumentar aporte calórico e proteico. • Incluir alimentos com maior densidade calórico-proteica. • Adequar número de refeições. • Suporte nutricional oral.
	Má absorção	• Adequar a ingestão de nutrientes de acordo com má absorção. • Considerar a utilização de enzimas pancreáticas. • Monitorar peso e estado nutricional.
	Alteração de funcionamento intestinal	• Avaliar a ingestão de fibras. • Utilizar probióticos/prebióticos, se necessário.

(Continua)

(Continuação)

Tabela 15.1
Complicações a longo prazo relacionadas à nutrição e conduta nutricional de acordo com o tipo de câncer.

Câncer	Complicações nutricionais mais comuns	Conduta nutricional
Todos	Fadiga	• Desenvolver um plano alimentar fracionado. • Preferir alimentos fáceis de preparar e ingerir. • Monitorar o peso. • Estimular atividade física, se possível. • Suporte nutricional oral, se necessário.
	Alterações de peso	• Monitorar peso. • Ingerir adequado aporte calórico. • Promover atividade física se possível.
	Alterações no apetite/náusea	• Aumentar aporte calórico e proteico. • Incluir alimentos com maior densidade calórico-proteica. • Adequar número de refeições. • Preferir alimentos de mais fácil digestão, frios e de acordo com a tolerância.

Fonte: Thompson et al., 2013.

☰ Estilo de vida

O tratamento para muitos cânceres tem se tornado progressivamente mais bem-sucedido, e, assim, os sobreviventes de câncer estão cada vez vivendo mais tempo, o suficiente para desenvolver novos cânceres primários ou outras doenças crônicas relacionadas ao estilo de vida, como doenças cardiovasculares e diabetes. Especialmente os sobreviventes de câncer de mama, próstata e cólon demonstram maior risco de recorrência da doença e mortalidade por câncer.

Fatores de estilo de vida estão cada vez mais implicados no prognóstico do câncer. Obesidade, sedentarismo, dieta inadequada, tabagismo, álcool e estresse podem desregular as vias inflamatórias e metabólicas e a resistência à insulina, contribuindo para o desenvolvimento de várias doenças, incluindo o câncer.

Muitos dos hábitos saudáveis de alimentação e estilo de vida recomendados para evitar o câncer também são recomendados para sobreviventes de câncer. Uma dieta saudável com exercícios regulares pode ajudar a alcançar e manter um peso adequado, o que pode ser uma das formas mais importantes de proteção dos sobreviventes.

A World Cancer Research Foundation (WCRF), em parceria com o American Institute for Cancer Research (AICR), elaborou um relatório que apresenta recomendações para a sociedade e para sobreviventes de câncer, que foi resumido pelo Instituto Nacional de Câncer (INCA). As diretrizes canadenses também seguem essas mesmas recomendações para os sobreviventes de câncer.

■ Peso corporal

A obesidade é um efeito tardio reconhecido em sobreviventes do câncer, principalmente se foram tratados com quimioterapia, corticosteroides ou terapia hormonal. O excesso de peso é comum em alguns grupos, como os sobreviventes de tumores cerebrais ou leucemias e pacientes pediátricos. Podem estar associados a outras doenças crônicas, incluindo diabetes, hipertensão, depressão, doenças cardiovasculares e dislipidemia. Na literatura, foi comprovado que radioterapia dirigida ao sistema nervoso central, quimioterapia e esteroides podem contribuir para alteração da composição corporal de pacientes já liberados do tratamento oncológico.

Alcançar e manter um peso corporal saudável, dentro dos limites normais, evitar o ganho de peso e aumento na circunferência da cintura ao longo da vida são objetivos importantes nos indivíduos pós-tratamento.

O tecido adiposo é metabolicamente ativo, e o excesso de peso aumenta os níveis sanguíneos de insulina, estrogênio e outros hormônios que podem estimular o crescimento de células tumorais.

A manutenção de um peso saudável ao longo da vida pode ser uma das formas mais importantes de se proteger contra a recidiva do câncer, segunda neoplasia, além de se proteger contra doenças como diabetes, hipertensão, derrame e doença cardíaca coronariana. Indivíduos acima do peso devem ser encorajados e orientados a manter um peso saudável.

■ Atividade física

São muitas as barreiras que impedem a prática de atividade física, como falta de tempo, fadiga, festividades etc., que são passíveis de intervenção diante de um planejamento adequado.

A prática de atividade física melhora a qualidade de vida, ansiedade, depressão, fadiga, imagem corporal, peso e composição corporal[3]. Deve ser recomendada e acompanhada por um profissional da área de acordo com a capacidade individual, definindo frequência, duração e intensidade com técnicas que promovam a mudança de comportamento[12].

O Instituto Nacional do Câncer (INCA) enfatiza caminhada acelerada por, no mínimo, 30 minutos todos os dias. Com a melhora do condicionamento físico, aumentar o tempo para 60 minutos ou mais, ou por 30 minutos ou mais de atividade física vigorosa todos os dias. Limitar atividades sedentárias, como assistir à televisão e estar no computador.

A Organização Mundial da Saúde recomenda (WHO, 2010):

- **5 a 17 anos:** 60 minutos de atividade física vigorosa por dia.
- **18 a 64 anos:** 150 minutos de atividade moderada ou 75 minutos de atividade intensa por semana.
- **> 64 anos:** 150 minutos de atividade moderada ou 75 minutos de atividade intensa por semana, respeitando suas capacidades e condições.

■ Recomendações nutricionais

As sociedades American Cancer Society (ACS), World Cancer Research Found (WCRF), American Institute of Cancer Research (AICR) e o Consenso Nacional de Nutrição Oncológica enfatizam, além da manutenção de um peso saudável e o incentivo à prática de atividade física, a ingestão de uma dieta rica em vegetais, frutas e grãos integrais. Limitam o consumo de carne vermelha e álcool e estimulam o consumo de alimentos em vez de suplementos, que devem ser usados somente em situações específicas de déficit nutricional.

Além disso, os sobreviventes de câncer apresentam alto risco de desenvolvimento de doenças crônicas e cardiovasculares, motivo pelo qual existem essas recomendações dietéticas, também preconizadas pela European Society of Parenteral and Enteral Nutrition (Espen) e American Heart Association (AHA).

A Espen e a AHA referem que há forte nível de evidências nas recomendações citadas anteriormente, e que dietas ocidentais estão positivamente associadas ao aumento do risco de mortalidade entre *survivors*.

Seguem alguns destaques em pesquisas sobre algumas recomendações:

a) **Hortaliças e frutas:** são alimentos de menor valor calórico, ricos em vitaminas, minerais, antioxidantes, fibras e compostos bioativos (como carotenoides, antocianinas, isotiocianatos, entre outros).

b) **Carne vermelha:** o alto consumo deste grupo de alimentos é associado ao aumento do risco de câncer colorretal, de mama e mortalidade de forma geral em oncologia.

c) **Álcool:** aumenta o risco de recidiva e diminui a sobrevida. O consumo de álcool apresenta associação com aumento de risco para os cânceres de cabeça e pescoço, pâncreas, laringe, esôfago, fígado e mama. Evitar álcool é relevante para pacientes com diagnósticos de neoplasia de cabeça e pescoço e esôfago, em que é preditiva a piora da sobrevida.

d) **Suplementos vitamínicos e minerais:** a ACS, WCRF/AICR e o Consenso Nacional de Câncer aconselham os sobreviventes de câncer a priorizar as suas necessidades nutricionais por meio da alimentação, endossam o uso de multivitamínicos durante e após o tratamento do câncer apenas para aqueles que são incapazes de satisfazer as suas necessidades por intermédio da dieta ou que demonstrem deficiências específicas.

Listamos resumidamente algumas recomendações nutricionais para esta população, de acordo com o Consenso Nacional de Nutrição Oncológica (2016):

- **Alimentos açucarados e bebidas com adição de açúcar:** evitar o consumo de alimentos com alta densidade energética, como refrigerantes, bebidas com açúcar e *fast food*.

- **Alimentos vegetais:** consumir principalmente alimentos de origem vegetal, como frutas, grãos integrais, legumes e leguminosas, consumir pelo menos cinco porções de hortaliças e de frutas variadas todos os dias, consumir cereais integrais e/ou leguminosas em todas as refeições e limitar alimentos processados e ultraprocessados.

- **Carne vermelha e carnes processadas:** limitar o consumo de carne verme-lha em até 500 g por semana e evitar carnes processadas (salsicha, linguiça, presunto, embutidos, *bacon* etc.).

- **Peixe:** Consumir pelo menos duas porções de peixe por semana. Usar métodos de cocção com baixo teor de gordura, como assado, cozido, ao vapor e retirar toda a gordura aparente das carnes.

- **Álcool:** limitar o consumo de bebidas alcoólicas. Se consumir, não ultrapassar a recomendação:
  ° mulheres: uma porção (10 a 15 g de etanol) por dia.
  ° homens: duas porções (20 a 30 g de etanol) por dia.

- Não existe diferença no tipo de bebida, pois o fator importante é a quantidade de etanol consumida. Mulheres grávidas e crianças não devem consumir bebidas alcoólicas.

- **Preservação, processamento e preparo dos alimentos:** limitar o consumo de sal de todas as fontes alimentares em até 5 g (2 g de sódio) por dia. Não consumir cereais e grãos mofados, minimizando a exposição às aflatoxinas.

- **Gorduras:** escolher gorduras mais saudáveis, como canola ou azeite. Limitar todas as gorduras adicionadas, como óleos, molhos para salada e margarina a 15 a 30 mL (3 a 6 colheres de chá) por dia.

- **Suplementos nutricionais:** alcançar as necessidades nutricionais apenas pela alimentação. Suplementos nutricionais não são recomendados para prevenção do câncer.

O medo da recorrência é comum em sobreviventes de câncer, podendo gerar um estresse psicológico, que representa um considerável fator de risco para ganho de peso. Por outro lado, os sobreviventes de câncer ficam motivados a modificar o estilo de vida, seguir a dieta e praticar atividade física, na esperança de aumentar o bem-estar, manter a saúde e prevenir a reincidência, oportunidade que deve ser aproveitada, encorajada e orientada por profissionais qualificados.

☰ Referências

1. Barrére APN, Pereira A, Hamerschlak N, et al. Guia nutricional de oncologia. Rio de Janeiro: Atheneu; 2017: 203-210.
2. BC Cancer Agency. Healthy eating guidelines for cancer survivors. Canadá. Disponível em: https://www.healthlinkbc.ca/healthy-eating/cancer-survivors/. Acesso em: 13 set. 2017.
3. BC Cancer Agency. Healthy eating guidelines for cancer survivors. Canadá. Disponível em: http://www.bccancer.bc.ca/health-info/coping-with-cancer/life-after-cancer/ Acesso em: 13 set. 2017.
4. Bourke L, Homer KE, Thaha MA, Steed L, Rosario DJ, Robb KA et al. Interventions for promoting habitual exercise in people living with and beyond cancer. Cochrane Database Syst Rev 9 2013; CD010192
5. Doris SM, Chan et al. Body mass index and survival in women with breast cancer: systematic literature review and meta-analysis of 82 follow-up studies. Ann Oncol 2014; 25: 1901-1914. First published online: April 27, 2014.
6. Instituto Nacional de Câncer (Brasil). Resumo, alimentos, nutrição, atividade física e prevenção de câncer: uma perspectiva global. Traduzido por Athayde Hanson. Rio de Janeiro, 2007.
7. Instituto Oncoguia. Alimentação saudável após o tratamento. São Paulo, 2013. Disponível em: http://www.oncoguia.org.br/conteudo/alimentacao-saudavel-apos-o-tratamento/3065/23/ Acesso em: 13 set. 2017.
8. Arends J, Bachmann P, Baracos V, Barthelemy N, Bertz H, Bozzetti F et al. Espen guidelines on nutrition in cancer patients. Clinical Nutrition in cancer patients. Clin Nutr. 2017 Feb;36(1):11-48.
9. Kluthcovsky ACGC, Urbanetz AAL. Qualidade de vida em pacientes sobreviventes de câncer de mama comparada à de mulheres saudáveis. Rev. Bras. Ginecol. Obstet. Rio de Janeiro, 2012; Out. 34(10).
10. Lanza LF, Histórias de mulheres sobreviventes ao câncer de mama. Tese de doutorado, apresentada à Escola de Enfermagem de Ribeirão Preto/USP. Ribeirão Preto, 2012.
11. Ligibel J. Lifestyle factors in cancer survivorship. Journal of Clinical Oncology 2012; 30:30, 3697-3704.
12. Majewski JM, Lopes ADF, Davoglio T et al. Qualidade de vida em mulheres submetidas à mastectomia comparada com aquelas que se submete-

ram à cirurgia conservadora: uma revisão de literatura. Ciênc. Saúde Coletiva 2012; Mar.17(3) Rio de Janeiro.

13. Mayo Foundation for Medical Education and Research. Cancer survivors: managing your emotions after cancer treatment. Disponível em: http://www.mayoclinic.org/diseases-conditions/cancer/in-depth/cancer-survivor/art-20047129/ Acesso em: 13 set. 2017.
14. Murphy JL, Girot EA. The importance of nutrition, diet and lifestyle advice for cancer survivors: the role of nursing staff and interprofessional workers. J Clin Nurs 2013; 22(11-12):1539-49.
15. Oliveira MM, Malta DC, Guauche H et al. Estimativa de pessoas com diagnóstico de câncer no Brasil: dados da Pesquisa Nacional de Saúde, 2013. Rev Bras Epidemiol; 2015 Dez.; (18 Suppl):146-157.
16. Pinto CAS, Ribeiro JLP. Sobreviventes de câncer: uma outra realidade. Texto Contexto Enferm. Florianópolis 2007; Jan-Mar;16(1):142-8.
17. Robien K, Demark-Wahnefried W, Rock CL. Evidence-based Nutrition guidelines for cancer survivors: current Guidelines, knowledge gaps, and future research directions. Journal of the American Dietetic Association. Mar. 2011; 368-375.
18. Spark LC, Reeves MM, Fjeldsoe BS, Eakin EG. Physical activity and/or dietary interventions in breast cancer survivors: a systematic review of the maintenance of outcomes. Journal of Cancer Survivorship 2013; 7(1):74-82.
19. Teixeira JFC, Lemos PSM, Cypriano MS et al. The influence of antineoplastic treatment on the weight of survivors of childhood cancer. J Pediatr (Rio J) 2016; 92(6):559-566.
20. Teixeira JFC, Lemos PSM, Cypriano MS et al. The influence of antineoplastic treatment on the weight of survivors of childhood cancer. J Pediatr (Rio J) 2016;92:559-66.
21. Ventura EE, Ganz PA, Patricia A, Bower JE, Abascal L, Petersen L, Staton AL, Crespi CM. Barries to physical activity and healthy eating in younf breast cancer survivors: modifiable risk factors and associations with body mass index. Breast Cancer Treat, 2013: 142(2):423-33.
22. World Cancer Research Fund/American Institute for Cancer Research. Food, nutrition, physical activity, and the prevention of cancer: a global perspective. Washington DC: AICR, 2007.
23. World Health Organization. Global recommendations on physical activity for health. Genebra: WHO; 2010. Disponível em: http://apps.who.int/iris/bitstream/10665/44399/1/9789241599979_eng.pdf/ Acesso em: 13 set. 2017.

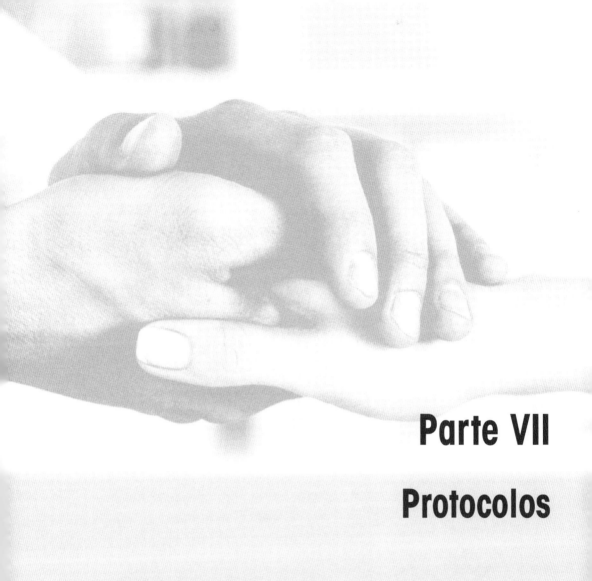

Parte VII

Protocolos

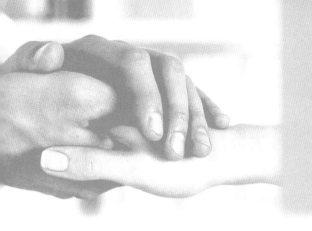

Capítulo 16

Ana Paula Noronha Barrére
Giovanna Guimarães Lopes
Luciana Mariz Tavares Bianchi

Manejo de sintomas

☰ Introdução

O tratamento oncológico poderá envolver várias opções terapêuticas como: cirurgia, quimioterapia (QT), radioterapia (RT), transplante de células-tronco hematopoiéticas (TCTH), hormonioterapia, terapias-alvos e, mais recentemente, a imunoterapia.

Em decorrência do tratamento, os pacientes podem apresentar eventos adversos, e, com isso, contribuir para a depleção do estado nutricional por meio da diminuição de ingestão e/ou absorção dos nutrientes. Sabemos também que a própria doença oncológica poderá aumentar este risco, por meio da liberação de citocinas inflamatórias, de alterações de atividades metabólicas e de gasto energético.

O déficit do estado nutricional poderá aumentar a morbimortalidade, toxicidade da terapia antineoplásica e complicações pós-operatórias, tempo de internação e custos hospitalares e diminuir a qualidade de vida.

Os eventos adversos podem ser vários, como: náuseas, vômitos, inapetência, diarreia, obstipação, disgeusia, mucosite, saciedade precoce, entre outros. O Instituto Brasileiro de Nutrição Oncológica (IBNO), em 2013, verificou em instituições oncológicas brasileiras: 26% de anorexia, 33% de náuseas e vômitos, 19% de xerostomia, 11% de odinofagia, 16% de diarreia e 16% de saciedade precoce.

Diante disso, serão elencados os principais eventos adversos e o manejo dietoterápico.

☰ Eventos adversos

■ Mucosite e úlcera oral

Mucosite e úlcera oral são lesões/inflamações que podem acometer a mucosa com sensação de queimação ou de prurido, contribuindo para piora do quadro clínico do paciente.

A prevalência dessas adversidades está diretamente relacionada à terapia antineoplásica, à localidade de tratamento. Dados sugerem que a mucosite é encontrada em aproximadamente 60 a 80% dos indivíduos em radioterapia na região da cabeça e pescoço e em 40% dos pacientes em quimioterapia. A porcentagem é ainda maior em terapias combinadas, quimioterapia e radioterapia concomitantes, afetando 90% dos indivíduos. No tratamento radioterápico, a mucosite é o efeito agudo mais frequente, sendo um grande fator dose-limitante nos tratamentos na região da cabeça e pescoço. Já em pacientes submetidos ao

TCTH, aproximadamente 75% deles são acometidos pela mucosite e/ou úlcera oral.

Os sinais e sintomas incluem edema, eritema, sensação de ardência, em conjunto com ulcerações recobertas de pseudomembrana de coloração esbranquiçada ou opalescente, que causam grande sensibilidade no local.

O mecanismo que desencadeia esta adversidade na radioterapia é causado pela liberação de citocinas pró-inflamatórias pelo tecido epitelial, como o fator de necrose tumoral-alfa (TNF-α), interleucina-1 (IL-1) e a interleucina-6 (IL-6), responsáveis pelo aumento da vascularização do tecido conjuntivo. Induzido pelo aumento da vascularização, inicia-se a formação de danos irreparáveis na fase S do ciclo celular, e, como consequência, a indução de apoptose das células epiteliais, que desencadeiam a resposta precoce das células da mucosa da cavidade oral, faringe e laringe aos efeitos tóxicos da radiação.

No que se refere à quimioterapia, alguns agentes são irritantes da mucosa, como: docetaxel, fluorouracila, metotrexato, mitomicina, tioguanina, doxorrubicina, etoposídeo, clorambucil, citarabina, daunorrubicina, ciclofosfamida, doxorrubicina, epirrubicina, vimblastina e vincristina. Dentre eles, a literatura sugere que fluorouracila é o antimetabólito mais associado (40%) ao surgimento da mucosite, em grau elevado (graus 3 e 4).

A patogênese da mucosite oral ainda não é totalmente elucidada, mas, no entanto, sabe-se que os tratamentos antineoplásicos interferem além dos fatores já descritos, nos efeitos estomatóxicos indiretos que resultam na liberação de mediadores inflamatórios, na neutropenia e na perda de constituintes protetores na saliva, como fator de crescimento epitelial (FCE) e fator de ativação plaquetária (FAP).

O risco para o desenvolvimento da mucosite também pode ter relação com idade (*turnover* celular), deficiências de enzimas metabólicas, como a di-hidropirimidina desidrogenase, mecanismos de reparo do DNA, eliminação tardia de agentes antineoplásicos por insuficiência renal ou função hepática, derrames pleurais ou peritoneais, ou a administração de antídotos específicos, como a leucovorina.

A ingestão oral é comprometida por isso, estratégias nutricionais são primordiais para a minimização dos desconfortos. A adaptação da consistência da dieta e o cuidado com a oferta nutricional são importantes na presença do evento adverso.

Algumas estratégias sugeridas na presença de mucosite:

- Preferir alimentos e bebidas em temperatura ambiente.
- Evitar o consumo de alimentos e bebidas irritantes como ácidos, muito salgados, picantes, ásperos e secos.
- Modificar a consistência da dieta, de acordo com o grau da mucosite. Preferir alimentos macios, úmidos e/ou pastosos.
- Avaliar a necessidade de terapia nutricional oral ou enteral conforme a dificuldade de ingestão alimentar.

Muitos estudos têm evidenciado o papel da glutamina na melhora da mucosite. A glutamina é o aminoácido livre mais abundante no plasma e no tecido muscular, um imunonutriente amplamente discutido e estudado. Esta proteína desempenha um importante papel como substrato para células de defesa, como macrófagos, linfócitos e enterócitos. Além disso, a glutamina apresenta um efeito supressor sobre o sistema imune e de quebra de barreira epitelial.

Peterson et al. (2007) realizaram um estudo com 326 pacientes com câncer de mama em tratamento com antraciclinas, que desenvolveram mucosite grau ≥ 2. A glutamina foi administrada numa dose de 2,5 g em 5 mL, três vezes por dia, com início no primeiro dia de quimioterapia, com continuidade por 14 dias. Nesse caso, a glutamina reduziu em 49,7% a incidência de mucosite grau ≥ 2 e 6,7% a mucosite grau 3, além de reduzir significativamente a piora do grau da mucosite oral.

O estudo de Choi et al. (2007) realizado com 51 pacientes avaliou a glutamina em relação à mucosite em graus avançados. Os indivíduos em uso do quimioterápico 5-FU receberam por via entérica 30 g de glutamina 3 vezes ao dia por 15 dias, com início três dias antes do início do tratamento. O desfecho revelou a glutamina como eficaz na prevenção de mucosite graus 2 a 4.

Entretanto, a European Society of Parenteral and Enteral Nutrition (Espen) refere que a suplementação desse nutriente ainda é controversa devido a alguns fundamentos biológicos com base no fato de a glutamina ser um aminoácido semiessencial em condições catabólicas. De acordo com a revisão narrativa de Kunh et al. (2010), de 24 estudos que avaliaram a suplementação oral, somente 8 revelaram benefício clínico. E, na via parenteral, de 12 estudos somente 6 reportaram benefício clínico.

O Consenso Brasileiro de Nutrição Oncológica acrescenta que a principal via de ação com efeitos benéficos no tratamento da mucosite é a via parenteral. E, embora haja pesquisas que revelem benefícios na redução da duração e da intensidade desse evento adverso via oral, são necessários mais estudos para evidenciar a eficácia desse nutriente para tratar a mucosite na oncologia.

■ Náuseas e vômitos

A êmese (vômito) é caracterizada por um evento do trato gastrointestinal, em que o conteúdo interno é eliminado como resposta a uma excitação ou irritação, podendo ser ou não precedido de náuseas e desconforto. A náusea, por sua vez, é a sensação de enjoo.

Dentre as causas desencadeadoras, estão os odores incômodos, fatores visuais e psicológicos, como cenas desagradáveis, indução por substâncias químicas e a quimioterapia.

Esses efeitos adversos são os mais prevalentes dentro dos tratamentos antineoplásicos, ocorrendo em cerca de 70 a 80% dos pacientes. São episódios comumente asso-

ciados aos agentes citotóxicos da quimioterapia (QT), principalmente quando há cisplatina nos protocolos, mas também podem ocorrer em pacientes submetidos à RT em regiões do sistema nervoso central e abdominal. Mesmo após a profilaxia nos tratamentos, a incidência se mantém alta, afetando de 25 a 55% dos pacientes com êmese e 50 a 75% com náuseas.

Esses sintomas podem ocorrer conforme a tolerância individual, duração da infusão e em diferentes momentos do tratamento, recebendo classificações distintas.

- **Efeito agudo ou imediato:** ocorre em até 24 horas do início da medicação, com pico efetivo entre 48 e 72 horas.
- **Tardio ou imediato:** aparece em 24 até 120 horas após o início da infusão e normalmente dura de 4 a 5 dias.
- **Antecipatório:** ocorre previamente ao início ou durante a sessão, posteriormente, a um segundo ciclo de tratamento, recebendo estímulos visuais, olfatórios, gustativos e ambientais.
- **Refratário:** sintomas agudos e tardios que ocorrem em cada ciclo da quimioterapia com intensidade e frequência crescentes, sendo, assim, um fator limitante para o tratamento.

A fisiopatologia desse sintoma ocorre em resposta a estímulos enviados via impulso nervoso e transmitidos por aferentes vagais e simpáticos para uma área específica localizada no bulbo cerebral, próxima ao núcleo do trato solitário.

Nesse local, há duas zonas de gatilho, denominadas quimiorreceptora (CTZ) e centro do vômito (CV), responsáveis por controlar o ato de vomitar. A CTZ localiza-se em uma grande variedade de neurotransmissores mediadores desse sintoma, e, entre eles, estão a dopamina, serotonina, histamina, prostaglandinas e o ácido gama-aminobutírico. O CV, por sua vez, recebe estímulo via trato gastrointestinal, pelas fibras sensoriais vagais, localizadas nos núcleos vestibulares, alto do córtex e da CTZ.

Figura 16.1
Fisiopatologia dos vômitos induzidos pela quimioterapia.

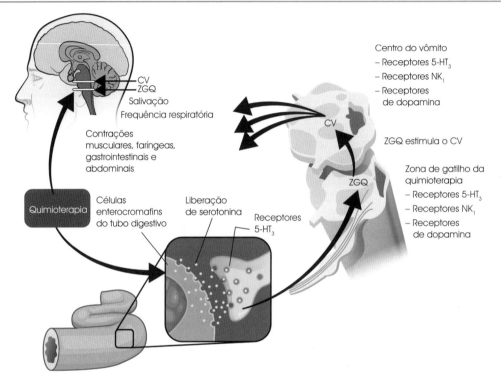

Fonte: Colomer, 2008.

O Consenso de Antiemético de Perugia (2004) apresenta alguns quimioterápicos com potencial emetogênico (Quadro 16.1).

Quadro 16.1
Medicamentos quimioterápicos indutores de êmese e náuseas.

Grupo	Percentual de frequência de vômitos	Medicamentos antineoplásicos e dose
Alto	> 90%	• Carmustina, Cisplatina, Ciclofosfamida (dose ≥ 1.500 mg/m^2), Dacarbazina e Dactinomicina.
Moderado	30 a 90%	• Carboplatina, Ciclofosfamida (dose ≥ 1.500 mg/m^2), Citarabina > 1 mg/m^2, Daunorrubicina, Doxorrubicina, Epirrubicina, Ifosfamida, Irinotecano, Oxaliplatina e Alentuzumabe.
Baixo	10 a 30%	• Docetaxel, Etoposide, Fluorouracila, Gemcitabina, Ixabepilona, Metotrexato, Mitomicina, Paclitaxel, Bortezomibe, Cetuximabe, Citarabina (< 1.000 mg/m^2), Pemetrexede, Panitumumabe, Temsirolimo, Topotecano, Trastuzumabe e Vorinostate.
Muito baixo	< 10%	• Vincristina, Vinorelbina, Vimblastina, Bleomicina, Bussulfano, Bevacizumabe, Fludarabina e Rituximabe.

Fonte: Adaptado de Barrere et al., 2012.

Algumas medicações podem auxiliar na minimização dos sintomas, como os agentes emetogênicos, que atuam diretamente no receptor específico, bloqueando sua ação.

A nutrição atua neste cenário como uma moderadora desses sintomas, a fim de auxiliar, minimizar os desconfortos, evitar o jejum e proporcionar uma melhor aceitação alimentar.

É importante orientar o paciente a optar por alimentos de acordo com as preferências, de fácil digestão, em temperaturas mais frias. Abordagens comportamentais como relaxamento e ambiente agradável auxiliam na melhor ingestão alimentar.

Algumas das estratégias recomendadas são:

- Identificar os alimentos que causam enjoo ou náuseas, devido às características organolépticas.
- Fracionar as refeições, alimentando-se mais vezes em menor volume, e evitar jejum prolongado.
- Estimular o consumo de líquidos, evitando que o paciente desidrate por conta de vômitos. Entretanto, orientar a não consumir juntamente com as principais refeições.
- Evitar o excesso de especiarias, assim como alimentos muito doces ou gordurosos.
- Preferir preparações com boa digestibilidade em temperatura fria, gelada ou ambiente.
- Mastigar ou chupar gelo 40 minutos antes das refeições.
- Avaliar a necessidade de terapia nutricional oral ou enteral, conforme a dificuldade de ingestão alimentar.

Pesquisas têm apontado que o gengibre poderá auxiliar na diminuição do desconforto de náuseas. Ele é um tubérculo originário da Ásia, da planta *Zingiber officiale,* com propriedade antiemética devido à ação do composto bioativo gingerol nos receptores colinérgicos e serotonérgicos, podendo ser utilizado em chás, sucos e vitaminas. Ryan et al. (2012) avaliaram o efeito do gengibre sobre a náusea e verificaram redução da gravidade com suplementação de 0,5 a 1,0 g em pacientes oncológicos adultos durante a quimioterapia.

■ Inapetência

A inapetência caracteriza-se por uma falta fisiopatológica de apetite, acompanhada de aversão ao alimento e inabilidade em consumi-lo, sendo um sinônimo da anorexia. Esse sintoma é frequentemente relatado pelos pacientes oncológicos, advindo da toxicidade do tratamento, ocorrendo em 80 a 90% deles.

Além disso, este sintoma poderá ocorrer devido a fatores inerentes à própria doença, interferências psicológicas, presença de dor e falta ou redução da atividade física. Se não controlado, poderá contribuir para perda de peso, depleção do estado nutricional e piora do desfecho clínico do paciente.

Por outro lado, muitas vezes a inapetência é proveniente de aversões alimentares apresentadas no decorrer do tratamento ou até mesmo como consequência de outros sintomas adversos como xerostomia, náuseas, odinofagia e depressão.

Pacientes em radioterapia dirigida à região do sistema nervoso central, assim como em outras localidades (por exemplo: abdome, tórax, cabeça e pescoço), podem apresentar inapetência e diminuição do apetite. Alguns quimioterápicos podem contribuir na diminuição da ingestão alimentar, entre eles se destacam: capecitabina, cladribina, decitabina, vorinostate etc.

É importante prover ingestão alimentar adequada, de acordo com as necessidades nutricionais do paciente. O foco para o auxílio desta adversidade também será tratar o sintoma subjacente que pode desencadear a inapetência.

As estratégias nutricionais vão além do estímulo à alimentação e envolvem prover maior densidade calórico-proteica das preparações. Algumas sugestões para aumentar o aporte calórico-proteico dos alimentos estão elencadas no Quadro 16.2.

Quadro 16.2
Sugestões para acréscimo proteico-calórico em preparações alimentares.

- Geleias de frutas sem açúcar, mel, caldas de frutas.
- Tubérculos e raízes (batata, inhame, mandioca e mandioquinha).
- Óleos vegetais (azeite de oliva, óleo de macadâmia, linhaça), manteiga, abacate e sementes de oleaginosas.
- Ovos, carne, frango ou peixe.
- Leite e derivados.
- Extratos vegetais (soja, quinoa, arroz, aveia, castanha-do-Brasil), leite de coco.
- Preparações hipercalóricas: mingaus, vitaminas, *flans*, pudins, *milk-shakes*, sorvete de massa, entre outros.

Fonte: Adaptado de Silva, 2006.

Além dessas, outras manobras podem ser realizadas, como tornar o momento da alimentação mais atrativo, oferecendo preparações com aparência, sabor e aroma que despertem a vontade de se alimentar. Optar por alimentos de acordo com as preferências do paciente.

Evitar a oferta de alimentos hipocalóricos, como alimentos desnatados, *light, diet*, zero gordura etc. É necessário também um olhar especial para o acompanhamento da refeição, evitar ingerir líquidos junto com o alimento, pois contribuirá para saciedade precoce.

Quanto à consistência da dieta, não é necessário realizar alterações. Entretanto, ela poderá ser modificada, visando melhorar a aceitação oral. Deve-se ter atenção ao valor nutricional, uma vez que essas preparações podem apresentar menores valores de densidade energética e proteica, maiores perdas nutricionais.

Quando a ingestão alimentar for menor que as necessidades nutricionais, avaliar a necessidade de terapia nutricional oral ou enteral, conforme a dificuldade de ingestão alimentar.

Algumas orientações na presença de inapetência:

- Fracionar a alimentação (2 em 2 horas), com menores volumes.
- Estimular a ingestão de alimentos com melhor tolerância.
- Consumir alimentos e/ou preparações com maior densidade calórico-proteica.
- Prover lanches prontos para beliscar.
- Avaliar a necessidade de terapia nutricional oral ou enteral, conforme a dificuldade de ingestão alimentar.

■ Disfagia e odinofagia

A disfagia é representada pela dificuldade em deglutir o alimento ingerido no trajeto da orofaringe até o estômago. Em acréscimo, muitas vezes poderá estar associada a outros sintomas, como aspiração traqueobrônquica, regurgitação, dor retroesternal independente do esforço físico, soluço e odinofagia.

Estima-se que a disfagia ocorra em aproximadamente 23% dos pacientes. Já a odinofagia, que é a sensação de dor ao deglutir, acomete aproximadamente 11% dos pacientes.

O câncer de esôfago é o tipo mais comum de disfagia mecânica, sendo um fator intrínseco, no qual a luz do órgão reduz a menos de 50%, causando complicações na deglutição de alimentos, em especial dos sólidos.

Além disso, terapias antineoplásicas como quimioterapia, radioterapia e ressecções cirúrgicas contribuem para o aparecimento dessas adversidades, que estão presentes em 83% dos pacientes.

A disfagia, assim como a odinofagia, é um fator limitante para a intensificação da radioterapia na região da cabeça e pescoço, pois está relacionada à dose total de radiação, região anatômica de tratamento e número de frações.

Além disso, nota-se que normalmente a disfagia e odinofagia estão acompanhadas de outras adversidades, como xerostomia, trismo, osteorradionecrose, doença periodontal e cárie de radiação, provenientes de reações crônicas ou tardias da radiação.

O estudo de Cheng (2007) sugere que a disfagia é o sintoma mais comum e intenso no acompanhamento da mucosite. Dos 33 indivíduos com câncer de cabeça e pescoço entrevistados no estudo, 80% relataram disfagia.

As estratégias nutricionais para a odinofagia são de extrema importância para evitar grandes perdas de peso, depleções da composição corporal e de massa magra.

As modificações na consistência da dieta são bem-vindas, mas é necessário ter atenção para a densidade calórico-proteica e para a consistência. Por isso, nestas adaptações, sempre que possível, adicionar ovos, carnes, peixe e frango na textura que for mais confortável (liquidificada, amassada, desfiada etc.).

A opção secundária à ingestão de fontes proteicas é a suplementação com módulos hiperproteicos e até hipercalóricos, se for necessário.

Seguem algumas recomendações:

- Fracionar a dieta, oferecendo de 6 a 8 refeições ao dia.
- Evitar alimentos secos, duros, que possam machucar a mucosa.
- Evitar alimentos cítricos, salgados, picantes ou condimentados.
- Não consumir alimentos em temperaturas elevadas ou extremamente gelados.
- Adaptar a consistência da dieta de acordo com a dificuldade.
- Utilizar como opção papas de frutas e sucos não ácidos.

- Avaliar a necessidade de terapia nutricional oral ou enteral, conforme a dificuldade de ingestão alimentar.

As recomendações para a disfagia seguem o mesmo padrão e devem ter o mesmo cuidado do ponto de vista de densidade calórica e proteica e a necessidade de se alimentar, apesar do desconforto.

O paciente disfágico, primordialmente, deve ter o acompanhamento com o fonoaudiólogo. Este profissional é capacitado para graduar a disfagia e indicar a consistência da dieta ou a necessidade de espessar os líquidos (consistência de mel, néctar ou pudim).

O espessamento dos líquidos pode ser feito por produtos industrializados ou naturais, como é o caso do amido de milho, da tapioca e dos farináceos enriquecidos.

Outras orientações complementares a essas são: ingerir pequeno volume de líquido junto com a refeição, a fim de auxiliar na mastigação e deglutição (checar liberação individual com o fonoaudiólogo), e manter a cabeceira elevada no momento da refeição.

Sempre que possível, priorizar a ingestão alimentar por via oral, por ser a via alimentar mais fisiológica. No entanto, quando a ingestão alimentar se torna inviável por odinofagia e disfagia, com grandes riscos de complicações por broncoaspiração, é indicada a terapia nutricional enteral para garantir o aporte calórico e proteico diário do paciente, evitando perdas irrecuperáveis no estado nutricional.

■ Esofagite

A esofagite é uma inflamação aguda ou crônica do esôfago, causada por bactérias, agentes químicos ou trauma, que promove sensação de queimação e dor na região torácica.

O tratamento radioterápico na região torácica predispõe o surgimento desta adversidade, pelo recebimento de radiação no esôfago, que pode lesionar a parede do órgão e induzir a esofagite.

Na tentativa de diminuir os desconfortos, a adaptação da consistência da dieta tem um papel muito importante, assim como o fracionamento em 6 a 8 refeições por dia, visando facilitar e incentivar a alimentação do paciente.

Além dessas, outras estratégias nutricionais são bem-vindas, como:

- Evitar a ingestão de alimentos secos e duros, assim como alimentos muito quentes ou muito gelados.
- Modificar a consistência da dieta conforme o grau de esofagite. Preferir alimentos macios e/ou pastosos (carnes macias, bem cozidas, picadas, desfiadas ou moídas) ou liquidificados.
- Diminuir o sal das preparações e evitar o uso de condimentos ácidos que possam irritar a mucosa.
- Mastigar bem os alimentos, evitando a aerofagia.
- Após e durante as refeições, manter a cabeceira elevada a 45°.
- Evitar a ingestão de café, bebidas alcoólicas, refrigerantes ou outras bebidas gaseificadas.
- Aumentar a densidade calórica e proteica das preparações.
- Avaliar a necessidade de terapia nutricional oral ou enteral, conforme a dificuldade de ingestão alimentar.

■ Xerostomia

Xerostomia pode ser definida como a diminuição da produção de saliva e consequente alteração da composição salivar, resultando numa sensação de boca seca e saliva espessa. Em condições normais, produzimos cerca de 0,3 a 0,5 mL de saliva por minuto. A xerostomia ocorre quando a produção diminui para 0,1 mL por minuto ou menos.

A saliva desempenha papel fundamental na manutenção da homeostase da cavidade bucal. Ajuda na manutenção da integridade dental, diluição de restos alimentares e bactérias e participa da limpeza mecânica da cavidade oral. Além disso, promove atividade antimicróbica, prevenindo infecções orais e participando de várias funções do trato gastrointestinal superior, como percepção de sabor, formação do bolo alimentar, e facilita a mastigação, a deglutição e a fala.

Aproximadamente 40% dos pacientes em tratamento quimioterápico apresentam xerostomia, sendo um sintoma de curta duração, voltando ao normal até cerca de 6 a 8 semanas após o término do tratamento. Alguns quimioterápicos competem por receptores de neurotransmissores da acetilcolina, que inibem a transmissão de impulsos parassimpáticos das células salivares.

Pacientes em tratamento radioterápico, principalmente de cabeça e pescoço, também apresentam alta prevalência de xerostomia, pois, em sua maioria, envolve a exposição à radiação das glândulas salivares. Alguns estudos relatam prevalência de mais de 80% de xerostomia durante o tratamento radioterápico, chegando a atingir até 100% dos pacientes após o término do tratamento. Acomete principalmente mulheres e idosos. O Inquérito Brasileiro de Nutrição Oncológica, em 2013, já apontava prevalência de 22,98% entre os idosos e 19,25% entre os adultos.

Algumas estratégias nutricionais em quadros de xerostomia são:

- Preferir alimentos macios, com preparações mais úmidas, com molhos, em forma de purês, caldos e sorvetes.
- Evitar alimentos secos, crocantes e duros.
- Estimular a ingestão de alimentos que causem maior conforto.
- Utilizar gomas de mascar ou balas sem açúcar com sabor cítrico. Elas ajudam a aumentar a produção de saliva e aumentam a sensação de sede.

- Ingerir líquidos junto com as refeições. Preferir sucos de frutas cítricas, para estimular a produção de saliva.
- Utilizar gotas de limão nas saladas e bebidas.
- Usar ervas aromáticas como tempero nas preparações, evitando sal e condimentos em excesso.
- Mastigar e chupar gelo feito de água, água de coco e sucos de frutas.
- Evitar líquidos como café, chás, bebidas à base de cola e chocolate.
- Avaliar a necessidade de terapia nutricional oral, conforme a dificuldade de ingestão alimentar.

Outras estratégias incluem: higiene bucal adequada, evitar usar soluções orais que contenham álcool (aumentam a sensação de secura na boca), hidratação frequente com pequenos goles de água e manter hidratação labial com protetores labiais à base de glicerina ou vaselina.

A saliva artificial pode ser uma estratégia a ser avaliada, por ser benéfica para hidratar a mucosa oral. Além disso, algumas medicações podem estimular a glândula salivar a produzir mais saliva.

■ Trismo

Trismo é uma desordem caracterizada pela diminuição da capacidade de abrir a boca completamente (abertura menor que 35 mm ou menos) devido a uma diminuição na amplitude de movimento dos músculos da mastigação.

Pode ser causado por processos inflamatórios locais ou tumores malignos e geralmente afeta pacientes que seguem procedimentos cirúrgicos intraorais, aqueles que sofrem acidente vascular cerebral, ou, em sua maioria, aqueles que estão em tratamento radioterápico para câncer na região da cabeça e pescoço.

O trismo tem sido associado à morbidade após radioterapia dirigida na região da cabeça e pescoço (25 a 30%), com graves implicações para a saúde, incluindo redução da ingestão alimentar devido à mastigação prejudicada, dificuldade em falar e comprometimento da higiene bucal. A perda de função e do alcance do movimento mandibular pela radioterapia parece estar relacionada à fibrose dos músculos mastigatórios. Estudos demonstraram que a proliferação anormal de fibroblastos é um importante desencadeador dessas reações. Como resultado, os pacientes apresentam hipomobilidade mandibular, com consequente degeneração da articulação muscular e temporomandibular, além de desgaste da cartilagem.

A prevalência de trismo após o tratamento radioterápico varia de 25 a 42%. Em alguns estudos, essa variação pode ser explicada pelos diferentes critérios de inclusão, características do tumor, intervalo e/ou modalidade de tratamento.

Algumas estratégias nutricionais em quadros de trismo são:
- Adequar a consistência dos alimentos de acordo com a aceitação e/ou dificuldade do paciente.
- Utilizar artifícios para facilitar a ingestão (canudos, seringas, colheres, *squeezes*).
- Avaliar a necessidade de terapia nutricional oral, conforme a dificuldade de ingestão alimentar.

■ Obstipação

A obstipação pode ser definida como um transtorno caracterizado por uma dificuldade persistente para evacuar ou uma sensação de evacuação incompleta e/ou movimentos intestinais infrequentes (a cada 3 a 4 dias ou com menor frequência), na ausência de sintomas de alarme ou causas secundárias.

Pode ser considerado um dos sintomas mais comuns e preocupantes em pacientes oncológicos. Suas causas primárias podem ser atribuídas à alimentação pobre em fibras, alterações do hábito intestinal, baixa ingestão de líquidos e sedentarismo. Como causas secundárias, podemos atribuir à presença do tumor, problemas relacionados ao câncer e diminuição da motilidade intestinal. Por último, consideram-se as causas iatrogênicas, como o uso de medicações para dor, quimioterápicos, psicotrópicos e antidepressivos, que têm como efeito colateral a obstipação. Alguns outros fatores podem ainda aumentar sua frequência, como idade avançada e alterações psicológicas, como depressão e ansiedade.

Cerca de 41% dos pacientes submetidos ao tratamento antineoplásico apresentam obstipação. Essa prevalência aumenta para 70 a 100% em pacientes hospitalizados que recebem tratamento contra câncer, sendo relatado por aproximadamente 50% dos pacientes já na hora da admissão. Quanto aos pacientes que fazem uso de medicações para dor, especialmente opioides, cerca de 70% apresentam obstipação. Além de causar desconforto, a constipação afeta a vida diária, a ingestão alimentar e a socialização, comprometendo a qualidade de vida.

O controle dessa adversidade é dificultado devido à baixa ingestão de alimentos e líquidos, além de outros sintomas que podem estar associados, como náuseas, vômitos e saciedade precoce. Por conta disso, a intervenção nutricional é um recurso importante para minimizar esse sintoma e prevenir desnutrição e desidratação, além de reduzir a necessidade do uso de métodos invasivos e desconfortáveis.

Algumas estratégias nutricionais na presença de obstipação são:

- Aumentar a ingestão de líquidos (água, água de coco e sucos).
- Fazer uso de bebidas com propriedades laxativas que contenham mamão, laranja e ameixa.
- Preferir a ingestão de alimentos integrais: grãos, arroz, macarrão, farelo de trigo, farelo de aveia, farinha de linhaça, quinoa em flocos.
- Incluir leguminosas como feijão, ervilha, lentilha e grão de bico.
- Preferir as frutas laxantes e frescas (de preferência com casca), além de hortaliças (preferencialmente cruas, quando possível).
- Considerar o uso de módulos de fibra solúveis e insolúveis, caso o consumo de fibras não possa ser suprido pela alimentação.

■ Saciedade precoce

Saciedade precoce pode ser definida como uma condição caracterizada por sensação de plenitude após a ingestão de pequena quantidade de comida, impedindo a continuação da refeição. Diversas patologias graves podem causar a saciedade precoce, entre elas o câncer. Nesta condição, a maioria dos pacientes inapetentes apresenta saciedade precoce.

Algumas evidências apontam que a saciedade precoce possui duas etiologias: uma central e outra periférica. A central pode estar relacionada a alteração de paladar, aversões alimentares e variações da ingestão alimentar ao longo do dia, e a periférica está relacionada a diminuição do espaço gástrico, esvaziamento gástrico atrasado e sinais neurológicos sensoriais alterados.

Sua prevalência não parece estar associada ao sítio primário do tumor, mas alguns estudos apontam a saciedade precoce como sendo um dos dez sintomas mais frequentes nessa população. O Inquérito Brasileiro de Nutrição Oncológica (IbNO) relata uma prevalência de 13,67% em pacientes oncológicos adultos, e este número aumenta para 15,68% quando se trata de pacientes idosos. Também está relacionada ao gênero, sendo mais comum em mulheres.

No caso de saciedade precoce:

- Modificar as fibras da dieta (por meio de cocção ou trituração).

- Fracionar a alimentação e em pequenos volumes.
- Aumentar a densidade calórico-proteica.
- Evitar o consumo de líquidos no momento das refeições.

■ Neutropenia e leucopenia

A neutropenia e a leucopenia são efeitos colaterais graves da quimioterapia. A neutropenia pode ser definida por um número baixo de neutrófilos no sangue, caracterizada por uma contagem absoluta de neutrófilos (ANC) abaixo de 500/mm^3. É um dos efeitos colaterais mais comuns no tratamento quimioterápico, que causa maior risco de infecção.

A leucopenia, por sua vez, é definida por um número baixo de células de defesa leucócitos, em valores < 1.000 uL. Valores séricos padrão deste glóbulo branco em indivíduos saudáveis são de 5 a 10 mil a cada mm^3 de plasma.

Os leucócitos são classificados de acordo com a sua estrutura, podendo ser granulosos (neutrófilos, eosinófilos e basófilos) e agranulosos (monócitos e linfócitos).

Os neutrófilos compreendem entre 50 e 70% das células brancas do sangue e são os principais componentes responsáveis pela defesa de infecções, tendo a capacidade de identificar e destruir a maioria dos invasores.

A frequência e a gravidade das infecções são inversamente proporcionais à contagem de neutrófilos e diretamente proporcionais à duração da neutropenia. Pacientes com ambos os tumores sólidos e doenças malignas hematológicas tratadas com alta dose de quimioterapia têm um risco significativamente maior de desenvolver infecções.

A mortalidade relacionada à infecção em pacientes com neutropenia grave é de aproximadamente 4 a 6% em pacientes adultos, e de 0,4 a 1,0% em pacientes pediátricos. Pelo menos 50% dos pacientes neutropênicos que se tornam febris têm uma infecção estabelecida ou oculta, e pelo menos 20% têm bacteremia.

Muitos estudos revelam que a presença de micro-organismos patógenos nas preparações, nos alimentos podem ocasionar infecções oportunistas nos períodos de imunossupressão. Por isso, práticas adequadas na segurança alimentar e na escolha dos alimentos são fundamentais, e dieta com baixo teor microbiológico será indicada.

A dieta de baixo teor microbiológico consiste em uma alimentação com maior precaução, no que diz respeito à segurança do alimento, devendo ser excluídos aqueles com potencial para contaminação, englobando frutas e hortaliças de difícil higienização e/ou preparações de risco como: carnes mal passadas e cruas, leites e derivados não pasteurizados e alimentos com probióticos.

Algumas orientações nutricionais em quadros de leucopenia e neutropenia são:

- Higienizar, antes do consumo, com sanitizantes, todas as frutas e verduras.
- Utilizar água potável, fervida ou mineral em embalagens não reutilizáveis.
- Evitar consumir frutas de casca fina e/ou de difícil higienização (amora, morango, mirtilo etc.)
- Ingerir leite e derivados somente pasteurizados.
- Ingerir carnes e ovos somente bem cozidos.
- Não consumir frutas secas e oleaginosas a granel.
- Preferir consumir os alimentos industrializados (biscoitos, sucos, iogurtes etc.) em embalagens para consumo individual imediato.
- Preferir alimentos processados em embalagens individuais.
- Atentar às condições de higiene do local ao se alimentar fora de casa.
- Não se recomenda o uso de probióticos.

Portanto, a dieta com baixo teor microbiológico deve ser prioritariamente segura do ponto de vista de contaminação.

Vale ressaltar que educar o paciente e sua família sobre boas práticas de manipulação, escolha e armazenamento será essencial. Adaptar as orientações de acordo com as condições socioeconômicas é primordial, a fim de evitar complicações durante o tratamento.

■ Diarreia

A diarreia caracteriza-se pela liberação do conteúdo fecal, em três ou mais vezes, com consistência amolecida ou líquida por dia. Esse é um dos efeitos adversos que poderá comprometer o estado nutricional e a qualidade de vida do paciente. Essas queixas ocorrem em aproximadamente 10% dos indivíduos que apresentam este sintoma de acordo com graus (de 1 a 5), com base nos critérios de toxicidade do National Cancer Institute (NCI).

O trato gastrointestinal possui células de rápida divisão celular, portanto, vulneráveis às drogas antineoplásicas. Em razão dessa vulnerabilidade, ocorre um descamamento de células da mucosa, sem reposição adequada, levando à irritação, inflamação e alterações funcionais que ocasionam a diarreia.

A utilização de protocolos de QT com fármacos derivados de fluoropirimidinas associa-se a um risco maior de ocorrência de diarreia. Pacientes submetidos à RT dirigida à região pélvica podem apresentar enterite actínica de forma aguda ou crônica, que se manifesta com quadro clínico semelhante à diarreia.

Quimioterápicos mais relacionados à diarreia são os antimetabólitos e os antibióticos tumorais, que são tóxicos no ciclo celular nas fases S e M, respectivamente. Alguns exemplos de medicamentos são citarabina, dactinomicina, fluouracila, irinotecano, topotecano, capecitabina, oxaliplatina, hidroxiureia, metotrexato.

Também pode ser comum em TCTH, decorrente de quimioterápicos em alta dosagem e da radiação de corpo total (TBI), e em casos de GVHD do trato gastrointestinal.

Além disso, poderá estar relacionada a várias causas como ansiedade, alterações alimentares, medicações (alguns antibióticos, por exemplo), infecções, tumores do aparelho digestivo, suboclusão intestinal e agentes antineoplásicos. A diarreia classifica-se como aguda (nas primeiras 24 horas) ou tardia (3 a 11 dias).

O aconselhamento nutricional deverá ser de acordo com a gravidade de cada caso, com exclusão de alimentos irritantes da mucosa intestinal, laxativos, e que contenham lactose.

Pesquisas sugerem que a utilização de probióticos na terapia nutricional de pacientes com diarreia, associada à mucosite do trato gastrointestinal, exerce efeitos benéficos sobre a modulação da microbiota intestinal e de citocinas pró-inflamatórias, podendo reduzir os episódios e a duração da diarreia. Entretanto, no que se refere à segurança, em pacientes imunodeprimidos e que apresentem diarreia, o uso de probióticos e simbióticos está contraindicado, devido ao risco de translocação bacteriana.

Com relação ao uso de prebióticos (inulina e fruto-oligossacárides), eles estimulam seletivamente o crescimento benéfico da microbiota e inibem do crescimento de potenciais patógenos que poderão causar diarreias infecciosas secundárias à QT, podendo ser indicado para esses pacientes.

Algumas recomendações nutricionais diante de quadros de diarreia são:

- Fracionar a alimentação em 6 a 8 refeições, com pequenas porções.
- Orientar a ingestão adequada de líquidos (volume e tipo).
- Orientar dieta pobre em resíduos, lactose e sacarose.

- Orientar dieta pobre em fibras insolúveis e adequada em fibras solúveis.
- Evitar alimentos e preparações gordurosas e condimentadas.

Alterações sensoriais e aversões alimentares

As desordens do paladar (disgeusia) e do olfato (disosmia) em pacientes portadores de câncer envolvem alterações na acuidade, qualidade do paladar e na percepção olfativa. De modo geral, a aversão ao alimento ocorre em 30 a 55% dos pacientes em terapia antineoplásica.

Pacientes em radioterapia dirigida à região da cabeça e pescoço apresentam mais alterações gustativas (80%-60%) do que outros grupos. Após a RT, os efeitos podem permanecer por até um ano, embora sejam amenizados com o passar do tempo.

Entretanto, aqueles submetidos à QT (ou cirurgia) também podem apresentar alterações do paladar e presença de gosto metálico ou amargo, associados a medicamentos antineoplásicos como ciclofosfamida, doxorrubicina, dacarbazina, 5-fluoracil, metotrexato e cisplatina. As alterações incluem aversão a gorduras, carnes, chocolate, café, entre outros.

Outros fatores influenciam essas modificações no paladar, como deficiência na higiene oral, infecções como *Candida albicans*, e utilização de tabaco e de álcool. A deficiência de zinco também tem sido associada às alterações do paladar. Estudos indicam que suas concentrações adequadas contribuem na manutenção normal da percepção do paladar. Sabe-se que este mineral é um cofator para a fosfatase alcalina, uma enzima que se apresenta de forma abundante no interior da membrana celular das papilas gustativas.

O aconselhamento e a orientação nutricional serão de suma importância, uma vez que o paciente deverá ser encorajado a se alimentar mesmo diante das adversidades de alterações do paladar. Encorajá-lo a ingerir os alimentos, a descobrir as opções (preparações e/ou alimentos) que mais serão aceitos é fundamental para que o aporte de nutrientes e de calorias não seja insuficiente.

Algumas orientações nutricionais:

- Conscientizar o paciente sobre a necessidade de se alimentar, apesar da disgeusia e da disosmia.
- Se o aporte nutricional for insuficiente, iniciar com suplemento nutricional oral.
- Utilizar ervas, especiarias e limão para melhorar e realçar o sabor das preparações.

Na Tabela 16.1, descreveremos, de forma resumida, as orientações dietéticas de acordo com eventos adversos que o paciente possa apresentar.

Tabela 16.1
Resumo de conduta nutricional de acordo com efeitos adversos.

Sintomas	Recomendações nutricionais
Inapetência	• Fracionar a alimentação em 6 a 8 refeições, com pequenas porções. • Aumentar a densidade calórica e proteica dos alimentos. • Preparar pratos visualmente agradáveis e coloridos. • Se o aporte nutricional for insuficiente, iniciar com suplemento nutricional.
Disgeusia	• Fracionar a alimentação em 6 a 8 refeições, com pequenas porções. • Se o aporte nutricional for insuficiente, iniciar com suplemento nutricional. • Utilizar ervas, especiarias e limão para melhorar e realçar o sabor das preparações.
Náuseas e vômitos	• Fracionar a alimentação em 6 a 8 refeições, com pequenas porções. • Preferir alimentos mais secos, cítricos, salgados e frios ou gelados.

(Continua)

(Continuação)

Tabela 16.1
Resumo de conduta nutricional de acordo com efeitos adversos.

Sintomas	Recomendações nutricionais
Náuseas e vômitos	• Se o aporte nutricional for insuficiente, iniciar com suplemento nutricional. • Evitar jejuns prolongados. • Evitar frituras, alimentos gordurosos, condimentados e de odor forte. • Evitar beber líquidos durante as refeições. • Não se deitar logo após a refeição e manter a cabeceira elevada.
Xerostomia (diminuição da saliva)	• Adequar a consistência dos alimentos, conforme a aceitação do paciente e introduzir preparações com mais molhos, caldos e sopas. • Utilizar gotas de limão nas saladas e bebidas. • Ingerir líquidos durante as refeições para facilitar a mastigação e a deglutição. • Utilizar balas cítricas e mentoladas sem açúcar.
Mucosite/ Odinofagia Esofagite	• Fracionar a alimentação em 6 a 8 refeições, com pequenas porções. • Modificar a consistência da dieta, de acordo com o grau de mucosite. • Diminuir ou retirar o sal e condimentos das preparações. • Aumentar a densidade calórica e proteica das refeições. • Se o aporte nutricional for insuficiente, iniciar com suplemento nutricional. • Evitar alimentos duros, crocantes, irritantes e bebidas gaseificadas. • Utilizar alimentos em temperatura ambiente, frios ou gelados.
Disfagia (dificuldade para engolir)	• Modificar a consistência da dieta conforme o grau da disfagia e de acordo com as orientações do fonoaudiólogo. • Em caso de disfagia com líquidos, verificar a necessidade de espessantes. • Fracionar a alimentação em 6 a 8 refeições, com pequenas porções. • Aumentar a densidade calórica e proteica das refeições. • Se o aporte nutricional for insuficiente, iniciar com suplemento nutricional. • Preferir alimentos e preparações com molhos, de fácil mastigação e deglutição, conforme a tolerância.
Saciedade precoce	• Modificar as fibras da dieta por meio de cocção e/ou trituração para reduzir a saciedade. • Fracionar a alimentação em 6 a 8 refeições, com pequenas porções. • Aumentar a densidade calórica e proteica das refeições. • Se o aporte nutricional for insuficiente, iniciar com suplemento nutricional. • Não consumir líquidos durante as refeições.
Enterite actínica/ diarreia	• Fracionar a alimentação em 6 a 8 refeições, com pequenas porções. • Orientar a ingestão adequada de líquidos (volume e tipo). • Melhorar o aporte nutricional da dieta oral, por meio de suplementos, sucos ou fórmulas lácteas isentas de lactose, sacarose e glúten. • Orientar dieta pobre em resíduos, lactose, glúten e sacarose. • Orientar dieta pobre em fibras insolúveis e adequada em fibras solúveis. • Evitar alimentos e preparações gordurosas e condimentadas.
Constipação intestinal	• Orientar refeições em intervalos regulares, de 5 a 6 refeições ao dia. • Estimular a ingestão de alimentos, preparações e sucos ricos em fibras e com características laxativas. • Considerar o uso de prebiótico, probiótico ou simbiótico e suplementação de fibras dietéticas. • Estimular a ingestão hídrica de 1,5 a 2 litros de água ao dia. • Estimular a prática de exercícios físicos conforme a mobilidade do paciente e orientação médica.
Neutropenia	• Higienizar com sanitizantes frutas e verduras cruas de acordo com a RDC n. 216/2004, da Agência Nacional de Vigilância Sanitária (Anvisa). • Utilizar água potável filtrada, fervida ou mineral de boa procedência para o consumo. • Ingerir carnes e ovos somente bem cozidos. • Utilizar leites e derivados somente pasteurizados (não utilizar iogurtes e leites fermentados). • Utilizar alimentos processados em embalagens individuais e dentro do prazo de validade. • Não usar probióticos.

Fonte: Adaptada de Consenso Nacional de Nutrição Oncológica (INCA) 2015; Rezende ACP, Tanaka M et al., 2017; Horie LM et al., 2019.

☰ Considerações finais

Os tratamentos antineoplásicos poderão promover diversos efeitos colaterais que comprometem principalmente o trato gastrointestinal, colaborando para dificuldade e diminuição da ingestão alimentar ou absorção de nutrientes, ocasionando a desnutrição.

As estratégias nutricionais e o aconselhamento nutricional são de fundamental importância durante este período e estão intimamente ligadas ao estado nutricional do paciente, bem como ao desfecho da doença e à qualidade de vida após o tratamento.

☰ Referências

1. Albuquerque ILS, Camargo TC. Prevenção e tratamento da mucosite oral induzida por radioterapia: revisão de literatura. Revista Brasileira de Cancerologia 2007; 53(2):195-209.
2. Almeida RGL, Pontes ACAA, Cardoso DA, Carrera JS, Sousa MS, Maia CSF. O manejo da êmese em uma unidade oncológica: a necessidade da intervenção farmacêutica em tempo real. Revista Brasileira de Cancerologia 2015; 61(2):115-121.
3. Barréra APN, Sant'Anna V, Alves R, Souza NS, Paschoal GA. In: Paschoal V, Neves A, Sant'Anna V. Nutrição clínica funcional: Câncer. Coleção Nutrição Clínica Funciona. 2012; 1(1):290-383.
4. Becker J, Nardin JM. Utilização de antieméticos no tratamento antineoplásico de pacientes oncológicos. Revista Bras. Farm. Hosp. Serv. Saúde São Paulo. 2011; 3 (2):18-22.
5. Bensadoun RJ, Riesenbeck D, Lockhart PB, et al. A systematic review of trismus induced by cancer therapies in head and neck cancer patients. Support Care Cancer 2010;18:1033-1038.
6. Bonan PRF, Lopes MA, Alves FA, Almeida OP. Aspectos clínicos, biológicos, histopatológicos e tratamentos propostos para a mucosite oral induzida por radioterapia: revisão da literatura. Revista Brasileira de Cancerologia. 2005;51(3):235-242.
7. Brasil. Ministério da Saúde, Instituto Nacional de Câncer José de Alencar Gomes da Silva. Consenso nacional de nutrição oncológica. Instituto Nacional de Câncer. 2009:1(1):109-116.
8. Brasil. Ministério da Saúde, Instituto Nacional de Câncer José de Alencar Gomes da Silva. Consenso nacional de nutrição oncológica. Instituto Nacional de Câncer. 2015:1(2):79-89.
9. Brasil. Ministério da Saúde, Instituto Nacional de Câncer José de Alencar Gomes da Silva. Consenso

nacional de nutrição oncológica. Instituto Nacional de Câncer. 2009: 1(1):25-29.
10. Brasil. Ministério da Saúde. Instituto Nacional de Câncer. Consenso nacional de nutrição oncológica. Instituto Nacional de Câncer. 2009;1(1):0-126.
11. Bueno AC, Magalhães CS, Moreira AN. Associações entre fatores de risco e complicações bucais em pacientes com câncer de cabeça e pescoço tratados com radioterapia associada ou não à quimioterapia. Pesq Bras Odontoped Clin Integr. 2012;12(2):187-93.
12. Buglione M, Cavagnini R, Di Rosario F, et al. Oral toxicity management in head and neck cancer patients treated with chemotherapy and radiation: xerostomia and trismus (Part 2). Literature review and consensus statement. Crit Rev Oncol Hematol 2016; 102:47-54.
13. Caccelli EMN, Pereira MLM, Rapoport A. Avaliação da mucosite e xerostomia como complicações do tratamento de radioterapia no câncer de boca e orofaringe. Rev. Bras. Cirurgia Cabeça Pescoço. 2009; 38(2):80-83.
14. Calixto-Lima L, Martins de Andrade E, Gomes AP, et al. Dietetic management in gastrointestinal complications from antimalignant chemotherapy. Nutr Hosp 2012;27(1):65-75.
15. Cheng KKF. Oral mucositis, dysfunction, and distress in patients undergoing cancer therapy. Journal of Clinical Nursing. 2007;16(11):2114-21.
16. Choi K, Lee SS, Oh SJ, Lim SY, Jeon WK, Oh TY, et al. The effect of oral glutamine on 5-fluorouracil/leucovorin-induced mucositis/stomatitis assessed by intestinal permeability test. Clinical Nutrition, 2007; 26:57-62.
17. Colomer MC. Náuseas inducidas por quimioterapia emetógena: Prevención y tratamiento. Of Farm Avances Farmacológicos. Barcelona, 2008;27 (1):77-9.
18. Cruzat VF, Petry ER, Tirapegui J. Glutamina: aspectos bioquímicos, metabólicos, moleculares e suplementação. Revista Brasileira de Medicina do Esporte, 2009; 15(5):392-7.
19. Cuenca RM, Malafaia DT, Souza GD, Souza LRQ, Motta VP, Lima MRA, Garcia CJFS. Sindrome disfágica. Arq. Bras. Cir. Dig. 2007;(2)20:116-18.
20. Davis M, Walsh D, Lagman R, et al. Early satiety in cancer patients: a common and important but underrecognized symptom. Support Care Cancer 2006;14:693-8.
21. Horie LM et al. Diretriz BRASPEN de terapia nutricional no paciente com câncer. BRASPEN J. 2019;34 (Suppl 1):2-32.
22. Instituto Nacional de Câncer José Alencar Gomes da Silva. Guia de nutrição para pacientes e cuidadores: orientações aos pacientes/Instituto Nacio-

nal de Câncer José Alencar Gomes da Silva. 2015; (3)1;7-8.

23. Instituto Nacional de Câncer. Consenso Nacional de Nutrição Oncológica. Rio de Janeiro: Ministério da Saúde, 2015. Disponível em: <http//www.inca.gov.br>. Acesso em: 9 de set. 2017.

24. Jensen SB, Pedersen AML, Vissink A, et al. A systematic review of salivary gland hypofunction and xerostomia induced by cancer therapies: prevalence, severity and impact on quality of life. Support Care Cancer 2010; 18:1039-1060.

25. Köstler WJ, Hejna M, Wenzel C, Zielinski CC. Oral mucositis complicating chemotherapy and/or radiotherapy: options for prevention and treatment. Cancer Journal for clinicians. 2001; 51(5):290-315.

26. Kuhn KS, Muscaritoli M, Wischmeyer P, Stehle P. Glutamine as indispensable nutrient in oncology: experimental and clinical evidence. Eur J Clin Nutr 2010; 49:197e210.

27. Lopes LD, Rodrigues AB, Brasil DRM, Moreira MMC, Amaral JG, Oliveira PP. Prevenção E Tratamento Da Mucosite Em Ambulatório De Oncologia: Uma Construção Coletiva. Texto Contexto Enfermagem. 2016; 25(1):1-9.

28. Mercadante S, Masedu F, Maltoni M, et al. 2017. The prevalence of constipation at admission and after one week of palliative care: a multicenter study, Current Medical Research and Opinion, DOI: 10.1080/03007995.2017.1358702.

29. National Cancer Institute. Complicaciones gastrointestinales: estreñimiento y retención fecal. Departamento de Salud y Servicios Humanos de EE. UU. Estados Unidos da América, 2016.

30. Neto MC, Hamerschlak N, Ribeiro AAF, Guendelmann RAK, Santos VA. Guia de Protocolos e Medicamentos para Tratamento em Oncologia e Hematologia. São Paulo, Hospital Albert Einstein, 2013, 516p.

31. Peterson DE, Jones JB, Petit RG. Randomized, placebo-controlled trial of saforis for prevention and treatment of oral mucositis in breast cancer patients receiving anthracycline-based chemotherapy. Cancer, v. 109, n. 2, jan. 2007.

32. Pinho NB, Oliveira GPC, Correia MITD, Oliveira AGL, Souza CM, Cukier C, et al. Terapia nutricional na oncologia. Projeto Diretrizes. 2011; 1(1):3-15.

33. Raber-Durlacher JE, Brennan MT, Leeuw V, Gibson RJ, Eilers JG, Waltimo T et al. Support Care Cancer. 2012; 20(3):433-443.

34. Ryan JL, Heckler CE, Rascoe JA, Dakhill SR, Kirshner J, Flynn PJ et al. Ginger (Zingiber officinale) reduces acute chemotherapy-induced nausea:

A URCC CCOP study of 576 patients. Support Care Cancer. 2012, Jul;20(7):1479-1489.

35. Rapidis AD, Dijkstra PU, Roodenburg JLN, et al. Trismus in patients with head and neck cancer: etiopathogenesis, diagnosis and management. Clinical Otolaryngology 2015; 40:516-526.

36. Rezende ACP, Barrére APN, Todaro J, Tanaka M. In: Guia Nutricional em Oncologia. 2017; 1(1):128-139.

37. Sandoval RL, Koga DH, Buloto LS, Suzuki R, Dib LL. Management of chemo and radiotherapy induced oral mucositis with low-energy laser: initial results of A.C. Camargo hospital. J Appl Oral Sci. 2003;11(4):337-41.

38. Santos PSS, Messaggi AC, Mantesso A, Magalhães MCG. Mucosite oral: perspectivas atuais na prevenção e tratamento. Revista Gaúcha de Odontologia. 2009; (3):57,339-344.

39. Sawada NO, Dias AM, Zago MMF. O efeito da radioterapia sobre a qualidade de vida dos pacientes com câncer de cabeça e pescoço. Revista Brasileira de Cancerologia 2006; 52(4):323-329.

40. SBCCP, Sociedade Brasileira de Cirurgia de Cabeça e Pescoço. Estudo investiga risco de disfagia após tratamento de radioterapia para câncer de cabeça e pescoço. Sociedade Brasileira de Cirurgia de Cabeça e Pescoço, 2012.

41. Silva da, Oliveira JR, Santos EA, Mendes FS. Atuação do nutricionista na melhora da qualidade de vida de idosos com câncer em cuidados paliativos. Revista Mundo da Saúde. 2009;33 (3):358-364.

42. Silva RGB, Ramos AMPC, Aben-Athar CYUP et al. Avaliação da xerostomia em pacientes com câncer de cabeça e pescoço submetidos ao tratamento radioterápico. Revista Contexto e Saúde 2017;32:5-14.

43. Van Dalen EC, Mank A, Leclercq E, et al. Low bacterial diet versus control diet to prevent infection in cancer patients treated with chemotherapy causing episodes of neutropenia. Cochrane Database of Systematic Reviews 2016, Issue 4. Art. N. CD006247.

44. Van der Geer SJ, Kamstra JI, Jan LN et al. Predictors for trismus in patients receiving radiotherapy. Acta oncológica 2016.

45. Volpato LVR, Silva TC, Oliveira TM, Sakai VT, Machado MAAM. Mucosite bucal radio e quimioinduzida. Rev. Brasileira de Otorrinolaringologia. 2007; (4):73.

46. World Gastroenterology Organisation Practice Guidelines. Constipação: uma perspectiva mundial, 2010.

47. sWszolek J, Fabre MES, Nicastro M. In: Barrere APN, Pereira A, Hamerschlak N, Piovacari SMF. Guia Nutricional em Oncologia. 2017; (1):178-182.

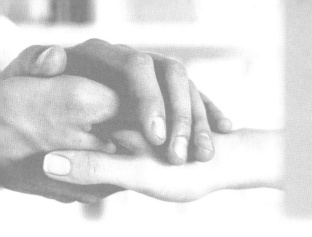

Capítulo 17

Branca Jardini de Freitas
Dyaiane Santos
Maria Lucia Facundo de Souza Saito

Terapia nutricional enteral

≡ Indicação

O estado nutricional apresenta importante efeito na qualidade de vida e no bem-estar de pacientes oncológicos. Alterações da condição nutricional, como perda de peso e de massa muscular, poderão aumentar a morbidade, muitas vezes contribuindo para a mortalidade. Sabe-se que, independentemente do tipo de neoplasia, a sobrevida será menor em pacientes com depleções do estado nutricional previamente ao tratamento.

A caquexia do câncer é uma síndrome caracterizada por perda de peso progressiva e involuntária e alterações metabólicas e inflamatórias. As características clínicas incluem anorexia, atrofia muscular esquelética, fadiga, anemia e hipoalbuminemia. Causas da caquexia do câncer incluem anorexia, fatores mecânicos que afetam o trato gastrointestinal relacionado ao tumor, efeitos colaterais da cirurgia, quimioterapia e/ou terapia de radiação, entre outros.

A Terapia Nutricional (TN) no paciente adulto oncológico cirúrgico, não cirúrgico e hematológico tem como objetivo prevenir ou reverter o declínio do estado nutricional, fornecer substrato de forma adequada para recuperação hematopoiética e do sistema imune, evitar a progressão para um quadro de caquexia e garantir melhor qualidade de vida ao paciente. Deverá ser indicada de forma individualizada, precoce, utilizando como critérios pacientes que estejam sob risco nutricional e/ou desnutridos, que sejam submetidos à terapia antineoplásica agressiva (que possivelmente depletará o estado nutricional).

A Terapia Nutricional Enteral (TNE) é indicada quando a ingestão via oral é insuficiente para garantir as necessidades diárias do paciente, devido ao quadro de hiporexia, disfagia e mucosite, e na impossibilidade de utilização da via oral e ingestão alimentar oral insuficiente, inferior a 60% das recomendações, sem expectativa de melhora da ingestão em 5 dias.

A maioria dos pacientes tolera uma fórmula polimérica com densidade calórica entre 1,0 e 1,5 cal/mL, com localização gástrica. Entretanto, na presença de diarreia ou má absorção, a fórmula enteral hidrolisada pode ser prescrita.

≡ Progressão e desmame de TNE

Com base no consenso de especialistas, recomenda-se que os pacientes sejam monitorados diariamente em relação à tolerância da nutrição enteral (NE), evitando a suspensão inadequada. A alimentação deve começar em ritmo lento, constante e avançado, reduzindo o risco de contaminação microbiana e atingindo a meta nutricional o quanto antes.

Os protocolos de progressão devem ser individualizados para atender as necessidades do paciente, bem como as realidades de cada centro de saúde. Diretrizes da Aspen recomendam início de nutrição enteral entre 10 e 40 mL/h, progredindo para a meta de 10 a 20 mL a cada 4 a 8 horas, conforme tolerância, excluindo pacientes graves que se beneficiam com volume inicial e progressão do volume mais conservador. Já as diretrizes canadenses recomendam início da NE entre 20 e 25 mL/h, progredindo a cada 8 a 2 horas, de 20 a 25 mL. A Espen recomenda que, em caso de depleção severa, o fornecimento calórico deve ser de 5 a 10 kcal/kg/dia, atingindo a meta calórica de 4 a 7 dias após o início.

Sendo assim, o protocolo adotado em cada unidade de saúde favorece uma adequada progressão da fórmula enteral, reduzindo os riscos, complicações e promovendo uma evolução rápida e eficaz, contribuindo para minimizar o desgaste nutricional nesse período.

Algoritmo 17.1
Sugestão de protocolo de progressão de dieta enteral.

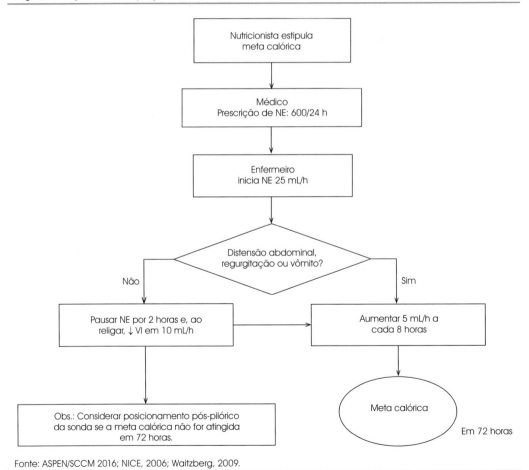

Fonte: ASPEN/SCCM 2016; NICE, 2006; Waitzberg, 2009.

A TNE deve ser mantida até que condições mais seguras sejam identificadas para a reintrodução da alimentação via oral. As fases de reintrodução alimentar via oral são gradativas na consistência e na quantidade de alimentos fornecidas, sendo necessária a manutenção da TNE para suprir as necessidades calórica e proteica.

O desmame da TNE deve ser realizado em consenso com a equipe multiprofissional e terapia nutricional (EMTN), avaliando a função gastrointestinal e determinando as necessidades nutricionais adequadas. Segundo o Manual do Inca, pode-se iniciar o desmame da TNE quando a ingestão oral permanecer mais que 60% das necessidades nutricionais por 3 dias consecutivos. Já a Sociedade de Geriatria e Gerontologia sugere que, na presença de deglutição efetiva e segura e quando o paciente atingir a ingestão alimentar entre 50 e 70% de suas necessidades nutricionais, pode-se iniciar o desmame da TNE.

Algoritmo 17.2
Sugestão de protocolo para desmame de dieta enteral.

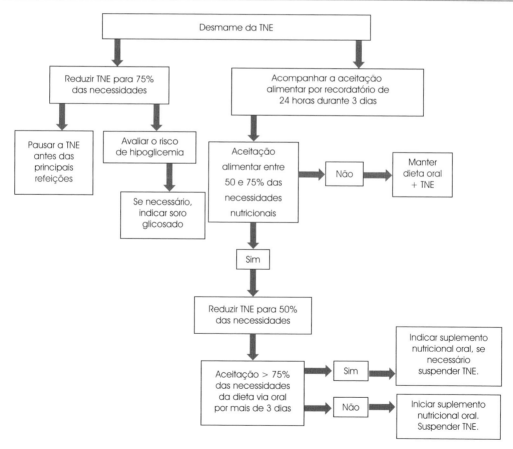

Fonte: ASPEN/SCCM 2016; ICE, 2006; Waitzberg, 2009.

≡ Vias de acesso

A escolha da via de acesso para a Terapia Nutricional Enteral (TNE) deve ser definida com base no quadro clínico do paciente, estimativa de uso da TNE, tipo de dieta a ser infundida, condições de funcionamento do trato gastrointestinal, estado nutricional e riscos potenciais para complicações.

As vias de acesso na TNE podem estar locadas no estômago, duodeno ou jejuno, conforme as facilidades técnicas, as rotinas de administração, bem como alterações orgânicas e/ou funcionais a serem corrigidas. Dependendo da localização, a dieta deverá apresentar características específicas de osmolaridade, pH e conteúdo dos diferentes nutrientes necessários ao paciente.

O acesso para administração da TNE é realizado por meio de cateteres naso-orogástrico, naso-oroenteral e por estomias, localizadas em diferentes segmentos do sistema digestório, no paciente que tenha o trato gastrointestinal funcionante, mas é incapaz de satisfazer as suas necessidades nutricionais por ingestão oral, conforme a Tabela 17.1.

≡ Cuidados na administração

Os cuidados de enfermagem na administração têm como função garantir ministração adequada da TNE e incluem a avaliação física completa:

- Verificação de sinais vitais.
- Peso, conforme rotina preestabelecida.
- Avaliação abdominal.
- Controle do volume infundido e eliminado.
- Posicionamento do paciente, isto é, mantendo a parte superior do corpo elevada a 30 a 45° durante a alimentação e durante uma hora após a conclusão da alimentação, para limitar o risco de broncoaspiração.
- Verificar a colocação adequada do tubo através de medida da porção exteriorizada ou por meio de testes preconizados.
- Manutenção e troca das fitas fixadoras, rodiziando a posição, para prevenir lesão por pressão devido a dispositivo médico.
- Manutenção da permeabilidade da via de acesso, realizando *flush* de 20 a 30 mL de água antes e após a administração e/ou a cada 3 horas se administração contínua.

Tabela 17.1
Vias de acesso em nutrição enteral.

Via de acesso	Justificativa
1. Naso-orogástrico	• Utilizado quando se planeja uma TNE de curta duração, ou seja, por até 6 semanas.
2. Naso-oroentérico	• Utilizado quando se planeja uma TNE de curta duração, ou seja, por até 6 semanas em pacientes que não toleram a alimentação gástrica. • Risco de aspiração, refluxo gastroesofágico. • Gastroparesia/esvaziamento gástrico prejudicado.
3. Gastrostomia	• Requer funcionamento do estômago e reflexo de vômito presente. • Terapia nutricional enteral necessária por tempo prolongado (maior que 6 semanas). • Permite alimentação em *bolus*, devido à capacidade reservatória do estômago.
4. Jejunostomia	• Terapia nutricional enteral necessária por tempo prolongado (maior que 6 semanas). • Utilizada quando o acesso ou funcionamento do estômago está prejudicado (retardo no esvaziamento gástrico, gastroparesia e refluxo frequente). • Pacientes com alto risco de aspiração. • Pacientes com cirurgia no trato gastrointestinal acima do jejuno.

Fonte: Saito MLFS et al., 2017.

- Os métodos de administração da Nutrição Enteral:
  - **Bomba de infusão:** de preferência de uso exclusivo e com equipo específico, com velocidade de infusão calculada pelo volume total a ser infundido dividido pelo total de horas.
  - **Gravitacional:** o controle da infusão se dá manualmente por meio da roldana do equipo.
  - **Bolus:** administrada por gravidade por uma seringa dosadora.
    - A infusão pode ser:
  - **Intermitente:** infusão de determinado volume, em intervalos regulares e com período de pausa. Pode ocorrer através de bomba de infusão ou sistema aberto.
  - **Cíclica:** administração da dieta durante um período predeterminado, mas com pausa, por exemplo, durante o período noturno.
  - **Contínua:** infusão contínua, durante as 24 horas, sem pausa.

≡ Manejo de complicações

O monitoramento e manejo das complicações devem ser realizados de maneira regular e sistemática, utilizando formulários, sob a forma manual e/ou eletrônica, que estejam disponíveis para todos os membros da equipe multidisciplinar. Tal medida contribui para que qualquer alteração ou mudança de padrão seja percebida rapidamente, auxiliando na intervenção e na tomada de decisão adequada.

Os membros da equipe devem manejar as complicações da TNE, incluindo sua detecção precoce e prevenção, seleção da fórmula, prescrição de fluidos e eletrólitos, garantindo o sucesso da terapia nutricional.

O acompanhamento multiprofissional dos pacientes em uso de TNE é essencial para a prevenção e detecção precoce de complicações.

Complicações associadas à alimentação enteral podem ser classificadas como:

- **Mecânica:** associadas à broncoaspiração, deslocamento ou obstrução do tubo.
- **Pós-operatórias:** como hemorragia, deiscência da ferida e vazamento de conteúdo.
- **Infecciosa:** associadas à infecção do local de inserção do tubo, pneumonia por aspiração, contaminação da dieta.
- **Gastrointestinais:** a diarreia é uma das complicações mais frequentes da alimentação enteral. Vários fatores podem contribuir para a diarreia durante a TNE, incluindo hipoalbuminemia, má absorção, *Clostridium difficile,* infecção bacteriana, contaminação da fórmula, dismotilidade intestinal, medicamentos hiperosmolares e os que contêm sorbitol.

■ Complicações do trato gastrointestinal

As complicações do trato gastrointestinal mais frequentes em TNE estão relacionadas à função intestinal, como a diarreia, constipação intestinal, náuseas, vômitos e distensão abdominal (Tabela 17.3). Ainda não existe consenso para avaliar o funcionamento do trato gastrointestinal nos pacientes em terapia nutricional, mas deve ser incluída a avaliação das evacuações.

■ Complicações metabólicas

Síndrome de realimentação

É conhecida como uma consequência da ingestão alimentar rápida e excessiva em indivíduos desnutridos caracterizada por hipofosfatemia, hipomagnesemia, hipocalemia, deficiência vitamínica (tiamina – B1 principalmente) e retenção hídrica (Tabela 17.4).

A intensidade das manifestações pode variar de leve a severa, conforme o grau de desnutrição, tempo de jejum, condição clínica, prontidão de diagnóstico e tratamento empregado.

Tabela 17.2
Principais complicações relacionadas à TNE.

Complicação	Causas	Prevenção/conduta
Deslocamento ou remoção acidental do cateter nasogástrico/ nasoenteral	• Agitação do paciente e retirada da sonda. • Náuseas e vômitos. • Fixação inadequada.	• Fixar adequadamente o cateter, marcando o local de saída para acompanhar o posicionamento. • Verificar o posicionamento do cateter quando houver tosse, vômito e agitação do paciente. • Verificar a localização do cateter (testes). • Verificar as causas de confusão e agitação, buscando alternativas de melhora (presença de acompanhante, por exemplo).
Obstrução do cateter	• Uso de medicações. • Irrigação insuficiente do cateter. • Dobras e acotovelamentos.	• Lavar o cateter com água filtrada a cada 4 horas durante a infusão contínua da dieta. • Realizar diluição adequada dos medicamentos. • Utilizar medicamentos líquidos quando possível. • Realizar lavagem do cateter antes e após a administração de medicamentos com 20 mL de água filtrada[9,12]. • Utilizar seringa de 20 mL com água morna para desobstruir o cateter. • Solicitar avaliação do farmacêutico antes de administrar medicações através do cateter enteral para evitar possíveis interações, incluindo interações medicamentosas.
Lesão por pressão relacionada ao dispositivo médico (cateter nasogástrico/nasoenteral)	• Uso de sondas com calibre maior. • Má fixação.	• Realizar troca da fixação. • Examinar periodicamente a narina do paciente e local de fixação que possa estar ocasionando ponto de pressão: avaliar sinais de hiperemia, mudança de coloração local da pele, dor relatada pelo paciente. • Considerar o uso de sondas de menor calibre e material adequado. • Se terapia prolongada, considerar a instalação de gastrostomia/ jejunostomia.
Conexão indevida	• Uso de dispositivo que permite múltiplas conexões e podem induzir à conexão em via de acesso indevida.	• Uso de equipos e dosadores de uso exclusivo para via enteral.
Broncoaspiração	• Vômitos e decúbito baixo.	• Avaliar a aceitação da dieta, presença de distensão abdominal, sensação de plenitude gástrica. • Elevar cabeceira a 30 a 45°.

Fonte: Adaptada de Santos GFCG et al., 2017.

Volume – Nutrição Clínica na Oncologia **205**

Tabela 17.3
Complicações do trato gastrointestinal em TNE.

Problema	Causa	Manejo da complicação
Diarreia	• Terapia com antibióticos • Efeitos de quimioterápicos • Colonização enteropatogênica • Colite pseudomembranosa por *Clostridium difficile* • Antiácidos com magnésio • Medicações com sorbitol • Suplemento com fósforo • Hipoalbuminemia • Nutrição enteral (intolerância à fórmula, infusão em *bolus* ou em velocidade inapropriada) • Ingestão inadequada de fibras • Infusão rápida da dieta • Hiperosmolaridade da fórmula • Má absorção • Rápido esvaziamento gástrico • Temperatura inadequada da fórmula (gelada)	• Obter pesquisa para *Clostridium difficile* e/ou pesquisa positiva nas fezes para toxinas A e B do *Clostridium*. • Checar prescrição para avaliar medicamentos que podem causar diarreia e falar com a equipe médica. • Considerar o uso de dieta enteral com fibra solúvel de 10 a 20 g/dia (fruto-oligossacarídeos ou inulina) para pacientes com diarreia. O uso de dietas com mistura de fibras solúveis e insolúveis não deve ser rotineiro para manter a regularidade intestinal ou prevenir a diarreia. O uso de mistura de fibras solúveis e insolúveis deve ser evitado para os pacientes com risco de isquemia intestinal e desmotilidade intestinal grave. • Quando possível, utilizar fórmulas isotônicas. • Administrar a fórmula em infusão contínua e, se necessário, diminuir a velocidade de infusão para entre 10 e 20 mL/h. • Administrar fórmula em temperatura ambiente. • Quando possível, preferir fórmulas em sistema fechado. • Utilizar fórmulas isentas de lactose, sacarose e glúten. • Considerar, se necessário, a utilização de fórmulas elementares/hidrolisadas e/ou nutrição parenteral.
Constipação	• Desidratação • Obstrução gastrointestinal • Ingestão inadequada de fibras • Atividade física inadequada	• Promover hidratação adequada. • Quando possível, utilizar fórmulas com fibras. Individualizar a indicação de fibra para cada paciente. • Obstrução intestinal pode requerer intervenção cirúrgica. • Aumentar a atividade física.
Náuseas e vômitos	• Retenção gástrica (gastroparesia diabética ou associada a traumatismo, sepse e manipulação peritoneal) • Velocidade de infusão rápida • Fórmulas hiperosmolares • Fórmulas enterais com conteúdo de gordura acima do tolerado	• Preferir fórmulas isotônicas sempre que possível. • Manter cabeceira elevada de 30 a 45°. • Checar na prescrição se há medicações procinéticas (metoclopramida, eritromicina, domperidona e bromoprida). • Iniciar infusão da fórmula com baixa velocidade, entre 20 e 25 mL/h e progredir lentamente. • Checar posicionamento da sonda, considerar posicionamento duodenal ou jejunal. • Utilizar fórmulas com 30 a 40% de lipídios. • Usar fórmulas isentas de lactose.

(Continua)

(Continuação)

Tabela 17.3
Complicações do trato gastrointestinal em TNE.

Problema	Causa	Manejo da complicação
Distensão abdominal	• Velocidade de infusão intermitente ou em *bolus* rápida • Temperatura inadequada da fórmula (gelada) • Diminuição do esvaziamento gástrico e/ou retenção gástrica (gastroparesia) • Má absorção • Rápida infusão de triglicerídeos de cadeia média	• Infundir dieta de forma contínua com baixa velocidade, aumentando gradativa e lentamente. • Administrar fórmula em temperatura ambiente. • Utilizar fórmulas isentas de lactose, sacarose e glúten.

Fonte: Adaptada de Santos GFCG, et al. In: Piovacari SMF, et al., 2017.

Tabela 17.4
Complicações metabólicas em TNE.

Problema	Causa	Manejo da complicação
Hiperglicemia	• Síndrome de realimentação em desnutridos. • Doenças ou condições específicas como diabetes, traumatismo e sepse. • Estresse metabólico.	• Monitorar níveis de glicose séricos diária e sistematicamente até estabilizar 140 mg/dL ou entre 150 e 180 mg/dL. • Manter volume tolerado e aumentar gradativamente. • Utilizar hipoglicemiantes orais ou insulina.
Desidratação hipertônica	• Oferta de líquidos inadequada. • Perda excessiva de fluidos. • Administração de hipertônicos, fórmulas ricas em proteínas em pacientes incapazes de expressar sede (em decorrência de inconsciência e afasia).	• Monitorar diariamente a ingestão de fluidos. • Monitorar peso corporal diário. • Alterações de peso > 0,2 kg por dia refletem aumento ou diminuição do fluido celular. • Monitorar eletrólitos séricos, ureia e creatinina. • Avaliar turgor da pele e existência de edema.
Hiper-hidratação	• Excessiva oferta de líquidos. • Rápida realimentação em pacientes desnutridos. • Aumento do catabolismo extracelular, causando diminuição da massa celular corpórea com subsequente perda de potássio. • Elevação nos níveis de aldosterona, causando retenção de sódio. • Alteração na bomba de sódio e causando retenção do sódio intracelular. • Insuficiência cardíaca, renal ou hepática.	• Avaliação do estado hídrico, monitorar diariamente o balanço hídrico. • Estabelecer protocolo para zerar bomba de infusão de dieta enteral periodicamente. • Avaliar turgor de pele e existência de edema. • Monitorar eletrólitos séricos diariamente. • Monitorar diariamente a ingestão de fluidos. • Monitorar peso corporal diário. • Alterações de peso > 0,2 kg por dia refletem aumento ou diminuição do fluido celular. • Terapia diurética. • Utilizar fórmulas enterais de alta densidade calórica.

Fonte: Adaptada de Santos GFCG et al., In: Piovacari SMF, et al., 2017.

Com exceção da síndrome da realimentação, não há evidências atualmente de que a TNE seja a causa de distúrbios metabólicos ou deficiências nutricionais específicas. As principais recomendações foram publicadas em 2006 pelo National Institute for Health and Clinical Excellence (NICE) e trouxeram incrementos no manejo dessa síndrome, descrevendo os critérios para seu reconhecimento, conforme demonstrado no Quadro 17.1.

Quadro 17.1
Critérios para determinação dos pacientes com alto risco de desenvolver síndrome de realimentação.

O paciente tem uma ou mais das seguintes características:

- IMC inferior a 16 kg/m².
- Perda involuntária de peso superior a 15% nos últimos 3 a 6 meses.
- Baixa ou nenhuma aceitação alimentar por mais de 10 dias.
- Baixos níveis de potássio, fosfato ou magnésio antes da alimentação.

Ou paciente tem duas ou mais das seguintes características:

- IMC inferior a 18,5 kg/m².
- Perda de peso involuntária superior a 10% nos últimos 3 a 6 meses.
- Baixa ou nenhuma aceitação alimentar por mais de 5 dias.
- História de abuso de álcool ou drogas, incluindo insulina, quimioterapia, antiácidos ou diuréticos.

Fonte: National Institute for Health and Care Excellence (NICE), 2006.

Prevenção e tratamento

O primeiro passo para a prevenção do desenvolvimento da síndrome de realimentação é reconhecer os pacientes com alto risco de desenvolvê-la e monitorar parâmetros como: funções vitais, balanço hídrico, checagem de eletrólitos plasmáticos e urinários (Na, K, P, Mg, Ca), monitorização do ritmo cardíaco, funções ventilatórias e gasometria.

O tratamento se baseia na correção das alterações bioquímicas e do desbalanço hídrico em paralelo ao início da alimentação do paciente, minimizando o tempo em jejum. A reposição vitamínica deve começar imediatamente, especialmente a de tiamina e de outras vitaminas do complexo B, para reduzir a incidência de encefalopatia de Wernicke ou Síndrome de Korsakoff.

A reposição de eletrólitos pode ser feita por via oral, enteral ou parenteral a critério médico. O National Institute for Health and Care Excellence (NICE) recomenda reposições de potássio de 2 a 4 mmol/kg/dia, de fosfato de 0,3 a 0,6 mmol/kg/dia e de magné-sio de 0,2 mmol/kg/dia por via endovenosa, ou de 0,4 mmol/kg/dia por via oral.

A velocidade de realimentação varia com a gravidade da desnutrição do paciente previamente à realimentação. O aporte energético na fase inicial (1º ao 3º dia) é a partir de 5 kcal/kg/dia no caso de pacientes críticos, e 10 kcal/kg/dia para os outros pacientes durante o período. Não é indicado ultrapassar 20% das necessidades energéticas basais na fase inicial. Do 4º ao 10º dia, progredir lentamente de 15 a 20 kcal/kg/dia. A partir daí, a progressão dietética até a meta nutricional pode evoluir conforme condição clínica e resultados dos exames laboratoriais. A oferta proteica geralmente pode ser dada desde o início, contanto que as funções renal e hepática estejam preservadas. O tempo de suplementação dos micronutrientes dependerá da evolução do estado nutricional, condição clínica e parâmetros laboratoriais.

A monitorização das complicações da Terapia Nutricional Enteral deve ser realizada pelos profissionais da equipe multidisciplinar e é essencial para assegurar a qualidade da assistência nutricional com adequado desfecho clínico.

☰ Cuidados pós-alta hospitalar

Pacientes oncológicos apresentam risco nutricional e maior probabilidade de entrar em estado de desnutrição, e, por essa razão, em algumas situações, a terapia nutricional enteral iniciada no hospital deve continuar mesmo após a alta hospitalar, em ambiente domiciliar.

A Terapia Nutricional Enteral (TNE) domiciliar tem como objetivo evitar reinternação, reduzir a taxa de morbimortalidade e minimizar as dificuldades decorrentes de complicações ou outros sintomas que podem ocorrer devido à doença e/ou ao estado nutricional comprometido. Além disso, a TNE domiciliar contribui para a melhora da qualidade de vida, quando feita com os cuidados necessários.

Garantir a continuidade do tratamento em casa faz parte do planejamento para a alta, que deve ser iniciado já na admissão.

Na preparação para a alta, deve haver envolvimento do paciente, família e/ou cuidador, aproveitando-se toda oportunidade de educação durante o período de internação.

Utilizar o *teach back* para avaliar a compreensão do orientando, solicitando sempre que ele relate as informações recebidas e/ou realize a demonstração de uma habilidade recém-orientada que permita ao profissional ouvir, observar com cuidado e esclarecer dúvidas, conforme necessário.

A TNE domiciliar pode ser realizada por dois tipos de sistema: aberto e fechado. No sistema aberto, as fórmulas/dietas exigem manipulação e devem ser preparadas em local específico. Já o sistema fechado não demanda áreas de preparo ou envase. Os estudos mostram que o sistema fechado com fórmulas/dietas industrializadas apresenta melhor custo-benefício em relação ao sistema aberto, por ser prático, fácil de armazenar e manipular, ser nutricionalmente completo e, principalmente, por oferecer maior segurança quanto ao controle microbiológico e composição centesimal.

Os manuais e formulários de orientação no momento da alta hospitalar são essenciais para que o paciente e seus familiares, cuidadores e/ou equipe técnica deem seguimento à TNE domiciliar adequadamente. Na Tabela 17.5, são descritos os itens importantes que devem constar na orientação de alta para TNE domiciliar.

Tabela 17.5
Composição da orientação de alta para TNE domiciliar com fórmulas industrializadas.

Item da orientação	Informações importantes para a orientação
Produto (fórmula enteral)	• Prescrever produtos (fórmulas enterais) de empresas idôneas e com base nas necessidades nutricionais do paciente. • Demonstrar quais são os produtos (fórmulas enterais) similares à fórmula escolhida como melhor opção para o paciente. • Orientar quanto à forma de apresentação do produto (fórmulas enterais), por exemplo: frasco, caixa, *pack*.
Água	• Orientar sobre a necessidade de água para hidratação, volume a ser infundido e forma de infusão. • Orientar sobre a necessidade de água para lavagem da sonda.
Volume/infusão (fórmula enteral e água)	• Orientar sobre o volume necessário de água ou fórmula enteral a ser infundido no dia para suprir as necessidades nutricionais programadas. • Orientar sobre as formas de administração do volume necessário (contínuo em bomba de infusão; contínuo em gotejamento gravitacional; intermitente em bomba de infusão ou gotejamento gravitacional; em *bolus* em seringa). • Sugerir horários para infusão ou ajustar horário com o paciente, adequando a infusão à rotina em domicílio.
Materiais necessários	• Orientar sobre os materiais necessários para administração da água e fórmula enteral.
Locais para compra	• Orientar sobre os possíveis locais para aquisição dos materiais para administração e/ou fórmulas enterais.
Recomendações no preparo e/ou administração	• Orientar sobre as formas corretas de higiene, preparo, envase, administração e armazenamento da água e fórmulas enterais, visando assegurar a qualidade da TNE domiciliar em relação à segurança microbiológica e nutricional.

Fonte: Figueira VACR et al., 2017.

Volume – Nutrição Clínica na Oncologia **209**

Quadro 17.2
Exemplo de orientação de alta para TNE domiciliar com fórmulas industrializadas.

Nome do produto (fórmula enteral):
Apresentação da embalagem (*Ex.: frasco de 1 litro*):
Marca/Fabricante:
Volume total a ser administrado no dia (*Ex.: 1.200 mL/dia*):
Período (tempo) de administração
Velocidade de infusão
Horários sugeridos para administração (quando dieta intermitente):
Volume de água para hidratação:
Volume de água para lavagem de sonda:
Exemplo de fórmulas enterais similares:

Materiais necessários:
1. Equipo próprio para administração: 1 unidade/24 horas.
2. Frascos plásticos.
3. Bomba de infusão (opcional).

Recomendações no preparo e administração:
1. Antes de manipular a dieta, lavar bem as mãos.
2. O local de preparo e os utensílios a serem utilizados devem ser lavados com água e sabão neutro antes de cada utilização.
3. As embalagens das fórmulas enterais devem ser higienizadas em toda a superfície com algodão ou gaze embebidos em álcool 70% e não devem ser abertas antes da utilização para não comprometer a segurança do produto.
4. Para administração da dieta, cuidados importantes devem ser tomados:

Frasco: se for descartável, pode ser utilizado por no máximo 24 horas, desde que sejam seguidas rigorosamente as instruções para higienização:
- Retirar o equipo do frasco;
- Abrir o frasco logo após o término da dieta;
- Lavar o frasco e a tampa com o auxílio de uma escova de mamadeira e detergente neutro, até que sejam removidos todos os resíduos;
- Enxaguar bem em água corrente e deixar de molho em solução de hipoclorito de sódio por 15 minutos, seguindo as instruções de diluição do fabricante;
- Enxaguar novamente em água corrente;
- Deixar secar naturalmente ou com auxílio de papel toalha descartável.

Equipo: lavá-lo com água corrente após cada administração, até retirar totalmente os resíduos da dieta. Deve ser utilizado em até no máximo 24 horas. Proteja as extremidades dos equipos durante a troca de frascos.

Água:
- Água filtrada: as velas do filtro do domicílio devem ser trocadas a cada 6 meses. Realizar higienização do filtro 1 vez por semana.
- Água fervida: ferver por pelo menos 5 minutos e deixar esfriar em recipiente tampado.
- Água mineral: dar preferência para marcas conhecidas e de confiança.

Fórmulas enterais:
5. Checar a data de validade da fórmula enteral antes de iniciar a administração. Checar se a embalagem está íntegra.
6. As embalagens devem ser armazenadas em local fresco e arejado, longe da luz solar. Acondicioná-las em geladeira apenas após abertas até no máximo 24 horas e preferencialmente na 1ª prateleira do refrigerador.
7. Caso a embalagem esteja na geladeira, retirá-la trinta minutos antes do horário sugerido para administração, envasá-la no frasco segundo o volume orientado e deixar em temperatura ambiente.
8. NÃO AQUECER A DIETA. Ela deve ser administrada em temperatura ambiente.
9. Agitar bem a fórmula enteral inicialmente e, se necessário, durante a administração da dieta.
10. Observar o local adequado para perfurar o frasco com o equipo. ATENÇÃO para não perfurar o "respiro".
11. Conectar o equipo ao frasco e, para não permitir a entrada de ar, deixar a dieta correr por todo o equipo, abrir a tampa, e conectar à sonda.

(Continua)

(Continuação)

Quadro 17.2
Exemplo de orientação de alta para TNE domiciliar com fórmulas industrializadas.

12. Controlar o gotejamento por meio do **clamp** existente no equipo (aproximadamente 60 gotas/minuto) e agitar o frasco sempre que houver dificuldades no gotejamento.

13. Manter a sonda de nutrição fechada após a administração da dieta e/ou medicamentos.

14. Gotejamento:

- Sem bomba de infusão: controlar o gotejamento por meio do **clamp** do equipo, que deverá ser lento (aproximadamente _____ gotas/minuto), agitar levemente o frasco a cada 3 horas.
- Com bomba de infusão: proceder de acordo com a recomendação do fabricante. A velocidade de infusão será de _____. Agitar o frasco a cada 3 horas.

15. Após o término do frasco ou do volume programado, desconecte o equipo da sonda, fechando-a, e administre 30 mL de água. NUNCA desconecte o equipo do frasco da dieta, para evitar que ocorra contaminação através da abertura do sistema.

16. A introdução de medicamentos ou outros alimentos pela sonda deverá ocorrer somente com orientação, utilizando a via em Y do equipo. Para evitar obstrução da sonda, administrar sempre 30 mL de água filtrada, fervida ou mineral antes e após a medicação. O correto é sempre deixar uma via destinada para a dieta e a outra para medicação.

17. Não oferecer a dieta com o paciente totalmente deitado. Caso haja impossibilidade de sentá-lo, eleve delicadamente as costas e o pescoço com ajuda de travesseiros, a um ângulo de aproximadamente 45°. Após o término da dieta, mantenha-o nesta posição por mais 1 hora.

18. Na presença dos sintomas abaixo, seguir orientação médica ou do nutricionista:
- Vômitos;
- Diarreia (3 ou mais evacuações líquidas/dia);
- Obstipação (3 ou mais dias sem evacuar).

Dados do profissional que orientou a dieta:

Contato do profissional que orientou a dieta:

Fonte: Piovacari SMF et al., 2017.

≡ Considerações finais

Durante todo o processo de introdução da TNE e preparação para a alta hospitalar, deve haver o envolvimento do paciente/familiar e/ou cuidador, participando de todas as etapas.

No processo educacional, toda a equipe multiprofissional deve estar envolvida, e os educandos devem estar no centro da atenção, com foco total na reabilitação e continuidade do cuidado.

≡ Referências

1. Arends J, Bachmann P, Baracos V, Barthelemy N, Bertz H, Bozzetti F5, et al. ESPEN guidelines on nutrition in cancer patients. Clin Nutr. 2017 Feb;36(1):11-48.

2. Bankhead R, Boullata J, Brantley S, Corkins M, Guenter P, Krenitsky J et al. ASPEN. Board of Directors. Enteral nutrition practice recommendations. JPEN J Parenter Enteral Nutr. 2009; 33(2):122-67.

3. Bankhead R, Boullata J, Brantley S, Corkins M, Guenter P, Krenitsky J et al. and the Aspen board of directors. Aspen Enteral Nutrition Practice Recommendations. JPEN 2009;33(2):122-67.

4. Canadian Clinical Practice Guidelines. Enteral nutrition (other): continuous vs. other methods of administration. Kingston: Critical Care Nutrition; 2013. Disponível em: http://www.criticalcarenutrition.com.

5. Canadian Clinical Practice Guidelines. Strategies to optimize delivery and minimize risks of EN: Feeding Protocols, May 2015.

6. Cartolano FC, Caruso L, Soriano FG. Terapia nutricional enteral: aplicação de indicadores de qualidade. Rev Bras Ter Intensiva. 2009; 21(4):376-383.

7. Combs GF Jr, Trumbo PR, McKinley MC, Milner J, Studenski S, Kimura T et al. Biomarkers in nutrition: new frontiers in research and application. Ann N Y Acad Sci. 2013 Mar;1278:1-10. doi: 10.1111/nyas.12069.

8. Costa MF. Nutrição enteral: sistema aberto ou sistema fechado? Uma comparação de custo-benefício. Rev Bras Nutr Clin. 2014; 29(1):14-9.

9. Freitas BJ, Shima M, Piovacari SMF. Progressão de terapia nutricional enteral. In: Piovacari SMF, Toledo DO, Figueiredo EJA. Equipe Multiprofissional de Terapia Nutricional – EMTN em prática. São Paulo: Atheneu; 2017:189-191.

10. Lochs H et al. Espen guidelines on adult enteral nutrition. Clinical Nutrition 2006; 25:177-360.

11. Heyland DK, Dhaliwal R, Lemieux M, Wang M, Day AG. Implementing the PEP uP Protocol in

Critical Care Units in Canada: Results of a Multicenter, Quality Improvement Study. 2014.

12. Khan LU1, Ahmed J, Khan S, Macfie J. Refeeding syndrome: a literature review. Gastroenterol Res Pract. 2011;pii: 410971. doi: 10.1155/2011/410971. Epub 2010 Aug 25.

13. Kreymann KG et al. Espen guidelines on enteral nutrition: intensive care. Clinical Nutrition. 2006; 25: 210-223.

14. Kreymann KG et al. Preliminary evidence for a medical nutrition therapy protocol: enteral feedings for critically ill patients. J Am Diet Assoc. 2006;106:1226-1241.

15. Lloyd DA, Powell-Tuck J. Artificial nutrition: principles and practice of enteral feeding. Clin Colon Rectal Surg. 2004 May;17(2):107-18. doi: 10.1055/s-2004-828657.

16. Malone A, Seres D, Lord L. Complications of enteral nutrition. The Aspen Adult Nutrition Support Core Curriculum 2th ed. 2012: 218-233.

17. Martins C, Moreira SM, Pierosan SR. Interações droga nutriente. 2. ed. Curitiba: Nutroclínica. 2003.

18. McClave SA et al. Guidelines for the provision and assessment of nutrition support therapy in the adult critically ill patient: society of critical care medicine (SCCM) and american society for parenteral and enteral nutrition (Aspen). Journal of Parenteral and Enteral Nutrition. 2016 Feb.; 40(2):159-211.

19. McClave SA, et al. Guidelines for the provision and assessment of nutrition support therapy in the adult critically ill patient: society of critical care medicine (SCCM) and american society for parenteral and enteral nutrition (ASPEN). Journal of Parenteral and Enteral Nutrition 2009 May/June; 33(3):277-316.

20. McClave SA, Martindale RG, Vanek VW, McCarthy M, Roberts P, Taylor B, et al. ASPEN. Board of directors, American College of Critical Care Medicine; Society of Critical Care Medicine. Guidelines for the Provision and Assessment of Nutrition Support Therapy in the Adult Critically Ill Patient: Society of Critical Care Medicine (SCCM) and American Society for Parenteral and Enteral Nutrition (ASPEN). JPEN J Parenter Enteral Nutr. 2009; 33(3):277-316.

21. Mehanna H, Nankivell PC, Moledina J, Travis J. Refeeding syndrome: Awareness, prevention and management. Head Neck Oncol. 2009 Jan; 26;1:4. doi: 10.1186/1758-3284-1-4. Review.

22. Mehanna H, Nankivell PC, Moledina J, Travis J. Refeeding syndrome--awareness, prevention and management. Head Neck Oncol. 2009;1:4.

23. Ministério da Saúde. Instituto Nacional de Câncer. Consenso nacional de nutrição oncológica. Instituto Nacional de. Câncer. Rio de Janeiro: INCA; 2009.

24. National Institute for Health and Care Excellence: Nutrition support in adults. Clinical Guideline CG 32, 2006.

25. Parrish C. The refeeding syndrome in 2009: prevention is the key to treatment. The Journal of Supportive Oncology. 2009; 7(1):20-1.

26. Pinho NB. Capítulo 1 – Paciente Oncológico Crítico Adulto – Consenso nacional de nutrição oncológica. Instituto Nacional de Câncer José Alencar Gomes da Silva. 2. ed. rev. ampl. atual. Rio de Janeiro: INCA, 2016; p. 13-26, v. 2.

27. Preiser JC, Van Zanten AR, Berger MM, Biolo G, Casaer MP, Doig GS et al. Metabolic and nutritional support of critically ill patients: consensus and controversies. Crit Care. 2015 Jan 29;19:35. doi: 10.1186/s13054-015-0737-8. Review.

28. Santos GFCG, Diament D, Matsuba CST, Piovacari SMF. Complicações. In: Piovacari SMF, Toledo DO, Figueiredo EJA. Equipe Multiprofissional de Terapia Nutricional – EMTN em prática. São Paulo: Atheneu; 2017:105-115.

29. Shima M, Santos KFF, Piovacari SMF. Desmame da terapia nutricional enteral. In: Piovacari SMF, Toledo DO, Figueiredo EJA. Equipe Multiprofissional de Terapia Nutricional – EMTN em prática. São Paulo: Atheneu; 2017:193-197.

30. Silva MLT, Martins JR, Castro M, Waitzberg DL. Complicações da nutrição parenteral total. In: Waitzberg DL. Nutrição oral, enteral e parenteral na prática clínica. São Paulo: Atheneu; 2009:1021-1031.

31. Sobotka L, Allison SP, Forbes A, Ljungqvist O, Meier RF, Pertkiewicz M, et al. Basics in clinical nutrition. 4. ed. Praga: Galén; 2011.

32. Toledo D, Castro M. Terapia nutricional em UTI. Rio de Janeiro: Rubio, 2015;117-134.

33. Ukleja A, Freeman KL, Gilbert K, Kochevar M, Kraft MD, Russell MK, et al. Task Force on Standards for Nutrition Support: Adult Hospitalized Patients, and the American Society for Parenteral and Enteral Nutrition Board of Directors. Standards for nutrition support: adult hospitalized patients. Nutr Clin Pract. 2010; 25(4):403-14.

34. Viana LA, Burgos MG, Silva RA. Refeeding syndrome: clinical and nutritional relevance. Arq Bras Cir Dig. 2012;25(1):56-9.

35. Wagstaff G. Dietetic practice in refeeding syndrome. J Hum Nutr Diet. 2011;24(5):505-15.

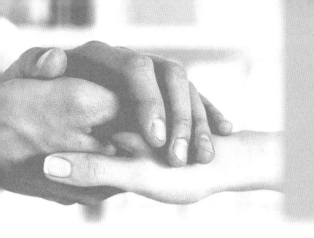

Capítulo 18

Mayumi Shima
Kathucia Franco Ferreira dos Santos
Evandro José de Almeida Figueiredo

Terapia nutricional parenteral

≡ Indicação

A nutrição parenteral (NP) é uma solução estéril de nutrientes (carboidratos, aminoácidos, lipídios, vitaminas e sais minerais) infundida via endovenosa e indicada, na grande maioria das vezes, na impossibilidade de utilização do trato gastrointestinal. O comprometimento ou incapacidade da via digestiva pode estar associado a algum distúrbio de má absorção, alteração do trânsito gastrointestinal normal, por fatores metabólicos ou mecânicos, causando sintomas digestivos como diarreia, vômitos e distensão abdominal. A Terapia Nutricional Parenteral (TNP) também pode ser indicada em situações em que existe déficit energético proteico, devido à incapacidade de atingir as necessidades com o uso exclusivo da via enteral ou oral.

O tempo para início da TNP exclusiva está cada vez mais relacionado ao risco nutricional. Quanto maior o déficit nutricional ou hipercatabólico, mais precoce deve ser a indicação, e o uso da TNP suplementar deve ser bem orientado, para evitar efeitos adversos associados a uma má indicação da técnica.

Para os pacientes com câncer, a nutrição artificial é indicada àqueles sem condições de alimentação adequada (por exemplo: sem alimentação por mais de uma semana ou ingestão alimentar ≤ 60% das necessidades nutricionais por mais de 1 a 2 semanas). Na decisão de promover terapia nutricional ao paciente, recomenda-se a nutrição enteral se a ingestão via oral permanecer insuficiente, apesar das intervenções nutricionais (orientação dietética, adequação das preparações, fracionamento e suplementação nutricional via oral, além das orientações conforme os sintomas), e nutrição parenteral se a nutrição enteral não for suficiente ou viável.

É uma maneira segura de alimentação quando administrada sob protocolos de segurança e monitorada por profissionais capacitados. O protocolo de progressão de TNP sugerido segue algumas etapas, que serão descritas a seguir.

≡ Início da nutrição parenteral

Após a indicação e prescrição da TNP pelo médico, o enfermeiro responsável deve garantir uma via exclusiva de infusão endovenosa, pesar o paciente conforme rotina da unidade e comunicar o nutricionista para a realização da avaliação nutricional e cálculo das necessidades nutricionais. Exames laboratoriais para monitoramento do perfil parenteral devem ser coletados, antes do início da TNP e posteriormente para controle. Sugerem-se os seguintes exames: ureia, creatinina, sódio, potássio, cálcio iônico, fósforo, magnésio, aspartato aminotransferase (AST), alanina aminotransferase (ALT), gama glutamil transpeptidase (gama GT), bilirrubinas (direta, indireta e total), pré-albumina, colesterol total e frações, triglicérides, tempo de protrombina (TP) e razão normalizada internacional (INR).

≡ Progressão

Para evitar complicações metabólicas e síndrome de realimentação com o início da TNP, programar a infusão, no primeiro dia, em 50% das necessidades previamente calculadas pelo nutricionista e checar os exames bioquímicos solicitados pelo médico assistente ou pelo médico pertencente à equipe multiprofissional de terapia nutricional (EMTN).

No segundo dia, progredir a infusão do volume em 75% da meta estipulada e reavaliar os exames. Na suspeita de síndrome de realimentação, é contraindicada a progressão da TNP, devendo-se corrigir os distúrbios hidroeletrolíticos, coletar exames bioquímicos de eletrólitos e de função renal.

No terceiro dia, progredir a infusão do volume em 100% da meta. O médico da equipe EMTN avaliará diariamente a evolução dos pacientes (Algoritmo 18.1).

Algoritmo 18.1
Sugestão de protocolo de progressão de nutrição parenteral.

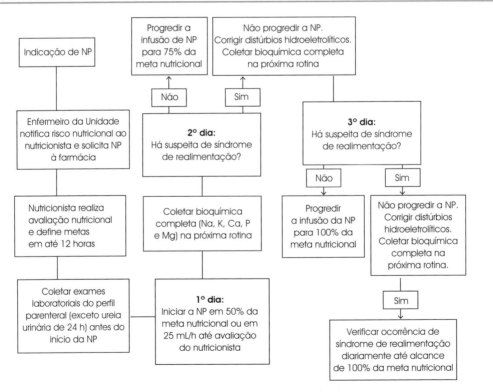

Fonte: NICE, 2006; Aspen/SCCM, 2016.

Durante a terapia parenteral, alguns cuidados devem ser seguidos:

- **Controle glicêmico:** a meta institucional de glicemia é manter os níveis abaixo de 180 mg/dL. Há indicação do uso de insulina endovenosa quando os níveis estão acima do recomendado, pois o controle glicêmico rigoroso está relacionado à redução de infecção, tempo de internação e mortalidade.

- **Controle metabólico:** os pacientes com TNP devem ter controle diário de eletrólitos e semanalmente do perfil parenteral para adequação da terapia e monitoração de complicações.

- **Indicação de terapia nutricional enteral ou oral:** em pacientes estáveis com a TNP, a indicação de dieta oral ou enteral deve ser reavaliada frequentemente.

- **Reavaliação da oferta nutricional:** se a TNP é complementar à nutrição enteral ou dieta oral, realizar os ajustes nutricionais, conforme a adequação nutricional média.

≡ Desmame

Não se deve interromper abruptamente a TNP, pois oferece riscos de hipoglicemia grave e descompensação metabólica. Recomenda-se realizar o desmame de forma progressiva. Durante a infusão da TNP, deve-se avaliar a hipótese de desmame quando o paciente apresentar possibilidade clínica de tolerar início de terapia nutricional enteral (TNE) ou iniciar alimentação por via oral e suplementação via oral. Porém, o que determina o desmame da TNP é a restauração da função normal do trato gastrointestinal (TGI).

Quando o paciente possuir TGI íntegro, mas contraindicação de alimentação oral por náuseas e inabilidade de deglutição ou ingestão alimentar insuficiente, a TNE complementar por sonda nasoenteral deve ser indicada.

Após a indicação de TNE ou dieta via oral, a TNP deve ser mantida. Ao iniciar a progressão do volume enteral/dieta oral com boa tolerância pelo TGI, o volume da TNP deve ser reduzido gradativamente para evitar complicações metabólicas quanto ao excesso de alimentação. A TNP deve ser reduzida para 50% da meta nutricional quando as necessidades por via oral ou TNE estiverem suprindo > 60% das necessidades nutricionais. Com a manutenção da boa tolerância da aceitação nutricional, pode-se suspender a TNP. A retirada da formulação parenteral deve ser planejada com acompanhamento diário da evolução do paciente (Algoritmo 18.2).

A decisão da escolha do acesso é tomada de acordo com os fatores relacionados ao tempo de utilização, comorbidades e anatomia.

A Nutrição Parenteral pode ser administrada pelas seguintes vias de acesso:

- **Nutrição parenteral periférica:** no acesso venoso periférico, a ponta do cateter localiza-se em uma veia superficial de grosso calibre, normalmente nas veias das extremidades superiores, na mão ou no antebraço. Recomendada quando a TNP for planejada para períodos curtos (7 a 10 dias), na impossibilidade de acesso na veia central ou como nutrição complementar. Esta via apresenta como vantagens a punção venosa superficial rápida, segura e sem necessidade de cuidados especializados, menores índices de complicações em comparação ao acesso central e menor custo. Entretanto, o acesso periférico não permite infusão de soluções hiperosmolares, sendo necessária a infusão de maior volume para suprir as necessidades nutricionais.

- **Nutrição parenteral central:** no acesso venoso central, a ponta do cateter está localizada em uma veia de alto fluxo sanguíneo interligada à veia cava superior ou ao átrio direito, dessa forma, a solução parenteral é infundida diretamente ao coração. É indicada para períodos longos (> 14 dias), permite administração de soluções hiperosmolares (> 800 a 900 mOsm/L) sem risco de flebite e possibilita a administração de todos os nutrientes necessários para uma nutrição completa e balanceada. As desvantagens deste tipo de acesso estão associadas, principalmente, à ocorrência de sepse. Outras desvantagens referem-se a maior custo, complexidade da técnica e maior risco de complicações pela inserção do cateter. A nutrição parenteral central também pode ser administrada por cateter central de inserção periférica (PICC), pois o dispositivo é inserido em uma veia periférica, preferencialmente em membros superiores, exceto em neonatos, que apresentam a possibilidade de inserção em membros inferiores. O posicionamento ideal do cateter será no interior na junção da veia cava superior/inferior com o átrio direito.

Algoritmo 18.2
Sugestão de protocolo de desmame da nutrição parenteral.

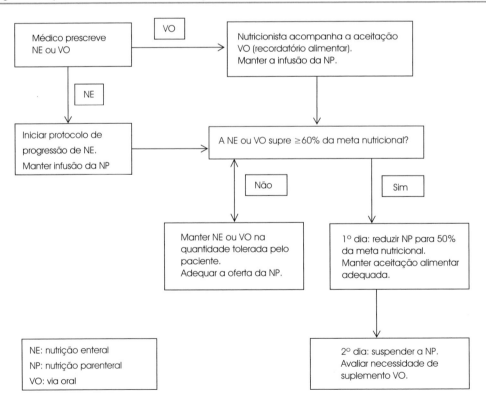

Fonte: NICE, 2006; Aspen/SCCM, 2016.

≡ Cuidados de administração

A TNP é regulamentada no Brasil pela Portaria n. 272/98 da Anvisa, que pontua requisitos mínimos exigidos para essa terapia, fixa os procedimentos de boas práticas de preparo e rege o regulamento técnico para sua infusão. A qualidade das formulações está diretamente relacionada ao controle de qualidade, validação de procedimentos operacionais padrão, registro de etapas do processo de manipulação, de forma direta ou indireta.

A administração da TNP é de responsabilidade do enfermeiro, e os cuidados necessários para prevenir complicações devem ser seguidos por meio de protocolos institucionais de boas práticas, tendo a EMTN à frente de todos os processos. A assepsia e o uso adequado de equipamentos de proteção individual garantem a segurança do processo e do paciente.

É responsabilidade do enfermeiro receber, acondicionar e inspecionar as soluções de nutrição parenteral. Deve-se verificar se os componentes da TNP estão de acordo com a solução prescrita e se o aspecto está adequado para infusão, programar o início da TNP na bomba de infusão contínua, aumentando ou diminuindo gradativamente a velocidade de infusão de acordo com a prescrição médica e sob os protocolos de progressão ou desmame. Monitoramento da glicemia capilar, controle do balanço hídrico e peso corporal são outros controles importantes para o paciente em TNP.

A nutrição parenteral possui duas apresentações: as formulações prontas para uso, que podem ter apresentação em bolsas bi ou tricompartimentadas, e as formulações individualizadas e manipuladas. As formulações bi ou tricompartimentadas são previamente preparadas pela indústria farmacêutica e, nessa apresentação, os macronutrientes e eletrólitos são separados em compartimentos e devem ser misturados antes da infusão no paciente. Não contêm vitaminas e oligoelementos em sua composição, por motivos de instabilidade da fórmula. Sendo assim, a administração desses micronutrientes deve ser prescrita separadamente.

As formulações bi ou tricompartimentadas estão disponíveis para uso imediato, permitindo o início rápido, após a prescrição médica. Outras vantagens são a validade longa após fabricação (em torno de dois anos), não necessitar de refrigeração e maior segurança, pois são liberadas somente após laudo de análise. No entanto, apesar de sua praticidade, em casos de alterações clínicas específicas, será necessário realizar adequações.

As formulações individualizadas/manipuladas são preparadas manualmente por profissionais farmacêuticos, conforme a prescrição médica. As vantagens são: possibilidade de atender às necessidades específicas de cada paciente, em que todos os macronutrientes, vitaminas e oligoelementos são fornecidos no mesmo frasco. A validade menor, de 48 horas, sob refrigeração, maior tempo para disponibilização da fórmula, ausência do laudo de análise em tempo hábil antes da administração ao paciente são as principais desvantagens desta apresentação.

≡ Manejo das complicações

As complicações do uso da NP podem ser classificadas em metabólicas, gástricas, mecânicas e infecciosas. Os pacientes devem ser monitorados pela coleta de exames bioquímicos (sódio, potássio, ureia, creatinina, glicemia, cálcio, magnésio, fósforo, hemograma, triglicerídeos, bilirrubinas, transaminases e fosfatase alcalina), coleta de parâmetros infecciosos (hemocultura do cateter) e acompanhamento nutricional.

Alguns autores observaram que, durante o uso de NP, 38,9% dos pacientes apresentavam alguma complicação, como maior prevalência de infecção de cateter (85,7%), seguido de hipoglicemia severa por interrupção abrupta da NP e sinais flogísticos na inserção do cateter (14,3%).

■ Complicações metabólicas

As complicações metabólicas associadas à TNP podem ocorrem em curto período de tempo e necessitam de acompanhamento diário. Destacam-se a deficiência ou excesso na NP de eletrólitos, minerais, glicose, ácidos graxos essenciais e vitaminas, que, quando não monitorados, podem comprometer ou sobrecarregar alguns órgãos, e, a longo prazo, o déficit de nutrientes e vitaminas associa-se a riscos de vida se não conduzido tratamento e prevenção adequados.

Tabela 18.1
Complicações metabólicas associadas à TNP.

Distúrbios	Causas	Manejos terapêuticos
Coma hiperglicêmico hiperosmolar não cetótico	• Infusão de grande carga de glicose. • Aumento na produção de insulina exógena por sobrecarga de TNP e aumento da mortalidade (em até 50%).	• Evitar a administração excessiva de água. • Evitar queda brusca da glicemia, podendo ocasionar edema cerebral grave.
Hiperglicemia	• Estresse metabólico. • Resistência insulínica. • Excesso de administração de glicose pela TNP. • Frequente em até 50% do pacientes em uso de NP.	• Iniciar a NP em metade da quantidade das necessidades energéticas ou aproximadamente 150 a 200 g de glicose nas primeiras 24 horas. • Infusão de carboidrato não poderá ultrapassar 4 a 5 mg glicose/kg/minuto. • Tratar as causas da sepse ou infecção. • Infusão lenta de insulina.
Hipoglicemia	• Súbita descontinuidade da TNP. • Suspensão abrupta de drogas diabetogênicas. • Nefropatias, hepatites graves e sepse.	• Administrar glicose a 50% em *bolus* até desaparecerem sinais e sintomas. • Verificar a glicemia capilar após 30 a 60 minutos depois da descontinuidade da NP.
Hipertrigliceridemia	• Oferta excessiva de glicose. • Administração rápida de emulsão lipídica (> 0,11 g/kg/h). • Concentração de triglicerídeos > 400 mL/dL. • Insuficiência renal. • Pancreatite. • Sepse	• Retirar ou reduzir a emulsão lipídica abaixo de 30% do total de calorias (ou 1 g/kg/dia). • Administrar separadamente a emulsão lipídica com infusão de 8 a 10 horas.
Acidose respiratória	• sobrecarga de carboidratos, em que o excesso de caloria é estocado na forma de gordura, produzindo maior quantidade de CO_2.	• Monitorar CO_2 quando desejar "desmamar" o paciente da ventilação mecânica.
Síndrome de realimentação	• Pacientes desnutridos graves ou em jejum prolongado, submetidos à terapia nutricional excessiva na fase de anabolismo celular.	• Repor os micronutrientes ausentes. • Controle rigoroso dos exames bioquímicos nas primeiras semanas. • Quando possível, iniciar ingestão hipocalórica via oral/enteral.
Hipernatremia Sódio sérico > 145 mEq/L	• Administração de fluidos. • Perda excessiva de água (febre, queimaduras e hiperventilação). • Uso excessivo de diuréticos.	• Aumento da oferta de líquidos. • Em menor frequência, necessidade de redução de sódio na formulação da NP.

(Continua)

(Continuação)

Tabela 18.1
Complicações metabólicas associadas à TNP.

Distúrbios	Causas	Manejos terapêuticos
Hiponatremia Sódio sérico < 135 mEq/L	• Administração de fluidos hipotônicos. • Nefrites, insuficiência cardiológica congestiva, cirrose com ascite, diarreia severa e hipotireoidismo.	• Restrição de fluidos e diuréticos. • Reposição de sódio.
Hipercalemia Potássio sérico > 5,0 mEq/L	• Disfunção renal. • Acidose metabólica. • Uso de medicamentos poupadores de potássio.	• Reduzir a oferta de potássio pela NP. • Corrigir a acidose.
Hipocalemia Potássio sérico < 3,5 mEq/L	• Perda excessiva de fluidos na diarreia. • Uso de algumas drogas (diuréticos de alça, insulina e corticosteroides). • Alcalose metabólica. • Síndrome de realimentação.	• Aumentar o conteúdo de potássio na NP por veia periférica ou via gastrointestinal (até 0,5 mmol/kg/hora ou na insuficiência renal até 0,25 mmol/kg/hora). • Corrigir, se necessário, a hipomagnesemia.
Hipercalcemia	• Insuficiência renal. • Câncer ósseo. • Hiperparatireoidismo. • Imobilização prolongada.	• Administrar 0,9% de cloreto de sódio. • Administrar furosemida ou bisfosfonatos.
Hipocalcemia	• Diminuição da ingesta de vitamina D. • Hipoparatireoidismo. • Hipoalbuminemia.	• Suplementação de cálcio (gluconato de cálcio). • Monitorar cálcio iônico para determinar novos tratamentos.
Hipermagnesemia	• Agravada na insuficiência renal. • Administração excessiva de magnésio pela NP.	• Diminuir o magnésio na fórmula parenteral em casos severos, pode ser necessária diálise.
Hipomagnesemia Magnésio sérico < 1,6 mg/dl	• Alcoolismo. • Uso de diuréticos. • Cetoacidose diabética. • desnutrição e síndrome da realimentação.	• Suplementação via parenteral com magnésio ($MgSO_4$).
Hiperfosfatemia	• Insuficiência renal. • Hipoparatireoidismo. • Sdministração excessiva de fosfato.	• Diminuir oferta de fósforo na NP.
Hipofosfatemia Fósforo sérico < 2,5 mg/dl	• Cetoacidose diabética. • Hiperglicemia. • Sepse. • Acoolismo crônico e cirrose hepática. • Hiperparatireoidismo. • Síndrome de realimentação.	• Em casos moderados a severos, suplementar fosfato intravenoso. Recomendação de 20 mmol para cada 1.000 kcal.

Fonte: Hartl, 2009; Aspen/SCCM, 2009; Sobotka, 2011.

▪ Complicações gastrointestinais

As complicações hepatobiliares relacionadas à NP são frequentes e apresentam características diferentes em adultos e crianças. Os pacientes podem apresentar exames de função hepática alterados ou podem estar relacionadas à sepse, isquemia hepática, drogas e hipoxemia.

▪ Complicações mecânicas

As complicações mecânicas estão relacionadas ao uso de cateter venoso (central ou periférico). A passagem do cateter venoso central (CVC), quando guiada por ultrassonografia, realizada por profissional qualificado e na aderência a protocolos de cuidados e manutenção do acesso, está associada a menores taxas de complicação.

Tabela 18.2
Complicações gastrointestinais associadas à TNP.

Distúrbio	Causas	Manejos terapêuticos
Esteatose hepática	• Oferta exagerada de glicose ou lipídio, relacionada à fonte de aminoácidos, geralmente após uma semana a um mês do início da NP. • Estresse oxidativo. • Fatores genéticos ou inflamatórios. • Oferta contínua de carboidratos. • Hiperinsulinemia persistente.	• Revisar a formulação da NP. • Evitar hiperalimentação e evitar infusão superior a 5 mg glicose/kg/min, ou de lipídios acima de 1 g/kg/dia.
Colestase intra-hepática	• Frequente em crianças em uso prolongado da NP acima de 15 dias. • Eventual falência hepática.	• Uso precoce do trato gastrointestinal. • Evitar hiperalimentação. • Introduzir dieta oral ou enteral, mesmo que em pequenas quantidades. • Jejum relacionado com a falta de estímulo do trato digestório, de forma prolongada, predispõe à colestase.
Atrofia das vilosidades gastrointestinais	• Ausência de alimentos na luz intestinal ocasiona anormalidade na síntese e liberação de hormônios tróficos intestinais. • Suprimento insuficiente de energia aos enterócitos e colonócitos.	• Oferta precoce de alimentação oral ou enteral respeitando a tolerância gastrointestinal.

Fonte: Sobotka, 2011; Aspen/SCCM, 2009.

Tabela 18.3
Complicações mecânicas associadas à TNP.

Distúrbio	Causas	Manejos terapêuticos
Flebite	• Administração de solução de nutrientes hipertônica com osmolaridade superior a 900 mOsmol/kg.	• Trocar a infusão periférica para via central. • Trocar a formulação por soluções de lipídio como principal fonte calórica. • Reduzir a adição de eletrólitos na NP.
Trombose venosa	• Trauma mecânico na inserção do cateter. • Hipercoagulopatia. • Sepse.	• Remoção do cateter. • Prevenção com uso de cateter de silicone. • Terapia com baixa dose de warfarina ou adição de heparina na solução de NP. • Implante de *stent* endovascular.
Pneumotórax Hemotórax Embolia gasosa	• Introdução acidental do cateter.	• Localização do cateter deve ser confirmada pelo raio X. • Equipe profissional especializada. • Protocolos de inserção e manuseio do cateter.

Fonte: Sobotka, 2011; Aspen/SCCM, 2009.

■ Complicações infecciosas

A contaminação do cateter é descrita em até 30% dos pacientes como potencial foco de infecção. A sepse relacionada ao CVC pode ser relacionada à infecção sistêmica da corrente sanguínea, na cultura do cateter positiva para micro-organismos encontrados na hemocultura e contaminação da NP durante a infusão ou manipulação.

Tabela 18.4
Complicações infecciosas associadas à TNP.

Distúrbio	Causas	Manejo terapêutico
Sepse relacionada ao cateter	• Passagem de cateter com técnica inapropriada. • NP contaminada por bactérias durante a manipulação da solução na infusão ou conexão. • Desconexão ou interrupções da infusão da NP e abertura do sistema de infusão, aumentando o risco de contaminação da solução e colonização do cateter.	• Sob suspeita de bacteremia relacionada à NP, interromper imediatamente a infusão da solução, colher amostras de hemocultura e amostra da bolsa de NP.

Fonte: Sobotka, 2011.

≡ Cuidados pós-alta hospitalar

A utilização de TNP se faz necessária com segurança física e bacteriológica. A NP domiciliar deve ser utilizada em pacientes que não conseguem suprir suas necessidades nutricionais por nutrição enteral ou oral, mas que são capazes de receber esta terapia fora do âmbito hospitalar, como os pacientes com isquemia mesentérica, obstrução mecânica do intestino delgado inoperável, câncer incurável ou risco de mortalidade por desnutrição.

O monitoramento e o plano de cuidados devem fazer parte das visitas periódicas conforme evolução ou condição clínica do paciente, entre eles, o correto registro das atividades e cuidados na manipulação, uso de fórmulas industrializadas e registro do volume recebido na infusão domiciliar, minimizando os riscos de complicações e/ou infecções.

No acompanhamento, é importante o registro do estado nutricional por coleta de dados antropométricos, exames bioquímicos, clínicos e funcionais, verificação do cateter venoso, informações da tolerância e administração da formulação parenteral, desconfortos gastrointestinais, complicações mecânicas ou infecciosas relacionadas à terapia. A conscientização e a colaboração dos pacientes, familiares e responsáveis são fundamentais para o sucesso dessa terapia.

A experiência brasileira publicada até o momento indica que a aplicação da terapia nutricional parenteral é factível e recomendável, principalmente em pacientes com câncer sob terapia nutricional domiciliar.

Cuidados para manipulação da NP em âmbito domiciliar:

• Orientar o paciente a lavar as mãos antes e depois da administração da dieta, observando as técnicas de assepsia.

• Realizar curativo com técnica asséptica a cada 24 hora.

• O equipo deve ser trocado a cada 24 horas.

• Observar o local da inserção quanto a fixação do cateter, edema, dor, rubor, hiperemia e presença de secreção.

A pessoa que manipulará a nutrição parenteral deve ser conscientizada quanto à gravidade dos riscos de contaminação das soluções, pelo excelente meio de cultura para bactérias e fungos.

≡ Referências

1. Arends J, Bachmann P, Baracos V, Barthelemy N, Bertz H, Bozzetti F5, et al. ESPEN guidelines on nutrition in cancer patients. Clin Nutr. 2017 Feb;36(1):11-48.
2. Ayers P et al. Aspen parenteral nutrition safety consensus recommendations. J Parenter Enteral Nutr. 2014;38(3):296-333.
3. Boullata JI et al. Aspen Clinical guidelines: parenteral nutrition ordering, order review, com-

pounding, labeling, and dispensing. J Parenter Enteral Nutr. 2014;38:334-377.

4. Bozzetti F, Forbes A. The Espen clinical practice guidelines on parenteral nutrition: present status and perspectives for future research. Clin Nutr. 2009, 28:359-64.

5. Bozzetti F et al. Espen guidelines on parenteral nutrition: non-surgical oncology. Clin Nutr. 2009; 28:445-54.

6. Calixto-Lima L et al. Manual de nutrição parenteral. Rio de Janeiro: Rubio; 2010.

7. Castro M, Correa FG, Antunes C. Manejo das complicações relacionadas a terapia nutricional parenteral. In: Toledo D, Castro M. Terapia Nutricional em UTI. Rio de Janeiro: Rubio; 2015;161-68.

8. Consenso nacional de nutrição oncológica. Instituto Nacional de Câncer José Alencar Gomes da Silva: Nivaldo Barroso de Pinho (org.). 2. ed. rev. ampl. atual. Rio de Janeiro: INCA. 2016. 112p. v.2.

9. Cotogni P. Management of parenteral nutrition in critically ill patients. World J Crit Care Med. 2017; 6(1):13-20.

10. Cuppari L et al. Nutrição Clínica no Adulto. 3. ed. São Paulo: Manole; 2014; 391-97.

11. DiBaise JK, Scolapio JS. Home parenteral and enteral nutrition. Gastroenterol Clin North Am. 2007; 36:123-44.

12. Durval PA et al. Caquexia em pacientes oncológicos internados em um programa de internação domiciliar interdisciplinar. Rev. Bras. Cancerol. 2010; 56(2):207-12.

13. Gramlich L, Soo I. Use of parenteral nutrition in patients with advanced cancer. Applied Physiology Nutrition and Metabolism. 2008; 33(1):102-06.

14. Hartl WH et al. Complications and monitoring: guidelines on parenteral nutrition. Chapter 11. Ger Med Sci. 2009; 7:Doc 17.

15. Howard L. Home parenteral nutrition: survival, cost, and quality of life. Gastroenterology. 2006; 130(2 Suppl 1):S52-9.

16. Khan LU et al. Refeeding syndrome: a literature review. Gastroenterol Res Pract, 2011.

17. López MTF et al. Síndrome de realimenctación. Farm Hosp. 2009;33(4):183-93.

18. Machado JDC, Suen VMM, Figueiredo JFDC, Marchini JS. Biofolms, infection, and parenteral nutrition therapy. J Parenter Enteral Nutr. 2009; 33(4):397-403.

19. McClave SA et al. Guidelines for the provision and assessment of nutrition support therapy in the adult critically ill patient: Society of Critical Care Medicine (SCCM) and American Society for Parenteral and Enteral Nutrition (Aspen). J Parenter and Enteral Nutr. 2009;33(2):277-316.

20. McClave SA et al. Guidelines for the provision and assessment of nutrition support therapy in the adult critically ill patient: Society of Critical Care Medicine (SCCM) and American Society for Parenteral and Enteral Nutrition (Aspen). J Parenter and Enteral Nutr. 2016;40(2):159-211.

21. Mirtallo JM, Dasta JF, Kleinschmidt KC, Varon J. State of the art review: Intravenous fat emulsions: current applications, safety profile, and clinical implications. Ann Pharmacother. 2010; 44:688-700.

22. NICE: National Collaborating Centre for Acute Care. Nutrition support in adults: oral nutrition support, enteral tube feeding and parenteral nutrition. Methods evidence and guidance. London: 2006.

23. Piovacari SMF, Toledo DO, Figueiredo EJA et al. Equipe Multiprofissional de Terapia Nutricional em Prática. Rio de Janeiro: Atheneu; 2017; 181-84, 227-30, 232-33, 436-42.

24. Pittiruti M et al. ESPEN Guidelines on Parenteral Nutrition: central venous catheters (access, care, diagnosis and therapy of complications). Clin Nutr. 2009; 28:365-377.

25. Singer P et al. ESPEN Guidelines on Parenteral Nutrition: intensive care. Clin Nutr. 2009; 28:387-400.

26. Sobotka L et al. Metabolic complications of parenteral nutrition. Basics in Clinical Nutrition. Prague: Galen, 2011:411-17.

27. Staun M et al. ESPEN Guidelines on Parenteral Nutrition: Home Parenteral Nutrition (HPN) in adult patients. Clin Nutr. 2009; 28:467-79.

28. Viruzuela JA, Camblor-Álvarez M, Luengo-Pérez LM, et al. Nutritional support and parenteral nutrition in cancer patients: an expert consensus report. Clin Trans Oncol. 2017;1-11.

29. Waitzberg, DL et al. Nutrição oral, enteral e parenteral na prática clínica. 5. ed. São Paulo: Atheneu; 2017; 921-31, 941-57, 1011-19,1021-31.

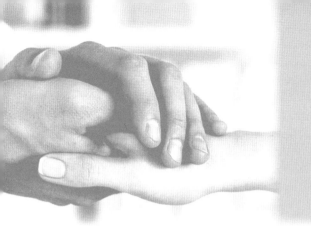

Capítulo 19

Drielle Schweiger Freitas Bottairi
Julieta Regina Moraes
Vanessa Ramis Figueira

Terapia nutricional oral

≡ Introdução

O câncer é a segunda causa mais comum de morte no mundo, caracterizando um problema de saúde pública em países desenvolvidos e em desenvolvimento.

Cerca de 14,1 milhões de casos de câncer foram identificados em 2012. Os 10 tipos de câncer com maior incidência no ano citado, no mundo, em ambos os gêneros, foram: pulmão, mama, colorretal, próstata, estômago, fígado, colo do útero, esôfago, bexiga e linfoma não Hodgkin (LNH). A expectativa é que o número de casos até 2035 chegue a 24 milhões.

No Brasil, o Instituto Nacional de câncer José Alencar Gomes da Silva (INCA) realizou estimativa para 2016 das taxas brutas de incidência por 100 mil habitantes por gênero, conforme mostra a Figura 19.1.

Figura 19.1
Distribuição proporcional dos dez tipos de câncer mais incidentes estimados para 2016 por gênero, exceto pele não melanoma.

Localização primária	Casos novos	%
Próstata	61.200	28,6%
Traqueia, brônquio e pulmão	17.330	8,1%
Cólon e reto	16.660	7,8%
Estômago	12.920	6,0%
Cavidade oral	11.140	5,2%
Esôfago	7.950	3,7%
Bexiga	7.200	3,4%
Laringe	6.360	3,0%
Leucemias	5.540	2,6%
Sistema nervoso central	5.440	2,5%

Homens   Mulheres

Localização primária	Casos novos	%
Mama feminina	57.960	28,1%
Cólon e reto	17.620	8,6%
Colo do útero	16.340	7,9%
Traqueia, brônquio e pulmão	10.890	5,3%
Estômago	7.600	3,7%
Corpo do útero	6.950	3,4%
Ovário	6.150	3,0%
Glândula tireoide	5.870	2,9%
Linfoma não hodgkin	5.030	2,4%
Sistema nervoso central	4.830	2,3%

Fonte: Adaptada de INCA, 2015.

A estimativa para o Brasil, biênio 2018-2019, aponta a ocorrência de cerca de 600 mil casos novos de câncer. Os tipos mais frequentes em homens serão próstata (28,6%), pulmão (8,1%), intestino (7,8%), estômago (6,0%) e cavidade oral (5,2%). Nas mulheres, os cânceres de mama (28,1%), intestino (8,6%), colo do útero (7,9%), pulmão (5,3%) e estômago (3,7%) figurarão entre os principais.

É fundamental que o monitoramento da morbimortalidade por câncer seja incorporado na rotina da gestão da saúde, de modo a tornar-se instrumento essencial para o estabelecimento de ações de prevenção e controle do câncer e de seus fatores de risco.

A incidência de desnutrição no Brasil nesses pacientes é três vezes maior comparado a pacientes sem esse diagnóstico. Segundo o estudo Ibranutri, de 2001, 66,3% dos pacientes oncológicos apresentavam desnutrição *versus* 42,9% dos pacientes não oncológicos.

A prevenção da perda de peso não intencional em pacientes com câncer é essencial para manter a condição e o bem-estar, melhorar a resposta e a tolerância ao tratamento e prolongar a sobrevivência.

A desnutrição é muito comum no câncer, e sua intensidade varia conforme o tipo e a localização da neoplasia e encontra-se mais frequentemente associada às neoplasias malignas do pulmão, pâncreas, rins e trato gastrointestinal, sendo sua incidência universal em todos os tipos de tumores.

A desnutrição e a perda de massa muscular podem promover alterações metabólicas (Tabelas 19.1 e 19.2), morfológicas e funcionais (Tabela 19.3), que resultam na síndrome da caquexia do câncer (CC), que atinge de 50 a 80% dos pacientes oncológicos e é responsável por pelo menos 20% das mortes. De causa multifatorial, conduzida por citocinas pró-inflamatórias e fatores derivados do tumor, iniciam uma resposta proteica que eleva o consumo de energia e conduzem à perda de músculo esquelético (sarcopenia). A sarcopenia está presente em 20 a 70% dos pacientes oncológicos dependendo do tipo de tumor, aumentando o risco de toxicidade para medicamentos quimioterápicos.

Em estudo realizado por Capuano et al. (2008), com 40 adultos com câncer de cabeça e pescoço (estágios III e IV), realizando quimioterapia (QT) e radioterapia (RT), verificou-se que 63% dos indivíduos tiveram perda de peso não intencional antes do tratamento. Do diagnóstico até 30 dias após a realização de QT e RT, 23 pacientes tiveram redução de peso corporal de 20%. A pré-albumina sérica no final do tratamento para pacientes que tiveram intervenção nutricional manteve ou aumentou os níveis (27 ± 6 mg/dL), diferentemente de pacientes que recusaram intervenção nutricional (16 ± 5 mg/dL). Na questão da mortalidade, 35% dos pacientes que tiveram redução > 20% do seu peso corporal morreram.

Segundo Paccagnella et al., a intervenção nutricional precoce em pacientes com câncer de cabeça e pescoço submetidos à quimio/radioterapia resultou em melhora da tolerância ao tratamento e menos internações. Esse resultado sugere que a intervenção nutricional deve ser iniciada antes da quimioterapia e da radioterapia e precisa continuar após a conclusão do tratamento.

Quando o paciente é diagnosticado com câncer, o tumor pode estar em estágio inicial ou avançado, podendo ter possibilidade de tratamento ou paliação. Apesar de a intervenção nutricional não fazer parte do tratamento primário do câncer, é importante que esteja presente no curso da doença, sendo mandatória a sua integração na estratégia terapêutica.

Tabela 19.1
Causas da ingestão oral inadequada (< 60% por mais de 2 semanas) em pacientes oncológicos.

Causas	Fatores
Anorexia primária	• Nível do sistema nervoso central.
Deficiências secundárias	• Úlceras orais, xerostomia, cuidados dentários inadequados, obstrução(*) intestinal, má absorção(*), constipação, diarreia, náuseas e vômitos, redução na motilidade intestinal, alteração quimiossensorial, dores e efeitos colaterais de drogas.

(*) Para esses fatores, requer a implementação de nutrição artificial adequada.

Fonte: Consenso de Nutrição Oncológica, 2009.

Tabela 19.2
Alteração das vias metabólicas.

Vias metabólicas	Alterações
Proteínas	• Alteração da renovação proteica. • Perda de massa magra e tecido adiposo. • Produção de proteínas de fase aguda.
Carboidratos	• Resistência à insulina. • Tolerância à glicose.
Lipídios	• Aumento da Lipólise. • Diminuição de síntese de ácidos graxos.

Fonte: Consenso de Nutrição Oncológica, 2009.

Tabela 19.3
Alterações morfológicas e funcionais.

Local	Alterações
Pulmão	• Atelectasias e pneumonias decorrentes da redução da massa muscular diafragmática e da redução dos níveis de concentração de lecitina nos alvéolos pulmonares.
Fígado	• Edema e atrofia dos hepatócitos, esteatose hepática, degeneração mitocondrial e dos microssomos e compromete as funções hepáticas, restringindo a capacidade de depuração de fármacos e a síntese de albumina e peptídeos.
Gastrointestinal	• Síndrome de má absorção, translocação bacteriana, hipocloridria por diminuição das enzimas intestinais, perda de gordura e adelgaçamento da parede intestinal, atrofia das mucosas gástrica e intestinal, diminuição das microvilosidades e diminuição da massa celular do tecido linfático associado ao intestino.
Sistema imune	• Diminuição na produção de imunoglobulinas, redução na atividade do sistema complemento, do número de linfócitos T e CD4, no arrefecimento do poder bactericida dos neutrófilos, que propicia o aumento da susceptibilidade às infecções de feridas, sepse abdominal e pneumonia pós-operatória.

Fonte: Moreira et al., 2000.

A preservação e/ou melhoria do estado nutricional tem importante impacto na qualidade de vida e no bem-estar de pacientes com câncer submetidos a tratamentos oncológicos, que está associado a efeitos adversos que podem comprometer o estado físico, imunológico e nutricional. A terapia nutricional (TN) auxilia no manejo dos sintomas, evitando a caquexia e contribuindo para a melhora da qualidade de vida do paciente.

Indivíduos com câncer em TN apresentam melhora da qualidade de vida durante o tratamento da doença ou cuidado paliativo. Isso se deve ao controle dos sintomas relacionados à nutrição que podem causar desconforto nesta fase.

≡ Terapia nutricional

A Terapia Nutricional deve ser instituída nas primeiras 24 a 48 horas, especialmente em pacientes com diagnóstico de desnutrição e/ou catabolismo intenso decorrente do quadro patológico. Os objetivos da TN no paciente oncológico incluem: prevenção e tratamento da desnutrição, modulação da resposta orgânica e controle dos efeitos adversos do tratamento.

A perda de peso pode ser controlada por meio de intervenções dietéticas que visam ao aconselhamento nutricional, com o intuito de promover o aumento da ingestão alimentar de acordo com os sintomas (náuseas, vômitos, diarreia, mucosite etc.), adequação calórica e proteica das refeições conforme o tratamento proposto, e, quando necessário, prescrição de suplementos nutricionais.

O plano de cuidados nutricionais deve ser estabelecido considerando: a doença de base e o tratamento proposto (clínico/cirúrgico); o risco nutricional; a avaliação dietética quantitativa e qualitativa; a avaliação do cenário dietético e nutricional.

Estudos foram realizados para avaliar as indicações do suporte nutricional nesses pacientes, porém a maioria tem considerado o suporte nutricional parenteral, o que torna o cuidado nutricional reduzido, uma vez que pode ser realizado em diversos níveis: alimentação oral, enteral ou parenteral, e, no caso de condições via oral, associar à suplementação.

É necessário o envolvimento da equipe interdisciplinar, principalmente com função de destaque para o nutricionista, para envolver e comprometer o paciente e responsável no seu tratamento, evidenciando-se a importância do tratamento nutricional, principalmente se a via escolhida for a via oral.

A adaptação da via oral deve sugerir mudanças na alimentação tão logo seja constatada uma ingestão deficitária de calorias e nutrientes, requerendo planejamento adequado, criação de mecanismos para que a orientação seja de fácil execução, a fim de tornar a alimentação o mais palatável e coerente possível com o hábito alimentar do paciente, cumprindo as condições clínicas que o permitam.

As características da dieta devem ser ajustadas quanto à forma de apresentação; ao fracionamento (número maior de refeições/dia em quantidades menores de alimentos em cada uma delas); à densidade calórico-proteica dos alimentos e preparações; e estímulo dos reflexos sensoriais. Podem-se operacionalizar essas mudanças seguindo as etapas descritas a seguir:

- Utilizar alimentos convencionais da dieta oral, sugerindo modificações.
- Utilizar suplementos nutricionais caseiros, com acréscimo de módulos.
- Utilizar suplementos nutricionais industrializados.
- Utilizar suplementos especializados quando em conformidade com a situação clínico-metabólico-nutricional.

As intervenções nutricionais orais são eficazes para aumentar a ingestão alimentar, melhorar alguns aspectos da qualidade de vida em pacientes oncológicos malnutridos ou sob risco nutricional, principalmente com manejo nutricional de acordo com eventos adversos, como náuseas, vômitos, anorexia, mucosite, estomatite, odinofagia, disgeusia, xerostomia, esofagite, disfagia e diarreia. Citam-se algumas intervenções: hidratação, reposição de eletrólitos via endovenosa; estimular o fracionamento e porções das refeições; aumentar a densidade calórica das refeições; evitar excesso de especiarias; estimular o consumo de alimentos fonte de proteína; modificar a textura, consistência, temperatura dos alimentos e preparações ofertadas e indicação de suplementos nutricionais industrializados, entre outras.

Estudos têm demonstrado que o déficit proteico é marcante nestes pacientes, tendo, por isso, maior benefício na administração de compostos hiperproteicos e com elevado valor energético.

Embora as diretrizes de oncologia não cirúrgicas da Sociedade Europeia de Nutrição Enteral e Parenteral (Espen) de 2006 sobre nutrição enteral sugiram que os pacientes com câncer devam consumir pelo menos 1,2 a 2,0 g de proteína/kg de peso corporal por dia, a maioria dos pacientes não atinge este nível pela dieta e/ou pela suplementação nutricional.

≡ Indicação

A indicação da TN deve seguir critérios que visem à individualidade do paciente, o estado nutricional, o estágio da doença, os efeitos do tratamento e a função gastrointestinal. A terapia nutricional no paciente oncológico objetiva a prevenção ou reversão da desnutrição, modulação da resposta orgânica ao tratamento oncológico e controle dos efeitos adversos do tratamento oncológico, bem como busca evitar a progressão para um quadro de caquexia, garantindo, assim, melhor qualidade de vida para o paciente.

A terapia nutricional oral (TNO) é considerada uma alternativa para suplementar as necessidades nutricionais programadas, sendo a primeira opção por ser mais fisiológica e menos invasiva, porém não deve ser utilizada como método exclusivo de alimentação ou substituto de refeições. Ela deve ser iniciada caso a ingestão alimentar seja < 70% das necessidades nutricionais programadas por um período de 3 dias, conforme proposto no Fluxograma 19.1.

Deve ser utilizada como coadjuvante e auxílio da recuperação ou manutenção do estado nutricional. Os critérios para sua indicação se limitam àqueles pacientes desnutridos ou em risco de desnutrição, em que a alimentação oral é insuficiente para suprir as necessidades. No entanto, o consumo desses produtos depende da aceitação dos pacientes, que está relacionada às características próprias do produto (textura, sabor, aparência e odor), duração do tratamento e alterações de paladar.

Fluxograma 19.1
Indicações de Terapia Nutricional Oral (TNO).

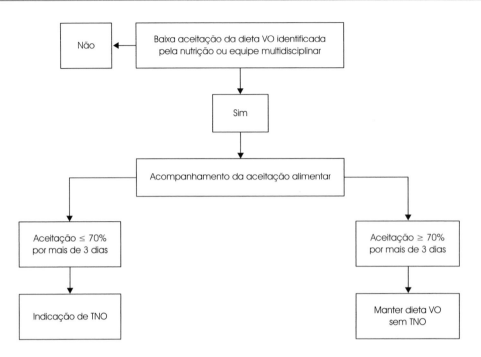

Fonte: Adaptado de Pinho et al., 2011; Pereira et al., 2017; Consenso de Nutrição Oncológica, 2009.

Abrem-se novas perspectivas para a utilização dos suplementos nutricionais, por exemplo, fórmulas desenhadas para situações clínicas especiais, bem como a possibilidade de acréscimo de nutrientes específicos, nas indicações de tratamentos nutricionais, tornando-os cada vez menos invasivos e/ou menos agressivos.

Estudos demonstram que, quando bem empregada, a TNO se torna altamente especializada, de mais fácil execução, contribuindo para o tratamento clínico, recuperação e/ou manutenção do estado nutricional do paciente.

Sabendo das necessidades calóricas e proteicas para cada tratamento e as dificuldades de alimentação que esse paciente pode enfrentar, é importante que o serviço de nutrição e dietética possua uma variedade de suplementos orais para que esse paciente possa utilizá-la. No estudo de Burden et al., referente à aderência à TNO, alguns participantes referiram náuseas, desconforto abdominal, diarreia e a não tolerância do SNO devido à palatabilidade.

Outros estudos demonstram que o SNO mais eficaz que apresentam melhores resultados em nível do estado nutricional, por meio de suplementos orais hiperproteicos e hipercalóricos com sabores, associados à dieta. Estudo de Penalva et al., com pacientes portadores de neoplasias hematológicas em tratamento de radio e quimioterapia, com deficiências nutricionais, perda de peso e baixa ingestão calórica verificou que o grupo de pacientes que recebeu SNO com sabor não apresentou alterações negativas significativas no estado nutricional comparado ao grupo-controle e ao grupo que recebeu SNO sem sabor.

Segundo Grosso et al., em pacientes com câncer de cabeça e pescoço submetidos à radioterapia concomitante (QRTC), o tratamento nutricional precoce reduz a perda de peso e melhora o desfecho.

O seguimento de TNO com aconselhamento dietético também parece reduzir as complicações pós-operatórias, como cita o estudo de Burden et al., que mostrou comparação entre o aconselhamento dietético isolado com o uso de TNO. Demonstrou-se que a suplementação nutricional oral pré--operatória pode melhorar o resultado clínico em pacientes com perda de peso com câncer colorretal. Suplementos nutricionais orais podem resultar em pacientes com menos infecções e menos perda de peso após a cirurgia.

O estudo de Paccagnella et al. sugere que a intervenção nutricional deve ser iniciada antes e após o tratamento de quimio e radioterapia. Os pacientes com câncer de cabeça e pescoço que receberam quimio/radioterapia apresentaram uma melhora da tolerância e dos sintomas ao tratamento e menos internações.

A nutrição tem de ser uma intervenção obrigatória e adjuvante, com o potencial de melhorar o prognóstico da própria doença. A intervenção nutricional adequada e individualizada melhora a sintomatologia e reduz a morbimortalidade, apresentando um prognóstico final mais favorável.

A indústria disponibiliza atualmente uma grande especificidade e variedade de tipos de suplementos orais, conforme mostra a Tabela 19.4.

A TN especializada oral deverá ser descontinuada quando a ingestão total de alimentos suprir as necessidades de nutrientes.

O ato de se alimentar traz consigo aspectos socioeconômicos, culturais, religiosos, experiências de vida adquiridas ao longo da vivência humana e familiar, e, acima de tudo, deve ser um momento de prazer e conforto. Na presença da doença, a frequente mudança na sensibilidade do paladar, disfagia, prejuízo na digestão, entre outros problemas, levam o enfermo a apresentar aversão inclusive a alimentos habitualmente consumidos. É de suma importância que a equipe que presta cuidados a esse indivíduo saiba como driblar estas alterações morfológicas e funcionais causadas pela doença e empregar a intervenção nutricional correta e individualizada para cada paciente.

Tabela 19.4
Padronização de suplementos orais líquidos.

Categoria	Produto	Laboratório	Frasco	Kcal	Dens. Cal.	PTN (g)	Fonte	CHO (g)	Fonte
Normocalórico e hiperproteico com fibras	Nutren Senior	Nestlé®	200 ml	191	0,95	16	Caseinato de cálcio e sódio e proteina isolada de soja	18	Maltodextrina e amido de tapioca
Normocalórico e hiperproteico com fibras	Nutren Senior	Nestlé®	200 ml	193	0,96	16	Caseinato de cálcio e sódio, proteína isolada de soja	18	Maltodextrina, amido de tapioca
Clarificado, rico em carboidratos e isento de gordura e fibra	Fresubin Jucy	Fresenius®	200 ml	300	1,5	8	Soro do leite	67	Maltodextrina e sacarose
Controle glicêmico 1.0 cal	Glucerna SR	Abbott®	200 ml	186	0,93	9,4	Caseinato de cálcio e sódio	22	Maltodextrina, frutose, maltitol
Controle glicêmico 1.0 cal	Novasource GC	Nestlé®	200 ml	224	1,12	9,8	Caseinato de sódio e cálcio, proteína soja	19	Tapioca, maltodextrina e frutose
Controle glicêmico 1.0 cal	Diasip	Danone®	200 ml	200	1,0	9,8	Proteina isolada de soja e proteina do soro do leite	24	Amido de tapioca, lactose, isomaltulose e outros
Controle glicêmico 1.0 cal	Nutri Diabetic	Nutrimed®	200 ml	200	1,0	7,8	Proteina do soro do leite, caseinato de cálcio e sódio	19,6	Maltodextrina e frutose
Controle glicêmico 1.5 cal	Glucerna 1,5 kcal	Abbott®	200 ml	300	1,5	15	Caseinato de cálcio/sódio, isolado proteico de soja	26	Maltodextrina, isomaltulose, frutose, poliol
Hipercalórica com fibras	Fresubin 2 Kcal Fibre Drink	Fresenius®	200 ml	400	2,0	20	Proteína do soro do leite e Caseinato	43,4	Xarope de glicose e sacarose
Hipercalórica, hiperproteica sem fibras	Fresubin Protein Energy Drink	Fresenius®	200 ml	300	1,5	20	Caseinato de cálcio, soro do leite	24,8	Maltodextrina, sacarose
Hipercalórica, hiperproteica sem fibras	Nutridrink Protein	Danone®	200 ml	300	1,5	18,4	Caseinato de sódio, proteina isolada de soja, protaina do soro do leite e proteina isilada da ervilha	34	Maltodextrina, sacarose e outros carboidratos
Hipercalórica, hiperproteica sem fibras	Fresubin 2 Kcal Drink	Fresenius®	200 ml	400	2,0	20	Proteína do soro do leite e Caseinato	45	Xarope de glicose, sacarose e maltodextrina
Hipercalórica, hiperproteica sem fibras	Nutridrink Compact Protein	Danone®	125 ml	300	2,4	18	Caseina, caseinato de potássio e sódio	30	Maltodextrina, sacarose e outros carboidratos
Hipercalórica, normoproteica sem sacarose e fibras	Nutridrink Compact	Danone®	125 ml	300	2,4	12	Caseinato, soro do leite	37	Maltose, maltodextrina
Hipercalórico e hiperproteico com fibras	Nutren Senior	Nestlé®	200 ml	294	1,47	20	Proteínas do leite, caseinato de potássio e proteína do soro do leite	24	Maltodextrina e sacarose

LIP (g)	Fonte	FIBRA (g)	Fonte	K (mg)	Na (mg)	Osmolali/e	Osmolri/e	Lactose	Sacarose
6,4	Óleo de canola, lecitina de soja, cacau e matérias primas lácteas	1,6	Lecitina de soja	340	134	530	SI	Não	Não
6,4	Óleo de canola, lecitina e matérias primas lácteas	1	Amido de tapioca	300	130	530	SI	Não	Não
0	Isento	0	Isento	14	12	900	680	Não	Sim
6,8	Óleo girassol, canola, lecitina	2,4	Fibra soja, FOS	308	178	470	399	Não	Não
12	Óleo canola, girassol e lecitina	3	Goma guar, fibra soja, inulina	280	300	400	SI	Não	Não
7,6	Óleo de girassol, canola e peixe	4	GOS, dextrina resistente, amido resistente e celulose	200	110	440	365	Sim	Não
10,2	Óleo de girassol, girassol e azeite de oliva	3,2	Celulose, hemicelulose, lignina, inulina e FOS	312	188	297	SI	Não	Não
15	Óleo girassol, canola e lecitina	1,8	FOS, fibra de aveia e fibra de soja	330	280	800	614	Não	Não
15,6	Óleo de girassol e canola	3,2	Inulina e fibra de cacau	320	120	850	590	Não	Sim
13,4	Óleo canola e girassol	0	Isento	260	160	500	380	Não	Sim
10,4	Óleo de canola, girassol	0	Isento	416	120	570	440	1,4 g em 100 kcal	Sim
15,6	Óleo de canola, girassol	0	Isento	320	120	720 (sabor neutro)/850	495 (sabor neutro)/590	Não	Sim
12	Óleo de canola, girassol	0	Isento	131	50	900	570	0,12 g em 100 kcal	Sim
12	Óleo de canola, girassol	0	Isento	295	120	1296	790	< 0,5 g em 100 kcal	Sim
13	Óleo de girassol, canola, óleo de peixe, mono e diglicerídeos de ácidos graxos	3	FOS e inulina	600	160	740	SI	Sim	Sim

(Continua)

Tabela 19.4
Padronização de suplementos orais líquidos.

Categoria	Produto	Laboratório	Frasco	Kcal	Dens. Cal.	PTN (g)	Fonte	CHO (g)	Fonte
Hipercalórico e hiperproteico com fibras para oncologia	Fresubin Lipid Drink	Fresenius®	200 ml	300	1,5	20	Proteína do soro do leite e Caseinato	23,2	Maltodextrina e sacarose
Hipercalórico e hiperproteico com HMB	Ensure Plus Advance	Abbott®	220 ml	330	1,5	15	Caseinato sódio, concentrado Proteíco de leite, proteína Isolada de soja e concentrado proteíco do soro de leite	38	Sacarose, xarope de milho e FOS
Hipercalórico e hiperproteico sem fibras	Nutren 2,0	Nestlé®	200 ml	400	2,0	17,2	Caseinato de cálcio e sódio obtido do leite de vaca	40	Maltodextrina, sacarose
Hipercalórico e hiperproteico sem fibras	Nutri Enteral 1.5	Nutrimed®	200 ml	300	1,5	12,8	Caseinato de cálcio e sódio e proteína do soro do leite	43,6	Maltodextrina
Hipercalórico e hiperproteico em consistência cremosa	Fresubin Créme	Fresenius®	125 g	250	2,0	12,5	Caseinato e proteína soro leite	28,1	Sacarose, xarope de glicose, maltodextrina e amido modificado
Hipercalórico e normoproteico com fibras	Fresubin Energy Fibre Drink	Fresenius®	200 ml	300	1,5	11,2	Proteína do soro do leite	35,6	Maltodextrina e sacarose
Hipercalórico e normoproteico sem fibras	Fresubin Energy Drink	Fresenius®	200 ml	300	1,5	11,2	Proteína do soro do leite	37,6	Maltodextrina e sacarose
Hipercalórico e normoproteico sem fibras	Ensure Plus	Abbott®	200 ml	300	1,5	12,6	Caseinato de sódio, isolado proteico de soja, proteína isolada do leite	40	Xarope de milho, sacarose
Hipercalórico e normoproteico sem fibras	Nutren 1.5	Nestlé®	200 ml	308	1,5	11,2	Caseinato de cálcio e sódio, isolado proteico de soja	44	Maltodextrina, sacarose
Imunomodulador	Cubitan	Danone®	200 ml	256	1,3	20	Concentrado protéico do leite, arginina	28	Maltodextrina, sacarose e lactose
Imunomodulador	Impact	Nestlé®	200 ml	218	1,09	13	Caseinato de cálcio e sódio, L-arginina	28	Maltodextrina
Imunomodulador para oncologia	Forticare	Danone®	125 ml	200	1,6	11	Caseína, lactoalbumina	24	Maltodextrina, xarope de glicose, sacarose
Normocalórico, hiperproteico, sem fibras	Ensure protein	Abbott®	220 ml	275	1,25	17,4	Caseinato de cálcio/sódio, isolado proteico de soja, proteína isolada do leite	35,2	Maltodextrina, sacarose

Legenda: SI: sem informação.
Fonte: Elaborada pela autoria com base em dados apresentados pelos laboratórios.

Volume – Nutrição Clínica na Oncologia **233**

(Continuação)

LIP (g)	Fonte	FIBRA (g)	Fonte	K (mg)	Na (mg)	Osmolali/e	Osmolri/e	Lactose	Sacarose
13,4	Óleo de peixe, TCM, óleo de açafrao e óleo de girassol	3	Inulina e fibra de trigo	256	95	510 a 575	385 a 435	Não	Sim
10,6	Óleo de milho, canola e lecitina	1,5	FOS	594	330	557	SI	Sim	Sim
19	Óleo de canola, TCM e lecitina	0	Isento	280	190	720	SI	Não	Sim
8,4	Óleo de canola, girassol e TCM	0	Isento	340	180	390	SI	Não	Sim
9,7	Óleo de canola e girassol	2,5	Inulina	208	75	SI	SI	Não	Sim
11,6	Óleo de girassol e canola	4	Fibra de trigo, inulina, celulose microcristalina e fibra de cacau	270	160	SI	400	Não	Sim
11,6	Óleo de girassol e canola	0	Isento	270	160	500	400	Não	Sim
9,8	Óleo de girassol, milho, canola e lecitina	0	Isento	400	240	670	517	Não	Sim
9,6	Óleo de girassol, milho e lecitina	0	Isento	320	200	870	SI	Sim	Sim
7	Óleo canola e girassol	0	Isento	300	100	625	490	Sim	Sim
5,6	Óleo de peixe, milho, TCM, lecitina	0	Isento	150	260	350	SI	Não	Não
6,6	Óleo canola, milho e peixe	2,62	Polissacarideo soja, inulina, amido resistente, FOS, goma arábica, celulose	269	137	1000	730	Não	Sim
7,26	Óleo de girassol, soja, canola e lecitina	0	Isento	484	281	650	523	Não	Sim

≡ Referências

1. Chaves MR et al. The diversity of nutritional status in cancer: new insights. The Oncologist. 2010 Maio; 15(5):523-530.
2. Melo MM, Nunes LC, Leite ICG. Relação entre fatores alimentares e antropométricos e neoplasias do trato gastrointestinal: investigações conduzidas no Brasil. Rev Brasileira de Cancerologia 2012; Dez 7;58(1):85-95.
3. World Cancer Research Fund International [Internet]. Worldwide data. London: WCRF; acesso em: 18 ago. 2017. Disponível em: http://www.wcrf.org/int/cancer-facts-figures/worldwide-data.
4. World Health Organization [Internet]. Cancer Today. Lyon: IARC; Acesso em: 18 ago. 2017. Disponível em: http://www.gco.iarc.fr.
5. INCA [Internet]. Estimativa 2016: Incidência de câncer no Brasil. Rio de Janeiro; acesso em: 19 ago. 2017. Disponível em: http://www.inca.gov.br/estimativa/2016/index.asp?ID=1.
6. Engelen MPKJ, Meij BSVD, Deutz NEP. Protein anabolic resistance in cancer: does it really exist? Curr Opin Clin Nutr Metab Care. 2016 Jan; 19(1):39-47.
7. Waitzberg DL, Caiaffa, WT, Correia MITD. Hospital malnutrition: the brazilian national survey (IBRANUTRI): a study of 4000 patients. Nutrition. 2001 Jul-Aug; 17(7-8);573-580.
8. Pinho NB et al. Terapia nutricional na oncologia. Sociedade Brasileira de Nutrição Parenteral e Enteral, Associação Brasileira de Nutrologia. DITEN – Associação Médica Brasileira e Conselho Federal de Medicina, 2011.
9. Arends J, Bachmann P, Baracos V, Barthelemy N, Bertz H, Bozzetti F et al. ESPEN guidelines on nutrition in cancer patients. Clin Nutr. 2017 Feb; 36(1):11-48.
10. Ministério da Saúde. Instituto Nacional de Câncer José Alencar Gomes da Silva (INCA). Consenso Nacional de Nutrição Oncológica. Rio de Janeiro; 2009.
11. Moreira JC, Waitzberg DL. Consequências funcionais da Desnutrição. In: Nutrição oral, enteral e parenteral na prática clínica. São Paulo: Atheneu; 2000. p. 399-410.
12. Capuano, G, et al. Influence of weight loss on outcomes in patients with head and neck cancer undergoing concomitant chemoradiotherapy. Wiley InterScience. 2008 Abr; 20;30(4): 503-508.
13. Paccagnella A, Morello M, Da Mosto MC et al. Early nutritional intervention improves treatment tolerance and outcomes in head and neck cancer patients undergoing concurrent chemoradiotherapy. Suport Care Cancer. 2010 jul; 18(7):837-45.
14. Baldwin C et al. Simple nutritional intervention in patients with advanced cancers of the gastrointestinal tract, non-small cell lung cancers or mesothelioma and weight loss receiving chemotherapy: a randomized controlled trial. J Hum Nutr Diet. 24, 431-440.
15. Baxter YC, Waitzberg DL. Indicações e usos de suplementos nutricionais orais. In: Nutrição oral, enteral e parenteral na prática clínica. 3. ed. São Paulo: Atheneu; 2004.
16. Baldwin C, Spiro A, Ahern R, et al. Oral nutritional interventions in malnourished patients with cancer: a systematic review and meta-analysis. J Natl Cancer Inst. 2012 mar; 7: 104(5):371-85.
17. Darbinian JA, Coulston AM. Impact of radiation therapy on the nutrition status of the cancer patient: acute and chronic complications. In: Bloch AS. Nutrition Management of the Cancer Patient. Rockville, Maryland, EUA: Aspen Publishers Inc; 1990:181-97.
18. Ministério da Saúde. Instituto Nacional de Câncer José Alencar Gomes da Silva (INCA). Consenso Nacional de Nutrição Oncológica. 2. ed. Rio de Janeiro; 2015.
19. Pereira A, Sá BL, Barban JB. Terapia Nutricional em Oncologia. In: Piovacari SMF, Toledo DO, Figueiredo EJA. Equipe Multiprofissional de Terapia Nutricional EMTN em Prática. Rio de Janeiro: Atheneu; 2017. p. 337-340.
20. Burden ST et al. Pre-operative oral nutritional supplementation with dietary advice versus dietary advice alone in weight losing patients with colorectal cancer: single-blind randomized controlled trial. Journal of Cachexia, Sarcopenia and Muscle 2017; 8:437-446.
21. Penalva A, San Martin A, Rossello J, et al. Oral nutritional supplementation in hematologic patients. Nutr Hosp. 2009; 24(1):10-16.
22. Carvalho G, Camilo ME, Ravasco P. Qual a relevância da nutrição em oncologia? Acta Med Port. 2011; 24(S4):1041-1050.
23. Paccagnella A, Morello M, Da Mosto MC et al. Early Nutritional Intervention improves treatment tolerance and outcomes in head and neck câncer patients undergoing concurrent chemoradiotherapy. Suport Care Cancer. 2010; 18(7):837-45.

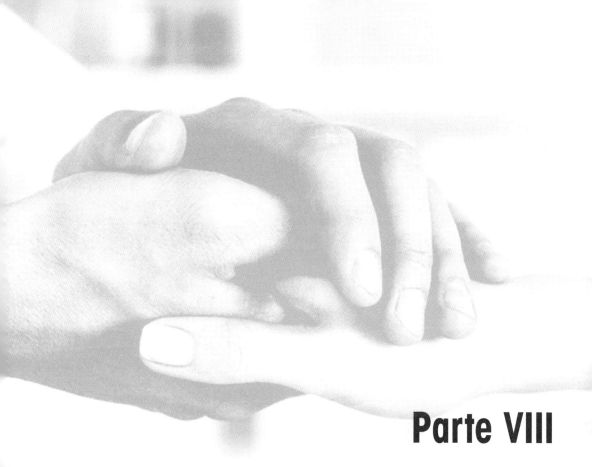

Parte VIII

Estratégias para melhorar a aceitação alimentar

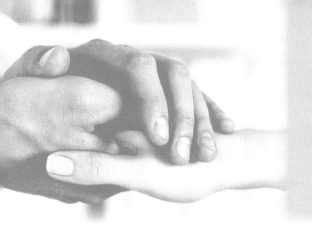

Capítulo 20

Thais Eliana Carvalho de Lima
Sandra Regina Perez Jardim Alves de Souza
Samir Quaresma

Gastronomia hospitalar

☰ Desmistificando a "comida de hospital"

O conjunto alimentação, dietética e saúde é descrito como recurso terapêutico desde a Antiguidade.

A alimentação dos enfermos, geralmente confeccionada por irmãs de caridade e leigos que, por desconhecimento e medo, excluíam vários alimentos responsáveis pelas características sensoriais e nutricionais das preparações, tinha uma imagem negativa e não atrativa do ponto de vista de sabor e variedade.

Desde então, a concepção de dieta hospitalar e comida de hospital tem evoluído graças às tendências inovadoras da gastronomia, interligando globalização, alimentação e nutrição, missão que exige aprimoramento técnico e assistência nutricional personalizada.

Observando o atual perfil de nossa sociedade, em que a modernização e a agilidade de informações são cada vez mais valorizadas e necessárias, as unidades produtoras de refeições têm o desafio de modernizar não somente seus processos, mas também os seus conceitos dietoterápicos provenientes desse tempo em que as restrições impostas aos pacientes simplesmente existiam, sem que houvesse um questionamento da real necessidade ou evidência científica da proibição.

Com o conhecimento mais profundo das patologias e seus mecanismos de ação, foi possível servir em ambiente hospitalar pratos que outrora não se imaginavam provar e que atualmente surpreendem e agradam nossos pacientes, fazendo da refeição uma experiência diferenciada.

A alimentação no ambiente hospitalar tem o compromisso atual de satisfazer não só as necessidades nutricionais, mas também agregar conforto e bem-estar, visto que a hospitalização é um período marcado por mudanças e adaptações, no qual diversos eventos podem trazer riscos à qualidade de vida dos pacientes e também de seus familiares. A comida, nesse contexto, tem a possibilidade de proporcionar momentos únicos e prazerosos, mesmo durante uma internação.

Os hospitais têm se preocupado cada vez mais com os indicadores de qualidade e satisfação dos seus clientes. Diante disso, houve a necessidade da junção da dietoterapia, conciliando as prescrições dietéticas e restrições alimentares a refeições cada vez mais atrativas e saborosas.

Técnicas de preparo, conhecimento da utilização de ervas e especiarias, cortes e novas combinações são essenciais na apresentação de novos sabores no cardápio hospitalar.

Figura 20.1
Saint Peter com molho de manga e pimenta rosa.

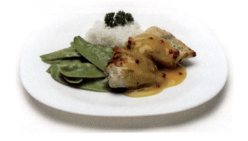

Fonte: Edson Hasegawa.

Figura 20.2
Sobrecoxa de frango com espaguete à Fiorentina.

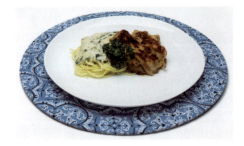

Fonte: Edson Hasegawa.

Figura 20.3
Torta de palmito.

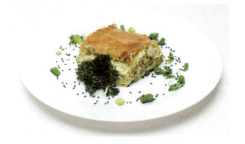

Fonte: Edson Hasegawa.

≡ Técnicas gastronômicas

Fazer da gastronomia hospitalar uma realidade não é algo que exige obrigatoriamente investimentos homéricos e mudanças generalizadas das práticas de serviço. Ela pode começar aos poucos, utilizando os mesmos ingredientes habituais, porém com cortes, temperos e técnicas diferentes de preparo.

Ainda hoje, existem serviços que, por receio e/ou falta de conhecimento das técnicas gastronômicas, restringem ingredientes desnecessariamente, perdendo a oportunidade de aprimorar a experiência dos seus clientes hospitalares com algo tão profundo e natural do ser humano, que é o alimento e o ato de se alimentar.

O conhecimento da arte de cozinhar para proporcionar maior prazer a quem come é um poderoso instrumento de trabalho do qual os profissionais responsáveis pela confecção da comida e seus líderes (*chefs* de cozinha, nutricionistas e técnicos de nutrição) devem lançar mão para elaborar dietas saborosas e melhorar a aceitação alimentar dos pacientes.

O preparo dos alimentos destinados a compor dietas gostosas, independentemente das restrições impostas pela patologia, exige habilidade e conhecimentos básicos sobre técnicas culinárias e ingredientes que podem tornar uma dieta mais facilmente aceitável pelo paciente. Assim, dietas líquidas, cremosas ou pastosas, sem sal, com exclusão de gordura, entre outras, precisam ser trabalhadas com conceitos da gastronomia hospitalar para se tornarem mais apetecíveis.

A criatividade e a imaginação se intensificam nas visitas à oncologia, com internações prolongadas e dificuldades alimentares das mais diversas. Nesses momentos, a destreza nos preparos mais diferenciados quebra paradigmas, atendendo a pedidos como um "salmão à parmegiana" e "banana frita em camadas com queijo e achocolatado".

Apresentações como o *finger food* ajudam muitas vezes na vitória de comer toda a refeição, assim como a utilização de *ramekins* e outros recipientes, para manter separadas composições como espaguete ao sugo e omelete.

A gastronomia hospitalar **vai além de** confeccionar preparações utilizando as técnicas ensinadas em livros e aulas. **Ela contribui nutricionalmente na recuperação do paciente,** de forma a minimizar os sentimentos negativos e efeitos adversos dos tratamentos, que muitas vezes afligem os pacientes internados.

Temperos

Os temperos são os ingredientes primordiais na dietoterapia. Utilizamos as ervas e especiarias que realçam e acentuam o sabor nas diversas dietas hospitalares naturais, como cheiro verde, cebola, cebolinha, alho, alecrim, orégano, manjerona, hortelã, manjericão, cominho, açafrão, noz-moscada, coentro, gengibre, louro, erva-doce, cravo e canela, que podem ser utilizadas em diversas dietas hospitalares, agregando sabor às preparações e mudando completamente a percepção do cliente acerca da sua alimentação, por terem um papel crucial no aumento do sabor e, consequentemente, do prazer relacionado ao consumo daquela refeição, principalmente em ambiente hospitalar, onde restrições de sal, açúcar e gordura fazem parte da realidade de muitos pacientes.

Para utilizá-las de maneira adequada, disponibilizamos para a cozinha e pacientes em dietas com restrição de sal uma lista de ervas aromáticas e especiarias, com ideias de preparações que combinam com cada item, incentivando seu uso na substituição do sal.

Figura 20.4
Dieta pastosa.

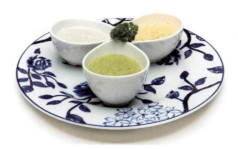

Fonte: Edson Hasegawa.

Figura 20.5
Banana frita.

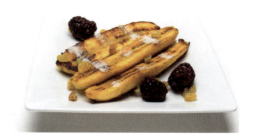

Fonte: Edson Hasegawa.

Figura 20.6
Picadinho carioca.

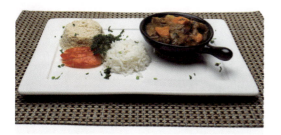

Fonte: Edson Hasegawa.

Figura 20.7
Fettuccine ao molho de ervas.

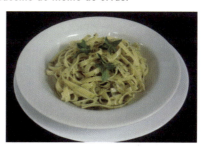

Fonte: Edson Hasegawa.

Tabela 20.1
Utilização de ervas aromáticas e especiarias.

Ervas aromáticas e especiarias	Utilização
Manjericão	Combina muito bem com o alho, o tomate, a berinjela, o pimentão e a abobrinha. É o ingrediente principal do molho "pesto", feito à base de manjericão, alho e azeite de oliva.
Alecrim	Esta erva é utilizada para dar sabor ao tomate, berinjela e couve-flor, além de outros vegetais, suco de frutas e pães. Podem ser usadas as folhas frescas.
Cebolinha	Combina muito bem com pratos à base de ovos, como omeletes, e com molhos. Sendo muito bem servida em saladas, peixes, massas e sopas.
Orégano	Utilizado em saladas, para temperar molhos, legumes, carnes, aves e marinadas.
Salsa ou salsinha	Utilizada como decoração, dá sabor a saladas, molhos de ervas, tomate e carnes, recheios, peixes. Aparece como complemento de muitos pratos.
Tomilho	Utilizado como tempero em saladas, aves, peixes, carnes, sopas, legumes e leguminosas.
Louro	Utilizado para aromatizar ensopados, molhos, temperos, água para temperar legumes, feijão e verduras.
Coentro	Utilizado em sopas, peixes, aves, molhos e legumes. Em grãos, é utilizado para aromatizar vinagres e conservas.
Açafrão	Pode ser utilizado no arroz, pães, molhos e sopas. Evite colocá-lo no começo do cozimento, para que não perca a cor nem o sabor.
Curry	Ideal para dar sabor a verduras. O curry pode ser feito com uma combinação de especiarias: gengibre, pimenta, coentro e cominho.
Cominho	Tem um sabor muito forte e particular. Por isso, deve ser utilizado com moderação, para que seu sabor não sobressaia sobre os demais ingredientes da receita. Suas sementes podem ser utilizadas inteiras ou moídas com arroz, tomate, carnes, assados, saladas e batatas.
Pimenta	É o complemento ideal para todos os pratos salgados. Para temperar, o ideal é moer na hora de agregar à preparação.
Noz-moscada	Utilizada em pratos com molho branco, omeletes, purês, bolos, pudins e biscoitos. Para temperar uma preparação, agregue noz moscada no final do cozimento e, dessa maneira, não perderá o seu característico aroma.
Baunilha	Utilizada para aromatizar bolos, doces e sobremesas.
Gengibre	Utilizado em preparações doces e salgadas, pães, doces, biscoitos, molhos, bebidas quentes e saladas.

Fonte: Linguanotto, 2003.

≡ Regionalidade

Um dos aspectos da cultura alimentar brasileira é a grande diversidade de alimentos que encontramos pelo país. Cada estado, ou até mesmo cidade, tem hábitos alimentares e ingredientes típicos, o que torna a culinária do Brasil uma enorme mistura de sabores e tradições. É muito importante que essa regionalidade esteja presente também nas refeições hospitalares, uma vez que os grandes centros hospitalares recebem pacientes das mais diversas procedências. Quando encontram pratos com características de suas terras natais mesmo estando internados longe de casa, percebem nesse cuidado o poder da humanização que um bom serviço de alimentação pode proporcionar. A comida passa a ter gosto de saudade, dando ânimo para uma recuperação rápida e efetiva.

É importante conhecer bem as expectativas do seu público, de forma a oferecer uma alimentação condizente com os hábitos alimentares regionais de cada paciente.

☰ Cardápio opcional

O cardápio de opções, instrumento no qual o paciente participa do processo de escolha de sua refeição, atualmente é oferecido também para dietas restritas como branda, leve e pastosa, inclusive com o auxílio de novas tecnologias. Hodiernamente, alguns serviços oferecem aplicativos nos quais o cliente internado consegue escolher suas próprias refeições, utilizando, para isso, seu *smartphone*.

A autonomia da escolha assistida e a satisfação na entrega do serviço transformam a experiência no cuidado do paciente e representam o que o serviço de alimentação hospitalar quer alcançar, afirmando, cada vez mais, que a gastronomia agregou valor e contribuiu para uma experiência hospitalar mais agradável do ponto de vista nutricional.

Figura 20.8
Aplicativo Meu Einstein – Módulo Cardápio Digital.

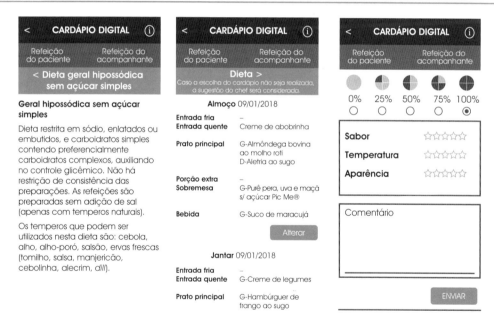

Fonte: TI HIAE – desenvolvimento interno.

☰ Considerações finais

É necessário desmistificar o contexto negativo em que o termo "comida de hospital" geralmente está inserido, pois esse mito remete a uma época na qual a alimentação era artesanal e à base de sopas, sem muita variedade. A alimentação dos pacientes deve ser encarada não apenas no sentido de suprir suas necessidades, mas principalmente na melhoria do bem-estar físico e mental. A gastronomia hospitalar é uma ferramenta que ajuda na promoção da qualidade de vida e na satisfação do cliente e deve estar cada vez mais presente na rotina das unidades hospitalares.

≡ Referências

1. Souza, MD, Nakasato M. A gastronomia hospitalar auxiliando na redução dos índices de desnutrição entre pacientes hospitalizados. O Mundo da Saúde. 2011;35(2):208-14.
2. Garita FS. Fatores que influenciam na palatabilidade em pacientes hospitalizados. In: Roberto TS, Magnoni D, Cukier C, Stikan R. Gastronomia hospitalar: no conceito do comfort food. São Paulo: Balieiro; 2013, Cap. 8, p. 54-77.
3. Santos VS et al. Gastronomy's influence on fruits and vegetables acceptance by overweight children. Adv Obes Weight Manag Control. 2017; 7(3):306-310.
4. Cascudo LC. História da alimentação no Brasil. São Paulo: Global; 2004.
5. Lima TEC, Quarema S, Souza SRPJA, Uzelin L. Estratégias para melhorar a aceitação alimentar. In: Piovacari SMF, Toledo DO, Figueiredo EJA. Equipe multiprofissional de terapia nutricional. Rio de Janeiro: Atheneu; 2017: 367-376.
6. Brillat-Savarin JA. A fisiologia do gosto. São Paulo: Companhia das Letras; 1995.
7. Saito FC et al. Estratégias para melhorar a aceitação alimentar no hospital. In: Barrere APN, Pereira A, Hamerschalak N, Piovacari SMF, eds. Guia nutricional em oncologia. Rio de Janeiro: Atheneu; 2017:211-217.
8. Tanaka et al. Cuidados nutricionais na quimioterapia e na radioterapia. In: Barrere APN, Pereira A, Hamerschalak N, Piovacari SMF, eds. Guia nutricional em oncologia. Rio de Janeiro: Atheneu, 2017:127-139.

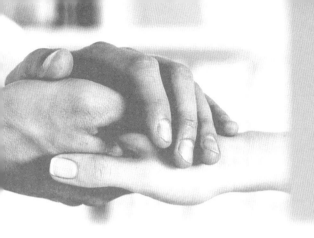

Capítulo 21

Samir Quaresma
Fabiana Lucio
Thais Eliana Carvalho de Lima

Comfort food

≡ Aspectos psicológicos que permeiam a alimentação

As patologias interferem diretamente nas percepções gastronômicas, e, por isso, são frequentes os casos de perda de apetite, redução de ingestão e diversas dificuldades alimentares entre os pacientes internados, principalmente os oncológicos.

Os problemas psicossociais ocasionados por uma internação também podem desencadear impactos negativos como medo, ansiedade e depressão, que afetam diretamente a ingestão alimentar, levando a um quadro frequente de recusa e baixa aceitação, colocando o paciente em iminente risco nutricional.

Diante disso, a importância da dieta hospitalar fica evidente, pois é ela a responsável por garantir o fornecimento de nutrientes ao paciente internado, preservando ou auxiliando na recuperação do seu estado nutricional. Porém, também tem um papel social ligado a usos, costumes, condutas, protocolos e situações que tem potencial de atenuar e de potencializar o sofrimento gerado pela experiência da internação.

O "como" se come (nossas crenças, pensamentos, sentimentos e comportamentos para com a comida) é tão ou mais importante do que simplesmente "o que" se come. Alimentação saudável é alimentar o corpo, a mente e o espírito, indo muito além da simples manutenção da vida. Por isso, utilizar alimentos de conforto, os chamados *comfort foods*, pode ser uma estratégia para proporcionar bem-estar e aconchego na internação, melhorando a experiência dos pacientes.

≡ Conceito de *comfort food*

Na infância, somos ensinados por nossa família ou grupo social ao qual pertencemos como é a maneira mais apropriada de nos alimentar e selecionar os alimentos da nossa dieta. A aprendizagem dos hábitos alimentares faz parte do conjunto de regras sociais e do processo de socialização primário inerentes à percepção dos indivíduos.

Quando crescemos, mesmo que nossos hábitos alimentares mudem, a memória e a influência do primeiro aprendizado alimentar permanecem em nossa consciência. Consumir alimentos que remetam a períodos agradáveis da vida pode ser uma forma de obter alívio emocional. Chamamos esses alimentos de comida de conforto (em inglês, *comfort foods*).

Tendência em alimentação, esses alimentos têm o poder de despertar emoções através do paladar, resgatando lembranças de momentos especiais vividos geralmente na infância. Remetem a coisas simples da vida, proporcionando sensação de bem-estar, podendo ser um poderoso auxílio na alimentação de pacientes internados.

Além das fisiológicas, as motivações psicológicas influenciam o prazer e a escolha de um determinado alimento. Não comemos apenas porque precisamos de nutrientes e calorias para manter o corpo funcionando. Comer tem um sentido muito mais amplo, pois envolve seleção, escolhas, ocasiões e rituais.

Geralmente as preparações *comfort foods* são marcadas pela simplicidade dos pratos, como o tradicional arroz e feijão, a macarronada, as tortas e bolos, que, ao serem saboreados, transportam o paciente para um estado de espírito emocionalmente agradável e prazeroso. E o que torna esses alimentos ainda mais especiais é que eles são únicos para cada indivíduo.

Esses alimentos também apresentam similaridades, como o fato de serem geralmente palatáveis e altamente energéticos, ricos em açúcares e gorduras. Diversos estudos correlacionam o estresse ao aumento do consumo de alimentos com alto teor calórico.

Enquanto alguns indivíduos simplesmente não são afetados pelo estresse, há os que reduzem ou aumentam significativamente o consumo de alimentos nessas situações. Por isso, é importante que estes alimentos sejam ofertados dentro de um plano dietoterápico acompanhando por nutricionista, para que os benefícios do consumo de alimentos de conforto sejam alcançados.

■ *Comfort food* no ambiente hospitalar

Os alimentos de conforto dependem do passado e da memória gustativa de cada um,

associados às necessidades fisiológicas e psicológicas.

Estudos mostram que as preferências alimentares variam conforme gênero e idade. Homens e mulheres parecem ter preferências diferentes no que diz respeito à escolha de seus *comfort foods*. À medida que as pessoas envelhecem, elas também podem modificar as suas preferências alimentares e de alimentos de conforto.

Consumir um *comfort food* durante a internação, segundo alguns estudos, pode trazer aos pacientes um tipo de aconchego psicológico, proporcionado pelo apelo nostálgico das recordações da infância, amigos e/ou familiares que aquele alimento carrega. Também pode melhorar a aceitação alimentar dos pacientes, sendo uma estratégia já implantada em diversos serviços hospitalares a utilização de um cardápio opcional com alimentos de conforto mais prevalentes, a fim de proporcionar aos pacientes acolhimento por meio de preparações muitas vezes simples, mas repletas de humanização e significado.

≡ *Comfort food* na oncologia

■ Dificuldades alimentares dos pacientes oncológicos

Dentre os diversos grupos de pacientes hospitalizados, com certeza os oncológicos são um dos mais desafiadores. Mucosite, disgeusia, xerostomia, inapetência, náuseas, saciedade precoce, alteração na função salivar, entre outros, são alguns dos fatores que interferem na aceitação alimentar de pacientes oncológicos. O profissional nutricionista deve ter em mente os objetivos da terapia nutricional nesses casos, como reduzir e prevenir a perda de peso e a desnutrição, melhorar a resposta imunológica ao tratamento e garantir o máximo de conforto físico e mental, levando em consideração aspectos que permeiam a alimentação.

■ *Comfort food* em cuidados paliativos

Partindo do pressuposto de que a definição de cuidados paliativos tem na qualidade de vida seu principal pilar, a prevenção e alívio do sofrimento devem ser prioridade, sendo o alimento uma ferramenta importante nesse processo. O ato de alimentar-se faz parte do que é ser humano e pode trazer à tona sentimentos positivos oriundos de momentos diferentes da internação e prognóstico atual.

O profissional nutricionista deve estar atento à possibilidade de utilizar *comfort foods* dentro do plano de atendimento dos cuidados de fim de vida, quando a prioridade não é a cura, e, sim, o conforto dos pacientes e familiares. Receber algum alimento nesta fase que remeta a uma lembrança positiva pode criar uma experiência benéfica e humanizadora.

É sabido também que pacientes em fim de vida têm a sua sensação de fome e de sede prejudicadas. Nesses casos, a recusa do paciente deve ser respeitada e devidamente compartilhada entre todos os membros da equipe multiprofissional de cuidado.

≡ **Considerações finais**

A alimentação merece lugar de destaque para a recuperação de pacientes, sendo a aceitação da dieta decisiva para uma ação efetiva da terapia nutricional. A hospitalização é um período de incertezas e apreensão, em que o paciente precisa lidar com tratamentos e demais aspectos da manutenção de sua saúde.

É de suma importância que o profissional nutricionista esteja atento às alterações e dificuldades alimentares que ocorrem na vida de seus pacientes, a fim de proporcionar uma experiência positiva durante sua estadia hospitalar, sendo a utilização de alimentos de conforto uma boa estratégia nos momentos mais difíceis do tratamento, principalmente dos pacientes oncológicos.

≡ **Referências**

1. Alves FR, Oliveira V, Kanno FMS. Terapia nutricional oral. In: Viana K, et al. Nutrição e câncer infantojuvenil. São Paulo: Manole; 2017:69-84.

2. Nascimento AG, Kanno FMS, Zampolo AH. Gastronomia hospitalar. In: Romaldini CC, Feferbaum R. Dietoterapia na gastroenterologia pediátrica. São Paulo: Atheneu; 2015; v. 1:245-254.

3. Saito FC et al. Estratégias para melhorar a aceitação alimentar no hospital. In: Barrére APN, Pereira A, Hamerschalak N, Piovacari SMF, eds. Guia nutricional em oncologia. Rio de Janeiro: Atheneu; 2017:211-217.

4. Tanaka et al. Cuidados nutricionais na quimioterapia e na radioterapia. In: Barrére APN, Pereira A, Hamerschalak N, Piovacari SMF, eds. Guia nutricional em oncologia. Rio de Janeiro: Atheneu; 2017:127-139.

5. Nakasato M, Souza MD. A gastronomia hospitalar auxiliando na redução dos índices de desnutrição entre pacientes hospitalizados. O Mundo da Saúde: 2011: p. 208-214.

6. JM Hulst, KFM Joosten. Nutrition screening: coding after discharge underestimates the prevalence of undernutrition. J Acad Nutr Diet. 2017. doi 10.1016/j.jand.2017.05.019.

7. Lima TEC, Quarema S, Souza SRPJA, Uzelin L. Estratégias para melhorar a aceitação alimentar. In Piovacari SMF, Toledo DO, Figueiredo EJA. Equipe multiprofissional de terapia nutricional. Rio de Janeiro: Atheneu; 2017:367-376.

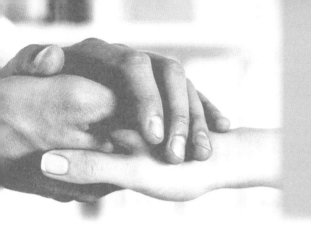

Capítulo 22

Thais Eliana Carvalho de Lima
Mirna Maria Dourado Gomes da Silva
Márcia Tanaka

Ações de humanização em nutrição

Introdução

Dificuldades do ambiente hospitalar e humanização

Os desafios e dificuldades do trabalho dos profissionais de saúde, embora reconhecidos, ainda são pouco estudados se considerarmos a magnitude que o setor de saúde representa atualmente. No Brasil, é um ramo importante da economia, empregando 4,3% da população do país e gerando mais de 10% da massa salarial do setor formal, com aproximadamente 3,9 milhões de postos de trabalho (2,6 milhões com vínculos formais, 690 mil sem carteira assinada e 611 mil profissionais autônomos).

Dentro desse universo dos serviços de saúde, os hospitais constituem organizações bastante peculiares, concebidas quase exclusivamente em função das necessidades dos pacientes neles internados, muitas vezes em condições críticas, que exigem respostas complexas em conformidade com as suas necessidades, dado o alto grau de fragilidade e dependência no qual a sua saúde geralmente se encontra.

O trabalho em ambiente hospitalar pode contribuir não só para a ocorrência de acidentes de trabalho mas também para o desencadeamento de situações de estresse e fadiga física e mental, geralmente observadas quando o profissional acredita que precisa lidar com as situações distanciando-se emocionalmente dos problemas encontrados em sua rotina de cuidado.

Fatores potencialmente desencadeantes de estresse e *burnout* incluem carga emocional excessiva pelo contato constante com o sofrimento dos pacientes e da família, rotina de trabalho extensiva, sentimentos de impotência em relação ao controle do trabalho e a crença de que a produtividade é mais valorizada do que a qualidade do atendimento.

Cuidar de si para cuidar melhor do outro é uma reflexão atual e importante no que diz respeito ao trabalho na área hospitalar. Há uma necessidade urgente e atual de incentivo à educação voltada ao cuidado, em diversos níveis, que oriente o homem a voltar-se ao seu interior a fim de fortalecer sua capacidade de permanecer humano, mesmo em condições adversas. Nesse contexto, a humanização é imprescindível para a retomada da valorização do profissional da área da saúde, que tem amor pela sua profissão e vontade de cuidar e servir seus pacientes de uma forma diferenciada, empática e humana.

A humanização, então, implica uma reflexão sobre os valores e princípios que norteiam a prática profissional, pois, além de oferecer um tratamento e cuidado digno, solidário e acolhedor aos seus pacientes, motiva uma nova postura ética que permeia todas as atividades e processos de trabalho desses profissionais. Nessa perspectiva, diante de dilemas éticos, esses colaboradores demonstram estar cada vez mais à procura de respostas que lhes assegurem a dimensão humana das relações profissionais, principalmente as associadas à autonomia, à justiça e à necessidade de respeito à dignidade da pessoa humana. É o processo de humanização consciente do serviço.

Distanciar-se emotivamente pode causar ainda mais angústia no processo do cuidado. A humanização voltada tanto aos pacientes quanto aos profissionais da área da saúde é uma saída para os hospitais aprimorarem a experiência de seus clientes em ambiente hospitalar.

Além das competências específicas atribuídas a cada membro da equipe multidisciplinar, é indispensável desenvolver habilidades que unam o saber técnico-científico e o domínio das tecnologias com a humanização e a individualização do cuidado para uma assistência de melhor qualidade.

Essa preocupação com os sentimentos e opiniões dos usuários é sentida, inclusive, nos serviços públicos de saúde. Desde 2001, iniciaram-se estratégias governamentais a partir da publicação do Programa Nacional de Humanização da Assistência Hospitalar, que, em 2003, passou a se chamar Política Nacional de Humanização (PNH).

A PNH tem por objetivo difundir a prática da humanização em todos os serviços do Sistema Único de Saúde (SUS), caracterizada em ações como sensibilidade dos trabalhadores diante do sofrimento das pessoas, fim dos tratamentos desrespeitosos, do isolamento das pessoas de suas redes sociofamiliares nos procedimentos, melhoria nos ambientes de trabalho, entre outras.

■ Expectativa e perfil dos pacientes

O perfil do paciente hospitalizado também mudou ao longo dos anos. Se antes atendíamos clientes passivos e satisfeitos com os serviços prestados, que apresentavam alto grau de confiança no julgamento do profissional de saúde e tinham acesso limitado a opções de tratamento, avaliações e opiniões, hoje vemos uma inversão nesse perfil, encontrando pacientes mais conscientes, com um mais envolvimento e liberdade na tomada de decisão, mais informados sobre sua condição de saúde e opções de tratamento (formadores de opinião), buscando serviços de alta qualidade e interações com o sistema de saúde, verbalizando, expondo suas preocupações e disseminando percepções sobre a reputação das empresas, inclusive com o auxílio das redes sociais.

Essa forma de repensar o consumo recebe o nome de consumerismo, em que o cliente apresenta um perfil mais racional (ele sabe o que procura e precisa, compara preços, é influenciado pela publicidade sem se deixar enganar) e responsável (o consumidor tem preocupações sobre o impacto do seu comportamento de consumo no ambiente e/ou na sociedade).

Com a era digital e o maior acesso da população à Internet, está mais fácil obter informações sobre as patologias e alternativas de cuidado. Os profissionais da saúde, portanto, precisam estar preparados para lidar com demandas diferentes, já que as expectativas dos pacientes evoluíram. A humanização do atendimento vem de encontro a essa demanda, ao entregar mais do que é protocolar, superando as expectativas do cliente, que não está mais interessado apenas em um tratamento convencional.

Na área da nutrição, esse comportamento também é observado. A dieta servida, além de proporcionar uma alimentação equilibrada, pode contribuir para uma melhor experiência do paciente internado, sendo a utilização da gastronomia e suas técnicas um diferencial no atendimento das necessidades dos clientes em relação ao sabor da comida e apresentação, agregando valor à experiência do paciente no período de internação.

Atender essas expectativas tornou-se o grande desafio dos serviços hospitalares. Com a atmosfera competitiva entre os hospitais, vemos o surgimento de novos centros de saúde com conceitos de atendimento personalizado, influenciando positivamente cada segmento da organização a buscar melhorias e a desafiar seus profissionais a garantir uma assistência cada vez mais atual e diferenciada.

■ A humanização no ambiente hospitalar

O movimento de humanização nos hospitais é voltado para o processo de educação e treinamento dos profissionais de saúde e para intervenções estruturais que façam a experiência da hospitalização a mais confortável possível para o paciente.

O hospital humanizado é aquele que contempla, em sua estrutura física, tecnológica, humana e administrativa, a valoração e o respeito à dignidade da pessoa humana, seja ela paciente, familiar ou o próprio profissional que nele trabalha, garantindo condições para um atendimento de qualidade.

A comunicação também é um ponto-chave na tarefa de engajar e acolher dentro do ambiente hospitalar. O alinhamento das expectativas do paciente deve ser um dos objetivos da equipe desde o início, reduzindo as barreiras e promovendo entendimento do que pode e do que eventualmente não é possível realizar ou entregar no momento atual da internação.

No estudo australiano de Willians et al., o conforto emocional foi identificado como um estado terapêutico positivo, no qual muitos pacientes relatam benefícios em sua recuperação. As interações interpessoais que tiveram durante a hospitalização (terapêuticas e não terapêuticas) foram identificadas por eles como uma ajuda para a sua melhora, afetando seu estado de espírito, evocando sentimentos de esperança, confiança e segurança, assim como sensações de relaxamento e conforto psicológico, o que incentiva a busca por melhores práticas, a fim de promover, por meio de atitudes humanizadas da equipe, essas experiências positivas aos pacientes.

■ Mensurando a humanização

A preocupação com o humanismo, ou seja, o ser humano colocado como valor e acima de todas as outras coisas, é antiga na história da humanidade.

É correto afirmar que aprimorar a humanização dentro do ambiente hospitalar garante aos seus usuários uma série de benefícios. Porém, quando pensamos em melhoria dos processos e qualidade, devemos nos lembrar da necessidade de criar uma forma sistemática para análise daquilo que queremos melhorar. Os aspectos multidimensionais da humanização requerem atenção e devem ser alinhados a princípios claramente estabelecidos e viáveis de ser concretizados na prática, com indicadores capazes de evidenciar se as estratégias implementadas funcionam ou se há a necessidade de replanejamento.

Dentre as certificações disponíveis na temática da humanização hospitalar, o modelo de atendimento Planetree se destaca. Tem seu foco na aproximação entre corpo clínico e os pacientes e oferece uma metodologia própria, facilitando para as organizações o alcance dos objetivos de humanização em seus serviços.

O Planetree é um modelo de atendimento hospitalar que favorece a recuperação do paciente em diferentes níveis (físico, mental, emocional, social e espiritual). É uma organização sem fins lucrativos que tem como compromisso melhorar o atendimento de saúde por meio da perspectiva do paciente. Foi desenvolvido em 1978 por Angélica Thieriot, uma argentina que foi diagnosticada com uma infecção viral rara. Tratada em um hospital norte-americano, Angélica foi internada em um ambiente hospitalar frio, com paredes brancas, sem receber as informações que ela solicitava, com acesso limitado ao seu prontuário. Notou também a dificuldade em estabelecer uma comunicação com médicos e enfermeiros, que aparentavam estar sempre apressados, sem tempo para responder às suas perguntas.

Apesar de toda a tecnologia presente no hospital, ela não se sentia acolhida. Sua experiência, então, motivou a criação da filosofia Planetree, que, em 2007, lançou um Programa de Designação Internacional que já contemplou 80 instituições no mundo. Na América Latina, o pioneiro foi o Hospital Israelita Albert Einstein, em São Paulo. Hoje, o hospital representa o escritório Planetree Brasil.

O Programa de Designação Internacional está estruturado em 10 grandes pilares que precisam ser atendidos pelas instituições designadas. Isso exige mudanças diversas, que contemplam desde o espaço físico e treinamento da equipe até o acesso ao prontuário.

≡ Nutrição e Planetree

■ Aspectos nutricionais

Dentre os preceitos do Planetree, destacam-se os aspectos nutricionais, já que a nutrição é parte integral do processo de cura, não só essencial para uma boa saúde, mas também fonte de prazer, conforto e familiaridade. Os centros de saúde se tornam modelos de uma alimentação saudável e deliciosa, mas também bonita e atrativa.

A alimentação compreendida como expressão cultural não se restringe à mera ingestão de nutrientes, mas abrange o modo como se preparam os alimentos selecionados, as relações interpessoais oriundas desse preparo, o momento da refeição, os talheres usados habitualmente, entre outros fatores. A alimentação se torna então uma importante ferramenta na humanização dos pacientes, e o conceito negativo atribuído à ideia de "comida de hospital" perde força. Afinal, é possível a entrega de refeições extraordinárias mesmo em ambiente hospitalar, inclusive em dietas restritivas.

■ Cuidar de quem cuida

Outro preceito importante é o de interações humanas. É importante dar visibilidade à experiência dos trabalhadores e incluí-los na tomada de decisão, apostando na sua capacidade de analisar, definir e qualificar os processos de trabalho.

A preocupação dos seres humanos com outros seres humanos, criando um ambiente de cura para os pacientes, familiares e colaboradores, faz parte do preceito de interações humanas. Isso inclui atendimento personalizado para os pacientes e seus familiares, além da criação de uma cultura organizacional que ofereça suporte e apoio aos colaboradores.

≡ Desafios/perspectivas

O futuro da humanização em ambiente hospitalar é bastante promissor. Cada vez mais os centros de saúde apostam nos benefícios de estimular práticas humanizadas entre as equipes, criando um ambiente menos agressivo e hostil para as pessoas que diariamente vivenciam uma internação.

Do ponto de vista da nutrição, é importante que os gestores estejam atentos às mudanças de perfil e expectativas dos clientes acerca da alimentação hospitalar. Apostar em técnicas de gastronomia, *comfort foods* e momentos de educação nutricional como palestras, *workshops* e oficinas culinárias pode criar a oportunidade perfeita para conhecer melhor os pacientes atendidos e entender mais profundamente seus medos, anseios e pedidos (muitas vezes simples, mas de grande significado). Criar estruturas de apoio nutricional, como uma cozinha à qual pacientes e familiares tenham acesso para preparar pequenos pratos, também é uma tendência.

A humanização deve fazer parte da filosofia de toda a equipe multiprofissional. O ambiente físico, os recursos materiais e tecnológicos são importantes, porém não mais significativos do que a essência humana.

Ações de humanização na prática clínica

Ao longo da jornada em prol da humanização, a equipe de nutrição do Hospital Israelita Albert Einstein criou e implantou inovadores projetos, a fim de tornar o clima e a temática da nutrição mais agradáveis no ambiente hospitalar, favorecendo o bem-estar dos pacientes e seus acompanhantes, além dos profissionais da saúde. Conheça algumas dessas ações a seguir.

■ Cozinha visita

Ação em que o nutricionista e o *chef* de cozinha visitam pacientes acompanhados por profissionais da cozinha (cozinheiros e auxiliares), proporcionando interação humana entre pacientes e colaboradores que não estão na assistência direta, valorizando o trabalho dos profissionais envolvidos no preparo das refeições e gerando empatia (Figura 22.1). O cliente também fica satisfeito em ter suas opiniões prestigiadas.

Desde quando a ação foi implantada, foram observadas mudanças de comportamento dos colaboradores da cozinha e vontade de encantar o paciente cada vez mais.

Figura 22.1
Projeto cozinha visita.

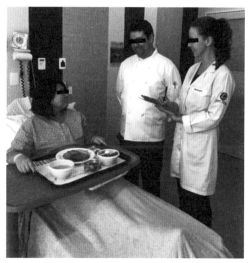

Fonte: Arquivo pessoal da autoria.

■ Comfort food

Em internações prolongadas, um dos maiores desafios da equipe de nutrição é fazer com que o paciente se alimente bem. Durante as visitas de monitoramento, o profissional nutricionista, ao verificar que a dieta padrão não está sendo bem aceita, faz com que o paciente resgate o histórico de preparações que poderiam melhorar sua aceitação (algo que sua mãe ou avó faziam, ou até mesmo pratos de seu cotidiano, regionalidade e nacionalidade). Após a coleta das informações de preparo, são realizados o planejamento e a elaboração dos pratos pedidos por meio de solicitação especial.

■ Unidades de internação

Durante a internação, o estresse ao qual os pacientes estão expostos ou questões de diagnóstico e prognóstico podem fazer com que eles se esqueçam de datas comemorativas, como dia das crianças, dos pais ou das mães, que podem ser facilmente lembradas, fazendo com que os pacientes se sintam acolhidos, independentemente do seu quadro clínico. O serviço de nutrição investe em ações de comemoração, fornecendo desde lembranças individuais, como pipoca doce no dia das crianças e chocolates decorados no dia das mães e dos pais, assim como cardápios especiais para todos os pacientes em datas como Páscoa, festa junina, Natal ou virada do ano.

Quando o aniversário do paciente/casamento acontece durante o período de internação, o serviço de hospitalidade do hospital entra em contato com a equipe de nutrição para verificar a possibilidade do envio de um bolo, fazendo com que a data seja lembrada pela equipe e pelos familiares do paciente.

O aniversário dos colaboradores da equipe de nutrição também é comemorado. Uma vez por mês, reúnem-se para cantar parabéns e cortar um bolo, trazendo integração aos membros da equipe. Um cartaz com o nome dos aniversariantes do mês fica exposto no setor.

- **Fluxo diferenciado para atendimento dietoterápico – restrição motora em membros superiores**

Após queixa de paciente com limitação motora, foi criado um fluxo personalizado para atendimento humanizado dos pacientes internados que apresentassem limitações motoras nos membros superiores, já que as dietas habitualmente prescritas no pós-cirúrgico ortopédico raramente são restritivas. Porém, a consistência é um complicador, uma vez que o manejo na utilização de talheres é limitado pela restrição nos seus movimentos. Nesse fluxo, a consistência da dieta geral e branda foi ajustada, oferecendo os alimentos mais difíceis de serem cortados (como carnes, legumes, saladas e frutas) previamente fracionados aos pacientes. Trabalho sobre o tema foi apresentado na semana de Qualidade, premiado na categoria Planetree.

- **Oncologia**

A equipe de oncologia realiza ao longo do ano um ciclo de palestras, oficinas de nutrição e festas temáticas realizadas com os pacientes em parceria com a equipe de nutrição (Figura 22.2).

Figura 22.2
Ciclo de palestras da oncologia.

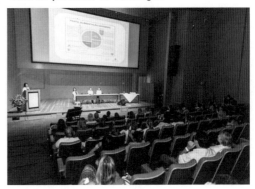

Fonte: Arquivo pessoal da autoria.

Considerações finais

Cada vez mais a tradicional relação distante, neutra e livre de afetos que alguns pacientes ainda encontram quando lidam com profissionais da área de saúde deve ser substituída por atitudes de acolhimento e vínculo com eles, seus cuidadores e familiares, construindo um bom relacionamento durante o período de internação.

A habilidade de colocar-se no lugar do outro pode ser o grande diferencial para um atendimento de excelência, melhorando a percepção do paciente sobre o trabalho da equipe, criando uma rede de confiança acerca das informações transmitidas em prol de um maior engajamento e melhor desfecho clínico.

Com o conhecimento de todos esses pilares que englobam a humanização no ambiente hospitalar, há várias ações que podem ser implantadas, independentemente da estrutura e orçamento disponíveis. A conscientização das organizações de saúde e o estabelecimento dessas ações trazem grandes benefícios para os clientes internos, externos e colaboradores mesmo nas iniciativas mais simples.

O desenvolvimento de ações de humanização demonstra a importância do trabalho e integração da equipe multidisciplinar na implementação de melhorias para o atendimento aos pacientes com câncer, promovendo:

- Maior acolhimento de pacientes, familiares e cuidadores.
- Melhoria contínua no plano educacional, consolidando o vínculo entre paciente e equipe de nutrição.
- Manutenção ou recuperação do estado nutricional do paciente.
- Percepção de um ambiente mais acolhedor, onde os pacientes e cuidadores conhecem os profissionais responsáveis pelo seu tratamento.
- Interação entre os profissionais de cada área multiprofissional com os pacientes e

a própria equipe, gerando um atendimento diferenciado por meio da empatia.

☰ Referências

1. Dean S, McAllister M. How education must reawaken empathy. J Adv Nurs, 74:233-4. doi:10.1111/jan.13239.
2. Frampton SB, Guastello S. Time to embrace a new patient-centered care rallying cry: "why not?". Patient-Patient-Centered Outcomes Res. 2014; 7(3):231-3.
3. Gonçalves de Oliveira B, Collet N, Silveira Viera C. A humanização na assistência à saúde. Revista Latino-Americana de Enfermagem, 2006; 14(2):277-284.
4. Hoga LAK. A dimensão subjetiva do profissional na humanização da assistência à saúde: uma reflexão. Rev Esc Enferm USP 2004; 38(1):13-20.
5. IBGE – Instituto Brasileiro de Geografia e Estatística. Pesquisa de orçamentos familiares 2008-2009 – POF. Rio de Janeiro; 2010.
6. Lima TEC, Quarema S, Souza SRPJA, Uzelin L. Estratégias para melhorar a aceitação alimentar. In: Piovacari SMF, Toledo DO, Figueiredo EJA. Equipe multiprofissional de terapia nutricional. Rio de Janeiro: Atheneu; 2017:367-376.
7. Luxford K. First, do no harm: shifting the paradigm towards a culture of health. Patient Experience Journal. 2016; v. 3: Iss. 2, Article 2. Available at: http://pxjournal.org/journal/vol3/iss2/2.
8. Youngson R. Compassion in healthcare – the missing dimension of healthcare reform. Caregiver stress and staff support in illness, dying, and bereavement, 2011:49-61.
9. Williams AM, Irurita VF. Therapeutic and non-therapeutic interpersonal interactions: the patient's perspective. Journal of Clinical Nursing, 2004; 13:806-815. doi:10.1111/j.1365-2702.2004.01020.

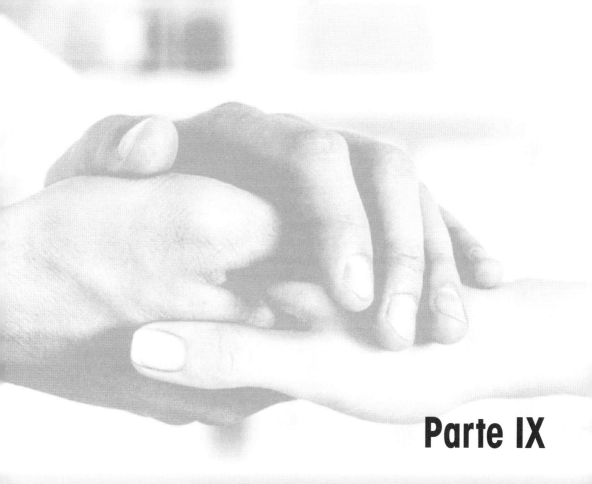

Parte IX

Estratégias educacionais

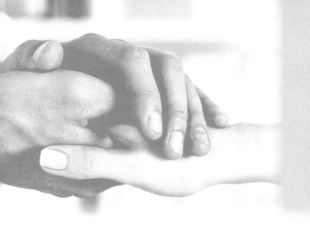

Capítulo 23

Lara Natacci
Silvia Maria Fraga Piovacari
Tatiane Ramos Canero

Educação do paciente

≡ Educação em nutrição

Do diagnóstico ao tratamento para os cuidados de sobrevivência, os pacientes com câncer experimentam uma grande variedade de necessidades complexas e em mudança. Conforme já mencionado, segundo o Instituto Nacional do Câncer (INCA), a estimativa para o Brasil, para o biênio 2018-2019, aponta a ocorrência de cerca de 600 mil casos novos de câncer. Há uma crescente conscientização sobre as necessidades físicas e psicossociais dessa população à medida que se movem por meio do contínuo de cuidados. Além das terapias tradicionais contra o câncer usadas com intenção curativa ou paliativa, muitos pacientes oncológicos são encorajados a mudar hábitos pessoais, como dieta, atividade física ou tabagismo. Por exemplo, a evidência no câncer colorretal sugere que as mudanças na dieta e no exercício após o diagnóstico podem reduzir o risco de morbimortalidade nesta população. A evidência para os benefícios da dieta e da mudança de exercícios existe para muitos outros tipos de câncer, incluindo mama, próstata e câncer cerebral. Além das intervenções direcionadas para modificar dieta, atividade física ou tabagismo, as intervenções comportamentais também foram desenvolvidas para reduzir ou controlar os efeitos colaterais relacionados ao tratamento ou enfrentar o estresse relacionado ao câncer.

Ajudar os pacientes a mudar o comportamento, no entanto, não é uma tarefa simples. O câncer cria um conjunto único de circunstâncias em que os pacientes recebem e compreendem a importância da mudança de comportamento, mas também se encontram sobrecarregados pela tensão física e mental do tratamento, o que pode, de alguma forma, atrapalhar o processo de mudança comportamental. Para resolver esses problemas complexos, é importante considerar a eficácia de intervenções comportamentais específicas utilizadas durante ou após o tratamento do câncer.

Uma das intervenções comportamentais mais exploradas atualmente é a Entrevista Motivacional. Descrita por Miller e Rollnick, esta técnica usa uma abordagem centrada no paciente, desenvolvendo as suas motivações para a mudança de comportamento por meio de discussões abertas. Destinada a pacientes que se sentem ambivalentes em relação a um comportamento específico, a Entrevista Motivacional encoraja a audição reflexiva e ajuda o indivíduo a explorar seus próprios objetivos e motivações para a mudança. Embora originalmente usada para abordar comportamentos viciantes, como abuso de álcool e substâncias ilícitas, esta técnica é agora amplamente utilizada em toda a área da saúde para abordar uma variedade de alvos comportamentais. Em populações saudáveis e não cancerosas, a Entrevista Motivacional mostrou sucesso na cessação do tabagismo, na dieta e no exercício, entre outros comportamentos de saúde.

A intervenção pela entrevista motivacional constitui um método exclusivo de exploração de atitudes pessoais, comportamentos e crenças que podem interferir positivamente no tratamento do câncer. Na teoria da mudança, especificamente o modelo transteórico[16], a mudança de comportamento ocorre de acordo com o estado de prontidão de uma pessoa ou sua motivação. A entrevista motivacional é uma técnica de aconselhamento que pode ajudar os pacientes a aumentar a consciência, reconhecer e resolver a ambivalência e a resistência para mudar. Ela pode motivar o paciente a se mover entre os estágios do modelo transteórico de mudança de comportamento, que são:

- **Pré-contemplação:** quando não há o reconhecimento da necessidade de mudança ou quando o indivíduo se sente totalmente incapaz de mudar, e não vê nenhuma vantagem na mudança de comportamento.
- **Contemplação:** pensamento ambivalente sobre a mudança. Existe o reconhecimento da necessidade de mudança, mas a pessoa ainda não se sente preparada para mudar o comportamento.
- **Preparação:** o indivíduo começa a considerar a mudança possível e inicia um planejamento para que ela aconteça.
- **Ação:** o indivíduo tem envolvimento com a mudança de comportamento e começa a tomar as atitudes necessárias para mudar.
- **Manutenção:** nesta fase, a pessoa já mudou o comportamento e mantém essa mudança há pelo menos 6 meses.

Os elementos-chave da entrevista motivacional são:

- **Colaboração (ao invés de confrontação):** é uma parceria. Neste caso, o nutricionista deve evitar assumir a função de especialista e se conscientizar de que o cliente tem poderes iguais a ele, ele é o único que pode realmente realizar as mudanças de comportamento. Esta abordagem permite a construção de vínculo e facilitação da confiança.
- **Evocação/incentivo:** no atendimento, existe o esforço de despertar as próprias ideias do cliente em vez de impor opiniões. O profissional deve buscar trabalhar com o que o cliente já tem e conectar a mudança de comportamento ao que ele já gosta, seus interesses e valores.
- **Autonomia no lugar da autoridade:** deve haver o respeito à individualidade do cliente, pois o poder de mudança se encontra dentro dele. O cliente pode e deve fazer suas escolhas. Paradoxalmente, o reconhecimento do direito e da liberdade de não mudar é o que torna a mudança possível.

A empatia constitui a compreensão respeitosa da experiência da outra pessoa, incluindo seus sentimentos, necessidades e desejos, e deve ser exercitada e empregada sempre. É o fato de se colocar no lugar do outro. A escuta ativa ajuda bastante a criar uma conexão com empatia, assim como as perguntas abertas, que fazem com que o cliente conte sua história, reflita sobre dificuldades, soluções e habilidades. Perguntas abertas são aquelas que estimulam o cliente a se abrir, contar uma história, ao contrário das perguntas fechadas, em que a resposta pode ser muito curta, monossilábica, por exemplo: "sim", "não", "talvez", "às vezes", ou ainda um número. Ser um bom ouvinte é fundamental, por isso não se deve interromper o cliente quando ele estiver falando. As reflexões perceptivas ajudam a identificar pontos a serem mudados, pelo aumento da conscientização e do desenvolvimento da discrepância entre o comportamento atual e os objetivos. O profissional deve, ainda, fortalecer a autoeficácia do cliente, que é a crença em sua capacidade, e lidar com sua resistência para mudar, respeitando suas capacidades e desejos, e resistindo ao reflexo natural de querer "consertar" comportamentos inadequados ao seu objetivo.

Certamente, uma alimentação equilibrada auxiliará na prevenção, no tratamento e na diminuição dos desconfortos causados pelas intervenções. É função do nutricionista realizar uma adequada educação nutricional, para que o paciente esteja ciente de suas necessidades nutricionais. Neste caso, sua participação ativa é decisiva no processo, uma vez que, estando consciente de suas necessidades, desejos e capacidades, terá mais elementos para realizar mudanças necessárias para uma boa evolução.

≡ Ação e estabelecimento de metas

Na mudança de comportamento, é importante planejar bem as metas a serem atingidas. Essas metas podem ser de curto, médio ou longo prazo e servem para dirigir a atenção para as atividades que são importantes no percurso e para programar as estratégias necessárias até que o objetivo final seja atingido.

Como as metas devem ser traçadas pelo cliente, é necessário que elas sejam estabelecidas após as sessões de educação nutricional, nas quais o nutricionista encorajará um aumento de consciência por parte do paciente, de como uma alimentação equilibrada poderá auxiliar na prevenção e tratamento da doença, e utilizará como recurso para o aprendizado a participação ativa do cliente. Isso porque as técnicas que envolvem a participação ativa do cliente podem trazer mais benefícios no aumento da consciência.

Silberman (1996) procurou facilitar o entendimento de métodos ativos de aprendizagem, dando a seguinte redação:

- O que eu ouço eu esqueço.
- O que eu ouço e vejo eu lembro.
- O que eu ouço, vejo e pergunto ou discuto eu começo a compreender.
- O que eu ouço, vejo, discuto e faço eu aprendo desenvolvendo conhecimentos e habilidades.
- O que eu ensino para alguém eu domino com maestria.

Sua teoria é reforçada no cone da aprendizagem, proposto em 1969 por Edgard Dale, representado na Figura 23.1.

A figura representa que, quando um indivíduo lê um texto ou um artigo, consegue se lembrar, depois de duas semanas, de, em média, apenas 10% das informações. Se escuta uma informação, a taxa de retenção dela é de cerca de somente 20% depois de 15 dias. E, quando existe contato visual, a lembrança é de aproximadamente 30%. Se vê e escuta, a capacidade de lembrar aumenta em torno de 50%. Esse processo é apontado pelo pesquisador como aprendizado passivo, no qual a pessoa só recebe informações por meio da leitura, da escuta e do contato visual.

Figura 23.1
O cone da aprendizagem.

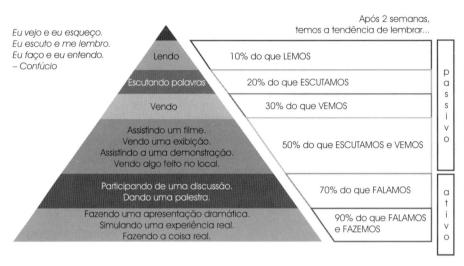

Fonte: Dale E et al., 1969.

É no aprendizado ativo que as informações são retidas de uma melhor forma. Quando, além de receber o estímulo visual e auditivo, o indivíduo também participa de uma discussão, expondo seus pontos de vista, passa a se lembrar de cerca de 70% das informações. Já quando faz uma simulação, mostrando como pensa ou se comporta, ou ainda faz exercícios ou experiências, a capacidade de retenção passa a ser de 90%.

Por isso, é importante que o paciente participe ativamente do processo de aprendizagem, ou seja, de aumento de consciência. Na educação nutricional, alguns instrumentos que podem ajudar nesse processo são réplicas de alimentos, embalagens, lâminas de orientações, fotos de alimentos ou de grupos de nutrientes, por exemplo.

Uma vez consciente do que é uma alimentação nutricionalmente equilibrada, as metas individuais devem ser traçadas pelo cliente, segundo capacidades e desejos, considerando a rotina e as condições de cada um. As metas devem ser possíveis, para que o sucesso seja certo e a motivação cada vez maior. Por isso, deve-se ter cuidado com metas muito ousadas ou radicais, sobretudo no início do processo de mudança de comportamento.

Para traçar metas adequadas e sermos eficazes, é indicada a utilização das metas SMART, que tornam o acompanhamento mais fácil de ser medido.

Ela foi criada em inglês, e, na versão em português, quer dizer:

S – específica

M – mensurável

A – atingível e que depende de nossa ação

R – realista e relevante

T – temporizável, com tempo determinado

O ideal é ser muito detalhista, escrevendo as metas para poder lembrar delas depois, e verificar o quanto elas foram cumpridas. Uma boa meta deve ser possível de ser atingida, para que o cumprimento dela sirva como um estímulo à evolução. Metas impossíveis ou muito difíceis podem levar à frustração. Então, é prudente começar devagar.

☰ A prática do método SMART

A seguir, é exemplificada a meta de uma pessoa que deseja, por exemplo, aumentar seu consumo de frutas e verduras. Ao invés de somente colocar "comer mais frutas e verduras", é necessário detalhar para tornar possível algo que parece simples, mas que, sem planejamento, pode não funcionar.

É importante seguir alguns passos no detalhamento das metas, segundo o exemplo:

- **Meta:** comer 3 porções de frutas e 3 porções de verduras ao dia.
- **Detalhamento da meta:** comer uma banana ou uma maçã no meio da manhã, uma laranja ou uma fatia de mamão no lanche da tarde e uma fatia de abacaxi ou seis morangos após o jantar. Comer uma porção de salada verde e uma porção de legume cozido no almoço, mais uma porção de salada ou legume no jantar.
- **Verificação da possibilidade de atingir a meta:** essa meta é realmente possível de ser atingida? Se não for, a meta deve ser revisada, e o paciente encorajado a escolher algo menos ousado.
- **Verificação do seu grau de confiança no cumprimento da meta:** aqui vamos questionar: qual é o grau de confiança que o indivíduo tem de que vai cumprir essa meta? Pode-se usar uma escala de 0 a 100%, por exemplo, e, quanto menos perto do 100% a pessoa estiver, vale repensar e possivelmente rever a meta.
- **Análise dos recursos disponíveis:** vale analisar os recursos que a pessoa tem para que essa meta seja atingida. Ela pode, neste caso, por exemplo, programar-se para ir à feira no fim de semana, ou pegar a fruta da sobremesa do almoço no restaurante e levar para o trabalho. Pode

separar e higienizar a fruta que vai levar para o trabalho à noite, antes de dormir. Cada um deve analisar quais estratégias são mais adequadas individualmente.

- **Antecipação dos obstáculos:** é necessário pensar também no que pode atrapalhar o cumprimento da meta, antecipando os possíveis obstáculos. Por exemplo, pode ser que não tenha fruta como sobremesa no restaurante, ou pode ser que a pessoa esqueça de pegar a fruta ao sair para o trabalho, ou mesmo de passar na feira. Escrever é importante.
- **Verificação de como superar os obstáculos:** neste caso, deve-se escrever como seria possível contornar esse problema: por exemplo, comprar uma fruta no mercado perto do trabalho, na hora do almoço, ter uma fruta seca na gaveta, que servirá como uma substituição para a fruta que esqueceu de levar, pedir um copo de suco na lanchonete ou padaria perto do trabalho, ou ainda, preparar um suco com frutas e verduras antes de dormir.

☰ Comer de forma consciente

Mindful eating ou "Comer de forma consciente" consiste em estar totalmente presente no momento de se alimentar, com plena consciência de seu próprio estado emocional e condição física, bem como do ambiente que o cerca. Esse processo pode utilizar a aplicação de técnicas de atenção plena para comer, que envolvem consciência sem julgamento de impulsos internos e externos que influenciam o desejo de comer, a comida escolhida, quantidade de consumo e a forma como é consumida.

A prática do comer de forma consciente é cada vez mais incorporada ao tratamento de doenças crônicas. Resultados promissores foram observados na gestão da depressão, estresse, qualidade de vida e dor crônica. Na nutrição, essas estratégias de consumo consciente são comumente utilizadas principalmente na gestão da obesidade e distúrbios alimentares. Mas como essa estratégia possibilita um aumento de consciência nas escolhas alimentares e afeta diretamente o comportamento alimentar, ela pode ser útil para influenciar positivamente o consumo de alimentos para maximizar a saúde e prevenir doenças.

A alimentação consciente desenvolve uma consciência das relações entre alimentos e o nosso corpo, nossos sentimentos, nossa mente e a interligação de tudo o que nos rodeia. Estando totalmente presentes no momento das escolhas alimentares, é possível usar todos os cinco sentidos para apreciar a comida e, ao mesmo tempo, estar ciente de nossa resposta a essas sensações. A prática pode ser guiada por quatro aspectos.

O primeiro aspecto é a escolha do que se vai comer. As escolhas alimentares são feitas durante o planejamento, preparação de refeições, compra de alimentos e no momento de comer. O indivíduo pode fazer escolhas alimentares considerando não apenas o impacto na sua saúde pessoal, mas também o impacto sobre o meio ambiente, bem-estar animal e justiça social e por meio da conscientização e consideração dos últimos conhecimentos científicos, recebidos, por exemplo, em sessões de educação nutricional.

O segundo aspecto é entender por que comemos determinados alimentos. Existem várias influências externas, além das nossas necessidades orgânicas, que estimulam o consumo de alimentos, como a publicidade, o ambiente e as normas sociais, sendo necessário estar ciente de todos os fatores que influenciarão nossas escolhas de alimentos.

O terceiro aspecto é reconhecer o quanto comemos. Isso abrange cumprir a necessidade fisiológica de alimentos e minimizar o desperdício. A falta de atenção ao comer pode fazer com que uma maior quantidade de alimentos seja consumida em comparação à real necessidade do indivíduo.

O quarto aspecto é como comer. No momento de comer, o praticante de alimentação consciente come sem distração e sem pressa. Aprecia plenamente os cinco sentidos na hora da refeição: o gosto, a visão, o cheiro, o som, a sensação tátil do alimento, além dos recursos naturais que trouxeram o alimento ao indivíduo.

Sendo assim, papel do nutricionista educador em saúde, prevenção e tratamento não consiste somente em realizar a educação nutricional, mas também em facilitar o processo de aprendizagem e a mudança de comportamento do seu paciente, por meio da descoberta de suas capacidades, necessidades, rotinas e circunstâncias. Se as metas do cliente forem estabelecidas por ele mesmo, de acordo com suas possibilidades, a mudança será factível, ao contrário de quando as metas são impostas pelo profissional de saúde. O aumento da consciência na hora de comer também propiciará uma boa relação com a comida e um ambiente adequado e melhores escolhas, para que a alimentação seja nutricionalmente equilibrada.

☰ Como preparar o paciente hospitalizado para a alta hospitalar?

Em um processo habitual de internação, a preparação para a alta só começa quando o paciente já está clinicamente apto a deixar o hospital. Portanto, tarefas que requerem tempo, como educar os pacientes em relação a alimentação, nutrição enteral, reconciliação medicamentosa, agendamento de acompanhamentos, retorno médico e organização do transporte, inevitavelmente necessitam de planejamento.

É crucial que os pacientes saiam de alta hospitalar para casa com as instruções apropriadas e a infraestrutura de suporte correta. A falta de um processo de planejamento de alta eficiência pode levar a readmissões e custos mais elevados (resultados insatisfatórios no novo ambiente de saúde que recompensam os hospitais por resultados de 30, 60 ou mesmo 90 dias e baixas taxas de readmissão).

Outro elemento importante do processo de alta é garantir que os pacientes e/ou familiares estejam empoderados para gerenciar eficazmente sua doença em casa depois de sair do hospital. Embora a educação para alta tenha mostrado benefícios clínicos, como reduzir as readmissões, eles só são possíveis quando os pacientes são capazes de compreender o que lhes é ensinado, um desafio significativo durante o período que antecedeu a alta.

Para ter um desempenho eficaz no processo de alta hospitalar, o primeiro requisito é estabelecer como meta o acordo da data de previsão de alta.

Todos os olhos na meta

"Com o dia e o horário de alta estabelecidos, a equipe de atendimento trabalha no sentido contrário para orquestrar o processo de liberação do paciente, fazendo de tudo para atingir a meta."

Institute for Healthcare Improvement

Fonte: Minichiello TM et al., 2001.

- Objetivos

Os objetivos da educação para a alta hospitalar são:
- Associar ações que promovam a desospitalização precoce e segura.
- Estabelecer um plano de transição e reabilitação adequado para minimizar impactos na funcionalidade.
- Promover a articulação necessária entre os envolvidos na continuidade do cuidado (médicos, equipe multiprofissional, família e operadoras de saúde).
- Educar e sensibilizar os pacientes, família e demais envolvidos na rede de suporte social para garantir o engajamento no cuidado durante a hospitalização e após a alta.

A visualização no ambiente do paciente sobre uma data programada para alta e o alinhamento de expectativa são os grandes diferenciais na sincronia deste processo. A forma pode ser por painéis ou quadros nas paredes e bilhetes de alta fixados na cama.

Quadro 23.1
Painel com os objetivos educacionais e programação para alta hospitalar.

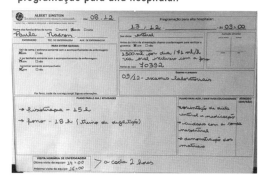

Fonte: Hospital Israelita Albert Einstein – quarto de paciente internado.

Uma outra ferramenta estratégica para este processo é um instrumento contendo as etapas que devem anteceder a alta.

Quadro 23.2
Exemplo de *checklist* para alta hospitalar.

Checklist para saída do paciente em alta:
( ) *Home care*/equipamentos médicos organizados.
( ) Prontidão para saída avaliada.
( ) Condição de cuidado pós-agudo confirmada.
( ) Testes finais de diagnóstico realizados e resultados avaliados.
( ) Ordens de alta escrita.
( ) Reconciliação medicamentosa.
( ) Cuidados em relação à alimentação.
( ) Família informada sobre cuidados pós-hospitalares e fornecido plano de orientações multidisciplinar.
( ) Acordado horário de transporte intra-hospitalar.
( ) Acordado transporte para casa/ambulância.

Fonte: Adaptado de: The Advisory Board Company, 2013.

≡ Planejamento educacional

O nutricionista e o enfermeiro devem estar presentes na etapa final do processo de internação, com a participação de toda a equipe multidisciplinar e o paciente/família/cuidador, acompanhando as previsões de alta hospitalar com a finalidade de otimizar o processo e fornecer as orientações ao paciente/familiar/cuidador sobre a continuidade dos cuidados no domicílio.

Para se obter efetividade na educação do paciente, a equipe deve:

- Reconhecer barreiras do aprendizado e comunicação: visual, auditiva, fala, outras (cultural, religiosa, psicomotora, emocional).
- Identificar a pessoa envolvida no processo educacional, engajando-a (paciente, parente, cuidador ou equipe de *home care*).
- Iniciar a orientação durante o período de hospitalização.
- Determinar o melhor método de ensino: demonstração, audiovisual, verbal, folheto.
- Avaliar o entendimento pelo indivíduo orientado: verbaliza, recusa, é capaz de demonstrar, verbaliza o não entendimento.
- Identificar a necessidade de reforço.
- Detectar se o objetivo foi atingido ou não por meio do *teach back*, para avaliar a compreensão sobre as instruções de alta e a capacidade de realizar autocuidado.

≡ Continuidade do cuidado

- Suporte pós-alta (apoio na comunidade, visitas domiciliares, contato telefônico, telemedicina, telenutrição, acompanhamento ambulatorial, comunicação do prestador de cuidado).
- Gestão dos casos pós-alta.
- Ferramentas tecnológicas podem apoiar a transição segura e a continuidade do cuidado.

- Monitoramento contínuo e remoto de pacientes transforma o cuidar, alinhando profissionais de saúde e tecnologias para o cuidado das pessoas em qualquer lugar e promovendo o autocuidado apoiado.

≡ Telemedicina e telenutrição

A telemedicina possibilita reduzir a dificuldade de acesso, pois torna possível o atendimento sem necessidade presencial do profissional de saúde e paciente no mesmo local simultaneamente.

Alguns modelos de cuidado são:

- **Continuidade do cuidado:** monitoramento do paciente sem interrupção por um período de tempo.
- **Cuidado programado:** consultas periódicas em um calendário programado.
- **Cuidado responsivo:** as visitas virtuais não são programadas; acontecem por chamada virtual ou telefônica.

Os benefícios da telemedicina e da telenutrição são:

- Melhor acesso para pacientes e ampliação de alcance para serviços e profissionais de saúde, dada a escassez de provedores em todo o mundo.
- Eficiência de custos: reduzir ou conter custos no cuidado à saúde. Aumento da eficiência no cuidado na gestão de doenças crônicas.
- Melhoria de qualidade: estudos demonstram que a qualidade é similar ao tradicional e, em algumas especialidades, superior.
- Demanda do paciente: os consumidores desejam e necessitam.

≡ Considerações finais

O planejamento educacional para alta hospitalar consiste em importante ferramenta para os profissionais envolvidos na assistência direta, sendo considerado fundamental por fornecer subsídios para uma prática de qualidade e segurança ao paciente/familiar/cuidador. É recomendado o acompanhamento e gerenciamento dos pacientes pós-alta hospitalar por meio de recursos na comunidade, visitas domiciliares, contato telefônico, telemedicina, telenutrição e atendimento ambulatorial. Esta ação permitirá o monitoramento da evolução, tolerância à terapia nutricional, estado nutricional e auxiliará no esclarecimento de dúvidas e no cumprimento das atividades programadas, promovendo qualidade de vida e adesão ao tratamento, além da avaliação do cuidado prestado, auxiliando na prevenção de readmissões relacionadas a complicações.

≡ Referências

1. American Cancer Society Cancer Facts and Figs. American Cancer Society, 2014.
2. Ministério da Saúde. Instituto Nacional de Câncer José Alencar Gomes da Silva (INCA) – Estimativa 2016 Incidência de Câncer no Brasil.
3. Van Blarigan EL, Meyerhardt JA. Role of physical activity and diet after colorectal cancer diagnosis. J. Clin. Oncol. 2015;(33):1825-1834.
4. Eyigor S, Kanyilmaz S. Exercise in patients coping with breast cancer: an overview. World J. Clin. Oncol. 2014; (5):406-411.
5. Gardner JR, Livingston PM, Fraser SF. Effects of exercise on treatment-related adverse effects for patients with prostate cancer receiving androgen-deprivation therapy: a systematic review. J. Clin. Oncol. 2014;(32):335-346.
6. Cormie P, Nowak AK, Chambers SK, Galvão DA, Newton RU. The potential role of exercise in neuro-oncology. Front. Oncol. 2015;(5):85.
7. Mundy EA, DuHamel KN, Montgomery GH. The efficacy of behavioral interventions for cancer treatment-related side effects. Semin. Clin. Neuropsychiatry; 2003;(8):253-275.
8. Rouleau CR, Garland SN, Carlson LE. The impact of mindfulness-based interventions on symptom burden, positive psychological outcomes, and biomarkers in cancer patients. Cancer Manage. Res. 2015; (7):121-131.
9. Lawson PJ, Flocke SA. Teachable moments for health behavior change: a concept analysis. Patient Educ. Couns. 2009;(76):25-30.
10. Demark-Wahnefried W, Aziz NM, Rowland JH, Pinto BM. Riding the crest of the teachable moment:

promoting long-term health after the diagnosis of cancer. J. Clin. Oncol. 2005; (23):5814-5830.
11. Rollnick S, Miller WR. What is motivational interviewing? Behav. Cognit. Psychother. 1995;(23):325-334.
12. DT Lai, K Cahill YK, Qin JL Tang. Motivational interviewing for smoking cessation. Cochrane Database Syst. Rev. (2010) CD006936.
13. VanWormer JJ, Boucher JL. Motivational interviewing and diet modification: a review of the evidence. Diabetes Educ. 2004(30):404-6.
14. Simpson SA, McNamara R, Shaw C, Kelson M, Moriarty Y, Randell E et al. A feasibility randomised controlled trial of a motivational interviewing-based intervention for weight loss maintenance in adults Health Technol. Assess. 2015;(19):1-378.
15. Fahey KF, Rao SM, Douglas MK, Thomas ML, Elliott JE, Miaskowski C. Nurse coaching to explore and modify patient attitudinal barriers interfering with effective cancer pain management. Oncology Nursing Forum, 2008; (35):233-240.
16. Prochaska JO, DiClemente CC. The transtheoretical approach: Crossing traditional boundaries of therapy. Homewood, IL: Dow Jones-Irwin. 1984.
17. Butterworth S et al. Effect of motivational interviewing-based health coaching on employees physical and mental health status. Journal of occupational health psychology. 2006;(11.4):358.
18. Silberman M. Active Learning: 101 strategies to teach any subject. Boston: Allyn & Bacon; 1996.
19. Dale E. Audio-Visual Methods in Teaching. 3th ed. Holt, Rinehart, and Winston 1969.
20. Dale E, Nyland B. Cone of learning. Educational Media, 1960.
21. Davis B, Summers M. Applying Dale's cone of Experience to increase learning and retention: a study of student learning in a foundational leadership course. QScience Proceedings (Engineering Leaders Conference 2014):2015:6.
22. Day T, Tosey P. 2011 beyond SMART? A new framework for goal setting, The Curriculum Journal, 22:4,515-534,DOI:10.1080/09585176.2011.627213.
23. Julia B et al. The development, content validity and inter-rater reliability of the SMART-goal evaluation method: a standardised method for evaluating clinical goals. Australian occupational therapy journal. 2015;(62.6):420-427.
24. Latham GP. A five step approach to behavior change. Organizational Dynamics 32.3 2003: 309-18.
25. Brown KW, Ryan RM. The benefits of being present: Mindfulness and its role in psychological well-being. J Pers Soc Psychol. 2003; 84(4): 822-848.

26. Ludwig DS, Kabat-Zinn J. Mindfulness in medicine. JAMA. 2008;300(11):1350-2.

27. Robinson E, Aveyard P, Daley A et al. Eating attentively: a systematic review and meta-analysis of the effect of food intake memory and awareness on eating. Am J Clin Nutr. 2013;97(4):728-742.

28. Fung TT et al. An expanded model for mindful eating for health promotion and sustainability: issues and challenges for dietetics practice. Journal of the Academy of Nutrition and Dietetics. 2016; (116.7):1081-6.

29. Craven E, Conroy S. Hospital readmissions in frail older people. Reviews in Clinical Gerontology 2015; (25):107-116.

30. Minichiello TM et al. Effective clinical practice, 2001; Institution for Healthcare Improvement, Try Scheduling Hospital Discharges. Disponível em: http://www.ihi.org/IHI/Topics/Flow/Patient-Flow/ImprovementStories/ImprovementTipTry SchedulingHospitalDischarges.htm. Acessado em: 15 jan. 2010; entrevistas e análise da Advisory Board.

31. Rutherford P, Nielsen GA, Taylor J, Bradke P, Coleman E. How-to guide: improving transitions from the hospital to community settings to reduce avoidable rehospitalizations. Cambridge. MA: Institute for Healthcare Improvement; June 2013. Available at www.IHI.org.

32. Ryckman FC, Adler MD, Anneken AM, Bedinghaus CA, Clayton PJ, Hays KR et al. Cincinnati children's hospital medical center: redesigning perioperative flow using operations management tools to improve access and safety. Em: Joint Commission Resources. Managing patient flow in hospitals: strategies and solutions. 2. ed. Illinois: JCR Department of Publications; 2010. p. 96-112.

33. The Advisory Board International – Clinical Operations Board. The discharge strategy handbook: creating capacity by eliminating end-of-stay delays. Washington: Adivisory Board Research; 2013.

34. The Advisory Board International – Nursing Executive Center. Building peer accountability: toolkit for improving communication and collaboration. Washington: Adivisory Board Research; 2011.

35. The Advisory Board Company. The discharge strategy handbook: creating capacity by eliminating end-of-stay Delays; 2013.

36. Weintraub B, Jensen K, Colby K. Improving hospital wide patient flow at northwest community hospital. Em: Joint Commission Resources. Managing patient flow in hospitals: strategies and solutions. 2. ed. Illinois: JCR Department of Publications; 2010. p. 129-152.

37. Piovacari SMF, Saito MLFS, Canero TR. Desospitalização: previsibilidade, visibilidade e planejamento para a alta hospitalar. In: Piovacari SMF, Toledo DO, Figueiredo EJA. Equipe Multiprofissional de Terapia Nutricional em Prática. Rio de Janeiro: Atheneu; 2017. p. 421-433.

38. Toledo DO, Piovacari SMF, Shima M, Figueiredo EJA. EMTN sem fronteiras: telemedicina, telessaúde e telenutrição. In: Piovacari SMF, Toledo DO, Figueiredo EJA. Equipe Multiprofissional de Terapia Nutricional em Prática. Rio de Janeiro: Atheneu; 2017. p. 455-460.

39. Hoyer E. Improving outcomes after hospitalization: a prospective observational multicenter evaluation of care coordination strategies for reducing 30-day readmissions to Maryland Hospitals. J Gen Intern Med. 2017. p. 1-7. Avaiable at https://link.springer.com/content/pdf/10.1007%2Fs11606-017-4218-4.pdf.

40. Frodgren G et al. Interactive telemedicine: effects on professional practice and health care. The Cochrane Library, 2015, issue 9.

41. Steinman M et al. Impact of telemedicine in hospital culture and its consequences on quality of care and safety. Einstein, 2015;13(4):580-6.

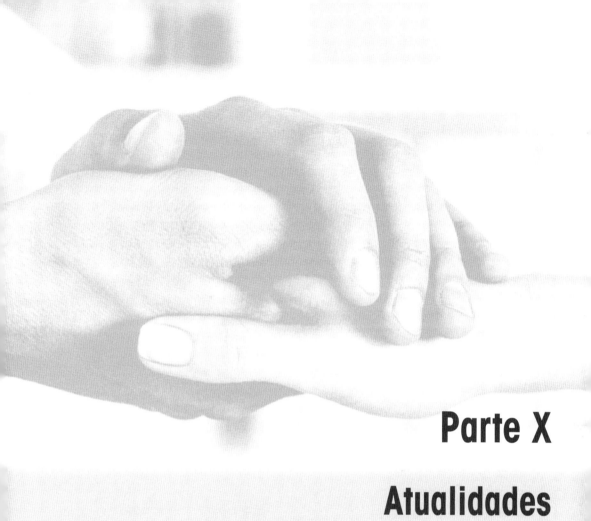

Parte X

Atualidades

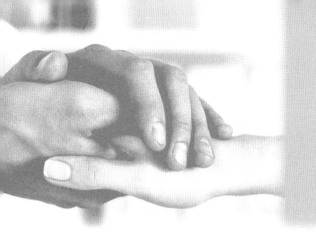

Capítulo 24

Cristiane Cominetti
Marcelo Macedo Rogero
Maria Aderuza Horst

Genômica nutricional

Nas últimas décadas, os estudos das características moleculares que regulam a homeostase do organismo e, portanto, a condição de saúde humana, têm sido favorecidos pelos resultados do Projeto Genoma Humano (PGH) (IHGSC, 2004). Nesse contexto, uma das áreas que tem sido fortemente influenciada é a nutrição. A mudança de paradigmas nesta área, com ascensão da prevalência de doenças crônicas não transmissíveis (DCNT), como obesidade, diabetes *mellitus* tipo 2, doenças cardiovasculares e câncer, tem sido investigada em nível molecular, com objetivo de elucidar as ações de nutrientes e de outras substâncias presentes na alimentação. A partir disso, a Genômica Nutricional tem se estabelecido como um campo de estudo extremamente vasto e promissor.

Genômica Nutricional é um termo amplo, que abrange a Nutrigenômica, a Nutrigenética e a Epigenômica Nutricional (ou Nutriepigenética), que se referem às formas como nutrientes e compostos bioativos de alimentos (CBA) interagem com os genes e como eles se expressam para revelar resultados fenotípicos, incluindo o risco de doenças (Camp e Trujillo, 2014). A seguir, estão detalhados aspectos referentes às três subáreas da Genômica Nutricional.

≡ Nutrigenômica

A Nutrigenômica tem como objetivo estudar a modulação, que pode ocorrer de modo direto ou indireto, da expressão gênica por nutrientes e compostos bioativos presentes nos alimentos (CBA). Na forma direta de regulação da expressão gênica, os nutrientes ou CBA se ligam diretamente a receptores nucleares ou a fatores de transcrição e, desse modo, influenciam na taxa de transcrição de gene(s) alvo. Os ácidos graxos ômega 3 eicosapentaenoico (EPA) e docosa-hexaenoico (DHA), o ácido retinoico, o calcitriol e o zinco são exemplos de nutrientes que podem atuar de forma direta (Ferguson et al., 2016).

Com relação à forma indireta de regulação da expressão gênica, os nutrientes ou CBA não se ligam diretamente aos fatores de transcrição, mas influenciam vias de sinalização intracelulares, o que resultará em aumento ou redução da translocação de determinado fator de transcrição do citoplasma ou da membrana nuclear para o núcleo e, consequentemente, modulará a expressão gênica. A curcumina e o resveratrol são exemplos de CBA que atuam de modo indireto, uma vez que esses compostos apresentam a capacidade de interferir na ativação da quinase do inibidor de kappa B (IKK) e da quinase c-jun aminoterminal (JNK). Em consequência, haverá redução da translocação do fator nuclear kappa B (NF-kB) e da proteína ativadora 1 (AP-1) para o núcleo, respectivamente. Essa ação culmina na redução da expressão de genes que codificam proteínas com ação pró-inflamatória, como o fator de necrose tumoral alfa (TNF-alfa), a interleucina 6 (IL-6) e a molécula de adesão celular vascular 1 (VCAM-1) (Figura 24.1) (Bastos et al., 2009).

Figura 24.1
Regulação indireta da expressão gênica.

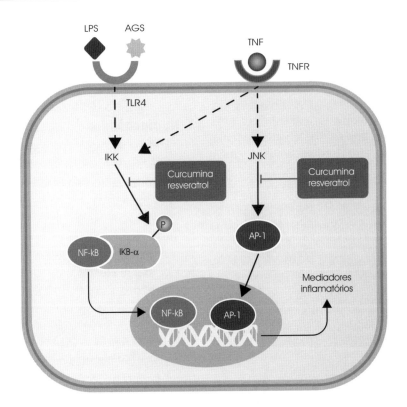

Nota: A presença de lipopolissacarídeos (LPS) e de ácidos graxos saturados (AGS) estimula a via de sinalização do fator nuclear kappa B (NF-kB), enquanto a presença de TNF-alfa estimula tanto a via de sinalização do NF-kB quanto da proteína ativadora 1 (AP-1). A ativação dessas vias resulta no aumento da expressão de genes que codificam proteínas envolvidas na resposta inflamatória. A curcumina e o resveratrol atuam de modo indireto na redução da ativação dessas vias de sinalização.

Legenda: IkB-α: inibidor de kappa B alfa; IKK: quinase do inibidor de kappa B; TNF-α: fator de necrose tumoral alfa; AGS: ácidos graxos saturados; JNK: quinase c-jun aminoterminal; TNFR: receptor do TNF alfa; TLR-4: receptor do tipo Toll 4.

Fonte: Adaptada de Bastos et al., 2009.

☰ Nutrigenômica, inflamação, obesidade e ácidos graxos

A partir da década de 1990, começaram a surgir evidências de que a obesidade resulta em um quadro inflamatório crônico e de baixo grau, que está diretamente envolvido na etiologia de doenças cardiovasculares, diabetes tipo 2 e certos tipos de câncer (Emilsson et al., 2008). Nesse contexto, em 1993, Hotamisligil et al. verificaram que roedores geneticamente obesos, como camundongos db/db e ob/ob e ratos fa/fa, apresentavam aumento da expressão gênica do TNF-alfa no tecido adiposo branco e que esse fato estava relacionado à redução da captação periférica de glicose (Hotamisligil, 2006; Wellen e Hotamisligil, 2005; Zeyda e Stulnig, 2007).

A etiologia da resistência à ação da insulina em indivíduos obesos tem como importante fator o aumento da resposta pró--inflamatória, que desencadeia a ativação de proteínas quinases relacionadas à via de sinalização do receptor do tipo Toll (TLR) e do TNF-alfa, como a IKK e a JNK, que têm a capacidade de fosforilar o substrato do receptor de insulina 1 (IRS-1) no resíduo de serina 307. Esse fato reduz a interação do IRS-1 com o receptor de insulina, na subunidade beta e, consequentemente, acarreta diminuição da transdução do sinal da insulina (Guo, 2014; Hotamisligil e Davis, 2016).

A ingestão excessiva de nutrientes associada à obesidade pode ser detectada por receptores de reconhecimento de modelos inatos presentes na membrana plasmática, o que culmina na ativação de vias de sinalização pró-inflamatórias e respostas de estresse em diferentes locais do organismo. Tal fato resulta em inflamação crônica e de baixa intensidade, que é designada, segundo Hotamisligil et al. (2006), como inflamação metabólica ou metainflamação. O desenvolvimento da metainflamação está relacionado à rede ampla e integrada de vias de sinalização intracelulares, em que se destacam a IKK-beta e a JNK, que promovem a indução da sinalização celular para a síntese de mediadores inflamatórios em diversos tipos celulares (Arkan et al., 2005; Solinas et al., 2007). A ativação da IKK-beta e da JNK culmina na ativação dos NF-kB e da AP-1, respectivamente, os quais translocam para o núcleo celular e ativam a transcrição de diversos genes que codificam proteínas envolvidas com a resposta inflamatória. Alguns desses mediadores inflamatórios, como a IL-1beta e o TNF-alfa, ligam-se a receptores na membrana plasmática da célula, o que resulta novamente na ativação de vias de sinalização intracelulares, que ativam a IKK-beta e a JNK. Tal fato promove a continuidade dessa reação inflamatória, que tem sido implicada em condições como a aterogênese e a resistência à ação da insulina (Ertunc e Hotamisligil, 2016; Hotamisligil, 2017).

A principal origem dessa resposta inflamatória sistêmica está no tecido adiposo, que produz uma variedade de citocinas pró--inflamatórias e de quimiocinas, denominadas adipocinas. Contudo, atualmente, sabe--se que há outros tecidos que também estão envolvidos na inflamação, como o fígado (Cai et al., 2005), o pâncreas (Ehses et al., 2007), o hipotálamo (De Souza, 2005; Milanski et al., 2012) e o músculo esquelético (Varma et al., 2009) (Figura 24.2). Considerando a ocorrência da metainflamação na obesidade, alguns nutrientes e CBA demonstram efeito na modulação da expressão de genes relacionados às vias de sinalização envolvidas com a resposta inflamatória. Nesse sentido, destacam-se os ácidos graxos saturados láurico e palmítico e os ácidos graxos poli-insaturados EPA e DHA.

Figura 24.2
Esquema integrativo relacionado à metainflamação.

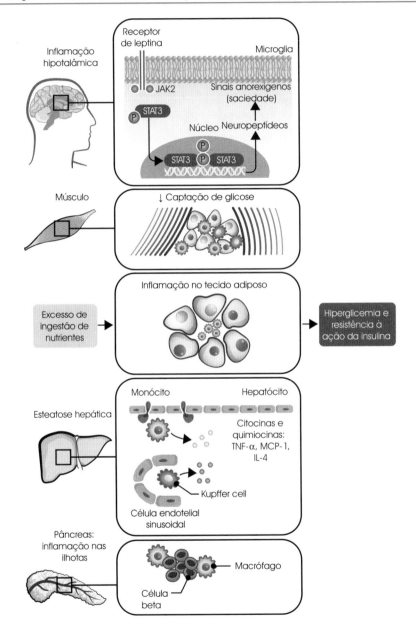

Nota: O excesso de ingestão de nutrientes ativa a resposta pró-inflamatória no tecido adiposo, no fígado, no músculo esquelético, no pâncreas e no hipotálamo, contribuindo para a ocorrência da resistência à ação da insulina.

Legenda: IL-4: interleucina 4; JAK: Janus quinase; MCP-1: proteína quimiotática para monócitos 1; STAT: proteína transdutora de sinal e ativadora de transcrição; TNF-alfa: fator de necrose tumoral alfa.

Fonte: Adaptada de Osborn e Olefsky 2012.

Ácidos graxos saturados apresentam a capacidade de estimular a resposta inflamatória por meio da via de sinalização do TLR4 (Hwang et al., 2016). Em macrófagos, verifica-se que o ácido láurico (C12:0) apresenta a maior capacidade de ativação da via do TLR4, enquanto os ácidos graxos mirístico (C14:0) e esteárico (18:0) apresentam baixa atividade inflamatória. Diferentemente dos ácidos graxos saturados, os ácidos graxos monoinsaturados e poli-insaturados não provocam ativação da via de sinalização do TLR4 (Lee et al., 2001). Ácidos graxos saturados também podem induzir aumento da resposta pró-inflamatória por meio da ativação do TLR2, que forma heterodímeros na membrana plasmática com o TLR1 ou o TLR6 (Snodgrass et al., 2013).

A ligação do ácido graxo palmítico ao TLR4 promove a ativação das proteínas quinases JNK e IKK-beta (Figura 24.3), o que aumenta a expressão e a secreção de citocinas pró-inflamatórias. O ácido palmítico também prejudica a via de sinalização da insulina, por meio da indução da fosforilação do IRS-1 em resíduos de serina na posição 307, o que reduz a sua interação com o receptor de insulina e, consequentemente, diminui a transdução do sinal da insulina. Além disso, ácidos graxos saturados induzem a resistência à ação da insulina, por sua ação antagônica sobre o coativador 1-alfa do receptor ativado por proliferador de peroxissomos gama (PGC-1alfa), que induz a expressão de genes mitocondriais envolvidos com a fosforilação oxidativa e a captação de glicose mediada pela insulina (Patel et al., 2013).

No tocante aos efeitos moleculares do EPA e do DHA na modulação da resposta inflamatória, estudos evidenciam que esses ácidos graxos reduzem a expressão de genes pró-inflamatórios, como a da ciclo-oxigenase 2 (COX-2), do óxido nítrico sintase induzível (iNOS) e da IL-1 em macrófagos. Diferentemente do efeito estimulatório dos ácidos graxos saturados sobre a ativação do TLR2 e do TLR4, constata-se que EPA e DHA possuem a capacidade de atenuar a ativação da via do NF-kB induzida por agonistas (Lee et al., 2001; Stryjecki e Mutch, 2011).

Além desses efeitos, o EPA e o DHA apresentam outro mecanismo de modulação da resposta pró-inflamatória, por meio de sua ligação ao receptor 120 acoplado à proteína G (GPR120), também designado receptor 4 de ácidos graxos livres (FFA4) (Figura 24.3) (Oh et al., 2010). A ativação do GPR120 induzida por EPA ou DHA promove o recrutamento da beta-arrestina 2 para a membrana plasmática, onde essa proteína se associa ao receptor. Posteriormente, ocorre a internalização do complexo GPR120/beta-arrestina 2 no compartimento citoplasmático, que se liga à proteína de ligação à TAK1 (TAB1). Tal fato prejudica a associação da TAB1 à quinase ativada pelo fator de transformação do crescimento beta (TAK1) e, consequentemente, resulta na redução da ativação da TAK1 e das vias de sinalização IKK-beta/NF-kB e JNK/AP-1. Desse modo, uma vez que a ligação TAB1/TAK1 é um ponto de convergência dos estímulos induzidos pela via de sinalização do TLR-4 e do receptor do TNF (TNFR), a atenuação da ativação da TAK-1 induzida pelo DHA promove a redução da expressão de genes com ação pró-inflamatória, como o do TNF-alfa e o da IL-6 (Oh et al., 2010; 2012).

Figura 24.3
Mecanismos de ação de ácidos graxos saturados e de ácidos graxos ômega 3 na modulação da ativação de vias de sinalização envolvidas com a resposta inflamatória.

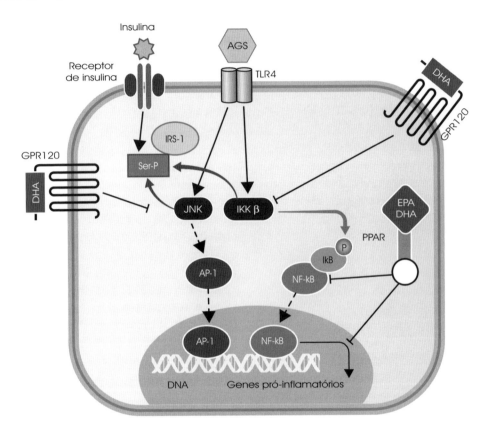

Legenda: As setas → indicam ativação e as setas ⊢ indicam redução da atividade (AGS: ácido graxo saturado; AP-1: proteína ativadora 1; DHA: ácido docosa-hexaenoico; EPA: ácido eicosapentaenoico; GPR120: receptor 120 acoplado à proteína G; NF-κB: fator nuclear kappaB; IκB: inibidor do NF-κB; IKK-beta: quinase do inibidor de kappa B beta; IRS-1: substrato do receptor de insulina 1; JNK: quinase c-jun aminoterminal; PPAR: receptores ativados por proliferadores de peroxissomos; Ser-P: resíduo de serina fosforilado; TLR: receptor do tipo Toll; DNA: ácido desoxirribonucleico; P: fosfato).

Nota: A ligação dos ácidos graxos EPA e DHA ao receptor ativado por proliferadores de peroxissomos (PPAR) representa um modo direto de regulação da expressão gênica na nutrigenômica.

Fonte: Adaptada de Patel et al., 2013.

Outro mecanismo relacionado ao efeito dos ácidos graxos EPA e DHA refere-se à sua capacidade de ligação aos receptores ativados por proliferadores de peroxissomos (PPAR) – mecanismo direto de ação do EPA e DHA –, que incluem as isoformas PPAR-alfa, PPAR-gama e PPAR-beta/delta e são um grupo de receptores nucleares codificados por diferentes genes. As isoformas dos PPAR formam heterodímeros com o receptor X de retinoides (RXR) e ligam-se aos elementos de resposta a proliferadores de peroxissomos (PPRE) na região promotora de genes-alvo envolvidos com o metabolismo lipídico e a resposta pró-inflamatória, modulando a expressão desses genes (Li e Glass, 2004). A ativação do PPAR-alfa e do PPAR-gama promove a redução da expressão de genes que codificam proteínas com ação pró-inflamatória, por meio da redução da ativação do fator de transcrição NF-kB (Martínez-Fernández et al., 2015).

Outros fatores, como a presença de variações em genes que codificam as proteínas descritas, podem influenciar diversos aspectos da modulação da expressão gênica. Nesse sentido, é importante destacar aspectos de Nutrigenética.

☰ Nutrigenética

A Nutrigenética estuda a influência da variabilidade genética individual sobre as necessidades nutricionais, o estado de saúde e o risco de desenvolvimento de doenças (Camp e Trujillo, 2014). É a subárea da Genômica Nutricional que estuda os efeitos de variações no DNA, com destaque para os polimorfismos de nucleotídeo único (SNP, do inglês *single nucleotide polymorphisms*) sobre as respostas biológicas à ingestão de energia, de nutrientes e de CBA (Bouchard e Ordovas, 2012).

Os SNP são o tipo mais comum de variação encontrada no genoma humano (mais de 90% de todas as variações) e são representados pela troca de apenas um nucleotídeo em determinada posição do DNA, que pode ou não ser uma região codificadora (Figura 24.4) (Camp e Trujillo, 2014). Quando esta troca ocorre em um éxon (região codificadora), a proteína traduzida pode ou não apresentar alteração em sua estrutura e/ou função, uma vez que o código genético humano é ambíguo ou degenerado (um mes-

mo aminoácido pode ser codificado por diferentes códons). Quando a troca de nucleotídeo dá origem a um códon que resultará na tradução de um aminoácido diferente, o SNP é conhecido como não sinônimo ou *missense* (p. ex. UCU → U**A**U, o primeiro codifica uma serina, e o segundo, uma tirosina). Caso a variação não altere o aminoácido codificado, o SNP é conhecido como sinônimo ou silencioso, pois não promoverá alterações estruturais na proteína traduzida (ex: CAA → CA**G**; ambos codificam o aminoácido glicina). Caso a troca de nucleotídeo resulte em um códon de terminação da tradução (*stop* códon) prematuro, dará origem a um SNP *nonsense* (ex: UGU → U**G**A, em que o primeiro codifica uma cisteína, e o segundo é um códon de terminação).

Além da região codificadora, trocas de nuclcotídeos podem ocorrer ao longo de toda a molécula de DNA, como na região promotora dos genes ou nas regiões 3' e 5' não traduzidas, o que pode influenciar a regulação da expressão gênica, tanto positiva quanto negativamente. A síntese de proteínas pode também ser influenciada por polimorfismos em íntrons, visto que eles podem interferir no processo denominado *splicing* (Camp e Trujillo, 2014; Horst e Cominetti, 2013; Tefferi, 2006). Com relação ao impacto biológico de um SNP, deve-se considerar se este ocorre em homozigose ou em heterozigose, uma vez que, para determinados polimorfismos, a presença de apenas um alelo variante já é suficiente para determinar efeitos de proteção ou de aumento do risco.

Os resultados finais do Projeto 1000 Genomas, com a análise do genoma de 2.504 indivíduos de 26 populações, evidenciaram que o genoma humano apresenta mais de 88 milhões de possibilidades de variações, das quais 84,7 milhões foram representadas por SNP, e 3,6 milhões por polimorfismos do tipo inserção/deleção (INDEL) (1000 Genomes Project Consortium et al., 2015).

Figura 24.4
Polimorfismo de nucleotídeo único (no exemplo, na região codificadora).

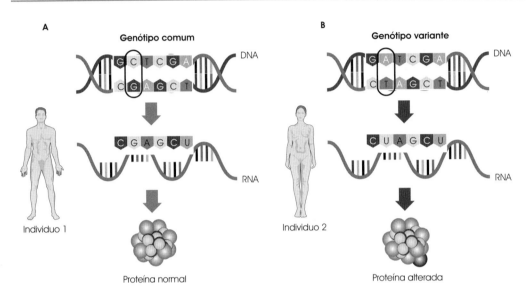

Nota: Variações em nucleotídeos podem ocorrer ao longo da sequência de DNA. Estão representados dois exemplos de genótipos: (A) "genótipo comum" há um códon GCT, que é transcrito em CGA no RNA mensageiro (RNAm) e codifica uma arginina. Em (B) "genótipo variante", o nucleotídeo C foi trocado por um A. O códon GAT será transcrito em CUA no RNAm, que codifica uma leucina, promovendo, portanto, alteração na proteína traduzida.

Fonte: Adaptada de Camp e Trujillo 2014.

Dentre todos os SNP já identificados, alguns são de grande importância no contexto da Nutrição. Entre as características relevantes a serem consideradas, destacam-se que estes devem estar relacionados a genes que respondem à alimentação, que são ativados cronicamente nas doenças e que codifiquem ou regulem a expressão de proteínas-chave no metabolismo e com papel hierárquico nas cascatas biológicas. Ainda, é importante que apresentem consequências funcionais significativas, que tenham alta prevalência na população de interesse e que possam ser associados a biomarcadores (Gillies, 2003).

É importante destacar que as principais DCNT, como obesidade, diabetes *mellitus* tipo 2, doenças cardiovasculares, hipertensão arterial e câncer, diferentemente de doenças monogênicas, são determinadas pela interação entre múltiplos genes, variações genéticas e fatores ambientais e comportamentais. Com relação à obesidade e ao risco de doenças cardiovasculares, alguns polimorfismos têm sido mais extensivamente estudados, como é o caso do SNP rs9939609 (T > A) no íntron 1 do gene FTO (*fat mass and obesity-associated*) e dos SNP rs429358 + rs7412 no gene que codifica a apolipoproteína E (APOE).

A relação entre polimorfismos do gene FTO com a obesidade foi inicialmente descrita em 2007, em estudo que teve como objetivo pesquisar variações genéticas relacionadas ao diabetes *mellitus* tipo 2. Foram avaliados mais de 490 mil SNP em 1.924 indivíduos ingleses com a doença e em 2.938 indivíduos controles. Polimorfismos no gene FTO foram fortemente associados com a presença de diabetes tipo 2, com destaque para o rs993960, e esta associação foi replicada em outros 3.757 pacientes com diabetes e 5.346 controles. Paralelamente, os autores verificaram que os alelos de risco para o diabetes tipo 2 foram fortemente associados com o aumento do índice de massa corporal (IMC), o que sugeriu que a relação dos polimorfismos com a doença é mediada por alterações neste marcador antropométrico. A partir disso, a associação do SNP FTO rs9939609 com alterações no IMC e com o risco de sobrepeso e obesidade foi avaliada em outras duas coortes, com 14.424 adultos e 10.172 crianças europeus. Nos adultos, a presença do alelo variante A foi positivamente correlacionada com maior risco de sobrepeso e de obesidade em ambos os sexos (Frayling et al., 2007).

Em 2013, pesquisadores verificaram que indivíduos de ascendência europeia e que carreavam dois alelos de risco (AA) em relação ao SNP FTO rs9939609 apresentaram piores respostas pós-prandiais da grelina e da sensação de fome, quando comparados a indivíduos carreadores do genótipo TT (Karra et al., 2013). Outros estudos confirmaram que a presença do alelo A em crianças foi associada a prejuízos nos mecanismos de saciedade (Wardle et al., 2008) e à hiperfagia mesmo após a refeição (Wardle et al., 2009). Além disso, crianças inglesas carreadoras do alelo de risco apresentaram obesidade precoce em razão do excesso de consumo de alimentos, provavelmente pela menor capacidade de resposta aos sinais internos de saciedade, e não em função de gasto energético reduzido (Cecil et al., 2008).

No que se refere ao risco cardiovascular, a APOE tem papel importante no metabolismo lipídico, pois favorece a captação de lipoproteínas contendo triacilgliceróis, participa do transporte reverso de colesterol e pode influenciar o risco de desenvolvimento de doenças cardiovasculares (Zende et al., 2013). Estima-se que 60% das variações observadas na concentração sérica de colesterol entre diferentes indivíduos estejam relacionadas a algum determinante genético e que 14% delas são definidas pelos SNPs rs429358 + rs7412 no gene APOE (Anoop et al., 2010; Garcia-Rios et al., 2012).

Os SNPs rs429358 + rs7412 são decorrentes de duas mutações pontuais no éxon 4 do gene APOE, que causam modificação que se diferencia pelo conteúdo de cisteína e arginina nos códons 112 e 158, respectivamente, o que resulta em três alelos principais: ε2 (cisteína em ambas as posições), ε3 (cisteína na posição 112 e arginina na 158) e ε4 (arginina em ambas as posições). Estes alelos dão origem a seis possibilidades de genótipos: E2/E2; E3/E3; E4/E4; E2/E3; E2/E4 e E3/E4 (Anoop et al., 2010).

Uma metanálise que avaliou 82 estudos relacionados ao perfil lipídico de indivíduos saudáveis e 121 estudos com indivíduos que apresentavam doença cardiovascular demonstrou relação importante entre os genótipos da APOE, as concentrações séricas de colesterol contido na lipoproteína de baixa densidade (LDL-c) e o risco de desenvolvimento de doenças cardiovasculares. Os resultados evidenciaram que, por apresentarem concentrações séricas de colesterol total e de LDL-c mais altas, indivíduos carreadores do alelo ε4 tinham chances maiores de desenvolver doença cardiovascular em comparação aos não carreadores desse alelo (Garcia-Rios et al., 2012). Em estudo com indivíduos brasileiros, verificou-se que o risco de apresentar dislipidemias foi três vezes superior em indivíduos carreadores do alelo ε4, quando comparados aos carreadores do alelo ε2 (Mendes-Lana et al., 2007). No entanto, o alelo ε2 parece estar associado a maiores concentrações plasmáticas de triacilgliceróis (Wu et al., 2007).

Apesar de os mecanismos causais da relação entre o genótipo da APOE e o maior risco cardiovascular não estarem totalmente elucidados, acredita-se que as diferenças no metabolismo lipídico em função dos diferentes alelos (E2, E3 ou E4) estejam relacionadas às diferenças de afinidade do receptor de membrana pelas diferentes isoformas. A APOE4 parece apresentar maior capacidade de ligação às moléculas de quilomícrons e de lipoproteína de muito baixa densidade, ao passo que as isoformas APOE2 e E3 ligam-se mais facilmente às moléculas de lipoproteína de alta densidade. Estas diferenças parecem ocorrer em função da modificação na sequência de aminoácidos, que interfere na conformação e nos aspectos funcionais das diferentes isoformas (Minihane et al., 2007; Anoop et al., 2010).

Além dos aspectos relacionados à Nutrigenética e risco de desenvolvimento de DCNT, outra subárea da Genômica Nutricional que exerce impactos significativos nesta relação é a Nutriepigenética (ou Epigenômica Nutricional), que estuda como a alimentação modula diferentes mecanismos epigenéticos.

☰ Epigenômica nutricional

A subdisciplina da Genômica Nutricional que estuda a influência da alimentação sobre o epigenoma pode ser chamada de Epigenômica Nutricional ou Nutriepigenética. O termo epigenética diz respeito a uma subárea da biologia molecular que estuda a interação entre genes e seus produtos. "Epi" significa acima ou além, e "genética" é a ciência que estuda os genes e a hereditariedade. De maneira simplificada, a epigenética pode ser descrita como mudanças hereditárias na expressão gênica, independentes de alterações na sequência de nucleotídeos do DNA (Abdul et al., 2017). Os principais mecanismos epigenéticos conhecidos incluem a metilação do DNA, as modificações pós-transcricionais (acetilação, metilação, fosforilação, entre outras) nas proteínas histonas e a atividade de RNA não codificantes, em especial os microRNAs (Figura 24.5) (Bonasio; Tu, Reinberg, 2010).

A metilação do DNA é o mecanismo epigenético mais conhecido e estudado e corresponde à adição covalente de grupos metil ($-CH_3$) na posição 5 de citosinas seguidas de guanina (5'-CpG-3'). Essa metilação altera epigeneticamente a atividade transcricional dos genes, podendo tanto reduzir quanto aumentar a transcrição gênica, de acordo com a localização da metilação. Nesse sentido, quando há metilação na região promotora dos genes, ocorre bloqueio da transcrição; já quando ela ocorre na região codificadora do gene, ocorre aumento da expressão. Em mamíferos, a metilação do DNA é associada a processos-chave, como o *imprinting* do segundo cromossomo X em mulheres e a inativação da expressão gênica de maneira tecido-específica (Gutierrez-Arcelus et al., 2013).

Padrões alterados de metilação do DNA estão relacionados com o surgimento e progressão de diferentes doenças e podem ser influenciados pela alimentação. Por exemplo, estudos de epigenômica nutricional sugerem que a síndrome metabólica é uma doença programável, caracterizada por modificações epigenéticas de genes específicos. Essa afirmação foi resultado da observação de que fetos gerados em ambiente restrito de alimentos, por exemplo, filhos de mães expostas ao inverno Holandês da fome, são mais suscetíveis à síndrome metabólica na idade adulta. Além disso, este efeito adverso é herdado pela próxima geração em um processo que envolve mudanças epigenéticas conhecidas como *programing* ou programação fetal (PARK et al., 2017). A razão para tal fato é que nutrientes específicos são necessários para impulsionar as vias metabólicas que resultam em metilação, e tanto a escassez quanto o excesso desses nutrientes podem alterar diretamente o epigenoma.

Figura 24.5
Mecanismos epigenéticos.

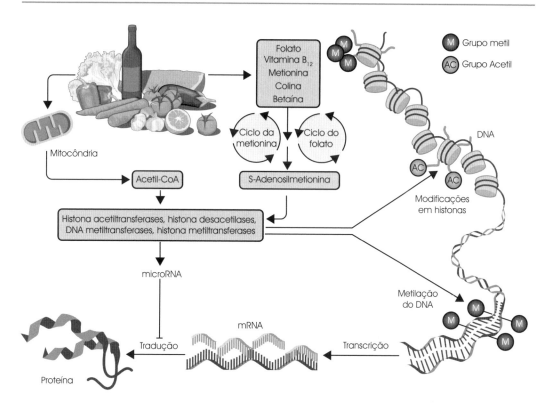

Nota: A regulação epigenética da expressão gênica pode ocorrer em nível transcricional, por meio da metilação do DNA e/ou de modificações em histonas, e em nível tradicional por meio da atividade de microRNAs. Os grupos metil e acetil, necessários para estes processos, são derivados da alimentação. Alguns fatores dietéticos, como folato, vitamina B12, betaína, colina e metionina, são doadores de grupos metil e os transferem para a S-adenosilmetionina via ciclos da metionisa e do folato (metabolismo de um carbono). Os grupos acetil são gerados nas mitocôndrias (por exemplo, via descarboxilação oxidativa de piruvato e betaoxidação de ácidos graxos) e transferidos para acetil-CoA. Os grupos metil e acetil são transferidos para o DNA e para as histonas por enzimas específicas.

Legenda: M: grupo metil; Ac: grupo acetil.

Fonte: Adaptada de Schagdarsurengin e Steger, 2016.

O folato, a vitamina B_{12}, a metionina, a colina e a betaína são nutrientes que têm papel crítico na disponibilidade de grupamentos CH_3 e regulam coletivamente o metabolismo do carbono (vias de transferência de grupamentos CH_3 entre moléculas biológicas) (Friso et al., 2017). A deficiência de CH_3 impacta diretamente no padrão de metilação do DNA e, consequentemente, na expressão gênica e no controle de funções celulares, em especial da proliferação celular. A deficiência de tais nutrientes pode, por si só, desencadear câncer hepático em ratos e camundongos (Anderson, Sant e Dolinoy, 2012; Poirier, 1994).

Em estudo de intervenção para redução do risco cardiovascular (PREDMED-Navarra), 36 indivíduos foram randomizados em três grupos: dois receberam dieta mediterrânea, sendo que um deles foi suplementado com azeite de oliva e outro com nozes, e o terceiro grupo recebeu dieta com baixo percentual de lipídios totais e foi considerado controle. Ao final de cinco anos de intervenção, ambos os grupos que aderiram à dieta mediterrânea apresentaram redução da concentração plasmática dos biomarcadores pró-inflamatórios TNF-alfa e proteína C reativa (PCR). Esse fato foi correlacionado com a metilação do gene EEF2, que codifica um fator de elongação essencial para a síntese proteica de tais biomarcadores (Arpón et al., 2016).

Outro evento epigenético interessante diz respeito às alterações em histonas, que são proteínas ao redor das quais o DNA se "enovela" para determinar o estado de compactação da cromatina. As modificações mais estudadas são a acetilação e a desacetilação de histonas, mediadas por histonas acetiltransferase (HAT) e por desacetilases de histonas (HDAC). A atividade dessas enzimas está associada com a ativação ou a repressão da transcrição, respectivamente. Diante da possibilidade de que inibidores de HDAC (iHDAC) possam atuar na terapia de ampla variedade de doenças, especialmente o câncer, há interesse crescente no potencial de compostos alimentares que possam exercer tal atividade. Dentre os CBA caracterizados como iHDAC, estão o sulforafano, que pode ser isolado a partir de hortaliças crucíferas, e a quercetina, que está presente em uma variedade de frutas. Estudos de modulação de eventos epigenéticos com outros compostos alimentares, como a biotina, a vitamina E e os metabólitos do ácido alfalipoico, sugerem que estes também podem atuar como iHDAC (Bassett e Barnett, 2014).

Os RNA não codificantes são principalmente representados pelos microRNA (miRNA), que são pequenas moléculas de RNA de aproximadamente 22 nucleotídeos. Funcionalmente, os miRNA ligam-se por complementaridade à RNAs mensageiros e reprimem a etapa de tradução de proteínas, processo importante em virtualmente todas as vias biológicas de mamíferos e de outros organismos multicelulares (Londin et al., 2015). Estima-se que estas moléculas atuam na regulação da expressão gênica de cerca de 60% de todos os RNAm (Bartel, 2009). Evidências sugerem que a alimentação pode influenciar o risco do desenvolvimento de doenças por meio da modulação da expressão de miRNA (revisado por Palmer et al., 2014). Davidson et al. (2009) demonstraram que a combinação de óleo de peixe (contendo ácidos graxos poli-insaturados ômega 3) e pectina (que, quando fermentada no cólon, forma o ácido graxo de cadeia curta butirato), em comparação com o controle (óleo de milho mais celulose), aumentou a expressão de um subconjunto de miRNAs supressores tumorais na mucosa intestinal de ratos, com concomitante redução da expressão de seus genes alvo após a exposição a um carcinógeno.

Estudos com humanos sobre a influência da alimentação na expressão de miRNAs e como essa interação pode modular vias de sinalização que determinam o estado de saúde ou doença são desenvolvidos cada vez com mais frequência. Tarallo et al. (2014) examinaram a associação entre hábitos alimentares e a expressão de miRNAs em amostras de plasma e de fezes. Eles analisaram os níveis de expressão de sete miRNAs em um grupo de 24 indivíduos saudáveis, cujas dietas foram caracterizadas por um hábito alimentar vegano, vegetariano ou onívoro. Os indivíduos que consumiram alimentação vegana apresentaram maiores níveis de expressão do miR-92a tanto nas fezes quanto no plasma quando comparados aos vegetarianos e aos indivíduos onívoros. Esses dados sugerem que esse miR pode ser utilizado como biomarcador de ingestão de dietas específicas.

Apesar dos avanços no conhecimento sobre os mecanismos epigenéticos e sua interação com a alimentação, os efeitos de nutrientes ou CBA na metilação do DNA, nas modificações em histonas e na regulação da expressão de microRNA ainda carecem de evidências mais sólidas, especialmente em humanos. Entretanto, sabe-se que nutrientes e CBA podem modular tais eventos de forma a reduzir ou aumentar o risco de DCNT, modulando a atividade transcricional de genes específicos, que, em última instância, alteram a função e o metabolismo celular (Jiménez-Chillarón et al., 2012).

☰ Considerações finais

Pesquisas com enfoque em Genômica Nutricional têm potencial para responder a questões importantes da Nutrição, por exemplo, se o risco de desenvolvimento de DCNT, associado a determinado genótipo, pode resultar em fenótipos saudáveis se intervenções nutricionais específicas forem instituídas. Ainda, pode auxiliar na compreensão dos mecanismos moleculares que regulam a expressão de genes relacionados a biomarcadores específicos e analisar se os resultados dependem de padrões alimentares ou da ingestão isolada de nutrientes ou de CBA específicos. Apesar dos obstáculos enfrentados pelos cientistas, o campo da Genômica Nutricional, sem dúvida, continua a evoluir e poderá auxiliar na elaboração de recomendações nutricionais mais específicas para promoção da saúde.

☰ Referências

1. 1000 Genomes Project Consortium et al. A global reference for human genetic variation. Nature 2015; 526(7571):68-74.
2. Abdul QA, Yu BP, Chung HY, Jung HA, Choi JS. Epigenetic modifications of gene expression by lifestyle and environment. Arch Pharm Res. 2017; 17.
3. Anoop S, Misra A, Meena K, Luthra K. Apolipoprotein E polymorphism in cerebrovascular & coronary heart diseases. Indian J Med Res. 2010; 132:363-78.
4. Arpón A, Riezu-Boj JI, Milagro FI, Marti A, Razquin C, Martínez-González MA, et al. Adherence to mediterranean diet is associated with methylation changes in inflammation-related genes in peripheral blood cells. J Physiol Biochem. 2016 Aug;73(3):445-455.
5. Bassett SA, Barnett MP. The role of dietary histone deacetylases (HDACs) inhibitors in health and disease. Nutrients. 2014 Oct 15;6(10):4273-301. doi: 10.3390/nu6104273.
6. Bastos DHM, Rogero MM, Areas JAG. Mecanismos de ação de compostos bioativos dos alimentos no contexto de processos inflamatórios relacionados à obesidade. Arquivos Brasileiros de Endocrinologia & Metabologia 2009; 53:646-56.
7. Bonasio R, Tu S, Reinberg D. Molecular signals of epigenetic states. Science. 2010; 29;330(6004): 612-6.
8. Bouchard C, Ordovas JM. Fundamentals of nutrigenetics and nutrigenomics. Prog Mol Biol Transl Sci. 2012; 108:1-15.
9. Cai DS, Yuan MS, Frantz DF, Melendez PA, Hansen L, Lee J. Local and systemic insulin resistance resulting from hepatic activation of IKK-beta and NF-kappa B. Nature Medicine 2005; 11:183-90.
10. Camp KM, Trujillo E. Position of the academy of nutrition and dietetics: nutritional genomics. J Acad Nutr Diet. 2014; 114(2):299-312.
11. Cecil J, Tavendale R, Watt P, Hetherington M, Palmer C. An obesity-associated FTO gene variant and increased energy intake in children. N Engl J Med. 2008; 359(24):2558-66.
12. Davidson LA, Wang N, Shah MS, Lupton JR, Ivanov I, Chapkin RS. n-3 Polyunsaturated fatty acids modulate carcinogen-directed noncoding microRNA signatures in rat colon. Carcinogenesis 2009;30: 2077-84.
13. De Souza CT, Araujo EP, Bordin S, Ashimine R, Zollner RL, Boschero AC. Consumption of a fat--rich diet activates a proinflammatory response and induces insulin resistance in the hypothalamus. Endocrinology 2005; 146:4192-9.
14. Ehses JA, Perren A, Eppler E, Ribaux P, Pospisilik JA, Maor-Cahn R. Increased number of islet-asso-

ciated macrophages in type 2 diabetes. Diabetes, 2007; 56:2356-70.

15. Ertunc ME, Hotamisligil GS. Lipid signaling and lipotoxicity in metaflammation: indications for metabolic disease pathogenesis and treatment. Journal of Lipid Research 2016; 57:2099-114.

16. Ferguson LR et al. Guide and position of the international society of nutrigenetics/nutrigenomics on personalised nutrition: Part 1 – fields of precision nutrition. J Nutrigenet Nutrigenomics 2016; 9(1):12-27.

17. Frayling TM et al. A common variant in the FTO gene is associated with body mass index and predisposes to childhood and adult obesity. Science 2007; 316(5826):889-94.

18. Friso S, Udali S, De Santis D, Choi SW. One-carbon metabolism and epigenetics. Mol Aspects Med. 2017 Apr;54:28-36.Garcia-Rios A, Perez-Martinez P, Delgado-Lista J, Lopez-Miranda J, Perez-Jimenez F. Nutrigenetics of the lipoprotein metabolism. Mol Nutr Food Res. 2012; 56(1):171-83.

19. Gillies PJ. Nutrigenomics: the Rubicon of molecular nutrition. J Am Diet Assoc. 2003; 103(12 Suppl 2):S50-5.

20. GUO, S. Insulin signaling, resistance, and the metabolic syndrome: insights from mouse models into disease mechanisms. The Journal of Endocrinology 2014; 220:T1-T23.

21. Horst MA, Cominetti C. Genômica nutricional. In: Cozzolino SMF, Cominetti C. Bases bioquímicas e fisiológicas da nutrição: nas diferentes fases da vida, na saúde e na doença. Barueri: Manole; 2013. p. 1136-58.

22. Gutierrez-Arcelus M, Lappalainen T, Montgomery SB, Buil A, Ongen H, Yurovsky A et al. Passive and active DNA methylation and the interplay with genetic variation in gene regulation. Elife 2013; 4;2:e00523.

23. Hotamisligil GS. Inflammation and metabolic disorders. Nature 2006; 444:860-7.

24. Hotamisligil GS. Inflammation, metaflammation and immunometabolic disorders. Nature 2017; 542:177-85.

25. Hotamisligil GS, Davis RJ. Cell signaling and stress responses. Cold Spring Harbor Perspectives in Biology 2016; 8.

26. Hwang DH, Kim JA, Lee JY. Mechanisms for the activation of Toll-like receptor 2/4 by saturated fatty acids and inhibition by docosahexaenoic acid. European Journal of Pharmacology 2016; 785:24-35.

27. IHGSC – International Human Genome Sequencing Consortium. Finishing the euchromatic sequence of the human genome. Nature 2004; 431(7011):931-45.

28. Jiménez-Chillarón JC, Díaz R, Martínez D, Pentinat T, Ramón-Krauel M, Ribó S et al. The role of nutrition on epigenetic modifications and their implications on health. Biochimie. 2012; 94(11):2242-63.

29. Karra E et al. A link between FTO, ghrelin, and impaired brain food-cue responsivity. J Clin Invest. 2013; 123(8):3539-51.

30. Lee JY, Sohn KH, Rhee SH, Hwang, D. Saturated fatty acids, but not unsaturated fatty acids, induce the expression of cyclooxygenase-2 mediated through Toll-like receptor 4. Journal of Biological Chemistry 2001; 276:16683-9.

31. Li AC, Glass CK. PPAR – and LXR-dependent pathways controlling lipid metabolism and the development of atherosclerosis. Journal of Lipid Research 2004; 45:2161-73.

32. Londin E, Loher P, Telonis AG, Quann K, Clark P, Jing Y et al. Analysis of 13 cell types reveals evidence for the expression of numerous novel primate and tissue-specific microRNAs. Proc Natl Acad Sci USA. 2015 Mar 10;112(10):E1106-15.

33. Martínez-Fernández L, Laiglesia LM, Huerta AE, Martínez JA, Moreno-Aliaga MJ. Omega 3 fatty acids and adipose tissue function in obesity and metabolic syndrome. Prostaglandins & Other Lipid Mediators 2010; 121(Pt A):24-41.

34. Mendes-Lana A, Pena GG, Freitas SN, Lima AA, Nicolato RLC, Nacimento-Neto RM et al. Apolipoprotein E polymorphism in Brazilian dyslipidemic individuals: Ouro Preto study. Braz J Med Biol Res. 2007; 40(1):49-56.

35. Minihane AM, Jofre-Monseny l, Olano-Martin E. Rimbach G. ApoE genotype, cardiovascular risk and responsiveness to dietary fat manipulation. Proc Nutr Soc. 2007; 66(2):183-97.

36. OH DY, Olefsky, JM. Omega 3 fatty acids and GPR120. Cell Metabolism 2012; 15:564-5.

37. OH DY, Talukdar S, Bae EJ, Imamura T, Morinaga H, Fan W, LI P, Lu WJ, Watkins SM, Olefsky JM. GPR120 is an omega-3 fatty acid receptor mediating potent anti-inflammatory and insulin-sensitizing effects. Cell 2010; 142:687-98.

38. Osborn O, Olefsky JM. The cellular and signaling networks linking the immune system and metabolism in disease. Nature Medicine 2012; 18:363-74.

39. Park JH, Kim SH, Lee MS, Kim MS. Epigenetic modification by dietary factors: Implications in metabolic syndrome. Mol Aspects Med. 2017 Apr;(54):58-70.

40. Patel PS, Buras ED, Balasubramanyam, A. The role of the immune system in obesity and insulin resistance. Journal of Obesity. 2013; 2013:616193.

41. Schagdarsurengin U, Steger K. Epigenetics in male reproduction: effect of paternal diet on sperm quality and offspring health. Nat Rev Urol. 2016 Oct;13(10):584-95.

42. Simopoulos AP. Nutrigenetics/Nutrigenomics. Annu Rev Public Health 2010; 31:53-68.

43. Snodgrass RG, Huang S, CHOI IW, Rutledge JC, Hwang, DH. Inflammasome-mediated secretion of IL-1β in human monocytes through TLR2 activation; modulation by dietary fatty acids. Journal of Immunology 2013; 191:4337-47.

44. Stryjecki C, Mutch DM. Fatty acid-gene interactions, adipokines and obesity. European Journal of Clinical Nutrition 2011; 65:285-97.

45. Tarallo S, Pardini B, Mancuso G, Rosa F, Di Gaetano C, Rosina F et al. MicroRNA expression in relation to different dietary habits: a comparison in stool and plasma samples. Mutagenesis 2014; 29:385-91.

46. Tefferi A. Genomics Basics: DNA structure, gene expression, cloning, genetic mapping, and molecular tests. Semin Cardiothorac Vasc Anesth. 2006; 10(4):282-90.

47. Varma V, Yao-Borengasser A, Rasouli N, Nolen GT, Phanavanh B, Starks, T. Muscle inflammatory response and insulin resistance: synergistic interaction between macrophages and fatty acids leads to impaired insulin action. American Journal of Physiology-Endocrinology and Metabolism 2009; 296:E1300-10.

48. Wardle J, Carnell S, Haworth CM, Farooqi IS, O'Rahilly S, Plomin R. Obesity associated genetic variation in FTO is associated with diminished satiety. J Clin Endocrinol Metab. 2008; 93(9):3640-3.

49. Wardle J, Llewellyn C, Sanderson S, Plomin R. The FTO gene and measured food intake in children. Int J Obes (Lond). 2009; 33(1):42-5.

50. Wellen KE, Hotamisligil GS. Inflammation, stress, and diabetes. Journal of Clinical Investigation 2005;115:1111-9.

51. Wu K, Bowman R, Welch AA, Luben RN, Wareham N, Khaw KT et al. Apolipoprotein E polymorphisms, dietary fat and fibre, and serum lipids: the EPIC Norfolk study. Eur Heart J. 2007; 28:2930-6.

52. Zeyda M, Stulnig TM. Adipose tissue macrophages. Immunology Letters. 2007;112:61-7.

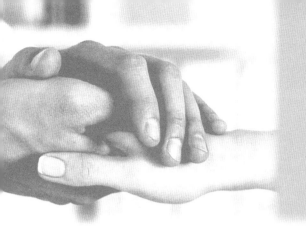

Capítulo 25

Lilian Mika Horie
Melina Gouveia Castro

Fitoterapia e câncer

≡ Introdução

A fitoterapia é uma prática terapêutica baseada no uso das plantas, de suas partes (folhas, flores e raízes, por exemplo) ou de suas preparações. Atualmente, não há dúvidas sobre o acentuado crescimento pela procura por esta terapia, e, consequentemente, das plantas medicinais ou dos fitoterápicos, sendo estes últimos os medicamentos obtidos, de acordo com a Agência Nacional de Vigilância Sanitária (Anvisa, 2015), quando se empregam princípios ativos, exclusivamente, derivados de drogas vegetais[1].

De acordo com a Anvisa (2010), não são consideradas fitoterápicos as formulações que contenham substâncias ativas isoladas de qualquer origem ou associada a substâncias vegetais[2].

A expansão mundial do mercado de produtos derivados de plantas tem estimulado pesquisas envolvendo plantas medicinais, com o objetivo de chegar a um produto fitoterápico no Brasil[3].

Souza et al. (2015) apontam que no Brasil os produtos fitoterápicos são considerados medicamentos, isto é, não se diferenciam quanto às exigências para a produção de um medicamento alopático. No entanto, os autores observam que é necessário o estabelecimento de mais estudos para algumas espécies, objetivando assegurar a manutenção dos requisitos de qualidade durante o processamento e o armazenamento[4].

A Farmacopeia Brasileira, Código Oficial Farmacêutico do país, fornece os critérios de qualidade dos medicamentos em uso, tanto manipulados quanto industrializados, compondo o conjunto de normas e de monografias de farmacoquímicos estabelecido para o Brasil[5]. No Formulário de Fitoterápicos da Farmacopeia Brasileira, são fornecidos conceitos relacionados aos medicamentos fitoterápicos, por exemplo[5]:

- **Derivado vegetal:** produto da extração da planta medicinal *in natura* ou da droga vegetal, podendo ocorrer na forma de extrato, tintura, alcoolatura, óleo fixo e volátil, cera, exsudado e outros.
- **Droga vegetal:** planta medicinal, ou suas partes, que contenham as substâncias ou classes de substâncias que causam a ação terapêutica, após processos de coleta, estabilização, quando aplicável, e secagem, podendo estar na forma íntegra, rasurada, triturada ou pulverizada.
- **Fitoterápico:** produto obtido de planta medicinal ou de seus derivados, exceto

substâncias isoladas, com finalidade profilática, curativa ou paliativa.

- **Matéria-prima vegetal:** compreende a planta medicinal, a droga vegetal ou o derivado vegetal.

- **Medicamento magistral:** todo medicamento cuja prescrição pormenoriza a composição, a forma farmacêutica e a posologia. É preparado na farmácia, por um profissional farmacêutico habilitado ou sob sua supervisão direta.

- **Planta medicinal:** espécie vegetal, cultivada ou não, utilizada com propósitos terapêuticos.

Quanto ao princípio ativo do fitoterápico, Netto et al. (2006) o definem como substância, ou classe de compostos, quimicamente caracterizada, cuja ação farmacológica é conhecida e responsável, total ou parcialmente, pelos efeitos terapêuticos do fitoterápico. Diferencia-se dos medicamentos sintéticos por não ter sua ação baseada numa substância química isolada e purificada. Na maioria das vezes, a ação é decorrente de um conjunto de moléculas (fito-complexo) que age sinergicamente para promover a ação terapêutica e, às vezes, antagonicamente, neutralizando determinados efeitos tóxicos[6].

Lang e Stumpf (1999) sugeriram as seguintes categorias para classificar os produtos obtidos por meio das plantas medicinais[7]:

- **Categoria A:** contempla os extratos padronizados e inclui produtos de plantas medicinais quando se tem a definição do princípio ativo.

- **Categoria B:** inclui os extratos quantificados, isto é, produtos nos quais não há certeza de qual componente ativo atua, mas indicam as classes das substâncias ativas identificadas e que possuem relação com as atividades farmacológicas.

- **Categoria C:** constituída por produtos de plantas medicinais sem identificação dos princípios ativos responsáveis, mas com uso tradicional consolidado.

A Anvisa cita que os fitoterápicos "são caracterizados pelo conhecimento da eficácia e dos riscos de seu uso, como também pela constância de sua qualidade, e são regulamentados no Brasil como medicamentos convencionais, apresentando critérios similares de qualidade, de segurança e de eficácia, requeridos pela ANVISA para todos os medicamentos"[1].

Todos os medicamentos fitoterápicos industrializados, para serem comercializados, devem estar registrados na Anvisa.

Simões et al. (2004) citam que, no desenvolvimento de produto fitoterápico, é exigido que sejam conhecidas todas as etapas de sua transformação e das variáveis envolvidas no processamento, além de estabelecer parâmetros que permitam a sua avaliação de modo adequado e factível[8]. A manutenção da composição química e da atividade farmacológica durante o período de validade também deve ser considerada na avaliação da qualidade dos fitoterápicos[9].

Dentre as formas farmacêuticas utilizadas, são exemplos: xarope, pomada, cápsula, tintura e *in natura* colhido direto da planta, com o objetivo de produzir uma forma a ser consumida[10]. A seguir, são elencadas algumas definições das formas farmacêuticas, segundo a Anvisa (2011)[5]:

- **Pomada:** forma farmacêutica semissólida, para aplicação na pele ou em membranas mucosas, que consiste da solução ou dispersão de um ou mais princípios ativos em baixas proporções em uma base adequada, usualmente não aquosa.

- **Tintura:** preparação alcoólica ou hidroalcoólica resultante da extração de drogas vegetais ou animais ou da diluição dos respectivos extratos. É classificada em simples e composta, conforme preparo com uma ou mais matérias-primas. A menos que indicado de maneira diferente na monografia individual, 10 mL de tintura simples correspondem a 1 g de droga seca.

- **Xarope:** forma farmacêutica aquosa caracterizada pela alta viscosidade, que apresenta, no mínimo, 45% (p/p) de sacarose ou outros açúcares na sua composição. Os xaropes geralmente contêm agentes flavorizantes. Quando não se destina ao consumo imediato, deve ser adicionado de conservadores antimicrobianos autorizados.

Quando se usa a planta medicinal *in natura* ou na forma caseira de chás, xarope ou sucos, é importante o acompanhamento por profissional de saúde habilitado, pois a utilização de plantas de forma inadequada pode levar a prejuízos à saúde do indivíduo. Além disso, a identificação precisa é imprescindível, sendo necessário conhecer seu nome científico e os estudos que comprovem a sua eficácia.

Quanto às dosagens e formas de uso, elas devem ser seguidas rigorosamente e recomendadas por profissional da saúde. O uso errado, além de ser ineficaz, pode causar efeitos adversos. As plantas que possuem substâncias que são perdidas sob altas temperaturas devem ser maceradas. As raízes e cascas são geralmente preparadas por decocção. Folhas e flores tenras são preparadas por infusão.

Para consultas sobre a comprovação científica ou indicações, é imprescindível a denominação científica, que é universal e específica para uma planta. Para saber informações sobre uma espécie, a busca deve ser feita utilizando o seu nome científico.

Tanto a planta medicinal quanto o fitoterápico podem interagir com o medicamento alopático, afetando o tratamento. A pessoa que está utilizando medicamento prescrito pelo profissional da saúde deve informá-lo se está usando plantas ou fitoterápicos e quais está utilizando. O recomendável é que só sejam utilizados recursos indicados pelo referido profissional.

A fitoterapia oferece à terapêutica moderna uma fonte inesgotável de produtos seguros e eficazes, mas há necessidade de ser utilizada na forma correta, nas formas farmacêuticas adequadas e na concentração de ativos estudada, pois, caso contrário, como qualquer medicamento, poderá não fornecer os benefícios esperados[11].

Quanto à sua prescrição, a Resolução do Conselho Federal de Nutricionistas (CFN) n. 556, de 11 de maio de 2015, altera as Resoluções n. 416, de 2008, e n. 525, de 2013, e acrescenta disposições à regulamentação da prática da fitoterapia para o nutricionista como complemento da prescrição dietética. Segundo a norma, a partir de 2018, só poderão prescrever medicamentos fitoterápicos, de produtos tradicionais e de preparações magistrais, como complemento de prescrição dietética, nutricionistas que sejam portadores do título de Especialista em Nutrição em Fitoterapia, mas a prescrição de plantas e chás medicinais é permitida a todos os nutricionistas[12].

≡ Fitoterapia no tratamento oncológico

Pacientes oncológicos submetidos à quimioterapia e radioterapia cursam com importantes efeitos adversos relacionados à terapia nutricional, tais como náusea, vômito, mucosite, diarreia, constipação, disgeusia, xerostomia e alteração na absorção de nutrientes. Ambos os tratamentos podem acarretar em diminuição da ingestão alimentar, com consequente declínio do estado nutricional[13].

O aconselhamento nutricional é a primeira e mais comum intervenção utilizada no manejo do paciente com câncer e com alterações do trato gastrointestinal[14]. O nutricionista pode fornecer orientação individualizada, com o objetivo de alcançar adequação calórica e de nutrientes, baseada no gasto energético, estilo de vida, comorbidades associadas, ingestão e preferências alimentares. Além disso, o aconselhamento deve contemplar orientações relacionadas aos sinais e sintomas da doença e do tratamento antineoplásico, tais como anorexia, náuseas, vômitos, disfagia, distensão abdominal, diarreia e constipação[15].

A possibilidade do uso da fitoterapia para auxiliar no tratamento do câncer ganhou notoriedade nos últimos anos[16]. A prática da automedicação com plantas medicinais por pacientes com neoplasias é bastante comum, variando de 7 a 48% logo após o diagnóstico.

O uso de plantas é uma prática comum em todo o mundo, incluindo Asia, África, Europa e América. As preparações à base de plantas podem ter risco maior de efeitos adversos e interações terapêuticas do que outras terapias complementares, devido aos potenciais ingredientes ativos de várias plantas[16].

Acredita-se que muitas espécies de plantas inibem a proliferação celular maligna, aumentam a apoptose, interferem na angiogênese tumoral, e, assim, auxiliam no tratamento do câncer. Parece que alguns tratamentos complementares com fitoterápicos ajudam a aliviar certos sintomas do câncer, assim como efeitos secundários do tratamento oncológico. No Brasil, muitas espécies de plantas são usadas empiricamente, sem respaldo científico quanto a sua eficácia e segurança[12].

Até o momento, não existem estudos clínicos demonstrando a efetividade e a segurança do uso de fitoterápicos para pacientes oncológicos, em decorrência dos riscos de toxicidade, interações medicamentosas e redução da resposta terapêutica ao tratamento clínico[12]. Por outro lado, alguns fitoterápicos parecem apresentar efeitos benéficos em estudos *in vitro* e experimentais no tratamento de câncer, conforme descrito a seguir:

≡ Chá verde

As epicatequinas são flavonoides naturais encontrados no chá verde. Elas possuem um imenso efeito antioxidante que contribui para o seu efeito terapêutico contra várias doenças, sendo uma delas o câncer.

O consumo de chá verde parece possuir propriedades que auxiliam no tratamento do câncer por seu efeito antioxidante, antiangiogênico e sua ação citotóxica direta nas células cancerígenas. Embora o mecanismo de ação exato ainda não esteja totalmente elucidado, não há dúvida de seu potencial terapêutico.

Um estudo que avaliou diferentes concentrações de epicatequinas no plasma humano demonstrou que, após 2 horas do consumo, os níveis séricos aumentaram até 12 vezes, enquanto a capacidade antioxidante plasmática aumentou em 40% quando comparada a indivíduos que não consumiram[17].

≡ Epicatequinas e angiogênese

Angiogênese consiste na formação de novos vasos a partir de vasos vizinhos[18]. O crescimento tumoral está associado ao processo de formação de novos vasos, com o objetivo de fornecer nutrientes para as células tumorais.

A inibição da angiogênese tumoral reduz a capacidade de um determinado tumor crescer. A epicatequina parece inibir a proliferação de novos vasos e, além disso, modula a atividade das enzimas de sinalização durante a angiogênese, controlando sua liberação[19]. Estudos realizados indicam que a epicatequina pode ter uma grande influência sobre os fatores relacionados a metástases de câncer[20].

≡ Epicatequinas e crescimento tumoral

O chá verde e extratos ricos em epicatequina parecem inibir a proliferação de células cancerígenas de forma dependente da concentração de epicatequina extraída, sendo uma concentração de 100 µm a concentração mínima eficiente para atuar no crescimento de tumores de colo do útero e de adenocarcinoma gástrico[21]. Já extrações de chá verde contendo 140 mg/g de epicatequina e compostos relacionados demonstraram uma inibição do crescimento em 20% de tumores de bexiga[22].

Embora o efeito anticancerígeno da epicatequina seja comprovado *in vitro*, o efeito *in vivo* e a aplicação em tratamento clínico ainda estão sendo estudados, uma vez que os efeitos são mostrados com doses muito superiores à quantidade usualmente ingerida de chá verde. Além de a dose consumida pela ingestão de chá verde ser baixa, sua biodisponibilidade *in vivo* também é baixa.

Por outro lado, não obstante o fato de que mais e mais estudos são indicativos de que o uso da epicatequina como adjuvante na terapia do câncer pode reduzir os efeitos colaterais deletérios e apresentar efeitos sinérgicos, apresenta, assim, promissor efeito no tratamento de pacientes oncológicos[23].

≡ Ginseng

O ginseng parece possuir capacidade de matar células tumorais com pouca toxicidade para células normais, tornando-o um atraente candidato para auxiliar no tratamento de pacientes com câncer.

O uso de ginseng em receitas medicinais orientais é de milhares de anos. Muitas espécies de ginseng são usadas em todo o mundo, mas duas espécies mais comuns são o *Panax ginseng* (ginseng chinês) e *Panax quinquefolius* (ginseng americano). O ginseng também é classificado de acordo com seu método de preparação em ginseng fresco (cortado e comido sem qualquer tratamento), ginseng branco (seco após descamação) e ginseng vermelho (seco após vaporização)[24].

O ginseng sempre foi usado como fitoterapia na Ásia Oriental, especialmente na Coreia e na China. Um estudo que incluiu 4.587 indivíduos, com idade igual ou superior a 39 anos, mostrou que a incidência de morte entre consumidores de ginseng era 60% menor quando comparada a não usuários[25]. Mais estudos como este foram realizados, mas esse efeito só foi observado na Coreia, China e Estados Unidos, não podendo generalizar tal achado para outros países[26].

O principal ingrediente anticancerígeno no ginseng é o ginsenosídeo, presente principalmente na raiz. Os três ingredientes-chave do ginseng são saponinas, polissacarídeos e compostos fenólicos[27].

As saponinas são os componentes principais do ginseng, reconhecidas como componentes farmacologicamente ativos, sendo os ginsenosídeos o principal elemento[28]. Os ginsenosídeos do ginseng são divididos em dois grupos diferentes: tipo oleanano (estrutura de cinco anéis) e tipo Dammarane (estrutura de quatro anéis).

Os polissacarídeos do ginseng têm dois tipos: um deles é composto de amido como glucano, conhecido como polissacarídeo neutro, e outro é polissacarídeo ácido[29].

Os polissacarídeos ácidos têm maior propriedade antioxidante em comparação com polissacarídeos neutros[30].

■ O papel do ginseng na quimioterapia

É um fato bem estabelecido que a quimioterapia tem muitos efeitos colaterais, que afetam a qualidade de vida do paciente[31], e o ginseng parece minimizar alguns deles, como perda de cabelo, náusea e cansaço. Um ensaio clínico foi conduzido na China com 96 pacientes de câncer de pulmão distribuídos aleatoriamente em dois grupos: o grupo que recebeu ginseng apresentou maior valor de Th1 e proporção de Th1/Th2 e menor valor de Th2 em comparação com o grupo controle[32].

A alopecia é uma das principais complicações da quimioterapia, com efeito psicológico estressante e negativo sobre o paciente. O ginseng vermelho coreano ajuda a promover o crescimento do cabelo[33].

A quimioterapia causa fraqueza e fadiga crônica para o paciente. O ginseng ajuda a melhorar o sintoma da fadiga por administração oral. Em um estudo, 2.000 mg de extrato de ginseng americano foi administrado a pacientes com câncer e apresentou impacto positivo no nível de atividade e disposição[34]. Quanto ao sintoma de náusea, bastante prevalente em pacientes em quimioterapia, a saponina de ginseng vermelho e as frações não saponinas promoveram a supressão da motilidade gástrica e redução do sintoma[35]. A Figura 25.1 mostra o papel do ginseng na quimioterapia.

Figura 25.1
O papel do ginseng na quimioterapia.

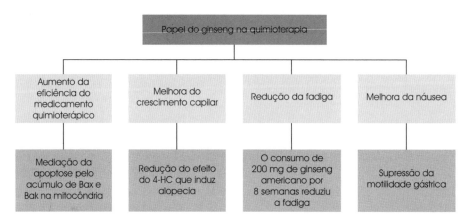

Legenda: 4-HC= 4-Hidroxiciclofosfamida.
Fonte: Adaptada de[36] Majeed F, Malik FZ, Ahmed Z, Afreen A, Afzal MN, Khalid N, 2018 Apr; 100:52-63.

Além do efeito do ginseng sobre sintomas relacionados à quimioterapia, existem evidências da ação positiva do ginseng em alguns tumores de mama, cólon, fígado, pulmão e pele.

O efeito do ginseng sobre câncer de mama é confirmado por diferentes estudos. Efeitos observados são inibição de metástases e ação sobre a angiogênese e capacidade apoptótica[37].

Já no câncer de cólon, o ginseng parece atuar causando a morte de células tumorais. Um estudo experimental em camundongos mostrou redução significativa ($p < 0,05$) na multiplicidade tumoral, reduziu a proliferação em 50% e aumentou a apoptose de 50% no grupo de tratamento em comparação com grupo controle[38].

Em tumores hepáticos, o ginseng parece ter efeito protetor nos tratamentos de pacientes[39]. Os ingredientes ativos do ginseng ajudam a promover a proliferação de linfócitos, aumento da fagocitose, aumento da produção do fator de necrose tumoral nos macrófagos e aumento da atividade citotóxica de células *natural killers* (NK), que auxiliam na eliminação de células tumorais[40].

O ginseng também foi usado em pacientes com carcinoma pulmonar para ajudar a deter a proliferação das células tumorais e mostrou efeito protetor (*odds ratio* 0,55)[39]. Em um estudo observacional com 4.634 pessoas, sendo 70,5% usuárias de ginseng, concluiu-se que o uso de ginseng teve efeito protetor para câncer de pulmão[41].

Portanto, o ginseng pode ser um fitoterápico interessante para pacientes oncológicos não só por seu efeito sinérgico com a quimioterapia, como também no controle de muitos tipos de câncer, por exemplo, fígado, pele, mama, cólon e pulmão, por induzir apoptose através de diferentes mecanismos, reduzindo a proliferação de células cancerosas e interrompendo o processo de angiogênese, que reduz a formação de metástases. O ginseng pode, ainda, melhorar efeitos adversos do tratamento, promovendo o crescimento do cabelo, melhorando o desenvolvimento cognitivo, o desempenho psicomotor e reduzindo a fadiga.

☰ Cúrcuma

A cúrcuma, um componente de uma especiaria nativa da Índia, foi isolada pela primeira vez em 1815, por Vogel e Pelletier, dos rizomas de *Curcuma longa* (cúrcuma), vulgarmente conhecida como açafrão e amplamente utilizada em cozinhas asiáticas. Desde então, este polifenol demonstrou ter capacidade antioxidante, atividade anti-inflamatória, anticancerígena, antiviral, antibacteriana e antifúngica[42].

Com relação ao câncer, a cúrcuma parece ter efeito quimiopreventivo e efeitos terapêuticos por meio de múltiplos mecanismos, como demonstrado por vários pré-clínicos e estudos clínicos[43]. Curiosamente, este polifenol mostrou modular os alvos que também são inibidos por agentes quimioterapêuticos aprovados pelo FDA (Figura 25.2).

Figura 25.2
Efeitos da cúrcuma no câncer.

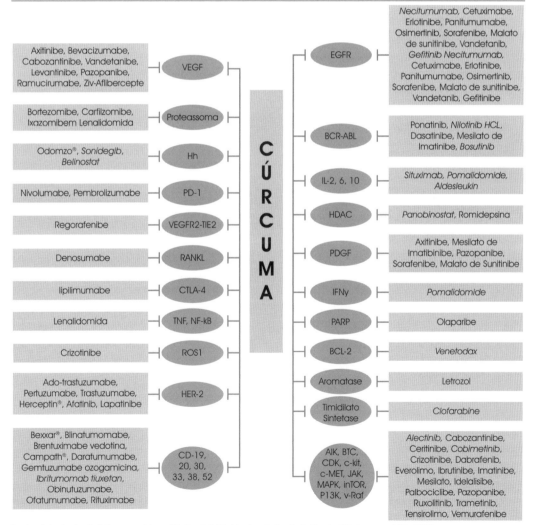

Fonte: Adaptada de[44] Kunnumakkara AB, Bordoloi D, Harsha C, Banik K, Gupta SC, Aggarwal BB, 2017.

O primeiro ensaio clínico para examinar o potencial da cúrcuma contra o câncer foi realizado por Kuttan et al. em 1987[45]. Neste estudo, o tratamento dos pacientes com um extrato de açafrão e uma pomada de cúrcuma foi introduzido para reduzir os sintomas, como coceira. Em 70% dos pacientes observaram-se lesões secas e, em alguns casos, diminuição do tamanho da lesão e dor. A eficácia da cúrcuma em pacientes com câncer colorretal tem sido amplamente estudada. Em um ensaio clínico de fase IIa composto por pacientes com neoplasia colorretal, o uso de cúrcuma (4 g/dia durante 30 dias) diminuiu 40% dos focos de criptas aberrantes (ACF). Além disso, foi observada melhora da saúde geral dos pacientes[46].

O efeito da cúrcuma isolada ou em combinação com agentes quimioterápicos foi estudado em pacientes com câncer de pâncreas. Em um ensaio clínico de fase I/II, a administração oral de cúrcuma foi bem tolerada e inibiu a progressão do câncer por redução do fator nuclear kB (NF-kB) e ciclo-oxigenase-2 (COX-2)[47]. Estudos também foram conduzidos para investigar a eficácia e viabilidade da gemcitabina e cotratamento de cúrcuma em pacientes com câncer de pâncreas avançado e mostraram que a cúrcuma potencializou o efeito esperado do quimioterápico[48,49]. Além disso, o uso da cúrcuma não agrava as reações adversas em pacientes que recebem quimioterapia baseada em gemcitabina[50].

A cúrcuma também mostrou ser muito eficaz em pacientes com câncer de próstata. Hejazi et al. investigaram o efeito da cúrcuma sobre o estresse oxidativo de pacientes com câncer de próstata submetidos à radioterapia e encontraram aumento da capacidade antioxidante total e diminuição dos níveis de superóxido dismutase em comparação com o grupo placebo[51]. Além disso, o cotratamento de cúrcuma com isoflavonas de soja mostrou suprimir a produção de antígeno prostático específico (PSA) nas células da próstata por meio da atividade antiandrogênica[52].

A cúrcuma parece ainda ser eficaz no tratamento de outros tipos de câncer, adquirindo, assim, grande atenção no arsenal terapêutico da oncologia devido ao seu efeito contra diversos tipos de câncer, por meio da modulação de múltiplas vias de sinalização celular, bem como diferentes caminhos metastáticos e angiogênicos, como mostrado em muitos estudos pré-clínicos e clínicos[44,51].

A cúrcuma, além de ter efeitos comprovados em várias vias de proliferação tumoral, mostra-se segura e desprovida de efeitos colaterais, especialmente quando consumida durante um longo período de tempo. Em contraste com todos estes agentes quimioterápicos, a cúrcuma é livre de toxicidade e exibe propriedades farmacológicas multifacetadas, tendo a capacidade de interagir com múltiplos alvos moleculares e vias de sinalização intracelular. No entanto, a baixa biodisponibilidade limita a sua eficácia terapêutica e, portanto, exige uma pesquisa extensa para lidar com os fatores que levam à baixa biodisponibilidade da curcumina.

☰ Considerações finais

É notável o crescente uso da fitoterapia como prática médica integrativa em diversos países, e a utilização de plantas medicinais no Brasil tem como facilitadores a grande diversidade vegetal e o baixo custo associado à terapêutica, o que vem despertando a atenção dos programas de assistência à saúde e dos profissionais.

Por outro lado, boa parte das pessoas que utiliza plantas medicinais ou fitoterápicos também utiliza ao mesmo tempo medicamentos sintéticos, inclusive sem comunicar ao profissional da saúde. A não comunicação em muitos casos é devido à crença, por parte do paciente, de que produtos naturais não apresentam riscos e podem complementar o tratamento.

Dessa forma, e em razão da falta de vivência clínica na população oncológica, permanece inviável, nesse momento, consensuar recomendações à prática do uso de fitoterápicos em pacientes oncológicos, embora muitos avanços já tenham ocorrido, vislumbrando um futuro promissor para essa prática.

☰ Referências

1. ANVISA. Fitoterápicos. Disponível em: www.anvisa.gov.br/medicamentos/fitoterapicos/poster_fitoterapicos.pdf. Acesso em: 20 dez. 2017.
2. ANVISA – Agência Nacional de Vigilância Sanitária. Resolução RDC n. 14, de 31 de março de 2010. Dispõe sobre o registro de medicamentos fitoterápicos. Brasília: Agência Nacional de Vigilância Sanitária; 2010.
3. Soares CR, Moraes CSS, Conceição EC. Uso de pectinas modificadas na secagem de extratos de Apeiba tibourbou Aubl. (Tiliaceae) por nebulização. In: VIII CONPEEX – Congresso dc Pesquisa e Extensão e 63ª Reunião Anual da SBPC, 2011, Goiânia. Anais/Resumos da 62ª Reunião Anual da SBPC, 2011.
4. Souza CRF, Fernandes LP, Bott RF, Oliveira WP. Influência do processo de secagem e condição de armazenamento de extratos secos de Bauhinia forficata e Passiflora alata sobre seu perfil de dissolução. Rev Bras Plantas Medicinais [online]. 2015;17(1):67-75.
5. ANVISA – Agência Nacional de Vigilância Sanitária. Formulário de fitoterápicos da farmacopeia brasileira. Brasília: Agência Nacional de Vigilância Sanitária; 2011.
6. Netto EM, Shuqair NSMSAQ, Balbino EE, Carvalho ACB. Comentários sobre o registro de fitoterápicos. Revista Fitos. 2006;1(3):9-17.
7. Lang F, Stumph H. Considerations on future pharmacopoeial monographs for plant extracts. Pharmeuropa. 1999;11:268-75.
8. Simões SMO, Schenkel EP, Gusmann G, Mello JCP, Mentz LA, Petrovick PR. Farmacognosia da Planta ao Medicamento. 5. ed. Florianópolis: UFSC; 2004.
9. Souza CRF, Ramos DN, Cortés-Rojas DF, Oliveira WP. Stability testing and shelf live prediction of a spouted bed dried phytopharmaceutical preparation from Maytenus ilicifolia. Canadian J Chemical Engineering. 2013;91(11):1847-1855.
10. Di Stasi LC (org.). Plantas medicinais; arte e ciência: um guia de estudo interdisciplinar. São Paulo: Unesp; 1996.
11. Marques LC. Preparação de extratos vegetais. Jornal Brasileiro de Fitomedicina. 2005;3(2):4-76.
12. Consenso Nacional de Nutrição Oncológica. Instituto Nacional de Câncer José Alencar Gomes da Silva. In: Nivaldo Barroso de Pinho (org.). 2. ed., rev. ampl. atual. Rio de Janeiro: INCA; 2016. 112p.: Il; v.2.
13. Arends J, Bachmann P, Baracos V, Barthelemy N, Bertz H, Bozzetti F, et al. Espen guidelines on nutrition in cancer patients. Clin Nutr. 2017 Feb;36(1):11-48.
14. Guinan EM, Doyle SL, O'Neill L, Dunne MR, Foley EK, O'Sullivan J, et al. Effects of a multimodal rehabilitation programme on inflammation and oxidative stress in oesophageal cancer survivors: the ReStOre feasibility study. Support Care Cancer 2017;25(3):749-56.
15. Arends J, Baracos V, Bertz H, Bozzetti F, Calder PC, Deutz NEP, et al. Espen expert group recommendations for action against cancer-related malnutrition. Clin Nutr. 2017 Oct;36(5):1187-1196.
16. Lopes CM, Dourado A, Oliveira R. Phytotherapy and nutritional supplements on breast cancer. Biomed Res Int. 2017; 2017:7207983.
17. Rein D, Lotito S, Holt RR, Keen CL, Schmitz HH, Fraga CG. Epicatechin in human plasma: in vivo determination and effect of chocolate consumption on plasma oxidation status. J Nutr. 2000 Aug;130(8S Suppl):2109S-14S.
18. Choudhary MI. editor. Anti-angiogenesis drug discovery and development. 2015; 2. Elsevier, Amsterdam, Netherlands.
19. Lim TK. Theobroma cacao. In: Edible medicinal and non medicinal plants. 2012. Springer, Netherlands.
20. Shay J, Elbaz HA, Lee I, Zielske SP, Malek MH, Hüttemann M. Molecular mechanisms and therapeutic effects of (-)-epicatechin and other polyphenols in cancer, inflammation, diabetes, and neurodegeneration. Oxid Med Cell Longev. 2015;2015:181260.
21. Horie N, Hirabayashi N, Takahashi Y, Miyauchi Y, Taguchi H, Takeishi K. Synergistic effect of green tea catechins on cell growth and apoptosis induction in gastric carcinoma cells. Biol Pharm Bull. 2005 Apr;28(4):574-9.
22. Philips BJ, Coyle CH, Morrisroe SN, Chancellor MB, Yoshimura N. Induction of apoptosis in human bladder cancer cells by green tea catechins. Biomed Res. 2009 Aug;30(4):207-15.
23. Abdulkhaleq LA, Assi MA, Noor MHM, Abdullah R, Saad MZ, Taufiq-Yap YH. Therapeutic uses of epicatechin in diabetes and cancer. Vet World. 2017 Aug;10(8):869-872.
24. Wang CZ, Anderson S, DU W, He TC, Yuan CS. Red ginseng and cancer treatment. Chin J Nat Med. 2016 Jan;14(1):7-16.

25. Balch PA. Prescription for Nutrition Healing, Avery. New York: USA; 2010.

26. Jin X, Che DB, Zhang ZH, Yan HM, Jia ZY, Jia XB. Ginseng consumption and risk of cancer: A meta--analysis. J Ginseng Res. 2016 Jul;40(3):269-77.

27. Yun TK. Brief introduction of panax ginseng C.A. Meyer. J Korean Med Sci. 2001 Dec;16 Suppl:S3-5.

28. Shin BK, Kwon SW, Park JH. Chemical diversity of ginseng saponins from panax ginseng. J Ginseng Res. 2015 Oct;39(4):287-98.

29. Zhang X, Yu L, Bi H, Li X, Ni W, Han H, Li N et al. Total fractionation and characterization of the water soluble polysaccharides isolated from Panax ginseng C.A. Meyer. Carbohydr Polym. 2009; (77):544-552.

30. Fan Y, Sun C, Gao X, Wang F, Li X, Kassim RM, Tai G, Zhou Y. Neuroprotective effects of ginseng pectin through the activation of ERK/MAPK and akt survival signaling pathways. Mol Med Rep. 2012 May;5(5):1185-90.

31. Lorusso D, Bria E, Costantini A, Di Maio M, Rosti G, Mancuso A. Patients' perception of chemotherapy side effects: expectations, doctor-patient communication and impact on quality of life – an italian survey. Eur J Cancer Care (Engl). 2017 Mar;26(2).

32. Ma J, Liu H, Wang X. Effect of ginseng polysaccharides and dendritic cells on the balance of Th1/Th2 T helper cells in patients with non-small cell lung cancer. J Tradit Chin Med. 2014 Dec;34(6):641-5.

33. Oh GN, Son SW. Efficacy of korean red ginseng in the treatment of alopecia areata. J Ginseng Res. 2012 Oct;36(4):391-5.

34. Barton DL, Liu H, Dakhil SR, Linquist B, Sloan JA, Nichols CR, et al. Wisconsin ginseng (Panax quinquefolius) to improve cancer-related fatigue: a randomized, double-blind trial, N07C2. J Natl Cancer Inst. 2013 Aug 21;105(16):1230-8.

35. Sathyanath R, Hanumantha Rao BR, Kim HG, Cho JH, Son CG. Saponin and non-saponin fractions of red ginseng ameliorate cisplatin-induced pica in rats. Pharm Biol. 2013 Aug;51(8):1052-60.

36. Majeed F, Malik FZ, Ahmed Z, Afreen A, Afzal MN, Khalid N. Ginseng phytochemicals as therapeutics in oncology: Recent perspectives. Biomed Pharmacother. 2018 Apr;100:52-63.

37. Wang H, Lin Y. Advances in anti-tumor effects of ginsenoside Rg3. Medical Recapitulate. 2009-03.

38. Xie Q, Wen H, Zhang Q, Zhou W, Lin X, Xie D et al. Inhibiting PI3K-AKt signaling pathway is involved in antitumor effects of ginsenoside Rg3 in lung cancer cell. Biomed Pharmacother. 2017 Jan;85:16-21.

39. Jin X, Che DB, Zhang ZH, Yan HM, Jia ZY, Jia XB. Ginseng consumption and risk of cancer: A meta--analysis. J Ginseng Res. 2016 Jul;40(3):269-77.

40. Jiao L, Zhang X, Li B, Liu Z, Wang M, Liu S. Anti--tumour and immunomodulatory activities of oligosaccharides isolated from Panax ginseng C.A. Meyer. Int J Biol Macromol. 2014 Apr;65:229-33.

41. Yun TK, Choi SY. Non-organ specific cancer prevention of ginseng: a prospective study in Korea. Int J Epidemiol. 1998 Jun;27(3):359-64.

42. Kunnumakkara AB, Bordoloi D, Harsha C, Banik K, Gupta SC, Aggarwal BB. Curcumin mediates anticancer effects by modulating multiple cell signaling pathways. Clin Sci (Lond). 2017 Jul 5;131(15):1781-1799.

43. Padmavathi G, Rathnakaram SR, Monisha J, Bordoloi D, Roy NK, Kunnumakkara AB. Potential of butein, a tetrahydroxychalcone to obliterate cancer. Phytomedicine. 2015 Dec 1;22(13):1163-71.

44. Kunnumakkara AB, Bordoloi D, Harsha C, Banik K, Gupta SC, Aggarwal BB. Curcumin mediates anticancer effects by modulating multiple cell signaling pathways. Clin Sci (Lond). 2017 Jul 5;131(15):1781-1799.

45. Kuttan R, Sudheeran PC, Josph CD. Turmeric and curcumin as topical agents in cancer therapy. Tumori. 1987 Feb 28;73(1):29-31.

46. He ZY, Shi CB, Wen H, Li FL, Wang BL, Wang J. Upregulation of p53 expression in patients with colorectal cancer by administration of curcumin. Cancer Invest. 2011 Mar;29(3):208-13.

47. Dhillon N, Aggarwal BB, Newman RA, Wolff RA, Kunnumakkara AB, Abbruzzese JL, et al. Phase II trial of curcumin in patients with advanced pancreatic cancer. Clin Cancer Res. 2008 Jul 15;14(14):4491-9.

48. Epelbaum R, Schaffer M, Vizel B, Badmaev V, Bar-Sela G. Curcumin and gemcitabine in patients with advanced pancreatic cancer. Nutr Cancer. 2010;62(8):1137-41.

49. Kanai M, Yoshimura K, Asada M, Imaizumi A, Suzuki C, Matsumoto S, et al. A phase I/II study of gemcitabine-based chemotherapy plus curcumin for patients with gemcitabine-resistant pancreatic cancer. Cancer Chemother Pharmacol. 2011 Jul;68(1):157-64.

50. Kanai M, Otsuka Y, Otsuka K, Sato M, Nishimura T, Mori Y, et al. A phase I study investigating the safety and pharmacokinetics of highly bioavailable curcumin (Theracurmin) in cancer patients. Cancer Chemother Pharmacol. 2013 Jun;71(6):1521-30.

51. Hejazi J, Rastmanesh R, Taleban FA, Molana SH, Hejazi E, Ehtejab G, et al. Effect of curcumin supplementation during radiotherapy on oxidative status of patients with prostate cancer: a double blinded, randomized, placebo-controlled study. Nutr Cancer. 2016;68(1):77-85.

52. Ide H, Tokiwa S, Sakamaki K, Nishio K, Isotani S, Muto S et al. Combined inhibitory effects of soy isoflavones and curcumin on the production of prostate-specific antigen. Prostate. 2010 Jul 1;70(10):1127-33.

Índice Remissivo

A

Abordagem(ns)
  fisioterapêuticas, 166
  nutricionais, 165
    pós-tratamento, 173
Abreviação de jejum, 116
Açafrão, 240
Ação(ões), 258
  de humanização em nutrição, 247
  e estabelecimento de metas, 259
Ácidos
  graxos, 271
    ômega 3, 79
    saturados, 273
Acidose respiratória, 218
Aconselhamento nutricional, 287
Açúcar, 86
Adequação da alimentação, 53
Adjuvante, 122
Adultos necessidades nutricionais em, 106
Agentes citotóxicos, 123
Álcool, 178
Alecrim, 240
Alimentação
  aspectos psicológicos, 243
  consciente, 262
  e controle de sintomas, 157
  na prevenção do câncer, 85
  via oral, 157
Alimentos
  açucarados e bebidas com adição de açúcar, 178
  de comida de conforto, 243
  funcionais, 92
  vegetais, 178
Alopecia, 289
Alta hospitalar, 262
  exemplo de *checklist* para, 263
Alterações
  de macronutrientes, 54
  nutricionais do sobrevivente ao câncer, 163
  sensoriais, 195
Altura do joelho, 28
Angiogênese, 288
Anorexia, 73
Antioxidantes, 93
Antropometria, 25, 52
Aplicativo Meu Einstein, Módulo Cardápio Digital, 241
Área
  da terceira vértebra lombar, 69
  de superfície corporal, 62
Aspectos psicológicos da alimentação, 243
Assistência nutricional ao paciente oncológico, 8
Atenção nutricional no cuidado paliativo, 155
Atezolizumabe (Tecentriq®), 125
Atividade física, 94, 164, 177
Atrofia das vilosidades gastrointestinais, 220
Aumento da população mundial, 85
Autonomia no lugar da autoridade, 258
Avaliação
  antropométrica, 19
  clínica, 41
  dietética, 47
  do estado nutricional do idoso, 110
  e monitoramento, 168
  e prescrição dietética no ambiente hospitalar, 52
  nutricional, 19, 157
    da criança oncológica, 133
      adolescente, 136
      escolar, 136
      lactente, 135
      pré-escolar, 135
    pelo método ABCD, 52
    subjetiva global, 19, 43
      adulto, 20
      pediátrica, 15
      produzida pelo próprio paciente (ASG-PPP), 21
Aversões alimentares, 195

B

Balanço nitrogenado, 44
Baunilha, 240
Bebidas alcoólicas,95
Beta-hidroxi-beta-metilbutirato (HMB), 165
Betaína, 279
Bioimpedância elétrica, 62
  aplicações, 64
  vantagens e desvantagens, 63

C

Calor, 167
Câncer, 90
  consumo
    de açúcar e, 86
    de carne vermelha, carne processada e, 88
    de gordura e, 89
  de cólon e ginseng, 290
  pediátrico, 131
  recomendações para prevenção do, 97
Cancer survivor (sobrevivente ao câncer), 173
Cancer victim (vítima de câncer), 173
Caquexia, 73-75, 199
  recomendações nutricionais em, 78
  refratária, 75
Cardápio opcional, 241
Carne
  processada, 88
  vermelha, 88, 178
Carotenoides, 93
Catequinas, 93
Cebolinha, 240
Chá verde, 288
Cinesioterapia, 167
Circunferências corporais, 29
  braquial, 29
  da cintura, 29
  da panturrilha, 30
  muscular do braço, 30
Coentro, 240
Colaboração, 258
Colestase intra-hepática, 220
Colina, 279
Coma hiperglicêmico hiperosmolar não cetótico, 218
Comer de forma consciente, 261
Comfort food, 243, 251
  conceito de, 243
  em cuidados paliativos, 245
  na oncologia, 244
  no ambiente hospitalar, 244
"Comida de hospital", 237
Cominho, 240

Complicações
  a longo prazo, 174
  cirúrgicas, 119
Composição corporal em oncologia, 61
Compostos
  bioativos, 92
  organossulfurados, 93
Consistência do alimento, 53
Constipação intestinal, 196
Consumo
  de açúcar, 86
  de altos níveis de carboidratos a longo prazo, 86
  de bebidas alcoólicas, 95
  de carne vermelha, carne processada, 88
  de gordura, 89
  de vegetais, 90
Contemplação, 258
Continuidade do cuidado, 264
Controle
  glicêmico, 215
  metabólico, 215
Cozinha visita, 251
Cuidado(s)
  nutricional em onco-hematologia, 145
  pós-operatório, 118
  paliativos, 155
    comfort food em, 245
  pós-alta hospitalar, 207
Cuidar de quem cuida, 250
Cúrcuma, 291
Curcumina, 93
Curry, 240

D

Densitometria por dupla emissão de raios X
  (DEXA), 64
Derivado vegetal, 285
Desmame de dieta enteral, sugestão de protocolo
  para, 201
Desnutrição, 146
  no ambiente hospitalar, 1
  no câncer, 7
Desordens
  do olfato, 195
  do paladar, 195
Diagnóstico nutricional, 51
Diarreia, 194, 196
Dieta
  com baixo teor microbiológico, 148
  neutropênica, 148

Dificuldades alimentares dos pacientes oncológicos, 244
Diminuição da saliva, 196
Disfagia, 188, 196
Disgeusia, 195
Disosmia, 195
Dobras cutâneas, 31
    tricipital, 31
Doença do enxerto contra o hospedeiro (DECH), 151
Droga vegetal, 285

E

Educação do paciente, 257
    em nutrição, 257
Efeitos citotóxicos dos quimioterápicos, 123
Eletrólitos, 44
Embolia gasosa, 220
Êmese, 185
Empatia, 258
Enterite actínica, 196
Envelhecimento, 85
Envergadura dos braços, 27
Epicatequinas, 288
    e crescimento tumoral, 288
Epigenética, 278
Epigenômica nutricional, 278
Ervas aromáticas, 240
Escala de *performance status* ECOG e
    performance status de Karnofsky, 170
Esofagite, 189, 196
Especiarias, 240
Estado nutricional
    e toxicidade, 127
    em onco-hematologia, 146
Estatura, 27
    recumbente (deitada), 27
Esteatose hepática, 220
Estilo de vida, 176
Estimativa
    da estatura, 27
    de peso, 26
    em pacientes amputados, 26
Estratégias nutricionais em oncopediatria, 131
Eventos adversos, 183
Evocação/incentivo, 258
Exame(s)
    bioquímicos, 41, 43
    físico, 41
Expectativa e perfil dos pacientes, 248

F

Fatores socioeconômicos, 86

Fisioterapia, 166
Fitoestrógenos, 94
Fitoterapia
    e câncer, 285
    no tratamento oncológico, 287
Fitoterápico, 285
Flavonoides, 94
Flebite, 220
Fluxo, 63
    diferenciado para atendimento dietoterápico, 252
Folato, 279
Força de preensão palmar, 32
Fórmula de dieta enteral, 140
Fragilidade do idoso, 110
Frio, 168
Frutas, 91, 177

G

Gastronomia hospitalar, 237
Gastrostomia, 140
Gengibre, 240
Genômica nutricional, 269, 278
Gingerol, 94
Ginseng, 289, 290
Glasgow Prognostic Score, 43
Glicosinolatos, 93
Glutamina, 126, 150
Gordura, 89, 178
    corporal, 62

H

Hábitos de vida não saudáveis, 86
Harmonia entre quantidades dos alimentos e
    nutrientes, 53
Hemotórax, 220
Hipercalcemia, 219
Hipercalemia, 219
Hiperfosfatemia, 219
Hiperglicemia, 218
Hipermagnesemia, 219
Hipernatremia, 218
Hipertrigliceridemia, 218
Hipocalcemia, 219
Hipocalemia, 219
Hipofosfatemia, 219
Hipoglicemia, 218
Hipomagnesemia, 219
Hiponatremia, 219
Hipótese diagnóstica, 51
Histonas, 280
História
    clínica, 41

dietética, 48, 51
psicossocial, 41
Hortaliças, 177
Humanização, 250
ações na prática clínica, 251
aspectos nutricionais, 250
desafios/perspectivas, 250
dificuldades do ambiente hospitalar e, 247
mensurando a, 249
no ambiente hospitalar, 249

I

Idosos necessidades nutricionais em, 110
Impedância, 63
Imunonutrição no pós-operatório, 116
Imunoterapia, 124
Inapetência, 187, 195
Índice
de massa corpórea, 28
de Prognóstico Nutricional, 44
Inflamatório Nutricional, 43
Indução, 122
Inflamação, 271
Infusão, 203
cíclica, 203
contínua, 203
intermitente, 203
Ingestão oral, 184
Institute for Healthcare Improvement (IHI), 2
Instrumentos de "triagem"
para pacientes oncológicos adultos, 9
para população pediátrica, 15
Interações humanas, 250
Ipilimumabe (Yervoy®), 124
Isoflavonas, 94
Isotiocianatos, 93

J

Jejum pré-operatório, 117

L

Leucócitos, 193
Leucopenia, 193
Louro, 240

M

Malnutrition Screening Tool (MST), 9
Malnutrition Universal Screening Tool (MUST), 10
Manejo de sintomas, 183
Manjericão, 240
Manual de dietas hospitalar, 53

Manutenção, 258
Matéria-prima vegetal, 286
Medicamento magistral, 286
Medida da circunferência do braço, 31
Metainflamação, 272
Metilação do DNA, 278
Metionina, 279
Métodos
prospectivos, 48, 51
retrospectivos, 47, 48
Mindful eating, 261
Mini Avaliação Nutricional (MAN), 11, 12
Mini Avaliação Nutricional Versão Reduzida
(MAN-VR), 13
Modulação nutricional, 125
em radioterapia, quimioterapia e imunoterapia, 121
no tratamento cirúrgico oncológico, 115
Mortalidade, 8
Mucosite oral, 183, 184, 196
MUST (Malnutrition Universal Screening Tool), 9

N

Náuseas e vômitos, 185, 195, 196
Necessidades nutricionais, 105, 157
em adultos, 106
em idosos, 110
em pediatria, 107
Neoadjuvante, 122
Neutrófilos, 193
Neutropenia, 193, 196
Nivolumabe (Opdivo®), 125
Noz-moscada, 240
Nutrição
e Planetree, 250
em cuidados paliativos, 156
parenteral, 213
início da, 213
Nutrigenética, 275
Nutrigenômica, 269, 271
Nutriscore, 13
Nutrition Risk in Critically ill (Nutric), 14
Nutrition Risk Screening (NRS) 2002, 10, 11
Nutrition Screening Tool for Childhood Cancer
(Scan), 16

O

Obesidade, 1, 176, 271
Obstipação, 191
Odinofagia, 188, 196
Ômega 3, 127, 165
Onco-hematologia, 145
cuidado nutricional em, 145

estado nutricional em, 146
nutrientes, 150
Orégano, 240

P

Pacientes em cuidados de fim de vida, 159
Padronização de suplementos orais líquidos, 230, 232
Pediatria, necessidades nutricionais em, 107
Peixe, 178
Pembrolizumabe (Keytruda®), 124
Perda de massa magra, 164
Peso
    atual, 25
    corporal, 94, 176
    corpóreo, 25
    desejável, 25
    habitual, 25
    ideal, 25
Pimenta, 240
Planejamento educacional, 264
Planetree, 250
Planta medicinal, 286
Pneumotórax, 220
Polifenóis, 93, 94
Polimorfismos de nucleotídeo único (SNP), 275
Pomada, 286
População adulta, 9
Prática do método SMART, 261
Précaquexia, 74
Pré-contemplação, 258
Prebióticos, 127, 194
Preparação, 258
Preparo imunológico, 115
Prescrição
    dietética oral, 47
    médica, 52
Preservação, processamento e preparo dos
    alimentos, 178
Probióticos, 127
Procianidinas, 94
Produtos obtidos por meio das plantas medicinais, 286
Programa de Designação Internacional, 250
Programação fetal, 278
Programing, 278
Proteína(s), 165
    plasmáticas, 43
Protocolo de acompanhamento da aceitação
    alimentar no ambiente hospitalar, 54

Q

Qualidade

de alimentação, 53
de vida, 163
Quantidade de alimentos, 53
Questionário de frequência do consumo alimentar
    (QFCA), 48
Quimioprevenção por meio dos fitoquímicos, 92
Quimioterapia, 122

R

Raciocínio nutricional, 51
Radioterapia, 121
Reabilitação, 163
Reactância, 63
Readmissões hospitalares, 3
Realimentação no pós-operatório, 118
Recomendações nutricionais
    em caquexia, 78
    em sarcopenia, 79
    para prevenção do câncer, 97
    pós-tratamento, 177
Recordatório alimentar de 24 horas, 47, 48
Reduções de nutrientes específicos, 54
Regionalidade, 240
Registro alimentar, 48
    pesado, 48
Resistência, 63
Restrição(ões)
    de nutrientes específicos, 54
    motora em membros superiores, 252
Resveratrol, 93
Risco nutricional, 7
RNA não codificantes, 280

S

Saciedade precoce, 192, 196
Saliva, 190
Salsa ou salsinha, 240
Saponinas, 289
Sarcopenia, 62, 73, 75
    definições, 73
    métodos de avaliação, 73
    recomendações nutricionais, 79
Score de qualidade de vida, 169
Screening Tool for Risk on Nutritional Status and
    Growth (STRONGkids), 15, 16
Sepse relacionada ao cateter, 221
Simbióticos, 127
Síndrome
    de realimentação, 203, 207, 218
    metabólica, 278
Sistemas de pontuação NUTRIC Score: IL-6
    disponível, 15

Sobrepeso, 1
Sobrevivência, 173
Sobrevivente ao câncer, 173
   alterações nutricionais do, 163
Subjective Global Nutritional Assessment (SGNA), 15
Subnutrição, 7
Suplementos
   com glutamina, 126
   nutricionais, 178
   vitamínicos e minerais, 178
Survivorship (sobrevivência), 173

T

Tabagismo, 96
Teach back, 208
Técnicas gastronômicas, 238
Telemedicina, 3, 264
Telenutrição, 3, 264
Temperatura do alimento, 53
Temperos, 239
Terapia do movimento, 167
Terapia nutricional, 137, 157
   enteral, 140, 158, 199
      complicações, 203, 204
         gastrointestinais, 203
         infecciosa, 203
         manejo, 203
         mecânica, 203
         metabólicas, 203, 206
         pós-operatórias, 203
         prevenção e tratamento, 207
      cuidados na administração, 202
      domiciliar, 208
         com fórmulas industrializadas, 208, 209
      métodos de administração, 203
         bolus, 203
         bomba de infusão, 203
         gravitacional, 203
      progressão e desmame, 199
      vias de acesso, 202
         em nutrição enteral, 202
   oral, 137, 223, 226, 227
      adolescentes, 139
      escolares, 139
      indicação, 227, 228
      lactentes, 137
      pré-escolares, 139
   parenteral, 141, 158, 213
      central, 216
      complicações

gastrointestinais, 219, 220
   infecciosas, 220, 221
   mecânicas, 219, 220
   metabólicas, 218
cuidados
   de administração, 217
   pós-alta hospitalar, 221
desmame, 215
indicação de, 215
manejo das complicações, 217
periférica, 215
progressão, 214
reavaliação da oferta nutricional, 215
Tiamina, 44
Tintura, 286
Tomilho, 240
Tomografia computadorizada, 68
Transplante de células-tronco hematopoiéticas (TCTH), 145, 151
Tratamento antineoplásico, toxicidade gastrointestinal induzida pelo, 126
Trato gastrointestinal, 126
Triagem nutricional, 7, 8
Trismo, 191
Trombose venosa, 220
Tumores onco-hematológicos, 146

U

Úlcera oral, 183
Ultrassom, 66
Unidades
   de Hounsfield, 68
   de internação, 251

V

Valor calórico total, 53
Variação
   do peso, 26
   ponderal, 26
Vegetais, 90, 91
Vitamina
   B, 279
   D, 150, 166
Vítima de câncer, 173
Volume do alimento, 53
Vômitos, 185

X

Xarope, 287
Xerostomia, 190, 196